INFECTOLOGIA AMBULATORIAL
Diagnóstico e Tratamento

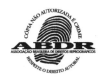

Infectologia Ambulatorial – Diagnóstico e Tratamento
José Angelo Lauletta Lindoso
Margareth da Eira
Jorge Casseb
Ana Carla Carvalho de Mello e Silva

Sarvier, 1ª edição, 2008

Projeto Gráfico/Capa
CLR Balieiro Editores

Fotolitos/Impressão/Acabamento
Gráfica Ave-Maria

Direitos Reservados
Nenhuma parte pode ser duplicada ou
reproduzida sem expressa autorização do Editor

Sarvier

Sarvier Editora de Livros Médicos Ltda.
Rua dos Chanés 320 – Indianópolis
CEP 04087-031 Telefax (11) 5093-6966
E-mail: sarvier@uol.com.br
São Paulo – Brasil

Dados Internacionais de Catalogação na Publicação (CIP)
(Câmara Brasileira do Livro, SP, Brasil)

Infectologia ambulatorial diagnóstico e tratamento / José
    Angelo Lauletta Lindoso... [et al.]. -- São Paulo :
    SARVIER, 2008. -- (Medicina "ciência e arte")

    Outros autores: Margareth da Eira, Jorge Casseb, Ana
Carla Carvalho de Mello e Silva
    Bibliografia
    ISBN 978-85-7378-179-3

      1. Cuidados médicos ambulatoriais 2. Doenças
transmissíveis 3. Infecções I. Eira, Margareth da. II. Casseb,
Jorge. III. Silva, Ana Carla Carvalho de Mello e. IV. Título.
V. Série.

	CDD-616.047
07-7606	NLM-WC 100

Índices para catálogo sistemático:

1. Infectologia ambulatorial : Diagnóstico e
tratamento : Medicina   616.047

INFECTOLOGIA AMBULATORIAL
Diagnóstico e Tratamento

JOSÉ ANGELO LAULETTA LINDOSO
Médico Infectologista do Instituto de Infectologia Emílio Ribas. Médico Pesquisador do LIM-38, Titular III do Instituto de Medicina Tropical da USP. Mestre e Doutor em Medicina, Área de Imunologia, pela FMUSP. Professor de Imunologia da Universidade de Santo Amaro.

MARGARETH DA EIRA
Médica Infectologista do Ambulatório do Instituto de Infectologia Emílio Ribas. Mestre em Ciências pelo Departamento de Doenças Infecciosas e Parasitárias da FMUSP.

JORGE CASSEB
Médico Infectologista do Instituto de Infectologia Emílio Ribas – Ambulatório HTLV. Médico Pesquisador do Laboratório de Alergia e Imunologia Clínica, Departamento de Dermatologia da FMUSP. Mestre pela FMUSP, Área de Alergia e Imunologia. Doutor pela FMUSP, Área de Patologia. Pós-Doutorado pela UNIFESP, Área de Retrovirologia.

ANA CARLA CARVALHO DE MELLO E SILVA
Médica Infectologista e Supervisora da Equipe Médica do Ambulatório de Especialidades do Instituto de Infectologia Emílio Ribas. Mestre pelo Departamento de Moléstias Infecciosas e Parasitárias da FMUSP.

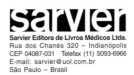

Sarvier Editora de Livros Médicos Ltda.
Rua dos Chanés 320 – Indianópolis
CEP 04087-031   Telefax (11) 5093-6966
E-mail: sarvier@uol.com.br
São Paulo – Brasil

Títulos da série **MEDICINA "CIÊNCIA E ARTE"**

PERIOPERATÓRIO Procedimentos Clínicos
Fábio Santana Machado / Milton de Arruda Martins / Bruno Caramelli

ORIENTAÇÃO NUTRICIONAL Perda de Peso e Saúde Cardiovascular
Euclides Furtado de Albuquerque Cavalcanti / Isabela M. Benseñor

EPIDEMIOLOGIA Abordagem Prática
Isabela M. Benseñor / Paulo A. Lotufo

HIPERTENSÃO ARTERIAL Diagnóstico e Tratamento
Robespierre da Costa Ribeiro / Paulo A. Lotufo

MEDICINA EM AMBULATÓRIO Diagnóstico e Tratamento
Isabela M. Benseñor / Iolanda de Fátima Calvo Tibério / Márcia Martins Silveira Bernik / Fernando Marcuz da Silva / Egídio Lima Dórea / Paulo A. Lotufo

Manual de TÉCNICA CIRÚRGICA Para a Graduação
Luís Marcelo Inaco Cirino

FISIOTERAPIA DO SISTEMA RESPIRATÓRIO
Naomi Kondo Nakagawa / Viviani Barnabé

INFECTOLOGIA AMBULATORIAL – Diagnóstico e Tratamento
José Angelo Lauletta Lindoso / Margareth da Eira / Jorge Casseb / Ana Carla Carvalho de Mello e Silva

COLABORADORES

Adriana Maria Costa e Silva
Enfermeira da Comissão de Controle de Infecção Hospitalar do Instituto de Infectologia Emílio Ribas.

Aglaé Catalani
Médica Infectologista do Ambulatório do Instituto de Infectologia Emílio Ribas.

Alberto da Rocha Barros Neto
Psicólogo do Instituto de Infectologia Emílio Ribas.

Alexandre de Almeida
Médico Infectologista do Ambulatório do Instituto de Infectologia Emílio Ribas. Mestre em Imunologia pelo Instituto de Ciências Biomédicas da Universidade de São Paulo. Médico Colaborador do Laboratório de Investigação Médica em Dermatologia e Imunodeficiências-LIM 56, da FMUSP.

Alexandre Leme Godoy dos Santos
Médico Ortopedista. Preceptor do Departamento de Ortopedia e Traumatologia da FMUSP.

Ana Angélica Bulcão Portela Lindoso
Médica da Divisão de Zoonese do Centro de Vigilância Epidemiológica Alexandre Vranjac. Médica Infectologista do Ambulatório do Instituto de Infectologia Emílio Ribas. Mestrado e Doutorado pelo Departamento de Doenças Infecciosas e Parasitárias da FMUSP. Professora Auxiliar da Faculdade de Ciências Médicas da Pontifícia Universidade Católica de São Paulo.

Ana Carla Carvalho de Mello e Silva
Médica Infectologista e Supervisora da Equipe Médica do Ambulatório de Especialidades do Instituto de Infectologia Emílio Ribas. Mestre pelo Departamento de Moléstias Infecciosas e Parasitárias da FMUSP.

Ana Cláudia Iague
Médica Dermatologista do Instituto de Infectologia Emílio Ribas.

Ana Lúcia Lei Munhoz Lima
Médica Infectologista. Chefe do Serviço de Infecção do Instituto de Ortopedia e Traumatologia do Hospital das Clínicas da FMUSP.

Ana Queila T. Vasquez
Supervisora Técnica de Enfermagem do Ambulatório do Instituto de Infectologia Emílio Ribas.

Antonio Carlos Seguro
Supervisor Médico da Unidade de Terapia Intensiva do Instituto de Infectologia Emílio Ribas. Professor Livre-Docente de Nefrologia do Hospital das Clínicas da FMUSP.

Arnaldo V. Zumiotti
Médico Ortopedista. Professor Titular do Departamento de Ortopedia e Traumatologia da FMUSP. Chefe da Disciplina de Traumatologia/Mão/Microcirurgia do Instituto de Ortopedia e Traumatologia do Hospital das Clínicas da FMUSP.

Augusto César Penalva de Oliveira
Coordenador do Serviço de Neurologia do Instituto de Infectologia Emílio Ribas – Ambulatório HTLV. UPC – Unidade de Pesquisa Clínica em Retroviroses Humanas, Divisão de Moléstias Infecciosas, Departamento de Medicina Interna, Universidade Estadual de Campinas – SP. Doutor em Neurociências pela Universidade de Campinas – Unicamp.

Caio Oliveira D'Elia
Médico Ortopedista. Pesquisador do Grupo de Joelho do Instituto de Ortopedia e Traumatologia do Hospital das Clínicas da FMUSP.

Caio Rosenthal
Médico Infectologista do Grupo de Hepatites do Instituto de Infectologia Emílio Ribas. Médico do Serviço de Moléstias Infecciosas do Hospital do Servidor Público do Estado de São Paulo.

Carla M. P. Vázquez
Médica Infectologista do Ambulatório do Instituto de Infectologia Emílio Ribas. Médica Referência da RENAGENO (Rede Nacional de Genotipagem).

Carlos Fernando Neumann
Médico Psiquiatra do Instituto de Infectologia Emílio Ribas. Mestre e Doutor em Psicologia Clínica pela Universidade de São Paulo.

Cátia de Lima Carvalho
Nutricionista Responsável pelo Ambulatório de Nutrição no Instituto de Infectologia Emílio Ribas.

Christiane Nicoletti
Médica da Comissão de Controle de Infecção Hospitalar do Instituto de Infectologia Emílio Ribas. Mestre em Doenças Parasitárias e Infecciosas pela FMUSP. Coordenadora do SCIH do Hospital Geral de Itapecerica da Serra e Hospital Estadual Vila Alpina.

Cláudio Garcia Capitão
Psicólogo do Instituto de Infectologia Emílio Ribas

Décio Diament
Médico do Grupo de Hepatites do Instituto de Infectologia Emílio Ribas. Mestre em Moléstias Infecciosas e Parasitárias pela FMUSP. Doutor em Medicina pela Escola Paulista de Medicina da UNIFESP. Professor Adjunto da Disciplina de Moléstias Infecciosas e Parasitárias da Faculdade de Medicina de Jundiaí, São Paulo, SP. Médico da UTI do Hospital e Maternidade São Luiz, São Paulo, SP.

Edgar de Bortholi Santos
Médico Infectologista do Grupo de Hepatites do Instituto de Infectologia Emílio Ribas. Mestre em Ciências pela Coordenadoria de Controle de Doenças da Secretaria de Estado da Saúde – PPG-CCD-SES.

Edison José Boccardo
Médico Infectologista do Ambulatório do Instituto de Infectologia Emílio Ribas.

Egídio Lima Dórea
Coordenador do Ambulatório de Clínica Médica do Hospital Universitário – USP. Doutor em Nefrologia pela FMUSP.

Eliana Moutinho
Odontóloga do Instituto de Infectologia Emílio Ribas.

Elisa Setsuko Imai
Diretora do Serviço de Enfermagem de Emergência, Ambulatório e Hospital-Dia do Instituto de Infectologia Emílio Ribas. Especialista em Saúde Pública pela UNAERP.

Eloisa Dias Quintela
Médica Cirurgiã Assistente do Grupo de Hepatites do Instituto de Infectologia Emílio Ribas. Médica Assistente da Unidade de Fígado do Hospital Israelita Albert Einstein.

Esperança dos Santos Abreu
Enfermeira da Comissão de Controle de Infecção Hospitalar do Instituto de Infectologia Emílio Ribas.

Esther Aparecida Nogueira Abib
Educadora de Saúde Pública do Ambulatório do Instituto de Infectologia Emílio Ribas.

Fabiana Campache
Psicóloga do Instituto de Infectologia Emílio Ribas.

Fábio Gaudenzi de Faria
Médico Residente em Estágio na Comissão de Controle de Infecção Hospitalar do Instituto de Infectologia Emílio Ribas.

Francisco Carlos Seguro
Médico Endocrinologia Responsável pelo Ambulatório de Endocrinopatias do Instituto de Infectologia Emílio Ribas.

Francisco Ivanildo de Oliveira Júnior
Médico da Comissão de Controle de Infecção Hospitalar do Instituto de Infectologia Emílio Ribas. Mestre pelo Departamento de Moléstias Infecciosas e Parasitárias da FMUSP.

Francisco Vanin Pascalicchio
Médico Sanitarista do Serviço de Epidemiologia do Instituto de Infectologia Emílio Ribas.

Gilberto Luis Camanho
Médico Ortopedista. Professor Associado do Departamento de Ortopedia e Traumatologia da FMUSP. Chefe da Disciplina de Ortopedia Especializada do Instituto de Ortopedia e Traumatologia do Hospital das Clínicas da FMUSP.

Heloisa M. S. de Araújo Berg
Médica Pediatra do Ambulatório do Instituto de Infectologia Emílio Ribas.

Heloísa Helena de Araújo Campos
Psicóloga do Instituto de Infectologia Emílio Ribas.

Ho Yeh Li
Médica Assistente da Divisão de Moléstias Infecciosas e Parasitárias e do Núcleo de Extensão de Atendimento ao Paciente HIV/Aids do Hospital das Clínicas da FMUSP.

Irene Walter de Freitas
Médica Pediatra do Instituto de Infectologia Emílio Ribas e da Unidade de Terapia Intensiva Pediátrica do Hospital do Servidor Público Municipal de São Paulo.

Ivelise Maria Moreira
Médica Infectologista do Ambulatório Didático do Instituto de Infectologia Emílio Ribas. Mestre em Infectologia em Saúde Pública – Coordenação dos Institutos de Pesquisa.

Jeancarlo Gorinchteyn
Médico Infectologista do Ambulatório do Instituto de Infectologia Emílio Ribas. Mestre em Doenças Infecciosas pela Coordenação dos Institutos de Pesquisa da Secretaria de Estado da Saude – Professor Adjunto da Cadeira de Fisiologia Humana – UMC. Coordenador da Liga de Infectologia – UMC.

Jerusa Smid
Médica Neurologista do Instituto de Infectologia Emílio Ribas – Ambulatório HTLV. Neurologista do Grupo de Neurologia Cognitiva e do Comportamento do Hospital das Clínicas da FMUSP.

Jorge Casseb
Médico Infectologista do Instituto de Infectologia Emílio Ribas – Ambulatório HTLV. Médico Pesquisador do Laboratório de Alergia e Imunologia Clínica, Departamento de Dermatologia da FMUSP. Mestre pela FMUSP, Área de Alergia e Imunologia. Doutor pela FMUSP, Área de Patologia. Pós-Doutorado pela UNIFESP, Área de Retrovirologia.

José Angelo Lauletta Lindoso
Médico Infectologista do Instituto de Infectologia Emílio Ribas. Médico Pesquisador do LIM-38, Titular III do Instituto de Medicina Tropical da USP. Mestre e Doutor em Medicina, Área de Imunologia, pela FMUSP. Professor de Imunologia da Universidade de Santo Amaro.

José Ernesto Vidal Bermúdez
Médico Infectologista do Serviço de Neurologia do Instituto de Infectologia Emílio Ribas.

Kleber Dias do Prado
Médico Infectologista do Grupo de Hepatites do Instituto de Infectologia Emílio Ribas. Mestre em Ciências pela Coordenadoria de Controle de Doenças da Secretaria de Estado da Saúde – PPG-CCD-SES.

Lucas Alberto Medeiros
Médico Infectologista do Grupo de Hepatites do Instituto de Infectologia Emílio Ribas.

Luciana Marcenal Longo Conte
Médica Infectologista do Ambulatório do Instituto de Infectologia Emílio Ribas.

Luis Alberto Ventura Fernandes
Assistente Social e Chefe da Seção de Pacientes Externos do Instituto de Infectologia Emílio Ribas.

Luiza Keiko Matsuka Oyafuso
Médica Supervisora de Dermatologia do Instituto de Infectologia Emílio Ribas. Doutora em Dermatologia pela Faculdade de Medicina do ABC.

Luiz Jorge Fagundes
Mestre e Doutor em Medicina pela Faculdade de Medicina da Universidade de São Paulo. Diretor Clínico e Responsável pela Área de Dermatologia Sanitária do Centro de Saúde Escola Geraldo de Paula Souza da Faculdade de Saúde Pública da Universidade de São Paulo. Responsável pela Unidade de Dermatologia do Hospital Benficência Portuguesa.

Magali Butenas
Médica Infectologista do Ambulatório do Instituto de Infectologia Emílio Ribas. Presidente da CCIH do Hospital Geral de Vila Nova Cachoeirinha.

Manuel Antonio Neto
Assistente Social do Ambulatório do Instituto de Infectologia Emílio Ribas.

Marcelo Annes
Chefe do Departamento de Neurologia da Universidade de Santo Amaro – Unisa.

Márcia de Souza Moraes
Diretora de Divisão de Enfermagem do Instituto de Infectologia Emílio Ribas.

Marcos Guerra
Médico Oftalmologista do Instituto de Infectologia Emílio Ribas. Mestre em Oftalmologia pela Escola Paulista de Medicina – UNIFESP.

Margareth da Eira
Médica Infectologista do Ambulatório do Instituto de Infectologia Emílio Ribas. Mestre em Ciências pelo Departamento de Doenças Infecciosas e Parasitárias da FMUSP.

Maria Lúcia Hares Fongaro
Psicóloga do Instituto de Infectologia Emílio Ribas.

Maria Paulina Posada Vergara
Médica Infectologista Colaboradora do Ambulatório de HTLV do Instituto de Infectologia Emílio Ribas. Mestre em Ciências pelo Departamento de Doenças Infecciosas e Parasitárias da FMUSP.

Mário Peribanez Gonzalez
Médico Infectologista do Grupo de Hepatites do Instituto de Infectologia Emílio Ribas.

Marta de Oliveira Ramalho
Médica da Comissão de Controle de Infecção Hospitalar do Instituto de Infectologia Emílio Ribas. Mestre em Doenças Infecciosas e Parasitárias pela UNIFESP. Médica Infectologista da Divisão de Vigilância Epidemiológica do CRT DST Aids – SES – SP.

Meire Bócoli Rossi
Médica Responsável pela Seção Técnica de Imunologia do Laboratório Clínico do Instituto de Infectologia Emílio Ribas.

Michal Gejer
Médico Infectologista do Ambulatório do Instituto de Infectologia Emílio Ribas.

Nilza Oliveira Maciel
Psicóloga do Instituto de Infectologia Emílio Ribas.

Paula Yurie Tanaka
Médica Hematologista do Instituto de Infectologia Emílio Ribas.

Priscila Rosalba Domingos Oliveira
Médica Infectologista. Estagiária do Serviço de Infecção do Instituto de Ortopedia e Traumatologia do Hospital da Clínicas da FMUSP.

Regia Damous Fontenele Feijó
Médica da Comissão de Controle de Infecção Hospitalar do Instituto de Infectologia Emílio Ribas. Médica do Serviço de Controle de Infecção do Hospital Estadual Vila Alpina. Mestre em Infectologia pela UNIFESP.

Ricardo Herbert Bammann
Cirurgião Torácico do Instituto de Infectologia Emílio Ribas. Doutor em Medicina pela FMUSP.

Roberto Focaccia
Coordenador do Grupo de Hepatites do Instituto de Infectologia Emílio Ribas. Professor Livre-Docente pela FMUSP.

Rosana Richtmann
Médica da Comissão de Controle de Infecção Hospitalar do Instituto de Infectologia Emílio Ribas.

Rosely Muller Bossolan
Médica Pediatra do Instituto de Infectologia Emílio Ribas.

Rúbia Jalva da Costa Silva
Médica Infectologista Assistente do Ambulatório Didático do Instituto de Infectologia Emílio Ribas. Médica do Serviço de Controle de Infecção Hospitalar do Hospital Santa Marcelina de Itaquaquecetuba – SP.

Sayonara Scotá
Enfermeira Encarregada do Aprimoramento do Instituto de Infectologia Emílio Ribas. Mestre em Ciências na Área de Concentração de Infectologia em Saúde Pública da Coordenadoria de Controle de Doenças (CCD).

Sérgio Naccache
Psicólogo do Instituto de Infectologia Emílio Ribas.

Sigrid de Sousa Santos
Médica Assistente da Divisão de Doenças Infecciosas e Parasitárias e do Núcleo de Extensão de Atendimento aos Pacientes Portadores de HIV/Aids do Hospital das Clínicas da FMUSP. Doutora pelo Departamento de Moléstias Infecciosas e Parasitárias da FMUSP.

Tânia S. Souza Chaves
Médica Infectologista e Responsável pelo Centro de Imunobiológicos do Instituto de Infectologia Emílio Ribas. Mestre pelo Departamento de Moléstias Infecciosas e Parasitárias da FMUSP.

Umbeliana Barbosa de Oliveira
Médica Infectologista do Grupo de Hepatites do Instituto de Infectologia Emílio Ribas.

Valéria Petri
Professora Titular do Departamento de Dermatologia da UNIFESP.

Vilma Borba Jardim A. Correa
Psicóloga do Instituto de Infectologia Emílio Ribas.

Yu Ching Lian
Médica Pediatra do Instituto de Infectologia Emílio Ribas. Mestre em Alergia e Imunologia pela Faculdade de Medicina da Universidade de São Paulo – FMUSP.

PREFÁCIO

As doenças infecciosas compõem um capítulo muito peculiar da medicina. Na sua origem remota, sempre estiveram associadas às práticas desenvolvidas pelo homem, valores culturais, econômicos e sociais. Durante a caminhada da humanidade, mesmo com a evolução científica e tecnológica e a transformação resultante dessa interação, elas continuam presentes, embora muitas delas desapareceram ou tornaram-se menos freqüentes, tais como a varíola, a peste, a febre amarela urbana e a poliomielite, entre outras.

Por outro lado, como ônus dessa mesma interação, surgiram ou emergiram doenças novas, como as hantaviroses, as febres hemorrágicas pelos vírus Ebola e Marburg, a febre purpúrica brasileira e outras. Das doenças emergentes, sem a menor dúvida, foi a síndrome da imunodeficiência adquirida (aids) a que fez e ainda faz o maior número de vítimas em todo o mundo. Se, por um lado, ceifa vidas humanas, acarreta grande sofrimento e custos no atendimento e tratamento dos doentes, por outro, impulsiona o conhecimento técnico e científico de forma assustadora, sem precedentes na história da humanidade e das ciências biológicas.

Vi nascer essa epidemia e também vivenciei a internação do primeiro doente com essa patologia, que foi hospitalizado no Instituto de Infectologia Emílio Ribas, em 1982. Nessa época nada se sabia a respeito da etiologia da doença, da transmissibilidade, da fisiopatologia, do diagnóstico e do tratamento. Muitas questões foram abordadas naquela época, discutíamos se haveria necessidade de medidas de isolamento, aprendemos a conhecer o quadro clínico, vivenciamos o avanço tecnológico por ela motivado e, mais esperançosos, vimos surgir o tratamento com as drogas anti-retrovirais. Nesse contexto, transformava-se o enfoque de sua abordagem que, no início, era meramente contemplativo, passamos ao aprendizado no manejo clínico, diagnóstico, no tratamento das doenças com comportamento oportunista que acometem esses pacientes, até a terapêutica com os anti-retrovirais, possibilitando melhor qualidade de vida e de sobrevida para esses pacientes. Aprendemos muito com esses pacientes ao longo desses anos. A aids mudou o perfil dos nossos ambulatórios, onde, antes dela, grande parte dos pacientes era acometida por doenças agudas, agora passara a ser por doença crônica. Esse convívio de muitos anos do relacionamento médico-paciente trouxe evolução não somente tecnológica, mas também cultural e humanitária.

Depois foi a vez do reconhecimento dos vírus linfotrópicos humanos de células T (HTLV-I e HTLV-II) e do dimencionamento das hepatites virais B e C. Essas doenças vieram somar-se às outras existentes, como a doença de Chagas e tantas outras que continuaram a fazer parte do elenco das patologias atendidas pelos infectologistas.

A própria estrutura física e administrativa do Instituto precisou ser readequada para o atendimento desses pacientes, que necessitavam de maior número de consultas ambulatoriais, de atendimento no hospital-dia para medicação, de suporte psicoterápico, nutricional, de enfermagem, de atendimento do serviço social, enfim, começava um processo de transformação estrutural e cultural, e também na formação de novos profissionais para atuarem nesse segmento do atendimento. Além da readequação anteriormente citada, houve a necessidade da incorporação de novos conceitos, tecnologia e necessidades particulares dessa demanda. Com o novo modelo assistencial e a formação de jovens profissionais para atuarem nessa estrutura, muitos originários do programa de residência médica do próprio Instituto, esse segmento passou a crescer de forma grandiosa, com estrutura sólida, técnica e cientificamente atualizado, constituindo-se em excelência na área. Além da atividade assistência, tem também importante papel pedagógico na formação de profissionais na área da saúde, tanto no cenário nacional como no internacional.

Nesse momento, que considero de grande importância na consolidação desse imenso e grandioso processo, surge como síntese de todos esses anos de trabalho, dedicação, esforços, perseverança e experiência, o livro Infectologia Ambulatorial – Diagnóstico e Tratamento. Sem dúvidas, este livro será de grande importância e preencherá lacuna existente, não somente para aqueles profissionais com grande experiência que irão utilizá-lo em suas consultas rápidas, mas principalmente para os jovens que estão em fase de formação e aprimoramento, que buscam muito mais que informações. Todos encontrarão, além de condutas atualizadas, a vivência de um grupo de profissionais com grande experiência teórica e principalmente prática, construída no atendimento diário a esses pacientes.

Finalmente, agradeço aos editores e colaboradores dessa importante obra pelo gentil e carinhoso convite, dando-me a honra de escrever o prefácio desta primeira edição. Conhecedor que sou de cada um deles, tanto como seres humanos, como brilhantes e dedicados profissionais, tenho certeza da qualidade e da importância desta obra. Como nos ensina Quintiliano, autor latino de um compêndio de oratória, que "pelo começo de um discurso pode-se augurar o seu fim", o mesmo ocorrerá com este livro.

MARCOS VINÍCIUS DA SILVA

Diretor Técnico da Divisão Científica do Instituto de Infectologia
Emílio Ribas e Professor Associado da Faculdade de Ciências
Médicas da Pontifícia Universidade Católica de São Paulo.

CONTEÚDO

MÓDULO 1 – ABORDAGEM AMBULATORIAL MULTIDISCIPLINAR . 1

1. Abordagem médica – do paciente com HIV/AIDS 3
   Alexandre de Almeida

2. Abordagem da enfermagem 12
   Márcia de Souza Moraes, Elisa Setsuko Imai e
   Ana Queila T. Vasquez

3. Abordagem da nutrição 20
   Cátia de Lima Carvalho

4. Abordagem do serviço social 28
   Luis Alberto Ventura Fernandes e Manuel Antonio Neto

5. Abordagem da psicologia 30
   Alberto da Rocha Barros Neto, Cláudio Garcia Capitão,
   Fabiana Campache, Heloísa Helena de Araújo Campos, Maria
   Lúcia Hares Fongaro, Nilza Oliveira Maciel, Sérgio Naccache e
   Vilma Borba Jardim A. Correa

MÓDULO 2 – ABORDAGEM AMBULATORIAL DO PACIENTE
COM HIV/AIDS 35

6. Vulnerabilidade do HIV 37
   Margareth da Eira, Sayonara Scotá, Edison José Boccardo,
   Meire Bócoli Rossi e Esther Aparecida Nogueira Abib

7. Infecção aguda pelo HIV 45
   Margareth da Eira

8. Profilaxia da transmissão materno-fetal do HIV 51
   Carla M. P. Vázquez

9. Adolescentes e HIV 55
   Yu Ching Lian

10. Idoso e HIV 62
    Luciana Marcenal Longo Conte e Jeancarlo Gorinchteyn

11. Alterações neurológicas – parte I 67
    José Ernesto Vidal Bermúdez e Augusto César Penalva de
    Oliveira

12. Alterações neurológicas – parte II 80
Augusto César Penalva de Oliveira, Jerusa Smid, Jorge Casseb, José Ernesto Vidal Bermúdez e Marcelo Annes

13. Alterações gastrintestinais 97
Aglaé Catalani

14. Alterações pulmonares 106
Ricardo Herbert Bammann

15. Alterações dermatológicas em HIV/aids 109
Luiza Keiko Matsuka Oyafuso, Ana Cláudia Iague e Valéria Petri

16. Risco cardiovascular 118
Egídio Lima Dórea

17. Alterações endócrinas e metabólicas 126
Francisco Carlos Seguro

18. Complicações osteoarticulares relacionadas à infecção pelo HIV e HAART 134
Ana Lúcia Lei Munhoz Lima, Arnaldo V. Zumiotti, Gilberto Luis Camanho, Alexandre Leme Godoy dos Santos, Caio Oliveira D'Elia e Priscila Rosalba Domingos Oliveira

19. Síndrome lipodistrófica 140
Ana Carla Carvalho de Mello e Silva, Ho Yeh L e Sigrid de Sousa Santos

20. Alterações hematológicas e linfomas relacionados à aids 151
Paula Yurie Tanaka

21. Alterações oftalmológicas 159
Marcos Guerra

22. Alterações renais 165
Antonio Carlos Seguro

23. Alterações geniturinárias 169
Michal Gejer

24. Alterações psiquiátricas 175
Carlos Fernando Neumann

25. Manifestações orais mais comuns em pacientes com HIV 178
Eliana Moutinho

26. Co-infecção de hepatites B, C e HIV 181
Mário Peribanez Gonzalez

27. Co-infecção de tuberculose e HIV 189
Rúbia Jalva da Costa Silva

28. Co-infecção de doenças tropicais e HIV 204
José Angelo Lauletta Lindoso e Maria Paulina Posada Vergara

29. Profilaxia de infecções oportunistas 213
Ivelise Maria Moreira e Rúbia Jalva da Costa Silva

30. Imunização em pacientes com HIV/aids 239
Francisco Vanin Pascalicchio e Tânia S. Souza Chaves

31. Adesão à terapia anti-retroviral 251
Ana Carla Carvalho de Mello e Silva

MÓDULO 3 – ABORDAGEM AMBULATORIAL DE PACIENTES
COM OUTRAS DOENÇAS INFECCIOSAS 259

32. Infecção pelo HTLV-I e HTLV-II 261
*Jorge Casseb, Augusto César Penalva de Oliveira, Jerusa Smid,
Maria Paulina Posada Vergara e Paula Yurie Tanaka*

33. Vírus das hepatites B e C 274
*Caio Rosenthal, Décio Diament, Edgar de Bortholi Santos,
Eloisa Helena Dias Quintela, Heloísa M. S. de Araújo Berg,
Kleber Dias do Prado, Lucas Alberto Medeiros,
Mário Peribanez Gonzalez, Roberto Focaccia e Umbeliana
Barbosa de Oliveira*

34. Doença de Chagas 289
Magali Butenas e Ana Angélica Bulcão Portela Lindoso

35. Outras infecções de transmissão vertical (TORCH) 295
Irene Walter de Freitas e Rosely Muller Bossolan

36. Doenças sexualmente transmissíveis 311
Luiz Jorge Fagundes

37. Manejo de acidentes ocupacionais com material biológico 343
*Adriana Maria Costa e Silva, Christiane Nicoletti, Esperança
dos Santos Abreu, Marta de Oliveira Ramalho, Francisco
Ivanildo de Oliveira Júnior, Regia Damous Fontenele Feijó,
Rosana Richtmann e Fábio Gaudenzi de Faria*

ÍNDICE REMISSIVO 359

MÓDULO 1

ABORDAGEM AMBULATORIAL MULTIDISCIPLINAR

- Abordagem Médica – do Paciente com HIV/aids
- Abordagem da Enfermagem
- Abordagem da Nutrição
- Abordagem do Serviço Social
- Abordagem da Psicologia

1. ABORDAGEM MÉDICA –
do paciente com HIV/aids

Alexandre de Almeida

A infecção pelo vírus da imunodeficiência humana (HIV), causador da síndrome da imunodeficiência adquirida (aids), constitui um desafio sem precedentes na história moderna da saúde pública. Essa pandemia vem exigindo importantes medidas que mobilizam não só as autoridades sanitárias dos países envolvidos, mas também seus profissionais de saúde e instituições de pesquisa, na tentativa de minimizar seu impacto.

A abordagem dos indivíduos infectados pelo HIV constitui elemento-chave na resposta à doença, não somente beneficiando diretamente as pessoas que vivem com o HIV, mas ajudando também a reduzir o impacto social e econômico da epidemia e a impulsionar a prevenção da infecção pelo vírus.

Após a confirmação da infecção pelo HIV, o paciente deve ter uma história médica completa, exame clínico detalhado e uma avaliação laboratorial, cuja finalidade é determinar se a infecção de HIV é aguda, determinar a presença de outras infecções e avaliar sua condição global de saúde.

Pacientes com infecção pelo HIV devem freqüentemente lidar com questões sociais, psicológicas e médicas. Assim, a abordagem inicial desses indivíduos deve, ainda, incluir a avaliação do abuso de substâncias químicas, de fatores econômicos, da sustentação social, de doença mental, das co-morbidades e de outros fatores que sabidamente podem alterar a adesão ao tratamento.

É pertinente lembrar que o encontro inicial com o paciente fornece uma oportunidade importante para instrução e aconselhamento. Na ocasião do diagnóstico, muitos pacientes têm noções errôneas sobre seu prognóstico, a eficácia da terapia e a história natural da infecção pelo HIV. Esses conceitos equivocados alimentam as dificuldades enfrentadas pela maioria de pacientes que se descobrem infectados. A orientação sobre as perspectivas atuais de terapia e sobrevivência prolongada é crítica para ajudar os pacientes a aceitar seu diagnóstico, e pode também ser usada para introduzir o assunto *aderência*, que vale a pena ser discutido mesmo se a terapia anti-retroviral não for indicada imediatamente. Os pacientes precisam também ser educados sobre a logística do cuidado da infecção pelo HIV. Como registrar as dúvidas? Que fazer no caso de problemas agudos ou de emergências? Como acessar resultados de exames? Como se dá o reabastecimento de medicações? Quem são os outros profissionais de saúde que podem ser envolvidos em seu tratamento?

HISTÓRIA E EXAME CLÍNICO

HISTÓRIA DA DOENÇA ATUAL

Deve incluir a data do diagnóstico da infecção de HIV e, sempre que possível, a data aproximada da infecção, que pode às vezes ser estimada com base nos resultados de teste negativos prévios, na ocorrência dos sintomas sugestivos da infecção retroviral aguda ou no sincronismo de atividades de risco. Se o paciente souber a fonte da infecção, questionamento adicional pode prover informação relevante sobre a probabilidade da transmissão de vírus resistente. O paciente deve também ser perguntado sobre seus contatos sexuais e/ou usuários de droga desde a época do início da infecção, e se esses contatos estão notificados.

HISTÓRIA PREGRESSA

Os pacientes devem ser perguntados sobre complicações prévias associadas à infecção pelo HIV, incluindo infecções oportunistas, neoplasias e outros sintomas relacionados ao vírus. O clínico deve questionar sobre outras circunstâncias que possam afetar a escolha da terapia ou resposta à terapia, tais como doenças cardiovasculares, neuropatia, doença gastrintestinal, hepatite, dislipidemias, diabetes ou insuficiência renal. Devem ser abordadas outras circunstâncias médicas passadas que possuem relevância particular para pacientes infectados pelo HIV, incluindo varicela prévia, tuberculose ou exposição à tuberculose (incluindo PPD), doenças sexualmente transmissíveis e problemas ginecológicos. É importante que a história envolva também perguntas sobre onde o paciente viveu e viajou. Os pacientes devem ser perguntados sobre vacinação (em especial tétano, vacina pneumocócica e hepatites A e B). É importante indagar sobre todos os medicamentos (de uso regular ou não), incluindo suplementos dietéticos, muitos dos quais podem interagir com os anti-retrovirais. Uma discussão sobre alergia deve contemplar perguntas sobre reações do hipersensibilidade às terapias prévias.

HISTÓRIA SOCIAL, SEXUAL E FAMILIAR

A história social deve incluir uma discussão sobre o uso de tabaco, álcool e outras drogas ilícitas (heroína, maconha, cocaína, *ecstasy* etc.), que podem interagir com alguns agentes anti-retrovirais. Aconselhamento sobre redução de danos pode ser feito durante essa discussão. Os usuários de droga injetável devem também ser perguntados sobre o compartilhamento de agulhas/seringas e orientados quanto aos programas do tratamento da droga e/ou aos programas da troca da agulha, se disponíveis. Deve-se obter, sempre que possível, uma história sexual, desprovida de preconceito e julgamento de valores, incluindo práticas passadas e atuais, número de parceiros, bem como seu *status* sorológico em relação ao HIV (se conhecido), uso de preservativos e contraceptivos. O aconselhamento deve ser focalizado na redução do risco da transmissão do HIV, da reinfecção e da infecção com outros patógenos sexualmente transmissíveis. Muitos pacientes com HIV, particularmente aqueles que estão tendo o sexo somente com pessoas que supõem ser anti-HIV-positivos, não estão conscientes do potencial para a superinfecção, incluindo a re-infecção com uma variante resistente do HIV. Aconselhamento a respeito desse risco deve ser cada vez mais enfatizado. Os pacientes devem ser incentivados a informar sua condição sorológica ao(s) parceiro(s). A história familiar, outrora considerada de pouca relevância na era pré-HAART (*highly active antiretroviral therapy*), tem-se tornado importante, uma vez que os pacientes estão vivendo por muito mais tempo e estão desenvolvendo hiperlipidemia e diabetes relacionados ao tratamento. Os pacientes devem ser perguntados sobre história dessas doenças, bem como doenças cardiovasculares isquêmicas em parentes, especialmente de primeiro grau, antes da idade de 55 anos para os parentes masculinos e da idade de 65 anos para os femininos.

REVISÃO DE SISTEMAS

Deve ser completa e detalhada e incluir questionamentos sobre sintomas comuns relacionados à infecção do HIV, incluindo febre, sudorese noturna, perda de peso, cefaléia, alterações visuais, lesões de língua e cavidade oral, disfagia, sintomas respiratórios, diarréia, *rashes* ou lesões de pele, e alterações neurológicas/psiquiátricas, incluindo o *status* mental. Os pacientes devem ser questionados sobre seu peso atual comparado com o que consideram seu normal. Depressão é comum entre pacientes infectados pelo HIV e a revisão dos sistemas deve incluir perguntas focadas em mudanças no comportamento, na libido, nas alterações do sono, no apetite, na concentração e na memória. Vale lembrar que a depressão não tratada é um forte preditor de não-aderência ao seguimento médico e à terapia anti-retroviral. Durante a elaboração de uma história completa, o clínico pode começar a avaliar possíveis alterações do nível e conteúdo da consciência do paciente.

EXAME CLÍNICO

Uma avaliação clínica completa deve ser feita para todos os pacientes no encontro inicial. Atenção especial deve ser dada à pele, procurando-se evidências de dermatite seborréica, sarcoma de Kaposi, foliculite, infecções fúngicas, psoríase e prurigo. Fundoscopia deve ser feita em pacientes com doença avançada (contagem de linfócitos T-CD4 < 50 células/mm^3), devido ao risco aumentado de retinite por citomegalovírus e outras manifestações oculares relacionadas à infecção pelo HIV. A orofaringe deve ser cuidadosamente examinada, em busca de evidências de candidíase, leucoplasia, sarcoma de Kaposi, ulcerações e doença periodontal. Embora a linfoadenopatia generalizada persistente seja comum entre pacientes com infecção pelo HIV, esse achado não se correlaciona com a progressão ou o prognóstico da doença. Achados como adenomegalia localizada, hepatomegalia ou esplenomegalia isolados, entretanto, podem ser sinal de infecção ou neoplasia e devem ser avaliados cuidadosamente. É importante executar um exame anogenital detalhado, buscando evidências de doenças sexualmente transmissíveis. O exame de mulheres deve incluir palpação das mamas e exame da pelve. O exame da pelve deve incluir a inspeção da vulva e do períneo para avaliação de possíveis úlceras genitais, verrugas ou outras lesões. O exame especular é usado para avaliar a presença da descarga vaginal anormal, úlcera vaginal ou cervical ou outras lesões. O teste de Papanicolaou deve ser obtido para excluir displasia cervical. O toque bimanual retovaginal avalia a presença de massa cervical, uterina, ou anexial, bem como possíveis massas retais. A avaliação neurológica deve incluir um exame geral da função cognitiva, bem como testes motores e sensoriais. Os pacientes nos quais se suspeita de demência podem beneficiar-se com testes neuropsicológicos mais sensíveis.

AVALIAÇÃO LABORATORIAL

Uma série de exames deve ser realizada em pacientes com infecção pelo HIV. Esses exames estão sumarizados no quadro 1.1.

OUTROS TESTES DE LABORATÓRIO

Homens infectados pelo HIV têm maior risco para o hipogonadismo, especialmente aqueles com doença mais avançada. Os clínicos devem considerar coleta de amostra de sangue na manhã para a determinação dos níveis séricos de testosterona nos pacientes que se queixam da fadiga, perda do peso, perda da libido ou de disfunção erétil ou sintomas depressivos. Outros testes que podem ser indicados, dependendo da idade e do gênero do paciente, incluem, por exemplo, determinação do TSH, teste de gravidez, colonoscopia e mamografia.

Antivaricela IgG – esse teste deve ser considerado nos pacientes que não fornecem uma história confiável sobre infecção com o vírus da varicela, para identificar primeiramente aqueles pacientes não-imunes que necessitem de gamaglobulina antivaricela zóster (VZIG) no evento da exposição. A maioria de adultos infectados pelo HIV têm uma história de varicela ou são soropositivos para esse patógeno.

CONSIDERAÇÕES ESPECIAIS

MULHERES

As mulheres infectadas pelo HIV têm a mesma saúde reprodutiva, necessidades, interesses e doenças que as sem a infecção pelo vírus. Além disso, podem ter problemas ginecológicos associados epidemiologicamente com a infecção pelo HIV por causa dos fatores de risco comuns, tais como o comportamento ou o uso de drogas. Finalmente, determinados problemas ginecológicos podem ser mais comuns ou mais graves, por causa de imunossupressão associada ao HIV. Como parte da avaliação inicial, uma história ginecológica detalhada deve ser obtida, incluindo história menstrual, práticas sexuais, história e uso atual de métodos contraceptivos, uso de preservativos, infecções sexualmente transmitidas e outras infecções genitais, resultados de testes de Papanicolaou anormais prévios, história de cirurgia ginecológica ou outras doenças (por exemplo, endo-

Quadro 1.1 – Avaliação diagnóstica inicial em pacientes com infecção pelo HIV.

Teste	Comentário
Caracterização da infecção pelo HIV	
Teste anti-HIV	Se a infecção não está bem caracterizada
Contagem de linfócito T-CD4 (absoluta e percentual)	Estima o estágio da infecção, necessidade de ARV e de profilaxia para infecção oportunista (IO)
Carga viral plasmática	Estima o risco de progressão, necessidade de ARV e relaciona-se com a transmissão
Teste de resistência aos anti-retrovirais (ARVs)	Recomendado para alguns pacientes (genotipagem)
Hematologia	
Hemograma	Avaliação basal
G6PD	Avalia deficiência em grupos étnicos específicos
Bioquímica sérica	
Glicemia de jejum	Avaliação basal
Eletrólitos, uréia, creatinina	Avaliação da função renal e de distúrbios acidobásicos
AST, ALT, bilirrubinas	Avaliação basal da função hepática
Albumina, estado nutricional, estágio da doença	Avaliação basal da função hepática
Fosfatase alcalina	Avaliação basal da função hepática, metabolismo ósseo
Creatina fosfoquinase (CPK), amilase e lipase, colesterol/triglicérides	Avaliação basal para possíveis efeitos colaterais dos ARVs. Se não iniciado o tratamento com ARVs, esses testes podem ser adiados
Urina tipo I	Avaliação basal
Microbiologia: cultura para patógenos relacionados às doenças sexualmente transmissíveis	Quando indicado
Papanicolaou	Cervical, considerar exame anal se indicado
Sorologias	
Toxoplasmose	
Citomegalovírus	
VDRL	
Hepatites A, B e C	
HTLV I/II	
Radiografia de tórax	Avaliação basal (obs.: muitos clínicos avaliam apenas por meio da anamnese)
Eletrocardiograma	Idade > 40 anos ou se houver outra indicação
PPD	Avaliação da imunidade celular

metriose e infertilidade), sintomas ginecológicos atuais (por exemplo, descarga vaginal anormal, sangramento ou amenorréia anormal e dor pélvica). Discussão mais profunda sobre a gestação no curso da infecção pelo HIV é indicada se a paciente expressar o desejo para a gravidez futura, se ela não está utilizando contracepção apropriada ou expressa incerteza sobre planos a respeito de reprodução. O objetivo é assegurar decisões esclarecidas sobre contracepção e oferecer aconselhamento se a gravidez for desejada. Uma história obstétrica básica deve também ser incluída: número de gestações e dos resultados (abortos, gravidez ectópica, natimortos e nascimentos vivos, incluindo prematuros), complicações obstétricas e número de crianças vivas, de seu *status* em relação ao HIV e saúde geral. As mulheres grávidas com infecção pelo HIV devem ser instruídas a não amamentar, devido ao risco de transmitir o HIV.

TESTE DE GRAVIDEZ

Aproximadamente 80% das mulheres infectadas pelo HIV estão em idade reprodutiva e podem tornar-se grávidas intencional ou involuntariamente. Por causa da morbidade relacionada com a transmissão perinatal do HIV, o impacto potencial da infecção no feto e tratamento da mãe no curso da gravidez, devem-se questionar as pacientes sobre o intervalo menstrual, história e prática sexual e contraceptiva em cada visita. Teste de gravidez deve ser considerado na suspeita de gestação.

CRIANÇAS

A infecção perinatal pelo HIV é, em grande parte, prevenida se as mulheres grávidas receberem a terapia anti-retroviral como preconizada pelo Programa Nacional DST/aids. A taxa da transmissão é relatada como menor que 1% entre as mulheres que conseguem atingir carga viral plasmática do HIV indetectável ao serem tratadas com HAART. Em geral, crianças infectadas pelo HIV têm o exame clínico normal, embora um número de circunstâncias associadas ao risco materno aumentem a morbidade perinatal. Essas incluem: síndrome do álcool, prematuridade, síndrome de abstinência fetal, outras infecções perinatais, incluindo sífilis, infecção congênita por citomegalovírus, HCV (vírus da hepatite C) e HBV (vírus da hepatite B). Pneumonia pelo *P. jiroveci* era a infecção oportunista mais freqüente entre as crianças antes dos programas de testagem pré-natal do HIV e da introdução da profilaxia com trimetoprima-sulfametoxazol. Crianças de mais idade com infecção adquirida no período perinatal podem ser assintomáticas nos primeiros 2-3 anos da vida e então começar a apresentar infecções bacterianas "comuns" com maior freqüência (otites, sinusites, pneumonias, osteomielites). A IgG materna cruza a placenta e as crianças apresentam resultados positivos de testes sorológicos, devido à infecção da mãe, independente de seu real *status* da infecção. No exemplo da infecção pelo HIV, anticorpos derivados da mãe podem apresentar resultados positivos de ELISA e Western-blott por até 18 meses. O diagnóstico da infecção pelo HIV ativa pode ser diferenciado da exposição ao HIV por uma reação de cadeia de polimerase (PCR) para o DNA do HIV. Quando dois testes de PCR forem executados com um mês de intervalo, dentro de 4 meses da idade, a sensibilidade e a especificidade são maior que 98%. Ensaios de PCR são usados subseqüentemente para monitorizar a carga viral do HIV. As crianças infectadas no perinatal apresentam cargas virais mais elevadas do que os adultos. Mas, como nos adultos, a resposta da carga viral à terapia anti-retroviral é um preditor do prognóstico. Há também diferenças relacionadas à idade na contagem de linfócitos T-CD4 com as crianças que apresentam habitualmente nível absoluto mais elevado que os adultos. Do nascimento aos 12 meses da idade, a contagem normal é 11.500 células/mm^3; entre 2 e 5 anos, é 11.000 células/mm^3; somente após 6 anos de idade as contagens normais se comparam com contagens do adulto (1.500 células/mm^3). A monitorização periódica de contagens de linfócitos T-CD4 é um preditor importante da resposta ao tratamento e do prognóstico. Além da infecção pelo HIV, os clínicos devem avaliar as mulheres grávidas em relação a outras infecções, incluindo sífilis, HBV e HCV, para determinar se devem avaliar e/ou tratar o recém-nascido. No Brasil, a utilização de testes rápidos são úteis para mulheres que se apresentam no trabalho de parto sem terem sido testadas durante o período pré-natal, de modo que a terapia anti-retroviral possa ser administrada à mãe e ao recém-nascido.

VACINAÇÃO

Antes de aplicar as vacinas rotineiras aos pacientes infectados pelo HIV recentemente diagnosticados, o clínico deve considerar o *status* imune do paciente desde que a eficácia da vacinação é dependente da contagem de linfócitos T-CD4. A vacinação deve ser adiada nos pacientes com contagens baixas de linfócitos T-CD4 que logo estarão começando a terapia anti-retroviral, uma vez que a vacinação é mais eficaz depois que ocorreu a reconstituição imune.

TRANSGÊNEROS

Os clínicos que trabalham com jovens transgêneros devem ser capazes de dirigir-se às características específicas associadas com essa população, tal como a saúde mental, a identidade do gênero, a terapia hormonal e as necessidades da sexualidade.

CONSIDERAÇÕES FINAIS

Está comprovado que os pacientes infectados pelo HIV melhoram quando tratados por especialistas. A abordagem por um especialista foi associada com uma sobrevivência mais longa, redução do tempo no hospital e custo mais baixo do que o cuidado por generalistas. Não há nenhuma definição bem estabelecida de que seja um *HIV expert*. Enquando alguns recebem treinamento em doenças infecciosas, outros, que não têm nenhum treinamento, tornam-se peritos em conseqüência de sua experiência clínica e educação médica continuada. Além disso, nem todos os infectologistas podem ser vistos como peritos em infecção pelo HIV.

Embora a infecção pelo HIV compartilhe de muitas características comuns a outras doenças crônicas, o cuidado desses pacientes envolve também responsabilidades originais. A discussão freqüente sobre evitar a transmissão é importante. Os cuidadores desempenham, freqüentemente, um papel em ajudar na divulgação do *status* sorológico do paciente. Em muitas comunidades, os profissionais da saúde fornecem o cuidado para os pacientes para quem o abuso de substâncias químicas, a doença mental, a falta de moradia, o cuidado com as crianças, a falta de um plano de saúde e a pobreza são de interesse mais imediato do que sua infecção pelo HIV. Os clínicos devem estar familiarizados com os recursos na comunidade que podem ajudar seus pacientes a enfrentar esses obstáculos, de modo que seus problemas médicos possam ser abordados. Em muitos casos, uma parte-chave da visita inicial será um encaminhamento a um serviço que possa ajudar ao acesso do paciente a esses recursos.

O progresso na compreensão e na gerência da doença causada pelo HIV ocorre extremamente rápido, e os pacientes esperam que os profissionais envolvidos no cuidado da sua saúde mantenham uma base de conhecimento atualizada sobre avanços mais recentes na terapia. Os pacientes podem também desejar tratamento experimental ou terapias alternativas simultaneamente com ou no lugar das drogas-padrão. Os clínicos devem estar familiarizados com os riscos e os benefícios potenciais das terapias alternativas em sua comunidade, de modo que possam aconselhar seus pacientes sobre seu uso e monitorá-las apropriadamente. Vários suplementos alimentares populares têm mostrado, recentemente, capacidade de interagir com os inibidores da protease, reduzindo os níveis da droga. Os clínicos devem também estar cientes de protocolos experimentais e, quando apropriados, torná-los disponíveis a seus pacientes.

Alguns indivíduos infectados continuam a adotar uma atitude mais pessimista, o que era comum antes do advento do HAART. Esta atitude pode basear-se em informação desatualizada ou na experiência de amigos que morreram antes da disponibilidade de tal terapia, ou pode ser concebida legitimamente, com base na possibilidade de desenvolver toxicidade com uso das drogas anti-retrovirais. Um elemento crucial no processo de educar os pacientes deve ser ajudar-lhes a compreender os enormes benefícios associados com o tratamento de sua infecção pelo HIV. Agora que a terapia anti-retroviral é tida como altamente eficaz, a adesão é uma condição extremamente importante. Para obter o pleno benefício de sua terapia, os pacientes devem compreendê-la inteiramente, bem como os riscos associados com a não-adesão.

Como em toda a doença crônica, os profissionais irão interagir freqüentemente com as famílias dos seus pacientes e pessoas do seu convívio social. A doença causada pelo HIV é original, entretanto e, em muitos casos, o parceiro(a)(s) do paciente, os amigos ou os membros da família podem também estar infectados. Em algumas situações, o parceiro(a) é geralmente co-responsável pelas decisões com maior propriedade do que os parentes.

Embora as discussões sobre a morte não sejam exclusividade do cuidado prestado ao paciente com HIV, possuem um papel mais proeminente do que em muitos outros campos da medicina. Ainda que o tratamento atual transforme a infecção pelo HIV de uma doença inevitavelmente terminal em uma condição crônica, o diagnóstico da infecção pelo HIV ainda faz com que a maioria dos pacientes confronte sua condição de indivíduo mortal. Os pacientes podem fazer perguntas diretas a respeito de sua expectativa de vida, seu prognóstico e sobre o que esperar caso sua doença se torne mais avançada. Os profissionais que discutem a morte com tranqüilidade e abertamente podem aprender sobre medos e concepções, por vezes equivocadas, dos seus pacientes. Essas discussões ajudarão a planejar, junto com o paciente, estratégias de tratamento. A qualidade de vida possui um papel fundamental no cuidado de pacientes infectados pelo HIV e torna-se cada vez mais importante nos pacientes com doença avançada. Em alguns casos, por exemplo, os benefícios diminuídos da terapia anti-retroviral continuada podem não mais compensar o prejuízo à qualidade de vida causado por reações adversas associadas ao tratamento, e os esforços terapêuticos podem ser mais bem dirigidos na prevenção ou na supressão de infecções oportunistas.

Finalmente, um dos papéis mais importantes do clínico que se importa com a infecção pelo HIV é infundir e incentivar a esperança. Na última década, avanços enormes foram feitos em nossa habilidade de tratar a infecção pelo HIV. Além disso, os desenvolvimentos novos na ciência e tecnologia sugerem que continuaremos a poder oferecer novas e melhores terapias a nossos pacientes nos anos futuros.

BIBLIOGRAFIA

Aberg JA, Gallant JE, Anderson J et al. HIV Medicine Association of the Infectious Diseases Society of America. Primary care guidelines for the management of persons infected with human immunodeficiency virus: recommendations of the HIV Medicine Association of the Infectious Diseases Society of America. Clin Infect Dis 2004; 39(5):609-29.

http://www.aids.gov.br.

http://www.unaids.org/en/Policies/Treatment_care/default.asp.

Gallant JE. Evaluation and Management of the Newly Diagnosed HIV-Positive Patient, disponível em http://www.clinicaloptions.com/HIV.aspx.

John G, Bartlett MD. Johns Hopkins HIV Guide. Disponível em http://www.hopkins-aids.edu/.

New York State Department of Health. Identification and ambulatory care of HIV-exposed and-infected adolescents. New York (NY): New York State Department of Health; 2003. 21 p Disponível em: http://www.guideline.gov/summary/summary.aspx?doc_id = 5983&nbr = 003942&string = HIV.

2. ABORDAGEM DA ENFERMAGEM

Márcia de Souza Moraes
Elisa Setsuko Imai
Ana Queila T. Vasquez

A Divisão de Enfermagem do Instituto de Infectologia "Emílio Ribas" apresenta por finalidade:

1. Desenvolver métodos administrativos capazes de gerar recursos que viabilizem planejamento, organização, supervisão, controle, relatório e controle de pessoal de enfermagem, voltados a responder as necessidades da instituição e das necessidades básicas dos pacientes/clientes que estiverem sob cuidados.
2. Colaborar no que for de competência, em pesquisa de outros profissionais de saúde, observando-se princípios eticodeontológicos que regem a enfermagem.
3. Estimular e promover o trabalho em equipe profissional e multiprofissional, viabilizando o trabalho em harmonia.

Considerando que a missão da Divisão de Enfermagem é prestar assistência de enfermagem sistematizada e humanizada aos portadores de doenças infecciosas e à comunidade, em níveis terciário e quartenário, adotando padrões éticos e científicos compatíveis às suas atividades com valorização do trabalho em equipe, bem como participar da formação e capacitação profissional, têm-se atividades desenvolvidas pela equipe de enfermagem no ambulatório, as quais exprimem um conjunto de ações administrativas e técnicas que visam completar e qualificar a assistência prestada ao paciente. Para que esses resultados sejam satisfatórios em todo o processo que envolve o atendimento ao paciente, dispõe-se de uma equipe de enfermeiros e auxiliares de enfermagem bem treinada e tecnicamente habilitada para assegurar uma assistência com qualidade.

CONSULTA DE ENFERMAGEM

Tem como objetivo estabelecer a qualidade no atendimento entre enfermeiro/paciente por meio da entrevista, a fim de obter informações suficientes para proporcionar uma verificação minuciosa do estado de saúde do paciente, dar orientações sobre medicações, bem como ajudar na interação e no desenvolvi-

CONSULTA DE ENFERMAGEM

Nome:_____ RG:_____

Data:_____/_____/_____ Idade:_____ Sexo:_____

Diagnóstico:_____

Dados gerais/exame clínico: Peso_____ P.A._____

- Assintomático ( ) Sim ( ) Não Obs.:_____
- Cansaço ( ) Sim ( ) Não Obs.:_____
- Sudorese ( ) Sim ( ) Não Obs.:_____
- Febre ( ) Sim ( ) Não Obs.:_____
- Tosse ( ) Sim ( ) Não Obs.:_____
- Adenomegalia ( ) Sim ( ) Não Obs.:_____
- Anorexia ( ) Sim ( ) Não Obs.:_____
- Lesões de pele ( ) Sim ( ) Não Obs.:_____
- Lesões na boca ( ) Sim ( ) Não Obs.:_____

- Alimentação:_____
- Gastrintestinal:_____
- Sono e repouso:_____

- Início de terapia ARV ( ) Sim ( ) Não
- Troca de terapia dos ARV ( ) Sim ( ) Não

OBSERVAÇÕES:_____

- Orientação quanto a horário, efeitos colaterais
- Importância da aderência
- Não deixar de tomar as medicações nos horários
- Não faltar às consultas

Há alguma coisa a mais que você gostaria de contar? (Permite ao paciente finalizar a entrevista discutindo seus sentimentos e preocupações)

ASSINATURA – COREN

---

mento de um bom relacionamento entre ambos. A consulta de enfermagem é uma atividade privativa do enfermeiro, que utiliza método científico para identificar situações de saúde-doença, por meio de entrevista, permitindo que o paciente se expresse por completo, proporcionando um ambiente tranqüilo para facilitar um comportamento espontâneo e uma descrição irrestrita do problema.

Orientações básicas para o entrevistador/enfermeiro:

- A apresentação do entrevistador/enfermeiro para o paciente, explicando o porquê e para que a informação extraída será utilizada.
- Proporcionar conforto e privacidade para o paciente durante a entrevista.

- Incentivar ativamente o paciente a descrever os dados minuciosamente, orientando a entrevista para obter informações essenciais sem desviar a conversa.
- Deixar o paciente totalmente informado de todos os aspectos do processo de coleta de dados e que sua decisão em participar seja tomada livremente.

A entrevista é realizada utilizando uma ficha elaborada pela equipe contendo dados básicos de enfermagem:

1. dados biográficos;
2. sinais vitais;
3. exame clínico;
4. história da doença atual;
5. conduta da enfermagem.

CENTRAL SOROLÓGICA ALTERNATIVA

É um serviço destinado ao atendimento de pacientes que desejam realizar sorologia anti-HIV e sífilis. A demanda é espontânea e indicada para quem nunca realizou os testes, ou é soronegativo para o HIV, ou quer confirmar o exame anti-HIV-positivo realizado em outro serviço. O atendimento é feito pela enfermeira e pela educadora.

OBJETIVOS

- Orientar o paciente sobre a aids e outras doenças sexualmente transmissíveis.
- Incentivar o uso do preservativo.
- Realizar o exame em tempo hábil com a finalidade de reduzir o estresse e a ansiedade.
- Minimizar a demanda do agendamento médico.
- Quebrar a cadeia de transmissão.

FLUXO DA CENTRAL SOROLÓGICA ALTERNATIVA

- A demanda é espontânea e o atendimento preestabelecido.
- As entrevistas com a enfermeira ou educadora acontecem individualmente, com as quais são esclarecidas ao paciente as dúvidas sobre a infecção pelo HIV ou outras doenças sexualmente transmissíveis, bem como sobre o teste que irá realizar. É feito o preenchimento da ficha especialmente elaborada para o levantamento de dados e após isso é entregue o pedido do exame de sorologia para HIV.
- A coleta é realizada no mesmo dia pelo serviço de coleta de exames laboratoriais, que fica no ambulatório.
- O resultado é comunicado pela enfermeira, em consulta pré-agendada. Quando o resultado for negativo, o paciente é dispensado após orientações e, em caso de resultado positivo, ele poderá fazer acompanhamento ambulatorial no serviço se for de sua vontade.

CENTRAL SOROLÓGICA ALTERNATIVA

Nome:_____ Data:_____/_____/_____

RG:_____ Sexo: M ( )   F ( )

1º Atendimento

1. Qual o motivo da realização do teste anti-HIV no IIER ?

   Uso de drogas intravenosas   1. Sim ( )   2. Não ( )   3. IGN ( )

   Uso irregular de preservativo   1. Sim ( )   2. Não ( )   3. IGN ( )

   Ruptura de preservativo   1. Sim ( )   2. Não ( )   3. IGN ( )

   Parceiro HIV-positivo   1. Sim ( )   2. Não ( )   3. IGN ( )

   Outros:_____

2. Escolaridade: Analfabeto ( )   1º grau completo ( )   1º grau incompleto ( )

                                   2º grau completo ( )   2º grau incompleto ( )

                                   3º grau completo ( )   3º grau incompleto ( )

3. Trabalho remunerado: Sim ( )   Não ( )

4. Usa Preservativo: Sim ( )   Não ( )

5. Ocorreu ruptura do preservativo: Sim ( )   Não ( )

6. Perfil de risco: HSH ( )   HSM ( )   HSHM ( )   MSH ( )   MSHM ( )

                UDIV ( )   TS ( )   Parceiro positivo ( )   Profissional do sexo ( )

7. Testes anteriores: Sim ( )   Não ( )

   • Janela imunológica ( )

   • Resultado anterior indeterminado ( )

   • Início de relacionamento ( )

   • Curiosidade ( )

   • Outros ( )

8. Testes anteriores: Sim ( )   Não ( )

   Quantos: 1 vez ( )   2 a 4 vezes ( )   Mais de 4 vezes ( )

9. Exames solicitados: Anti-HIV ( )   VDRL ( )

   Retorno:_____/_____/_____

_____
Nome/Carimbo

2º Atendimento

10. 1º retorno: Data:_____/_____/_____   Presente ( )   Ausente ( )

    Resultado do teste anti-HIV: Positivo ( )   Negativo ( )   Indeterminado ( )

    Resultado do VDRL: Positivo ( )   Negativo ( )   Titulação ( )

    Valor:_____

11. Encaminhamento: Matrícula ( )   Vulneráveis ( )   Nova Coleta ( )

    Outros ( )   2º retorno ( )   Dispensa ( )

_____
Nome/Carimbo

CONSULTA DE ENFERMAGEM PARA PACIENTES EM TRATAMENTO DE TUBERCULOSE

Os profissionais de enfermagem do ambulatório do Instituto de Infectologia Emílio Ribas (IIER) têm seu atendimento voltado para pacientes com doenças infectocontagiosas, entre eles um grande número de pacientes com co-infecção HIV/aids e tuberculose. A preocupação com a propagação do bacilo da tuberculose para os pacientes que aguardam a consulta na mesma sala de espera fez com que fosse constituído um grupo com a finalidade de agilizar o atendimento médico e de enfermagem, diminuindo o risco de propagação desses bacilos no ambiente comum de espera de consultas.

OBJETIVO

- Agilizar o atendimento aos pacientes com tuberculose, oferecendo tratamento e acompanhamento ambulatorial até sua alta por cura.
- Oferecer acompanhamento multidisciplinar (médicos, enfermeiros, assistentes sociais e farmacêuticos).

ATRIBUIÇÕES DO ENFERMEIRO NO GRUPO DE TUBERCULOSE

- Notificar os casos que iniciam tratamento (em livro específico).
- Abrir ficha de aprazamento para todos os pacientes que iniciam tratamento de tuberculose.
- Busca ativa dos casos (entre os pacientes que são atendidos no IIER).
- Solicitar baciloscopias, orientando o paciente como proceder a coleta.
- Organizar todos os resultados de pesquisa de BK (bacilo de Koch), positivos e negativos, arquivando no prontuário e realizando as devidas anotações quanto ao resultado.
- Convocar os pacientes quando resultado de BK positivo.
- Anotar os resultados dos exames de BK no livro.
- Convocar os pacientes faltosos (falta a uma consulta).
- Encerrar os casos como abandono, alta, óbito e transferência.
- Consulta de enfermagem mensalmente, ou sempre que necessário.
- Orientar ou encaminhar os comunicantes para o posto de saúde mais próximo de sua residência.
- Solicitar baciloscopia no 2°, 4° e 6° mês de tratamento.
- Realizar ações educativas junto à comunidade.
- Encaminhar para DOTS (*directly observed treatment short-course*) (tratamento supervisionado) quando necessário.
- Dar alta e anotar em ficha de aprazamento após o tratamento.
- Reuniões com a equipe, para avaliação periódica do programa.

ROTINA DE ENFERMAGEM NA APLICAÇÃO DO INTERFERON PEGUILADO NO AMBULATÓRIO

A aplicação do interferon peguilado (Peginterferon) é feita nos pacientes em tratamento para hepatite C que estão em acompanhamento ambulatorial.

CONSULTA DE ENFERMAGEM – TUBERCULOSE

Nome:_____ RG:_____

Data:_____/_____/_____ Idade:_____ Sexo:_____

Diagnóstico:_____

Esquema de tratamento:_____

Data do início tratamento da tuberculose:_____

Orientações:_____
_____

Exame de BK/data:_____/_____/_____ Positivo ( ) Negativo ( )

Baciloscopia/data:_____/_____/_____ Positivo ( ) Negativo ( )

Dados gerais/exame clínico: Peso P.A._____

- Cansaço   ( ) Sim   ( ) Não   Obs.:_____
- Assintomático   ( ) Sim   ( ) Não   Obs.:_____
- Cansaço   ( ) Sim   ( ) Não   Obs.:_____
- Sudorese   ( ) Sim   ( ) Não   Obs.:_____
- Febre   ( ) Sim   ( ) Não   Obs.:_____
- Tosse   ( ) Sim   ( ) Não   Obs.:_____
- Adenomegalia   ( ) Sim   ( ) Não   Obs.:_____
- Anorexia   ( ) Sim   ( ) Não   Obs.:_____
- Alimentação:_____
- Gastrintestinal:_____
_____
- Sono e repouso:_____
- Efeitos colaterais:_____
- Comunicantes:_____
- Observações:_____
_____
_____
_____
_____

Data de retorno:_____/_____/_____

_____
ASSINATURA – COREN

OBJETIVO

Garantir a continuidade do tratamento para hepatite C, conforme prescrição médica.

ABRANGÊNCIA

Enfermeiros, técnicos de enfermagem, auxiliares de enfermagem.

MATERIAL

Utilização do seguinte material: seringa 1ml, agulha, álcool a 70%, bolas de algodão, fita adesiva.

PROCEDIMENTO

- A auxiliar de enfermagem recebe a geladeira de isopor com os medicamentos e as seringas, encaminhados pela farmácia.
- Confere a quantidade de medicamento, juntamente com o funcionário da farmácia e assina o recebimento.
- Recebe o paciente no ambulatório, que deve trazer a receita médica, com a prescrição, indicando a quantidade de medicação prescrita, correspondente a seu peso, que será verificado pela enfermagem antes da sua aplicação.
- A aplicação da medicação é por via subcutânea, e só será aplicada mediante a apresentação da prescrição médica do medicamento.
- Todas as aplicações são preparadas e aplicadas seguindo técnicas assépticas, supervisionadas pela enfermeira.
- A aplicação do medicamento é feita uma vez por semana.
- O profissional de enfermagem que aplicar a medicação – Peginterferon – deverá datar e rubricar no verso da prescrição médica, logo após a administração.
- Observar se houver reação e informar a enfermeira do ambulatório, sempre fazendo rodízio do local da aplicação.
- As orientações quanto ao cuidado com os efeitos colaterais, hematomas, são feitas logo após a aplicação.
- Os relatos dos efeitos colaterais ou intercorrências são relatados na semana seguinte, quando retorna para tomar a próxima dose, e é realizada a pré-consulta de enfermagem, por meio da ficha de atendimento de enfermagem específica para o tratamento com interferon peguilado.
- O tratamento se completa na 48ª semana, com uma aplicação semanal do medicamento.

ATRIBUIÇÕES DA EQUIPE DE ENFERMAGEM NO AMBULATÓRIO

Supervisor de equipe técnica de enfermagem do ambulatório

- Supervisionar as áreas de trabalho sob sua responsabilidade.

- Avaliar a quantidade e a qualidade das tarefas desenvolvidas pelo enfermeiro e pelo auxiliar de enfermagem.
- Planejar e dirigir a execução das atividades desenvolvidas no setor.
- Elaborar e montar a escala mensal de folgas e férias da equipe de enfermagem.
- Promover reuniões periódicas com enfermeiros e participar das reuniões convocadas pela Diretoria de Divisão de Enfermagem.
- Colaborar com programa de educação sanitária para pacientes, visitas e familiares.
- Participar do controle de qualidade (testes e avaliações) na aquisição de produtos médicos hospitalares.

Enfermeiro

- Coordenar e liderar a equipe de enfermagem do setor.
- Substituir o supervisor em seus impedimentos.
- Orientar e supervisionar a equipe de enfermagem na adoção de métodos regulares de trabalho.
- Prestar cuidados de enfermagem ao paciente quando for de sua competência.
- Participar de programas específicos de educação em serviço.
- Atender ao público quando solicitado.
- Cumprir e fazer cumprir as ordens de serviço.
- Verificar diariamente a escala de serviço.
- Fazer controle semanal e mensal de material permanente e de uso diário.
- Verificar a ordem e controle dos consultórios a cada plantão.
- Fazer a escala semanal de serviço.
- Verificar o funcionamento dos aparelhos do setor.
- Atender às consultas de enfermagem e da Central Sorológica Alternativa.

Auxiliar de enfermagem

- Verificar os sinais vitais dos pacientes que passarão na consulta médica e de enfermagem.
- Pesar os pacientes anotando em folha com nome e data.
- Verificar os consultórios, se há lençol, organizando os impressos nas pastas de pedidos, bem como reposição de espátulas e luvas.
- Identificar os consultórios diariamente.
- Providenciar os equipamentos solicitados, como por exemplo, otoscópio, estetoscópio etc.
- Assistir o médico se necessário durante algum procedimento.
- Encaminhar pacientes ao pronto-socorro, quando da indicação médica.
- Distribuir e controlar os preservativos por meio do cartão verde.

BIBLIOGRAFIA

Carpenito LJ. Diagnósticos de Enfermagem: Aplicação à Prática Clínica. 6ª ed., Artes Médicas; 1997. p 27.

Smeltzer S, Bare B. Tratado de enfermagem médico-cirúrgica, 10ª ed. Vol 1. Rio de Janeiro: Guanabara Koogan; 2005. p 51.

3. ABORDAGEM DA NUTRIÇÃO

Cátia de Lima Carvalho

A desnutrição, conseqüência das doenças tratadas na instituição, pode ser considerada o distúrbio de maior prevalência no hospital. A importância do diagnóstico e tratamento da desnutrição torna-se clara na medida em que ocorrem associações entre a desnutrição, maior permanência hospitalar, maior freqüência de complicações, menor velocidade de cicatrização, maior morbimortalidade e maior dispêndio de recursos.

O ambulatório do Instituto de Infectologia Emílio Ribas (IIER), que presta assistência integral à saúde, conta com um atendimento multiprofissional no qual o Serviço de Nutrição e Dietética também atua. Uma das grandes preocupações desse serviço é estabelecer, precocemente e com maior precisão, o diagnóstico das alterações do estado nutricional, realizando avaliação e acompanhamento nutricional individualizado para melhor atender as necessidades dos pacientes.

O acompanhamento e a avaliação nutricional dos pacientes com doenças infectocontagiosas são fundamentais, uma vez que a pessoa bem nutrida é menos vulnerável a doenças e os problemas nutricionais conseqüentes são significantes, contribuindo para a morbimortalidade.

Na infecção pelo HIV, a anorexia devido à baixa ingestão calórico-protéica, a má absorção dos nutrientes e o efeito catabólico das infecções sistêmicas podem contribuir para a perda progressiva de peso e da massa celular corpórea. Com a expansão da utilização da terapia anti-retroviral, as alterações que passaram a ser predominantemente observadas nesses pacientes são: morfológicas, como a lipodistrofia (distribuição anormal de gordura corporal), e metabólicas, como os distúrbios no metabolismo dos lipídeos e da glicose.

As alterações fisiológicas e metabólicas têm sido observadas em outras doenças infectocontagiosas, como nas hepatites virais, nais quais a presença de sobrepeso é comum, com casos de depleção corpórea muscular ou adiposa, retenção hídrica, podendo estar associados com disfunções metabólicas (dislipidemia, diabetes, anemia), cardiovasculares, entre outras.

Dentre as diretrizes para o manejo dessas alterações, resultantes da doença ou do seu tratamento, o papel da dietoterapia é amplamente reconhecido, sendo a promoção de hábitos alimentares saudáveis uma importante contribuição para a melhoria da qualidade de vida do paciente.

OBJETIVO

O objetivo é prestar assistência nutricional, avaliando e acompanhando pacientes adultos, idosos e crianças portadoras de doenças parasitárias, bacterianas, virais e fúngicas, visando retardar ou minimizar o comprometimento do seu estado nutricional; a conseqüente interferência na resposta imunológica e prevenir possíveis deficiências nutricionais. Dentre as doenças mais freqüentes, encontram-se a síndrome de imunodeficiência adquirida (aids), associada a outras doenças oportunistas (como tuberculose, pneumonia, sarcoma de Kaposi, neurotoxoplasmose, neurocriptococose, citomegalovirose, moniliíase, herpes zóster, lipodistrofia, linfomas, molusco e hepatites); leishmaniose, paracocomicose, doença de Chagas, infecção pelo HTLV, hepatites B e C, malária, esquistossomose e HPV (papilomavírus humano).

AVALIAÇÃO NUTRICIONAL

A avaliação nutricional consiste em um conjunto de métodos utilizados para aferir o estado nutricional do indivíduo, identificando a depleção nutricional ou o risco de desenvolvê-la, permitindo realizar o acompanhamento dietoterápico.

Para se obter o perfil nutricional dos pacientes atendidos no ambulatório do Serviço de Nutrição do IIER, realizamos a Avaliação Nutricional Objetiva Global (ANOG), instrumento aplicado para obter informações referentes ao histórico clínico e dietético, exame clínico, dados antropométricos e laboratoriais e assim definir a intervenção nutricional necessária.

HISTÓRICO CLÍNICO E DIETÉTICO

São obtidas todas as informações que podem contribuir para a conduta dietoterápica, ou seja, alimentos ingeridos e queixas referentes ao aparelho digestório, doenças secundárias (hipertensão arterial, nefropatia, hepatopatias, hipertrigliceridemia, hipercolesterolemia, diabetes etc.), alterações da ingestão alimentar e uso de medicamentos que podem comprometer a biodisponibilidade de nutrientes, causando a deficiência nutricional.

EXAME CLÍNICO

O exame clínico tem por objetivo detectar sinais de deficiência nutricional. Observam-se regiões como pele, cabelo, dentes, gengivas, lábios, língua e olhos. É importante verificar a evidência de perda de gordura e massa muscular características da desnutrição e/ou a presença de gordura localizada no abdome, com a perda de massa muscular e gordura nos membros inferiores e superiores e face como suspeita de lipodistrofia. A presença de um sintoma pode não ser o resultado de uma única carência, mas sim a combinação de várias delas.

DADOS LABORATORIAIS

Existem várias provas bioquímicas que podem ser utilizadas para avaliar a desnutrição e a maioria delas são obtidas, facilmente, porque se limitam à coleta de sangue e urina.

Os exames laboratoriais mais utilizados para o planejamento da terapia nutricional são: albumina sérica, glicose, triglicérides, colesterol total e frações, ácido úrico, uréia e creatinina, enzimas hepáticas (ALT e AST), pancreáticas (amilase e lipase) e hemoglobina.

Hemoglobina e hematócrito – encontram-se diminuídos devido a processos virais e ao efeito colateral da terapia anti-retroviral, com conseqüente estado de anemia crônica, entre outros.

Perfil lipídico: triglicérides e colesterol – estão freqüentemente elevados devido à terapia anti-retroviral e/ou ao hábito alimentar inadequado.

Albumina e proteínas totais – em pacientes com HIV, observa-se diminuição nos seus níveis devido à desnutrição e secundariamente a processos infecciosos oportunistas.

Glicose – devido a efeitos colaterais de alguns medicamentos (pentamidina, esteróides etc.), observa-se em pacientes com HIV hipo ou hiperglicemia, resistência secundária à insulina que está associada a dislipidemia, obesidade abdominal, diabetes e outros (Dube et al., 2001).

Uréia e creatinina – tanto o comprometimento renal quanto o hepático podem ocorrer em pacientes com aids. Ambos ocorrem secundariamente à infecção pelo HIV, nefrite ou hepatite, drogas nefrotóxicas ou hepatotóxicas etc.

DADOS ANTROPOMÉTRICOS

Antropometria é a medida do tamanho corpóreo e de suas proporções. É um dos indicadores diretos do estado nutricional e por meio delas pode-se estimar a massa corpórea total expressada pelo peso; a massa corpórea gordurosa, pelas pregas cutâneas; e a massa corpórea protéica, pela circunferência e área muscular do braço.

As medidas antropométricas utilizadas são: peso, perímetro de pulso, estatura, circunferências (braço e cintura) e prega cutânea triciptal. Por meio da combinação dessas medidas podem-se calcular o índice de massa corpórea (IMC), circunferência muscular do braço (CMB) e o peso ideal (PI).

Estatura – para a realização da medida utiliza-se um antropômetro ou fita métrica afixada na parede, em posição vertical; coloca-se o paciente com os pés descalços, em pé, costas retas, membros inferiores e calcanhares juntos e membros superiores soltos ao lado do corpo.

Peso atual – é obtido em uma balança plataforma ou eletrônica, na qual o paciente deve posicionar-se em pé no centro da base da balança, descalço e com roupas leves.

Peso ideal – é determinado por meio de parâmetros de avaliação nutricional de acordo com o gênero, altura e estrutura óssea do indivíduo e utilizado para calcular as necessidades calóricas e protéicas do paciente (Tabela 1.2).

ABORDAGEM DA NUTRIÇÃO

Tabela 1.2 – Peso ideal (kg) para estrutura em adultos, conforme a compleição física.

Altura (cm)	Homens			Mulheres		
	Estatura pequena	Estatura mediana	Estatura grande	Estatura pequena	Estatura mediana	Estatura grande
142				41,8	46,0	49,5
143				42,3	45,3	49,8
144				42,8	45,6	50,1
145				43,2	45,9	50,5
146				43,7	46,6	51,2
147				44,1	47,3	51,8
148				44,6	47,7	51,3
149				45,1	48,1	51,8
150				45,5	48,6	53,2
151				46,2	49,3	54,0
152				46,8	50,0	54,5
153				47,3	50,5	55,0
154				47,8	51,0	55,5
155	50	53,6	58,2	48,2	51,4	55,9
156	50,7	54,3	58,8	48,9	52,3	56,8
157	51,4	55,0	59,5	49,5	53,2	57,7
158	51,8	55,5	60,0	50,0	53,6	58,3
159	52,2	56,0	60,5	50,5	54,0	58,9
160	52,7	56,4	60,9	50,9	54,5	59,5
161	53,2	56,8	61,5	51,5	55,3	60,1
162	53,7	56,2	62,1	52,1	56,1	60,7
163	54,1	57,7	62,7	52,7	56,8	61,4
164	55,0	58,5	63,4	53,6	57,7	62,3
165	55,9	59,5	64,1	54,5	58,6	63,2
166	56,5	60,1	64,8	55,1	59,2	63,8
167	57,1	60,7	65,6	55,7	59,8	64,4
168	57,7	61,4	66,4	56,4	60,5	65,0
169	58,6	62,3	67,5	57,3	61,4	65,9
170	59,5	63,2	68,6	58,2	62,2	66,8
171	60,1	63,8	69,2	58,8	62,8	67,4
172	60,7	64,4	69,8	59,4	63,4	68,0
173	61,4	65,0	70,5	60,0	64,1	68,6
174	62,3	65,9	71,4	60,9	65,0	69,8
175	63,2	66,8	72,3	61,8	65,9	70,9
176	63,8	67,5	72,9	62,4	66,5	71,7
177	64,4	68,2	3,50	63,0	67,1	72,5
178	65,0	69,0	74,1	63,6	67,7	73,2
179	65,9	69,9	75,3	64,8	68,6	74,1
180	66,8	70,9	76,4	65,5	69,5	75,0
181	67,4	71,7	77,1	66,7	70,1	75,6
182	68,0	72,5	77,8	66,7	70,7	76,2
183	68,6	73,2	78,6	67,3	71,4	76,8
184	69,8	74,1	79,8			
185	70,9	75,0	80,9			
186	71,5	75,8	81,7			
187	72,1	76,6	82,5			
188	72,7	77,3	83,2			
189	73,3	78,0	83,8			
190	73,9	78,7	84,4			
191	74,5	79,5	85,0			

Fonte: Metropolitan Life Insurance, 1969.

Compleição física – determina a compleição corpórea/ossatura do paciente, obtida por meio da fórmula abaixo e classificada de acordo com Grant et al., 1981.

$$\text{Compleição} = \frac{\text{altura (cm)}}{\text{punho (cm)}}$$

IMC – é um índice obtido com base nas medidas coletadas de peso e altura e determina a massa corpórea de um indivíduo, considerada uma medida simples, prática e de fácil obtenção por meio da fórmula a seguir e classificada de acordo com a *World Health Organization (WHO)*, 1997.

$$\text{IMC} = \frac{\text{peso atual (kg)}}{\text{altura}^2 \text{ (m)}}$$

Circunferência do braço (CB) – representa a soma das áreas constituídas pelos tecidos ósseo, muscular e gorduroso. Medida obtida com o braço não-dominante flexionado na direção do tórax, formando um ângulo de 90°, encontra-se o ponto médio entre o acrômio e o olécrano. Posteriormente, o paciente estende o braço ao longo do corpo, com a palma da mão voltada para a coxa. Contorna-se o braço com a fita métrica inelástica, tipo Fiber Glass, no ponto marcado e de forma ajustada, evitando compressão da pele ou folga (Kamimura et al., 2002). A adequação da CB pode ser determinada pela equação a seguir e classificada de acordo com Jelliffe, 1976:

$$\text{CB (\%)} = \frac{\text{CB obtida (cm)}}{\text{CB percentil 50}} \times 100$$

Prega cutânea triciptal (PCT) – estima a reserva de gordura subcutânea. O braço não-dominante é flexionado em direção ao tórax, formando um ângulo de 90°, encontra-se o ponto médio entre o acrômio e o olécrano. Posteriormente, o paciente estende o membro superior ao longo do corpo com a palma da mão voltada para a coxa. Separa-se levemente a prega do braço, desprendendo-a do tecido muscular e aplica-se o adipômetro formando um ângulo reto. São aferidas três medidas; obtida a média desta, compara-se com o padrão de referência proposta por Jelliffe, 1976. A adequação da PCT pode ser determinada pela equação:

$$\text{PCT (\%)} = \frac{\text{PCT medida}}{\text{PCT padrão}} \times 100$$

Circunferência muscular do braço (CMB) – avalia a reserva de tecido muscular (sem correção óssea). Obtida a partir dos valores de CB e PCT, determinada pela equação e classificada segundo Jelliffe, 1976.

$$\text{CMB (cm)} = \text{CB} - (\pi \times \text{PCT}) \qquad \text{CMB} = \frac{\text{CMB medido}}{\text{CMB padrão}} \times 100$$

AVALIAÇÃO DAS NECESSIDADES NUTRICIONAIS

Para atender às necessidades fisiológicas do paciente e definir o planejamento e conduta nutricional, inicialmente se realiza a avaliação das necessidades calóricas, conforme descrito a seguir, utilizando tabelas de equações segundo FAO, OMS, ONU, 1985.

Metabolismo basal = fator idade × peso ideal + adicional de calorias

VCT = metabolismo basal × fator atividade × fator injúria

ORIENTAÇÃO ALIMENTAR

A orientação nutricional é individualizada, de acordo com o diagnóstico e a presença de alguns sintomas (inapetência, diarréia, vômitos etc.), entretanto, a escolha de uma variedade de alimentos para compor as refeições diárias garante a presença dos nutrientes essenciais para uma boa saúde.

Comer o suficiente e de modo equilibrado pode corrigir ou prevenir a perda de peso, além de minimizar e controlar os efeitos adversos da terapia anti-retroviral que podem também, comprometer a aceitação alimentar.

Algumas dicas a seguir poderão ajudar a alcançar bons resultados, quanto a uma alimentação saudável.

Dê preferência:
- Alimentos ricos em fibras.
- Carnes magras, aves e peixes.
- Óleos vegetais como milho, oliva, girassol, soja e canola.
- Sucos naturais e frutas *in natura*.
- Queijo branco, ricota, iogurte natural.

Procure evitar:
- Preparações gordurosas, frituras, produtos industrializados em excesso.
- Alimentos açucarados como doces concentrados e/ou doces em calda.
- Embutidos e carnes processadas.
- Líquidos durante as refeições.
- Bebidas alcoólicas.

Recomendações:
- Faça refeições fracionadas com volume reduzido.
- Mastigar bem os alimentos.
- Varie suas preparações, evitando a monotonia.
- Procure fazer atividade física.

A suplementação alimentar é feita de acordo com os seguintes critérios: perda de peso acima de 10% do peso habitual, desnutrição ou depleção corpórea de massa magra ou reservas energéticas, de moderada a intensa e baixa imunidade celular (contagem de linfócitos T-CD4 abaixo de 200), fatores estes que podem vir associados a quadros de inapetência e dificuldades de deglutição e distúrbios gastrintestinais.

AVALIAÇÃO E ACOMPANHAMENTO NUTRICIONAL EM PEDIATRIA

As medidas de altura e peso nas crianças são avaliadas de acordo com vários parâmetros e referências. O *National Center for Health Statistic* (NCHS) desenvolveu um padrão de referência de crescimento para lactentes e crianças, o qual tem sido recomendado pela OMS e pelo UNICEF e amplamente utilizado em todo o mundo. As tabelas do NCHS (2000) abrangem a faixa etária de 0 a 36 meses e de 2½ a 18 anos de idade e incluem peso/idade, altura/idade, peso/altura/idade.

Com relação ao diagnóstico do estado nutricional, classificam-se as crianças em:

Eutróficas – quando apresentam peso ao nascer > 2.500g e peso atual entre as curvas superior e inferior do padrão de referência e as crianças cuja curva de peso estiver entre os limites superior e inferior da curva de referência.

De risco – as crianças que, embora estejam com o peso atual na faixa considerada normal, apresentam traçado do crescimento na horizontal, indicando que não vêm ganhando peso, ou descendente, significando perda de peso, ou ainda, ascendente com inclinação muito acentuada, podendo indicar tendência à obesidade.

Desnutridas – as crianças que apresentarem peso ao nascer acima da curva correspondente ao percentil 10 e peso atual abaixo deste e as crianças de peso ao nascer desconhecido ou < 2.500g e peso atual abaixo da curva inferior, com traçado de crescimento horizontal ou descendente, observado em intervalo de 15 a 30 dias.

É fundamental que se considere a direção do traçado no gráfico. Muitas vezes, embora o ganho de peso da criança esteja fora dos limites normais, a curva indica que ela está crescendo bem.

Muitos trabalhos mostraram a importância da avaliação dos gastos energéticos da criança para o trabalho metabólico e de suas relações com as quantidades necessárias de cada nutriente. Sua análise é o elemento fundamental para o estabelecimento do regime dietético.

Por suas condições de organismo em desenvolvimento, o metabolismo basal da criança é mais elevado, ficando dentro da fixa de 50-55kcal/kg/24h até 18 meses de idade, caindo gradualmente, com nova elevação durante a puberdade.

A alimentação racional, normal, é aquela que preenche as exigências qualitativas e quantitativas da criança, de forma harmônica e adequada. Isto é, que satisfaça as leis da alimentação.

É primordial o estabelecimento do estado nutricional do paciente, para prevenir a desnutrição ou tratá-la precocemente. Para tanto, a atuação integrada de profissionais da saúde (médico, nutricionista, psicólogo, terapeuta ocupacional, assistente social e enfermeiro) é de fundamental importância, uma vez que nenhum parâmetro pode ou deve ser utilizado isoladamente.

BIBLIOGRAFIA

Antunes MC, Silva MA, Lima MBC. Determinantes do estado nutricional em pacientes com Aids. JBM 1994; 67:209-20.

Augusto ALP. Avaliação nutricional. In: Augusto ALP, Alves DC, Mannarino IC, Gerude M. Terapia Nutricional. São Paulo: Atheneu; 2002. p 28-37.

Babiak RMV. Avaliação antropométrica. In: Babiak RMV. Introdução ao Diagnóstico Nutricional. São Paulo: Atheneu; 1997. p 3-53.

Confrancesco MD. Complicações da terapia anti-retroviral 4ª Conferência Anual Brasil em HIV/aids. Johns Hopkins, 2000.

Dube MP et al. Prospective evaluation of the effect of initiating indinavir – basead therapy on insulin sensitivity and B cell function in HIV infected patients. J Acquir Immune Defic Syndr 2001; 27(2):130-4.

Euclides MP. Nutrição do Lactente – Base Científica para uma Alimentação Adequada. 2ª ed, Viçosa – Minas Gerais. 2000. p 3-80.

Ferrini MT, Pasternak J, Waitzberg DL. Síndrome da imunodeficiência adquirida. In: Waitzberg ed. Nutrição Oral, Enteral e Parenteral. São Paulo; Atheneu; 2000. p 1301.

Grant JP et al. Técnicas atuais para avaliação nutricional. In: Mullen JP et al. Clínica Cirúrgica da América do Norte. Rio de Janeiro: Interamericana; 1981. p 448-50.

Jelliffe DB. The assessment of nutritional status of the community. Geneva: WHO; 1976. (WHO Monograph Series; n. 53).

Kamimura MA, Baxmann A, Sampaio LR, Cupari L. Avaliação nutricional. In: Cupari L. Guia de Nutrição: Nutrição Clínica no Adulto. São Paulo: Manole; 2002. p 71-98.

Ornellas A, Ornellas LH. Alimentação da criança. 2ª ed, São Paulo: Atheneu; 1983. p 215-28.

Stump SE. Nutrição Relacionada ao Diagnóstico e Tratamento. São Paulo: Manole; 1997. p 565-69.

4. ABORDAGEM DO SERVIÇO SOCIAL

Luis Alberto Ventura Fernandes
Manuel Antonio Neto

O serviço social no ambulatório do Instituto de Infectologia Emílio Ribas encontra-se articulado a um processo mais amplo, que é o projeto de atuação profissional na área da seguridade social, que compreende o direito universal à saúde, a previdência e a assistência. Dentro dessa perspectiva, o profissional de serviço social deve decifrar a realidade social dos pacientes apresentada no cotidiano, conseguindo encontrar alternativas de viabilizar direitos e possibilidades de influir na reformulação de políticas públicas.

A realidade social dos pacientes atendidos caracteriza-se por situações como abandono, pobreza, orfandade, discriminação social, ausência de cuidados, solidão, violência doméstica, desemprego, abuso sexual etc. Essas situações refletem-se no tratamento como baixa adesão, abandono ao tratamento, recaídas freqüentes, aumento do número de internações etc. Enfrentar essas situações demanda estudo social e os respectivos contatos, encaminhamentos e notificações para a rede de recursos governamentais e não-governamentais, conforme atribuições elencadas a seguir.

1. Abordagem individual dos pacientes e/ou familiares para avaliação social, preferencialmente via prontuário, ou por meio de agendamento prévio.
2. Análise da situação previdenciária dos pacientes, tendo em vista a preparação da documentação para requerimento de benefícios: auxílio-doença, benefício de prestação continuada, auxílio-funeral, auxílio-natalidade, aposentadoria. Essas atividades, rotineiramente, envolvem tanto estudo socioeconômico quanto avaliação da situação previdenciária do paciente, além da organização da documentação pertinente.
3. Estudo e avaliação da situação trabalhista dos pacientes, tendo em vista o saque de saldos em contas de seguros sociais: PIS, PASEP, FGTS.
4. Avaliação e triagem de pacientes em situações que envolvem aspectos jurídicos, bem como encaminhamentos deles aos recursos que lhes possibilitem assessoria e/ou assistência nesse sentido.
5. Estudo social de casos que impliquem necessidade de alojamento definitivo ou prolongado em casas de apoio, no caso de demanda apresentada pelo próprio paciente, familiares ou colaterais. Nessas situações,

cada caso é submetido a um exame crítico e criterioso, objetivando resgatar e/ou fortalecer todo e qualquer vínculo familiar ou de solidariedade com que o paciente possa contar, para evitar ao máximo a internação do paciente em alojamento (casa de apoio) por motivo social, mantendo-o, sempre que possível, no próprio domicílio ou em domicílio solidário com que possa contar. Esgotadas as possibilidades nesse sentido, procede-se à pesquisa de vagas em casas de apoio e a devida internação do paciente nesses recursos.

6. Avaliação das situações que justifiquem a inclusão de pacientes no sistema de transporte coletivo com isenção de tarifas.

7. Inclusão dos pacientes em sistema de remoção por ambulância, no caso daqueles que estejam impossibilitados de utilizar o sistema de transporte coletivo e não disponham de condições socioeconômicas que lhes possibilitem custear transporte individual.

8. Manter atenta a vigilância em todas as abordagens individuais com pacientes e cuidadores, tendo em vista detectar variáveis dificultantes da adesão ao tratamento, bem como proceder a orientações e caminhos afins.

9. Estabelecer relação pedagógica com os estagiários de serviço social, enquanto estiverem atuando no ambulatório, objetivando a qualidade da sua formação e aprendizado.

10. Discussão com médicos e enfermagem sobre os casos e situações sociais mais complexos.

11. Identificação da rede de suporte social do paciente, para criar ou resgatar vínculos.

12. Visitas domiciliares para avaliação de situações sociofamiliares e habitacionais que interferem no tratamento.

13. Visitas ao recursos da comunidade e instituições sociais, para troca de experiências e informação sobre a organização dessas entidades.

14. Palestras dentro e fora do instituto, quando solicitadas pelas áreas e entidades externas.

15. Reuniões técnicas com equipe e Diretoria do Serviço Social.

BIBLIOGRAFIA

Neto JP. O projeto ético político profissional – Capacitação em Serviço Social e Política Social. Cead UNB, 1999.

Plano de trabalho da equipe de serviço social do Instituto de Infectologia Emílio Ribas – 2006.

5. ABORDAGEM DA PSICOLOGIA

Alberto da Rocha Barros Neto
Cláudio Garcia Capitão
Fabiana Campache
Heloísa Helena de Araújo Campos

Maria Lúcia Hares Fongaro
Nilza Oliveira Maciel
Sérgio Naccache
Vilma Borba Jardim A. Correa

O Serviço de Psicologia procura, dentro de suas atribuições e por meio de técnicas próprias, desenvolver a assistência ao público usuário com a preocupação ética, dentro de um conceito amplo e transformador de reabilitação. Entende-se por reabilitação não apenas a readaptação e/ou a reinserção do indivíduo ao sistema produtivo, mas sim um conjunto de procedimentos que permita a compreensão dos aspectos subjetivos do processo de adoecimento, com suas indissociáveis dimensões biológica, psicológica e social, que resulte em ações promotoras de transformação psicossocial. Tal objetivo se torna mais explícito quando se destaca que a maioria dos pacientes da instituição enfrenta o problema do estigma social da contaminação pelo HIV e a aids.

Assim, pretende-se formar um novo tipo de assistência, que tenha o caráter interdisciplinar, propícia ao desenvolvimento de forças que contribuam para a alteração do comportamento social no que diz respeito à saúde.

O Serviço de Psicologia divide-se em dois grupos: Atendimento de Adultos e Núcleo de Atendimento à Infância e Adolescência (NAIA).

OBJETIVOS GERAIS

- Identificar e caracterizar mediante a investigação diagnóstica o sofrimento psíquico no paciente e no grupo familiar.
- Procurar minimizar, por meio do tratamento tecnicamente orientado, as angústias decorrentes das crises inerentes ao adoecimento.
- Dar suporte e colaborar, ao oferecer o ponto de vista psicológico, com as equipes multiprofissionais no atendimento ao paciente.
- Compreender as representações mentais dos pacientes e familiares a respeito do hospital e equipe de saúde e, assim, promover entendimento e elaboração de tais representações, favorecendo a comunicação entre os dois grupos e, conseqüentemente, a aceitação e a adesão ao tratamento.

ABORDAGEM DA PSICOLOGIA

- Realizar avaliação psicológica e neuropsicológica para a identificação de possíveis seqüelas de infecções no sistema nervoso central.
- Orientação de pais/responsáveis ou cuidadores.
- Ensino e pesquisa no campo da psicologia da saúde.

PROCEDIMENTOS DO AMBULATÓRIO DE PSICOLOGIA DO INSTITUTO DE INFECTOLOGIA EMÍLIO RIBAS

TRIAGEM DO AMBULATÓRIO DE PSICOLOGIA

A entrevista de triagem realiza-se em uma sessão de aproximadamente 60 minutos, em uma sala do próprio ambulatório e tem como finalidade:

1. Coletar o motivo da consulta ou queixa principal, a fonte do encaminhamento e suas razões, breve história de vida e acessibilidade ao serviço. No caso de crianças e adolescentes, os pais/responsáveis ou cuidadores são os informantes.
2. De acordo com os critérios de seleção, recomendar o encaminhamento para o atendimento psicoterápico breve/focal ambulatorial. Os critérios são:
   - O paciente deve estar matriculado no IIER e em seguimento ambulatorial em infectologia.
   - O paciente deve ser capaz de formular uma queixa específica (adultos).
   - A queixa deve estar associada ao sofrimento psíquico resultante e/ou influenciado pela condição de saúde decorrente da afecção tratada no IIER.
   - Capacidade de reconhecer que os sintomas são psicológicos (adultos).
   - O paciente deve ter espontaneidade de participar da situação terapêutica.
   - O paciente deve ser capaz de interagir com o psicólogo avaliador, expressando apropriadamente algum sentimento durante a entrevista e mostrando algum grau de flexibilidade.
3. Caso a demanda avaliada seja identificada como transtorno mental grave de base, tais como psicoses, neuroses graves, drogadição, o qual exige acompanhamento a longo prazo, os pacientes deverão ser encaminhados para os serviços da rede pública ou filantrópica específicos para tais co-morbidades. Os casos de episódios depressivos graves sem ou com sintomas psicóticos poderão ser atendidos pelo ambulatório, porém, necessariamente, deverão estar em seguimento psiquiátrico no IIER. Agendar consulta para avaliação psicológica ou aguardar a chamada de acordo com a disponibilidade das vagas.

O NAIA atende crianças e adolescentes com sintomas mentais e de comportamento descritos na Classificação de Transtornos Mentais e de Comportamento da CID-10, desde que associados à doença e tratamento pelo qual o paciente mantém o vínculo com o IIER. A saber:

- Transtornos do desenvolvimento psicológico (F80-F90, de acordo com a CID-10).
- Transtornos emocionais e de comportamento (F90-F98), como os hipercinéticos, de conduta, das emoções, de ansiedade, do funcionamento social, somatoformes etc.
- Além desses, os fatores que influenciam o estado de saúde e o contato com serviços de saúde (Z00-Z99): problemas relacionados à negligência na criação, pressão parental inadequada, suporte familiar inadequado, desaparecimento ou morte de membro da família, história pessoal de trauma psicológico e história pessoal de não-adesão a tratamento e regimes médicos.

ACOMPANHAMENTO PSICOTERÁPICO

Encaminhamento após a triagem com a(s) hipótese(s) diagnóstica(s) para avaliação psicológica e acompanhamento psicoterápico breve/focal.

Avaliação psicológica

O processo de avaliação psicológica ambulatorial é limitado no tempo e objetiva o aprofundamento da demanda identificada na triagem e o estabelecimento do diagnóstico psicológico de acordo com a Classificação de Transtornos Mentais e de Comportamento da CID-10 e do Manual Diagnóstico e Estatístico de Transtornos Mentais – DSM-IV.

Na avaliação do adulto, o procedimento compõe-se da entrevista psicológica e, eventualmente, de testes psicológicos, e tem a finalidade da eleição do tipo de assistência psicológica mais bem indicada ao usuário.

A avaliação psicológica de crianças e adolescentes é um processo limitado no tempo que emprega a entrevista semidirigida e de anamnese com os pais/responsáveis ou cuidadores, técnica de observação lúdica e testes psicológicos. Tem como objetivos a compreensão de problemas, a identificação e a avaliação de aspectos específicos, a classificação do caso, a comunicação dos resultados a pacientes e familiares por meio da entrevista de devolução e a indicação do tratamento. A duração estabelecida é de duas a cinco sessões.

Havendo indicação para psicoterapia breve/focal, poderá resultar na inclusão do paciente no ambulatório de psicologia para acompanhamento. Caso contrário, se o diagnóstico não corresponder aos critérios de inclusão e o quadro psicopatológico do paciente estiver fora do alcance da proposta terapêutica desse serviço, ocorrerá o encaminhamento para outros recursos em saúde mental.

Acompanhamento psicoterápico breve/focal

Esse tipo de assistência psicológica ambulatorial no IIER visa ao atendimento de demandas psicológicas dos pacientes e/ou familiares e tem as seguintes características:

- Psicoterapia breve é um processo que se configura pela seqüência no tempo (atendimentos semanais), com horários estabelecidos, sessões de 50 minutos e prazo definido para a duração do tratamento. Utiliza técnicas específicas, como a focalização em torno de uma situação crítica e tem objetivos limitados. A técnica visa desfechar o autoconhecimento por meio da elaboração dos afetos suscitados pela crise psicológica.
- Para crianças e adolescentes é criado um enquadre específico que conta com instalações e materiais próprios ao exercício do tratamento como brinquedos, jogos e um conjunto de petrechos gráficos.
- A duração da psicoterapia é de 16 sessões. Tal prazo se renovará caso haja, na avaliação da evolução psicológica do paciente feita pelo psicoterapeuta, necessidade de continuidade do tratamento.
- O critério de alta perpassa pela minimização ou ausência dos sintomas psicológico-comportamentais relacionados e discriminados na avaliação psicológica.
- O desligamento do paciente do ambulatório de psicologia acontece na ocorrência de três faltas consecutivas e injustificadas. Na segunda falta, o profissional responsável realiza uma tentativa de contato telefônico ou por aerograma. O paciente desligado pode retornar ao atendimento psicoterapêutico somente por intermédio da triagem.
- Ao apresentar, no decorrer desse processo, sofrimento psíquico ou alteração comportamental que necessite de assistência psicológica outra que não a oferecida no IIER, o paciente é encaminhado para serviço específico que atenda a demanda identificada.

BIBLIOGRAFIA

Arzeno MEG. Psicodiagnóstico Clínico: Novas Contribuições. Porto Alegre: Artes Médicas; 1995.

Botega NJ, Rapeli CB, Cais CF. Prática Psiquiátrica no Hospital Geral: Interconsulta Emergência. 2ª ed, Porto Alegre: Artmed; 2002.

Cunha JA et al. Psicodiagnóstico – V. Porto Alegre: Artmed; 2000.

Lowenkron TS. Psicoterapia Psicanalítica Breve. Porto Alegre: Artes Médicas Sul; 1993.

OMS (Organização Mundial da Saúde). Classificação de Transtornos Mentais e de Comportamento da CID -10: Descrições Clínicas e Diretrizes Diagnósticas. Porto Alegre: Artes Médicas; 1993.

Ocampo MLS et al. O Processo Psicodiagnóstico e as Técnicas Projetivas. São Paulo: Martins Fontes; 1986.

Pasquali L. Técnicas de Exame Psicológico – TEP. São Paulo: Casa do Psicólogo; 2001.

Spink MJP. Psicologia Social e Saúde. Petrópolis: Editora Vozes; 2003.

http://www.fsp.usp.br/~cbcd/cidWeb.htm

http://www.datasus.gov.br/cid10/webhelp/cid10.htm

http://www.psiqweb.med.br/dsm/ajust.htm

MÓDULO 2

ABORDAGEM AMBULATORIAL DO PACIENTE COM HIV/AIDS

- Vulnerabilidade ao HIV
- Infecção Aguda pelo HIV
- Profilaxia da Transmissão Materno-Fetal do HIV
- Adolescentes e HIV
- Idoso e HIV
- Alterações Neurológicas – parte I
- Alterações Neurológicas – parte II
- Alterações Gastrintestinais
- Alterações Pulmonares
- Alterações Dermatológicas em HIV/aids
- Risco Cardiovascular
- Alterações Endócrinas e Metabólicas
- Complicações Osteoarticulares Relacionadas à Infecção pelo HIV e HAART
- Síndrome Lipodistrófica
- Alterações Hematológicas e Linfomas relacionados à Aids
- Alterações Oftalmológicas
- Alterações Renais
- Alterações Geniturinárias
- Alterações Psiquiátricas
- Manifestações Orais mais comuns em Pacientes com HIV
- Co-infecção de Hepatites B, C e HIV
- Co-infecção de Tuberculose e HIV
- Co-infecção de Doenças Tropicais e HIV
- Profilaxia de Infecções Oportunistas
- Imunização em Pacientes com HIV/aids
- Adesão à Terapia Anti-Retroviral

MÓDULO 2

ABORDAGEM AMBULATORIAL DO PACIENTE COM HIV/AIDS

6. VULNERABILIDADE AO HIV

Margareth da Eira
Sayonara Scotá
Edison José Boccardo
Meire Bócoli Rossi
Esther Aparecida Nogueira Abib

No início da década de 1980, uma nova e devastadora epidemia começou a ser descrita e posteriormente denominada síndrome da imunodeficiência adquirida (aids), causada por um retrovírus denominado HIV (vírus da imunodeficiência humana), a qual atingia principalmente populações que foram chamadas "grupos de risco", tais como homossexuais masculinos, travestis, profissionais do sexo, usuários de drogas intravenosas e politransfundidos. Esse conceito trouxe a falsa ilusão de que somente esses grupos poderiam adquirir a infecção, provocando um descuido com relação ao uso de preservativos nas relações heterossexuais.

A definição de grupo de risco para o HIV era a de um grupo delimitado de pessoas tidas como as únicas suscetíveis a adquirir a infecção pelo vírus. Tendo em vista que os fatores de risco associados à nova doença foram transmutados no conceito de "grupo de risco", aqueles fatores sujeitos à investigação epidemiológica se tornaram a base das poucas e insuficientes estratégias de prevenção preconizadas pela política de saúde da época, tais como não ter relações sexuais, não doar sangue e não usar drogas injetáveis.

Dessa forma, a associação da epidemia com os "grupos de risco" apresentava como vantagem a possibilidade de dirigir estratégias a estes grupos específicos, tendo como fator limitante o fato de considerar o resto da sociedade como pessoas não-suscetíveis ao HIV – quando de fato eram. Isso determinou uma ampliação silenciosa da incidência nos grupos que eram considerados excluídos do risco, impedindo ações conjuntas para uma melhor resposta nacional à epidemia e aumentando o preconceito aos grupos estigmatizados.

O conceito de "grupo de risco" sofreu muitas críticas pela sua inadequação diante da dinâmica que a epidemia demonstrava, sendo posteriormente substituído por "comportamento de risco", visando minimizar o peso do estigma e da exclusão dos grupos e populações específicas. Foram criados em 1988 os Centros de Orientação e Apoio Sorológico (COAS), que passaram a oferecer testagem sorológica voluntária, anônima e confidencial, com aconselhamento pré e pós-teste por profissionais de saúde com treinamento específico para tais aconselhamentos. Estes serviços de saúde foram organizados para prover informação, promoção e realização da testagem sorológica para o HIV, orientando as pessoas quanto à necessidade de mudanças em seus comportamentos. Nesse modelo o enfoque é direcionado ao comportamento de risco, no qual qualquer indivíduo é considerado passível de infecção pelo vírus, dependendo do seu comportamento, e estimulado ao envolvimento individual com a prevenção.

Neste novo cenário, não existem mais "grupos de risco", mas um conjunto de fatores que levam as pessoas a adquirir o vírus.

CONCEITO DE VULNERABILIDADE

O termo vulnerabilidade é utilizado mais freqüentemente no âmbito das ciências sociais, assim como nos estudos de prevenção da infecção pelo HIV. O conceito de vulnerabilidade em HIV/aids foi introduzido no final da década de 1980, referindo-se ao risco de adquirir a infecção pelo vírus HIV, estando esse risco vinculado às estruturas sociais, políticas de saúde e conduta individual. Esse conceito tornava possível justificar o grande número de pessoas expostas ao contágio pelo vírus HIV, sem pertencer aos anteriormente chamados "grupos de risco". A avaliação da vulnerabilidade tem o objetivo de fornecer aos indivíduos subsídios para a construção de um planejamento de ações preventivas junto com o profissional que o assiste. Nessa perspectiva, os fatores de risco estão diretamente relacionados a problemas estruturais subjetivos e objetivos que tornam a população geral mais exposta ao HIV, tais como pobreza, violência, baixa escolaridade, desigualdade de gênero, falta de acesso aos serviços de saúde, entre outros. Conseqüentemente, a noção de vulnerabilidade vem sendo utilizada para aperfeiçoar estratégias de prevenção em HIV/aids.

Enquanto no início da epidemia a infecção pelo HIV acometia mais pessoas do gênero masculino, com melhor renda, residindo principalmente nas grandes cidades, atualmente se vivencia um processo de interiorização e pauperização da epidemia, decorrentes principalmente de uma dificuldade de acesso à informação e aos serviços de saúde por esses setores menos privilegiados da sociedade. Pode-se também verificar uma feminização da epidemia, com a doença acometendo de forma mais significativa mulheres de baixas renda e escolaridade, com comportamento heterossexual e em idade reprodutiva. Historicamente, as mulheres são tratadas desigualmente em termos políticos, culturais e socioeconômicos, com menor acesso aos bens materiais, proteção social e até mesmo educação, além dos padrões de dominação patriarcal, subordinação e violência. Sabe-se que, embora seja fundamental à prevenção, o controle do comportamento sexual é complexo e difícil, já que implica influir em hábitos, representações e atitudes. Isso não significa que as mulheres sejam destituídas de poder e que não possuam estratégias de negociação e decisão sobre o uso do preservativo – principalmente em relacionamentos estáveis e duradouros. Assim sendo, as ações preventivas devem ser norteadas por indicadores precisos e previamente determinados, tais como o perfil socioeconômico e cultural dos grupos mais acometidos, como também por suas práticas sexuais e uso de preservativos.

A percepção de risco e de vulnerabilidade dos indivíduos diante da infecção pelo HIV não é necessariamente resultante dos níveis de conhecimentos específicos, nem está diretamente associada às mudanças de comportamento ou prática (uso ou não de preservativos). Esse caminho para o conhecimento dos elementos presentes nessa dinâmica epidemiológica, fundamentais para a prevenção e mudanças de comportamento, é muito mais complexo do que parece. Não podemos esquecer a existência de desigualdades socioeconômicas e culturais na disseminação da epidemia de HIV/aids no Brasil.

CENTRAL SOROLÓGICA ALTERNATIVA

A Central Sorológica Alternativa (CSA) foi implantada no ambulatório do Instituto de Infectologia Emílio Ribas em setembro de 1991, para atender os pacientes em demanda espontânea ou referenciada que procuravam a instituição para realização de teste sorológico para o HIV. Consiste de uma pré-consulta e outra pós-consulta, realizadas em um período médio de duas semanas. Conhecido como CSA, esse serviço foi criado nos moldes dos CTA/COAS, com um papel educativo e preventivo, tendo dentre seus objetivos:

- Fornecer informações sobre doenças sexualmente transmissíveis (DST) e HIV/aids, suas formas de transmissão, prevenção, diagnóstico e tratamento – utilizando linguagem adequada ao paciente.
- Oferecer testagem sorológica voluntária e confidencial.
- Explicar o benefício do uso de preservativos e demonstrá-lo sempre que necessário.
- Reduzir o nível de estresse e ansiedade, realizando o teste e fornecendo o resultado no menor tempo possível.
- Ajudar o paciente na percepção de seus próprios riscos, favorecendo a adoção de práticas mais seguras.
- Identificar barreiras para a mudança de situações de risco, ajudando sempre que possível.
- Preparar o indivíduo no pré-aconselhamento para possíveis reações emocionais que possam ocorrer no período de espera pelo resultado do teste.
- Ao dar um resultado negativo para uma pessoa, lembrá-la que pode não estar com a infecção ou está infectada tão recentemente que não produziu os anticorpos necessários para a positividade do teste (janela imunológica).
- Lembrar que resultado negativo não significa imunidade.
- Oferecer re-testagem sempre que necessário.
- Ao dar um resultado positivo, permitir ao paciente o tempo necessário para assimilar o diagnóstico, prestando o apoio emocional necessário.
- Lembrar que um resultado positivo significa infecção, e não necessariamente doença, podendo em qualquer situação (de infecção ou doença) transmitir o vírus para outras pessoas.
- Reforçar a importância de um acompanhamento médico, encaminhando o paciente para um ambulatório de HIV/aids de referência mais adequado ao paciente.

- Informar sobre os benefícios do tratamento e a importância da adesão.
- Enfatizar a necessidade de comunicar o resultado ao parceiro(s) ou parceira(s), incentivando-o(a) a realizar o teste também.
- Oferecer re-testagem em caso de resultado indeterminado no período definido pelo laboratório e pelo infectologista, orientando que esse resultado pode significar um falso-positivo ou um período de janela imunológica em que poderá estar realmente infectado.

A CSA vem sendo realizada pela enfermagem ou por uma educadora em saúde pública tanto na pré como na pós-consulta, sendo os pacientes positivos encaminhados para seguimento ambulatorial na instituição ou em outro serviço, de acordo com o que for considerado melhor para ele (considerando sempre a capacidade de adesão do paciente ao serviço e, conseqüentemente, ao tratamento).

AMBULATÓRIO DE VULNERABILIDADE

Em março de 1999 foi criado o ambulatório de vulnerabilidade, tendo em vista o número crescente de pessoas que procuravam regularmente a Central Sorológica Alternativa (CSA) para a realização de teste sorológico para o HIV: pares discordantes, profissionais do sexo, usuários de drogas intravenosas (UDIV), pessoas com múltiplos parceiro(a)s e vítimas de violência sexual. Avaliou-se que essas pessoas tinham maior suscetibilidade à infecção pelo HIV do que a população geral, muitas vezes com uso irregular de preservativo, e tinham necessidade de um atendimento diferenciado com orientação e aconselhamento regulares.

O ambulatório de vulnerabilidade passou a ser constituído por dois enfermeiros, uma educadora de saúde pública e dois infectologistas, além da participação dos responsáveis pelo laboratório de imunologia que discutem periodicamente os casos mais difíceis com o grupo (resultados sorológicos indeterminados, resultados discordantes, entre outros). Sendo alguns profissionais também integrantes do grupo da CSA, esses passaram a redirecionar os pacientes considerados vulneráveis para seguimento no ambulatório de vulnerabilidade.

Inicialmente, fez-se uma divulgação do novo ambulatório no pronto-socorro do Instituto de Infectologia Emílio Ribas, e criou-se uma triagem ambulatorial para pacientes que fossem considerados vulneráveis no atendimento do pronto-socorro. Na triagem ambulatorial, o paciente é avaliado por um dos membros do grupo que define sua permanência ou não no ambulatório de vulnerabilidade, além da avaliação de condutas diagnósticas ou terapêuticas junto aos infectologistas sempre que necessário (principalmente nos casos de violência sexual). Além disso, foi necessário reforçar com a própria equipe médica do ambulatório a necessidade de detectar e encaminhar os pares discordantes (homossexuais, bissexuais e heterossexuais) para seguimento específico no ambulatório de vulnerabilidade.

O ambulatório de vulnerabilidade tem como principal objetivo oferecer um atendimento personalizado e individualizado às pessoas com maior risco de infecção/adoecimento pelo vírus HIV, utilizando para isso um atendimento multidisciplinar com orientação para prevenção, fornecimento de material educativo e de preservativos, com consultas programadas de acordo com a necessidade de cada paciente. Durante a consulta, o paciente recebe orientação e esclarece dúvidas sobre DSTs e HIV/aids, suas formas de transmissão, prevenção e tratamento, com ênfase na percepção dos seus riscos individuais e elaboração de um plano viável de redução de riscos.

O enfermeiro(a) orienta sobre o HIV e outras DSTs, esclarece sobre a importância da realização periódica de exames laboratoriais diagnósticos e da adoção de práticas sexuais mais seguras, trabalhando a sexualidade e o aparelho reprodutor masculino e feminino. Nessa oportunidade, oferece também informações sobre a colocação e retirada do preservativo masculino e/ou feminino e dos benefícios do uso exclusivo de equipamentos para o consumo de drogas injetáveis (no caso de UDIV). Importante ressaltar que é oferecido ao paciente um espaço para a expressão de suas emoções e ansiedades, prestando o apoio emocional necessário diante de sentimentos como medo, negação e dúvidas.

O aconselhamento em DST/aids visa promover apoio emocional ao paciente, ajudando a lidar com problemas relacionados a sua situação de saúde, motivando seus próprios recursos internos para tal. Essa prática é hábil em trabalhar o conteúdo cultural e interno do indivíduo, propiciando também às pessoas a expressão de suas emoções advindas do seu problema de saúde, por meio da verbalização de suas dúvidas e angústias decorrentes da situação de risco vivenciada. Além disso, tem a intenção de desenvolver a habilidade pessoal do paciente em reconhecer suas situações de risco, desenvolvendo sua capacidade em tomar decisões sobre as opções de prevenção mais adequadas para si próprio. Dessa forma, o paciente torna-se sujeito no processo de prevenção e de cuidados pessoais. A tarefa do aconselhamento deve ser realizada por profissional de saúde devidamente preparado para a aplicação dos conhecimentos sobre prevenção.

Os pares discordantes têm merecido uma atenção especial no ambulatório de vulnerabilidade, tendo em vista que há uma perda significativa no acompanhamento dessas pessoas. O atendimento específico para esses casais que buscam realizar a sorologia para o HIV é fundamental, principalmente entre aqueles que convivem há muitos anos, realizando testes repetidos e com resultados negativos. Torna-se extremamente importante desmistificar as crenças, tendo em vista o risco da suspensão do uso de preservativo baseado na crença de que não há mais possibilidade de infecção, já que no passado não se preveniam e mesmo assim não ocorreu a contaminação. Essa mudança comportamental nem sempre é fácil para o casal, pois implica a transformação e incorporação de novos hábitos, principalmente quando esses se referem a uma condição obrigatória para evitar a contaminação do parceiro(a). Deve-se trabalhar de forma sensível com a questão da diferença e superação das dificuldades nos pares discordantes, orientando-os na adoção de práticas sexuais seguras por meio de uma linguagem franca e acessível. O conteúdo informativo deve ser suficiente para capacitar o casal e/ou o indivíduo a tomar decisões e adotar atitudes seguras situadas no contexto de sua vivência.

DIAGNÓSTICO LABORATORIAL

O diagnóstico laboratorial da infecção pelo HIV na triagem sorológica (CSA) e no ambulatório de vulnerabilidade é feito por meio de *screening* com ELISA de terceira geração. Diante de um resultado negativo, o exame é liberado e fornecido o resultado ao paciente pelo aconselhador. Diante de um resultado positivo, será realizado um segundo ELISA de terceira geração e um teste de imunofluorescência indireta. Se os resultados dos três testes forem positivos, o exame será liberado com a observação e o paciente é orientado a colher uma segunda amostra para a confirmação do resultado positivo. Se houver discordância entre os três testes sorológicos realizados na primeira amostra, será então realizado o *Western-Blott* para a elucidação diagnóstica. Esse fluxo está em conformidade com a portaria do Ministério da Saúde n⁰ 59 de 28 de janeiro de 2003.

Em 2004 foi realizado um projeto de pesquisa no ambulatório de vulnerabilidade, com o uso de um ELISA de quarta geração, para avaliar a diminuição da janela imunológica (tempo transcorrido entre a infecção e a sorologia positiva) no diagnóstico da infecção pelo HIV. Esse teste detecta tanto anticorpos como a proteína p24 do core do vírus, diminuindo, dessa forma, a janela imunológica para 14 dias. Apesar de grande valia no diagnóstico da infecção aguda pelo HIV por meio da detecção do antígeno p24, o teste não é disponível para uso na rotina da triagem sorológica ambulatorial.

Além da realização dos testes para o HIV, o aconselhador também solicita no ambulatório de vulnerabilidade sorologias para sífilis, hepatites B e C. Em caso de pacientes com quaisquer sintomatologias, eles são encaminhados para avaliação clínica pelos infectologistas do grupo.

CONDUTA TERAPÊUTICA OU QUIMIOPROFILAXIA

Em situações de exposição sexual que envolva violência, como estupro e outras formas de agressão sexual, a quimioprofilaxia com três drogas anti-retrovirais é indicada conforme recomendações do Programa Nacional DST/aids do Ministério da Saúde (esquema de primeira escolha contendo AZT (zidovudina) e de segunda escolha para contra-indicação ao uso de AZT, em ambas as situações associadas a lamivudina e um inibidor de protease). Além disso, em casos de violência sexual, os pacientes são avaliados com relação à profilaxia de outras doenças sexualmente transmissíveis não-virais e hepatite B. Para avaliar a contracepção de emergência, pacientes do gênero feminino são encaminhadas ao Hospital Pérola Bygton.

A quimioprofilaxia, sempre que indicada, deve ser iniciada preferencialmente dentro das primeiras horas após o episódio de violência, até um prazo máximo de 72 horas. Nessas situações, a paciente deve sempre ser orientada em relação aos possíveis efeitos colaterais e a necessidade de adesão ao esquema anti-retroviral prescrito. Além disso, é sempre importante lembrar ao paciente que a proteção conferida não é de 100%.

Existem em nosso serviço muitos pacientes que são pares discordantes e que são atendidos na unidade de emergência (pronto-socorro) com queixa de rompimento do preservativo durante o ato sexual. Em algumas situações, a quimioprofilaxia é introduzida e o paciente é encaminhado para atendimento de urgência com o ambulatório de vulnerabilidade. Nessa consulta, serão avaliados o parceiro(a) discordante e também o paciente em seguimento no ambulatório, com solicitação do seu prontuário para avaliação principalmente da carga viral do HIV-1. Diante dos casais e dos dados clínicos e laboratoriais, o profissional fará uma avaliação individualizada de cada caso para decidir sobre a indicação ou não da quimioprofilaxia.

Pacientes com sorologia reagente para sífilis serão tratados pelos infectologistas da equipe médica (droga de escolha: penicilina G benzatina; esquema alternativo para alérgicos à penicilina: doxiciclina), e aqueles com sorologia reagente para hepatites B ou C serão encaminhados para acompanhamento no ambulatório de hepatites.

Em qualquer momento do seguimento no ambulatório de vulnerabilidade em que o paciente apresente soroconversão para o HIV, ele é encaminhado para seguimento no ambulatório de HIV/aids, a menos que essa opção não seja sua preferência.

BIBLIOGRAFIA

Ayres JRCM. AIDS, vulnerabilidade e prevenção. In: Seminário Saúde Reprodutiva em Tempos de AIDS II. Anais. Rio de Janeiro: ABIA; 1997. p 20-37.

Ayres JRCM. Sobre o Risco – Para Compreender a Epidemiologia. São Paulo: Hucitec; 1997.

Bastos FI, Szwarcwald CL. Aids e pauperização: principais conceitos e evidências empíricas. Cad Saúde Pública 2000; 16:65-76.

Brasil. Ministério da Saúde. Política Nacional de DST/AIDS. Diretrizes dos Centros de Testagem e Aconselhamento (CTA). Manual do Curso. Brasília (DF); 1999. 32p.

Brasil. Ministério da Saúde. Coordenação Nacional de DST/AIDS. Guia de Tratamento: recomendações para terapia anti-retroviral em adultos e adolescentes infectados pelo HIV – 2006. Brasília (DF); 2006. Disponível em: http://www.aids.gov.br/final/tratamento/adulto.pdf. Acesso em: Março/2007.

Bronfman M, Leyva R. Migración y SIDA en Centroamérica, México y Estados Unidos. Mimeo. Avaca: México; 1999.

Delor F, Hubert M. Revesiting the concept of vulnerability. Soc Sci Med 2000; 50:1557-70.

Eira M, Rossi MB, Oliveira PS, Lindoso JAL. Screening HIV-test using third and fourth-generation ELISA for vulnerable patients at the Institute of Infectology Emílio Ribas, São Paulo, Brazil [abstract 58.029]. Int J Infect Dis 2006; 10 (Suppl 1):S265. In: 12th International Congress on Infectious Diseases. 2006; June 15-18, Lisbon, Portugal.

Eira M, Boccardo EJ, Abib EANM, Scotá S. Atendimento multidisciplinar a pessoas vulneráveis a infecção pelo HIV no ambulatório do Instituto de Infectologia Emílio Ribas [abstract P20]. Braz J Infect Dis 2003; 7(Suppl 1):S35. In: XIII Congresso Brasileiro de Infectologia. 2003; Aug 31 to Sep 03, Goiânia, Brazil.

Guerriero ICZ. Gênero e Vulnerabilidade ao HIV: Um Estudo com Homens na Cidade de São Paulo. [mestrado em psicologia clínica]. São Paulo: Pontifícia Universidade Católica; 2001.

Kalichman AO. Vigilância Epidemiológica de AIDS: Recuperação Histórica de Conceitos e Práticas. [mestrado em medicina preventiva]. São Paulo: Faculdade de Medicina, Universidade de São Paulo; 1993.

Martin D. Mulheres e AIDS: Uma Abordagem Antropológica. [mestrado]. São Paulo: Faculdade de Filosofia, Ciências e Letras da Universidade de São Paulo; 1995.

Mann CG, Oliveira SB, Oliveira CSS. Guia para Profissionais de Saúde Mental. Sexualidade & DST/AIDS: discutindo o subjetivo de forma objetiva. Rio de Janeiro: Instituto Franco Basaglia IFB; 2002.

Pratt RJ. AIDS, uma estratégia para a assistência de Enfermagem. São Paulo: Ática; 1987.

Reis RK. Convivendo com a Diferença: O Impacto da Sorodiscordância na Vida Afetivo-Sexual de Portadores do HIV/AIDS. [mestrado]. São Paulo: Escola de Enfermagem de Ribeirão Preto (USP); 2004.

Saldanha AAS. Vulnerabilidade e Construções de Enfrentamento da Soropositividade ao HIV por Mulheres Infectadas em Relacionamento Estável. [doutorado em psicologia]. São Paulo: Faculdade de Filosofia, Ciências e Letras de Ribeirão Preto da USP; 2003.

Weber B, Fall EHM, Berger A, Doerr HW. Reduction of diagnostic window by new fourth-generation human immunodeficiency virus screening assays. J Clin Microbiol 1998; 36:2235-9.

7. INFECÇÃO AGUDA PELO HIV

Margareth da Eira

A infecção aguda pelo vírus da imunodeficiência humana (HIV) está presente em 40-90% dos casos como uma doença sintomática transitória que dura semanas ou poucos meses, associada a altos níveis de replicação do HIV-1 e uma resposta imune vírus-específica. Como muitas outras doenças virais, os sintomas são não-específicos, sendo um importante diagnóstico diferencial em casos de febre, *rash* maculopapular e linfoadenopatia.

O diagnóstico de infecção aguda passa despercebido na maioria dos casos, com outras doenças virais sendo assumidas como causadoras dos sintomas, não havendo anticorpos específicos anti-HIV detectáveis no estágio precoce da infecção. Nessa situação, o diagnóstico requer um alto grau de suspeita clínica, baseado na sintomatologia e história de exposição, além de exames laboratoriais específicos tais como antígeno p24 e concentração de RNA do HIV no plasma.

O diagnóstico precoce da infecção aguda pelo HIV tem importantes implicações clínicas, tendo em vista que vários autores apontam para os benefícios da terapia anti-retroviral na infecção aguda, quando a carga viral atinge seus níveis mais elevados e a taxa de infecção entre parceiros sexuais pode ser prevenida. Além disso, a terapia precoce pode melhorar a função imune HIV-específica.

ASPECTOS EPIDEMIOLÓGICOS

A maioria das transmissões do HIV no mundo ocorre através de relações sexuais (mucosa genital – sobretudo no intercurso anal), embora casos de infecção aguda tenham sido documentados seguindo sexo oral. Além disso, o uso de drogas injetáveis continua sendo responsável por um grande número de casos novos.

A ocorrência de infecção aguda é facilitada pela quebra da barreira mucosa ou processo inflamatório, tal como verificado em casos de úlcera genital, uretrite e cervicite. Incidência aumentada de mastite pode resultar em transmissão aumentada do HIV pela amamentação, promovendo infecção aguda em recém-nascidos. Por outro lado, a circuncisão pode diminuir o risco de transmissão do vírus.

Fatores genéticos também influenciam a transmissão e o tipo de vírus transmitido. Estudos realizados nos Estados Unidos e Europa com o subtipo B do HIV-1 indicam que a maioria das infecções agudas é mediada por vírus R5 (aqueles que usam o CCR5 como co-receptor de entrada). O nível de viremia também é um fator de transmissão, com estudos epidemiológicos sugerindo que a transmissão do HIV pode ocorrer poucos dias antes do início dos sintomas em pessoas com infecção aguda, exatamente no momento em que a carga viral está aumentando rapidamente. A aquisição da infecção pelo HIV durante a gestação, com altos níveis de viremia na mãe, aumenta o risco de transmissão perinatal.

IMUNOPATOGÊNESE DA INFECÇÃO AGUDA

O aumento expressivo da viremia plasmática que ocorre na infecção aguda pelo HIV é provavelmente a causa da doença aguda sintomática e está associada com a indução de uma resposta imune inata e outra resposta imune adaptativa. Embora pouco se saiba sobre a imunidade inata, estudos sobre a imunidade adaptativa na infecção aguda têm proporcionado novos conhecimentos sobre a patogênese do HIV.

Dados sugerem que importantes processos patogênicos ocorrem durante o ciclo inicial de replicação viral. Esses incluem a disseminação do vírus nas mucosas e o estabelecimento de uma infecção produtiva no tecido linfóide e gânglios regionais, onde ele infecta os linfócitos T CD4+, destruindo-os em uma fase de exponencial crescimento viral e atingindo posteriormente a circulação (com disseminação para o resto do corpo). Nas semanas ou meses seguintes, a viremia declina em diferentes magnitudes, até alcançar um ponto denominado *set point*. Este *set point* alcançado no final da infecção aguda é um forte preditor de taxa de progressão da doença, ao determinar a duração do período de latência clínica. Fatores que influenciam na replicação viral da infecção aguda e no *set point*: *fitness* viral, fatores genéticos do hospedeiro e resposta imune do hospedeiro. Enquanto anticorpos neutralizantes são raramente detectados durante a infecção aguda, alguns estudos demonstraram um importante papel da resposta imune celular HIV-específica para o controle inicial da replicação viral, com subseqüente redução da viremia.

Uma expansão expressiva de células T CD8+ é descrita durante a infecção aguda pelo HIV-1, sendo o aparecimento de células T CD8+ HIV-específicas temporariamente associado com o declínio inicial da viremia, pela eliminação de células infectadas pelo vírus.

A relevância biológica das células T citotóxicas específicas (CTLs) durante a infecção aguda está relacionada com a queda do pico da carga viral, a qual está correlacionada com o início dos sintomas. Essas células são geradas em resposta à infecção viral e servem para conter a replicação viral, matando as células infectadas e estimulando a produção de citocinas antivirais.

Ainda durante a infecção aguda, ocorre ativação e destruição da contagem de linfócitos T-CD4 (podendo essa queda até mesmo determinar o desenvolvimento de infecções oportunistas), além de um comprometimento qualitativo dessas mesmas células, fato que ocorre muito cedo na infecção aguda. Ao mesmo tempo, uma proporção menor da contagem de linfócitos T-CD4 com o fenótipo de células de memória estabelecem um reservatório de células infectadas. Essas células permanecem invisíveis ao sistema imune e mesmo a terapia anti-retroviral precoce não consegue impedir o estabelecimento desse reservatório, o qual acaba tornando-se o maior obstáculo à erradicação do vírus pelos esquemas anti-retrovirais atuais. O prejuízo na resposta celular T-*helper* HIV-específica (linfócitos T-CD4+) na infecção aguda subseqüentemente resulta em prejuízo funcional das células T CD8+ HIV-específicas.

Assim sendo, diante dos conhecimentos atuais expostos, são componentes essenciais da resposta imune adaptativa na infecção aguda pelo HIV os linfócitos T CD4+ HIV-específicos associados à intensa resposta das células T CD8+ CTL.

Além da resposta imune do hospedeiro, fatores genéticos do hospedeiro desempenham um importante papel na suscetibilidade e resistência à infecção pelo HIV-1 e na velocidade da progressão da doença seguindo a infecção. O fator mais importante é a deleção no maior co-receptor para a entrada do HIV-1 (CCR5).

DIAGNÓSTICO CLÍNICO

Os sintomas clínicos da infecção aguda pelo HIV foram inicialmente descritos em 1985, quando foram observados os primeiros casos sintomáticos. Após um período de incubação de dias até poucas semanas depois da exposição ao vírus, a maioria dos indivíduos infectados apresenta-se com sintomas de uma doença viral aguda, tais como síndrome gripal (influenza) e mononucleose infecciosa.

Os sinais e sintomas mais comuns na infecção aguda são: febre, fadiga, úlceras orais, *rash* maculopapular, cefaléia, perda de peso, linfoadenopatia, faringite, artralgia, mialgia e sintomas neurológicos (cefaléia, fotofobia, meningite asséptica e/ou síndrome de Guillain-Barré). Em estudos prospectivos, a porcentagem de indivíduos que desenvolvem infecção sintomática tem sido de até 87%. A magnitude e duração dos sintomas variam muito entre os indivíduos infectados, com alguns estudos sugerindo que, quanto mais graves os sintomas e maior a duração da síndrome aguda do HIV, mais rápida será a progressão para a síndrome da imunodeficiência adquirida (aids).

A fase sintomática da infecção aguda pelo HIV tem duração de 7-10 dias e raramente ultrapassa 14 dias. A natureza não-específica dos sintomas é um grande desafio para o clínico e realça a importância de uma história detalhada sobre exposição.

As manifestações clínicas em crianças merecem um comentário especial. Crianças que adquirem a infecção *in útero* muitas vezes são assintomáticas ou apresentam um quadro clínico inespecífico, com os seguintes sinais e sintomas: febre, baixo peso, atraso no crescimento, diarréia e candidíase.

DIAGNÓSTICO LABORATORIAL

O diagnóstico de infecção aguda pelo HIV é baseado na detecção de replicação viral na ausência de anticorpos, tendo em vista que esses últimos não estão presentes no estágio precoce da infecção. Assim sendo, o diagnóstico é baseado na quantificação do RNA do HIV-1 por métodos moleculares (RT-PCR, bDNA ou NASBA) e na detecção do antígeno p24.

Os métodos moleculares tornam-se positivos precocemente e, embora os atualmente disponíveis apresentem sensibilidade e especificidade bastante alta (em torno de 97 e 100%), existem registros de resultados falso-positivos, usualmente com cargas virais plasmáticas inferiores a 3.000 cópias/ml (significando que o indivíduo não se encontra no período de janela imunológica).

Antigenemia p24 também pode ser detectada precocemente na maioria dos casos, permanecendo detectável por cerca de 40 dias. A detecção do antígeno p24 tem sensibilidade em torno de 89% e especificidade de 99,6%. Por ser um teste de rápida realização e de baixo custo, tem sido muito realizado em bancos de sangue para o diagnóstico da infecção no período de janela imunológica.

Os exames complementares geralmente podem demonstrar as seguintes alterações: leucopenia, trombocitopenia, pleocitose mononuclear (líquor), diminuição da contagem de linfócitos T-CD4 (que voltam a aumentar posteriormente, porém não retornando aos níveis pré-infecção), aumento da contagem de linfócitos T-CD8 e inversão da relação da contagem de linfócitos T-CD4/CD8 (razão < 1). Entretanto, cabe ressaltar que a sensibilidade e a especificidade dessas anormalidades são tão baixas que não ajudam a estabelecer o diagnóstico de infecção aguda pelo HIV.

DIAGNÓSTICO DIFERENCIAL

Tendo em vista que os sinais e sintomas são inespecíficos, o diagnóstico diferencial é extenso e inclui particularmente doenças virais agudas (que podem ser descartadas com testes sorológicos). A mononucleose infecciosa (vírus Epstein-Barr) é o diagnóstico diferencial mais importante na infecção aguda pelo HIV. Outras causas da síndrome de mononucleose infecciosa devem ser consideradas, entre as quais citomegalovírus, rubéola e toxoplasmose. Também podemse considerar no diagnóstico diferencial hepatites virais, sífilis, herpes simples, adenovírus, enterovírus e eventos adversos de medicamentos.

CONDUTA TERAPÊUTICA

O manejo clínico considerado de excelência na infecção aguda pelo HIV permanece indeterminado, tendo em vista que a duração ótima do tratamento e as conseqüências da descontinuação não são conhecidas até o momento. Os benefícios conhecidos para o uso de terapia anti-retroviral altamente potente (HAART) precocemente no curso da infecção aguda pelo HIV são os seguintes: 1. diminuir a duração e gravidade das manifestações clínicas da doença aguda; 2. reduzir o número de células infectadas; 3. preservar a resposta imune HIV-específica; 4. reduzir o *set point* viral inicial, o qual pode afetar as taxas de progressão da doença; 5. reduzir a taxa de mutação viral como resultado da supressão da replicação viral; 6. diminuir as possibilidades de transmissão viral.

Por outro lado, as desvantagens e os riscos potenciais apontados na instituição precoce de HAART são os seguintes: 1. pequeno número de pacientes estudados em ensaios clínicos controlados; 2. compartimentos que possivelmente não são acessíveis aos anti-retrovirais (ARVs); 3. desenvolvimento de resistência primária às drogas anti-retrovirais; 4. eventos adversos comprometendo a qualidade de vida; 5. não-aderência; 6. custo elevado.

Uma consideração importante quando se pensa em tratar o paciente com infecção aguda pelo HIV é a possibilidade de realização imediata do teste de resistência viral (genotipagem), para detectar resistência às drogas anti-retrovirais e ajudar na seleção do regime terapêutico. Cabe ressaltar que o teste de genotipagem não está indicado para pacientes com diagnóstico de infecção aguda, segundo recomendações da Rede Nacional de Genotipagem (RENAGENO, 2006).

Um evento adverso observado em alguns estudos clínicos após a interrupção da terapia foi o aparecimento de uma síndrome retroviral aguda semelhante à infecção primária pelo HIV. Além disso, casos de desenvolvimento de resistência também foram observados após interrupções de tratamento na fase aguda.

Considerando-se a falta de dados definitivos em estudos clínicos controlados, randomizados, multicêntricos, que evidenciem de forma mais clara os benefícios a longo prazo do tratamento na fase aguda da infecção, e as recomendações do Comitê Assessor para Terapia Anti-Retroviral de Adultos e Adolescentes do Ministério da Saúde (2006), optamos em nosso ambulatório pela não indicação de terapia anti-retroviral nessa fase da infecção. Algumas situações de exceção em que haja possibilidade de realização de genotipagem, principalmente em pacientes sintomáticos e com carga viral muito elevada, além de acesso às informações clínicas e laboratoriais do paciente fonte (incluindo também a realização de genotipagem), são criteriosamente avaliadas pelo grupo para a prescrição de HAART.

BIBLIOGRAFIA

Altfeld M, Walker BD. Less is more? STI in acute and chronic HIV-1 infection. Nat Med 2001; 7:881-4.

Balotta C, Berlusconi A, Pan A et al. Prevalence of transmitted nucleoside analogue-resistant HIV-1 strains and pre-existing mutations in pol reverse transcriptase and protease region: outcome after treatment in recently infected individuals. Antivir Ther 2000; 5:7-14.

Brasil. Ministério da Saúde. Coordenação Nacional de DST/AIDS. Guia de Tratamento: recomendações para terapia anti-retroviral em adultos e adolescentes infectados pelo HIV 2006. Brasília (DF); 2006. Disponível em: http://www.aids.gov.br/final/tratamento/adulto.pdf. Acesso em: Março/2007.

Borrow P, Lewicki H, Hahn BH et al. Virus-specific CD8+ cytotoxic T-lymphocyte activity associated with control of viremia in primary human immunodeficiency virus type 1 infection. J Virol 1994; 68:6103-10.

Cooper DA, Gold J, Maclean P et al. Acute AIDS retrovirus infection. Definition of a clinical illness associated with seroconvertion. Lancet 1985; 1:537-40.

Daar ES, Little S, Pitt J et al. Diagnosis of primary HIV-1 infection. Los Angeles County Primary HIV Infection Recruitment Network. Ann Intern Med 2001; 134:25-9.

Hecht FM, Busch MP, Rawal B et al. Use of laboratory tests and clinical symptoms for identification of primary HIV infection. AIDS 2002; 16:1119-29.

Kahn JO, Walker BD. Acute human immunodeficiency virus type 1 infection. N Engl J Med 1998; 339:33-9.

Koup RA, Safrit JT, Cao Y et al. Temporal association of cellular immune responses with the initial control of viremia in primary human immunodeficiency virus type 1 infection. J Virol 1994; 68:4650-5.

Lawn SD, Subbarao S, Wright TC Jr et al. Correlation between human immunodeficiency virus type 1 RNA levels in the female genital tract and immune activation associated with ulceration of cervix. J Infet Dis 2000; 181:1950-6.

Malhotra U, Berrey MM, Huang Y et al. Effect of combination anti-retroviral therapy on T-cell immunity in acute human immunodeficiency virus type 1 infection. J Infect Dis 2000; 181:121-31.

Markowitz M, Vesanen M, Tenner-Racz K et al. The effect of commencing combination anti-retroviral therapy soon after human immunodeficiency virus type 1 infection on viral replication and antiviral immune responses. J Infect Dis 1999; 179:527-37.

Mellors JW, Kingsley LA, Rinaldo CR Jr et al. Quantification of HIV-1 RNA in plasma predicts outcome after seroconversion. Ann Intern Med 1995; 122:573-9.

Oxenius A, Price DA, Easterbrook PJ et al. Early highly active anti-retroviral therapy for acute HIV-1 infection preserves immune function of CD8+ and CD4+ lymphocytes. Proc Natl Acad Sci USA 2000; 97:3382-7.

Perrin L, Hirschel B. Combination therapy in primary HIV infection. Antiviral Res 1996; 29:87-9.

Rosenberg ES, Altfeld M, Poon SH et al. Immune control of HIV-1 after early treatment of acute infection. Nature 2000; 407:523-6.

Rosenberg ES, Billingsley JM, Caliendo AM et al. Vigorous HIV-1 specific CD4+ T cell responses associated with control of viremia. Science 1997; 278:1447-50.

Samson M, Libert F, Doranz BJ et al. Resistance to HIV-1 infection in caucasian individuals bearing mutant alleles of the CCR5 chemokine receptor gene. Nature 1996; 382:722-5.

Schacker T, Collier AC, Hughes J et al. Clinical and epidemiologic features of primary HIV infection. Ann Intern Med 1996; 125:257-64.

Schacker T, Ryncarz AJ, Goddard J et al. Frequent recovery of HIV-1 from genital herpes simplex virus lesions in HIV-1 infected men. JAMA 1998; 280:61-6.

8. PROFILAXIA DA TRANSMISSÃO MATERNO-FETAL DO HIV

Carla M. P. Vázquez

Devido ao aumento da incidência de aids na população feminina, o binômio aids e gravidez representa uma grande preocupação em âmbito de Saúde Pública, principalmente quanto à transmissão vertical. No Brasil, a estimativa anual é de 12.635 gestantes portadoras do HIV/crianças expostas. A taxa de transmissão vertical do HIV na Região Sudeste é de 0,537%, de acordo com o Ministério da Saúde.

O risco de uma mãe HIV-positiva transmitir o vírus para o recém-nascido (RN) sem nenhuma intervenção situa-se em torno de 25%, se não forem tomadas medidas profiláticas de eficácia comprovada. No Instituto de Infectologia Emílio Ribas, de um total de 296 gestantes seguidas de 1993 até 2001 (sem uso de anti-retrovirais), em média com CD4 de 225 células/mm^3, freqüência de parto vaginal espontâneo de 71,6% e parto por cesariana de 28,4%, a taxa de transmissão materno/fetal do HIV foi de 7,2%. Nos últimos cinco anos esse índice tem sido menor que 1%.

A contaminação perinatal é o principal meio de transmissão do HIV em crianças, sendo esse o fator epidemiológico de 90% das crianças brasileiras menores de 13 anos com aids. A transmissão pode ocorrer de forma transplacentária, via canal de parto ou através da amamentação no puerpério.

As principais recomendações são:

- O uso dos anti-retrovirais deve ser iniciado após a 14ª semana de gestação e mantido durante todo o pré-natal, o parto e o puerpério.
- A zidovudina (AZT), sempre que possível, deve ser oferecida em qualquer esquema terapêutico para a gestante, e ao RN nas primeiras seis semanas de vida.
- Caso as gestantes já estejam em vigência de terapia anti-retroviral, deve-se informar os possíveis efeitos colaterais e teratogênicos para a criança e a própria gestante.
- A cesárea eletiva permite alcançar taxas de transmissão ainda menores (com significância estatística), principalmente nos casos de diagnóstico tardio da infecção e em gestantes que não tiveram boa adesão à terapia.

O protocolo atual de atendimento às gestantes HIV-positivas no Instituto de Infectologia Emílio Ribas (IIER) está descrito a seguir.

OBJETIVOS

- Avaliar tolerância, adesão e efeitos colaterais do tratamento anti-retroviral em gestantes HIV-positivas.
- Analisar a resposta imunológica da mulher durante a gravidez.
- Observar a relação entre gravidez e infecções oportunistas relacionadas à aids.
- Atualizar a carteira vacinal das gestantes.
- Verificar a incidência de transmissão vertical do HIV em nosso meio.
- Oferecer planejamento familiar às parturientes.
- Oferecer teste aos parceiros e filhos já existentes.

METODOLOGIA

Acompanhamento ambulatorial das pacientes por meio de consultas mensais, efetuadas tanto na área de infectologia (no próprio IIER), quanto de obstetrícia (no Hospital Vila Nova Cachoeirinha ou na Maternidade Leonor Mendes de Barros).

A análise laboratorial inclui: sorologias para o HIV, sífilis, citomegalovírus, hepatites B e C, toxoplasmose, herpes II, rubéola, HTLV I e II e PPD. São também feitos controles seriados (a cada três meses) de carga viral, contagem de linfócitos T-CD4/CD8, hemograma, bioquímica, glicemia de jejum, perfil lipídico.

Estes ou quaisquer outros exames poderão eventualmente ser solicitados fora do prazo, conforme a necessidade clínica, assim como o atendimento complementar realizado por outros profissionais do IIER (psicólogos, nutricionistas, médicos de outras especialidades etc.).

Familiares são atendidos no ambulatório de vulneráveis caso o perfil sorológico seja negativo, ou específico caso positivo.

USO DE ANTI-RETROVIRAIS

São adotadas as normas preconizadas pelo Ministério da Saúde e pelo *Centers for Disease Control and Prevention* (CDC), correspondendo basicamente a duas situações clínicas – pacientes que já fazem uso de anti-retrovirais e pacientes "virgens" de tratamento:

- Nas pacientes sem tratamento prévio, assintomáticas, com contagem de linfócitos T-CD4 > 350 células/mm^3 e carga viral < 10.000 cópias/ml, deve-se utilizar zidovudina a partir da 14ª semana de gestação, mantida até o parto, em duas doses diárias de 300mg ou três doses de 200mg.
- Terapia dupla (zidovudina e lamividina) não deve ser utilizada pela baixa barreira genética das drogas, o que facilita a resitência viral aos anti-retrovirais.

- Nas pacientes sem tratamento prévio, assintomáticas, com contagem de linfócitos T-CD4 > 350 células/mm^3 e carga viral > 10.000 cópias/ml, devem-se utilizar zidovudina, lamivudina e nevirapina ou zidovudina, lamivudina e nelfinavir, entre a 14ª e 27ª semanas de gestação.
- Em gestantes utilizando nevirapina, deve ser monitorizada sua atividade hepática e alterações tegumentares do tipo *rash* cutâneo.
- Em gestantes com mais de 28 semanas, assintomáticas, contagem de linfócitos T-CD4 > 350 células/mm^3 e carga viral < 1.000 cópias/ml, deve-se utilizar apenas a zidovudina (600mg/dia).
- Em gestantes com mais de 28 semanas de gestação, assintomáticas, contagem de linfócitos T-CD4 > 350 células/mm^3 e carga viral > 1.000 cópias/ml, devem-se utilizar zidovudina, lamivudina e nevirapina ou zidovudina, lamivudina e nelfinavir. Esse esquema deve ser o mesmo nos casos de gestantes com mais de 28 semanas, assintomáticas com contagem de linfócitos T-CD4 e carga viral desconhecidos ou indisponíveis.
- Para aquelas que já receberam tratamento e a gravidez foi reconhecida durante o primeiro trimestre, devem-se comunicar os benefícios e os riscos teratogênicos dos medicamentos nesse período e optar juntamente com a paciente pela continuidade ou não da terapia. Caso a terapia seja descontinuada, todas as drogas devem ser reintroduzidas simultaneamente após a 14ª semana para evitar o desenvolvimento de resistência viral.
- Profilaxia com sulfametoxazol + trimetoprima (SMX/TMP) deve ser utilizada em todas gestantes com contagem de linfócitos T-CD4 < 350 células/mm^3, após o primeiro trimestre de gestação.

VIA DO PARTO

- Nas gestantes com carga viral > 1.000 cópias/ml ou desconhecida, idade gestacional > 34 semanas, cesariana eletiva.
- Nas gestantes com carga viral < 1.000 cópias/ml ou indetectável, idade gestacional > 34 semanas, a via de parto será a de indicação obstétrica.
- Em todas as parturientes HIV-positivas, durante o parto, deverá ser administrada zidovudina por via intravenosa na dosagem de 2mg/kg na primeira hora, seguida de 1mg/kg/hora até o nascimento e clampeamento do cordão umbilical.

ALEITAMENTO

- Os RNs deverão usar zidovudina xarope desde após as primeiras 8 horas até seis semanas de vida (solução oral de 10mg/ml na dose de 2mg/kg, de 6/6 horas). Para os RNs prematuros, a dosagem nas primeiras duas semanas será de 1,5mg/kg/dose (por via intravenosa) a cada 12 horas e, após duas semanas de vida, a cada 8 horas.
- Os RNs serão seguidos pelos pediatras até o diagnóstico do *status* imunológico final referente à infecção pelo HIV (decorridos seis meses). As mães continuarão seu acompanhamento com o infectologista.

BIBLIOGRAFIA

Bergmann D, Vasconcelos AL et al. Reduction of Vertical Transmission to less than 1%-Brazilian Proposal. XVI International AIDS Conference, Toronto, Canadá: Abstract WEPO0917; p 235.

Brasil. Ministério da Saúde. Secretaria de Vigilância em Saúde. Programa Nacional de DST e aids. Recomendações para Terapia Anti-retroviral em Adultos e Adolescentes infectados pelo HIV – 2006. Brasília: 2006.

Centers for Disease Control and Prevention. Public Health Service Task Force Recommendations for the Use of Anti-retroviral Drugs in Pregnant Women Infected with HIV-1 for maternal health and for reducing perinatal HIV-1 transmission in the United States. MMWR 1998; 47 (RR2):1-30.

Centers for Disease Control and Prevention. Recommendations of the Public Health Service Task Force on use of zidovudine to reduce perinatal transmission of human immunodeficiency virus. MMWR 1994; 43 (RR-11):1-21.

Connor EM, Sperling RS, Gelber R et al for the Pediatric AIDS Clinical Trials Group Protocol 076 Study Group. Reduction of maternal-infant transmission of human immunodeficiency virus type 1 with zidovudine treatment. N Engl J Med 1994; 331:1173-80.

Dunn D, Newellml, Mayaux MJ et al for the Perinatal AIDS Collaborative Transmission Studies. Mode of delivery and vertical transmission of HIV-1: a review of prospective studies. Acquir Immune Defic Syndr 1994; 7:1061-6.

Eastman PS, Shapiro DE, Coombs RW et al for the Pediatric AIDS Clinical Trials Group Protocol 076 Study Group. Maternal Viral Genotypic Zidovudine Resistance and Infrequent Failure of Zidovudine Therapy to Prevent Perinatal Transmission of Human Immunodeficiency Virus Type 1 IM, Pediatric AIDS Clinical Trials Group Protocol 076. J Infect Dis 1998; 177:557-64.

Ioannidis JPA, Abrams EJ, Bulterys M et al. Perinatal Transmission of Human imunodeficiency Virus Type 1 by Pregnancy Women with RNA Virus Load < 1.000 copies/ml. J Infect Dis 2001; 183:539-45.

Jackson JB, Becker-Pergola G, Guay LA et al. Identification of the K103N resistence mutation in Ugandan women receiving nevirapine to prevent HIV-1 vertical transmission. AIDS 2000; 14:F111- 5.

Kenj G, Succi RC, Sass N et al. Prevention of the HIV-vertical transmission with the use of zidovudine: partial results attained by a public healthcare in São Paulo, Brazil. Abstracts 474 and 475, in The Third Conference on Global Strategies for the Prevention of HIV Transmission from Mothers to Infants. Kampala: Uganda; 2001.

Medeiros MGPF, Pereira G. Twenty-five years of AIDS Epidemic in Brazil. XVI International AIDS Conference, Toronto, Canada: Abstract WEPO0886. p 229.

Palumbo P, Dobbs T, Holland B et al. Anti-retroviral resistance mutations among pregnant HIV-infected women and their newborns in the US. Vertical transmission and clades. The XIII International of AIDS Conference. Durban, SAfrica, July, 2000 [Abstract TuPpB1230].

Shapiro D, Tuomala R, Pollack H et al. Mother-to-Child HIV Transmission Risk According to Anti-retroviral Therapy, Mode of Delivery, and Viral Load in 2895 U.S. Women (PACTG 367) [Oral abstract 99] in 11th Conference on Retroviruses and Opportunistic Infections. San Francisco: 2004.

The European Collaborative Study. Maternal viral load and vertical Transmission of HIV-1: an important factor but not the only one. AIDS 1999; 13:1377-85.

The European Mode of Delivery Collaboration Group. Elective caesarean-section versus vaginal delivery in prevention of vertical HIV-1 transmission: a randomised clinical trial. Lancet 1999; 353:1035-9.

The International Perinatal HIV Group.The Mode of Delivery and the Risk of Vertical Transmission of Human Immunodeficiency Virus Type 1. N Engl J Med 1999; 340:977-87.

9. ADOLESCENTES E HIV

Yu Ching Lian

A adolescência é um período de transição em nossa vida, caracterizada por insegurança, conflitos, prepotência, além da mudança física, psicológica e sexual. É um período de turbulência e antagonismo: os limites parecem não existir para o jovem. Para ele, tudo é possível e, diante de uma barreira, seu primeiro impulso é transpô-la. É uma fase da vida cheia de conflitos por afirmação da identidade, por incertezas e por contestações dos valores da sociedade.

Atualmente, têm-se observado números crescentes de adolescentes com infecção pelo vírus da imunodeficiência humana (HIV) em acompanhamento médico, devido ao aumento da sobrevida das crianças infectadas. No período que precede a introdução dos anti-retrovirais altamente potentes, as crianças portadoras de HIV apresentavam manifestações clínicas de imunossupressão grave, sem tratamento específico; assim, a maioria faleceu nos primeiros anos de vida. Com o progresso de conhecimentos médicos e avanços farmacológicos, nos últimos anos, observou-se queda considerável de mortalidade e morbidade entre os indivíduos infectados.

Os adolescentes que adquiriram o HIV por transmissão vertical são hoje a maioria; porém o número de adolescentes contaminados pelo uso de drogas ilícitas ou pela via sexual apresenta crescimento preocupante nos últimos anos.

Para otimizar o atendimento ambulatorial dos adolescentes portadores de HIV, é necessária uma equipe multidisciplinar (além dos médicos, profissionais da saúde mental, assistentes sociais, nutricionistas e fisioterapeutas) que interaja e discuta; o único enfoque é o bem-estar físico e mental do adolescente.

CONSULTAS MÉDICAS

FREQÜÊNCIA

O intervalo entre as consultas ambulatoriais é de 30 dias. Os pacientes que apresentarem evoluções clínicas e laboratoriais estáveis, com boa aderência aos anti-retrovirais, poderão retornar ao ambulatório a cada dois meses.

ESPAÇO FÍSICO

Já na sala de espera, o adolescente necessita de um espaço e/ou horários exclusivos para sua faixa etária, separado de crianças e adultos. As consultas médicas devem ser realizadas em uma sala confortável e acolhedora.

DURANTE A CONSULTA

Caso o adolescente esteja com acompanhante, este pode permanecer na sala se aquele o permitir. Em geral, os adolescentes preferem que as consultas sejam realizadas sem acompanhantes.

Na primeira consulta do paciente no ambulatório, o médico deve ter cautela em relação ao conhecimento da soropositividade do próprio adolescente e da sua via de transmissão, além da atividade sexual e do uso de drogas ilícitas. Inúmeros fatores contribuem para o desconhecimento do diagnóstico da infecção pelo HIV entre os adolescentes. Primeiramente, os responsáveis não costumam permitir a revelação diagnóstica. Em segundo lugar, pode haver baixo nível de compreensão do próprio adolescente: as crianças infectadas pelo HIV podem evoluir com atraso no desenvolvimento cognitivo e/ou apresentar distúrbios comportamentais. Além disso, muitas vezes há falta de oportunidade de conhecer o diagnóstico, o que ocorre principalmente nas instituições ou abrigos de adolescentes. O desconhecimento do diagnóstico contribui para a não-aderência ao tratamento, a sensação de incerteza e de medo. Uma vez que o paciente apresente condição psicológica e de compreensão, a revelação do diagnóstico deve ser encorajada. O apoio da família, de responsáveis e de profissionais da saúde é fundamental para o êxito deste processo árduo, porém necessário.

Ao questionar sobre a atividade sexual ou o uso de drogas, o médico deve demonstrar confidencialidade, compreensão e não repressão. Ademais, o médico deve recomendar o parceiro sexual do adolescente para a triagem sorológica e para a pesquisa de outras doenças sexualmente transmissíveis. O parceiro, se preferir, pode acompanhar as consultas médicas.

EXAME CLÍNICO

O exame clínico deve ser realizado de forma tranqüila, a portas fechadas. Diferentemente dos pacientes de outras faixas etárias, o exame clínico desses adolescentes deve levar em conta algumas considerações importantes:

1. Na avaliação do desenvolvimento das características sexuais, a escala de Tanner é a mais utilizada. Para o paciente que apresenta características sexuais pouco desenvolvidas ou ausentes (Tanner I e II), as doses dos anti-retrovirais devem ser calculadas conforme o peso ou a superfície corpórea, de acordo com o Guia de Tratamento Clínico da Infecção pelo HIV em Crianças do Programa Nacional de DST/aids do Ministério da Saúde.

2. Quanto ao desenvolvimento neurológico, é necessário estar atento aos comprometimentos cognitivo, motor, sensitivo e comportamental, que são mais comuns devido a infecções ocorridas na fase precoce da vida.

3. É preciso observar os possíveis efeitos adversos dos anti-retrovirais, dentre os quais os mais freqüentes são as deformidades corpóreas e faciais (síndrome da lipodistrofia). As alterações corporais dos adolescentes podem ocasionar impactos negativos na auto-imagem e na aderência aos anti-retrovirais.

4. As manifestações clínicas de imunodeficiência adquirida nos adolescentes assemelham-se aos dos pacientes adultos. Assim, ocorrem lesões cutâneas como angiomatose bacilar e sarcoma de Kaposi, que são raras nos pacientes pediátricos.

5. O rendimento escolar deve ser perguntado durante a consulta. Não raro, a dificuldade na aprendizagem escolar é a única manifestação neurológica decorrente da infecção pelo HIV.

6. Nos adolescentes, as possíveis alterações relacionadas ao órgão genital (no caso do gênero feminino, incluem-se as alterações referentes ao ciclo menstrual) devem ser avaliadas e, se necessário, solicita-se o auxílio de profissionais específicos.

EXAMES COMPLEMENTARES

1. Exames de rotina devem ser solicitados a cada três ou quatro meses e incluem hemograma completo, bioquímica sangüínea, função renal e hepática, glicemia, colesterol (totais e frações), triglicérides, ácido láctico, amilase, lipase, exame simples de urina e parasitológico de fezes.

   As alterações do metabolismo de lipídeos devem ser avaliadas periodicamente para que sejam detectadas o quanto antes e controladas a tempo. A contagem de linfócitos T-CD4 e CD8 segue os mesmos parâmetros dos pacientes adultos. A porcentagem deve prevalecer em relação ao número absoluto, pois as variações freqüentes de leucócitos podem alterar-se na contagem do número de linfócitos T-CD4. A queda percentual superior a três já é considerada sinal de alerta.

   A carga viral deve permanecer em nível indetectável. O aumento de 0,7 a 1 log é considerado significativo; assim, um exame confirmatório é necessário antes de qualquer mudança no esquema terapêutico. Um dos fatores que pode contribuir para esse aumento transitório são as intercorrências infecciosas e as vacinas.

2. Sorologias para doenças sexualmente transmissíveis devem ser realizadas periodicamente para os adolescentes que já iniciaram a atividade sexual ou para usuários de drogas.

3. Uma tomografia computadorizada de crânio deve ser solicitada na suspeita de qualquer distúrbio neurológico ou comportamental, pois esses pacientes apresentam maior probabilidade de desenvolver doenças vasculares, neoplásicas e oportunistas no sistema nervoso central.

4. Avaliações periódicas de ultra-sonografia abdominal devem ser consideradas para detectar alterações de parênquima hepático, esplênico e possíveis adenomegalias peritoneais. Recomenda-se estudo ultra-sonográfico de rins e trato urinário, caso o paciente apresente alguma queixa ou sinais relacionados ao sistema urinário.

5. Exames de fundo de olho devem ser realizados periodicamente, conforme a necessidade, pois a maioria das infecções oportunistas, além do próprio HIV e alguns medicamentos, pode acometer também a retina.

6. Nos pacientes que apresentam sintomas ou sinais sugestivos de micobacterioses, recomenda-se radiografia simples de tórax, pesquisa de bacilos ácido-álcool resistentes no escarro e no sangue, PPD e, nos casos de lesões suspeitas, biópsia. A tomografia computadorizada de tórax pode oferecer auxílio importante no diagnóstico.

TRATAMENTO

Antes de iniciar qualquer esquema terapêutico, o adolescente deve receber todas as informações necessárias sobre a indicação da terapia, a importância da aderência, o tempo de tratamento e, se possível, os efeitos adversos dos medicamentos indicados. O médico precisa orientar o paciente sobre a posologia das drogas e possíveis interações alimentares e medicamentosas. Havendo oportunidade, o profissional pode adequar o intervalo da medicação conforme as atividades desses adolescentes e incentivá-los a memorizar os nomes dos medicamentos, ensinando o modo de utilizá-los.

ANTI-RETROVIRAIS

Os anti-retrovirais são indicados para os indivíduos sintomáticos, com contagem de linfócitos T-CD4 inferior a 200 células ou carga viral persistentemente elevada. A terapia inicial deve incluir dois inibidores de transcriptase reversa análogos de nucleosídeo (ITRN), associados a um inibidor de transcriptase reversa não-análogo de nucleosídeo (ITRNN) ou um inibidor da protease. O tratamento com esquemas duplos não deve ser utilizado. As recomendações para a terapia anti-retroviral em adolescentes são baseadas no Guia de Tratamento Clínico da Infecção pelo HIV em Adultos e Adolescentes do Programa Nacional de DST/aids do Ministério da Saúde.

Na escolha do esquema ideal para cada adolescente, o médico deve considerar o número de medicamentos prescritos, a freqüência de tomadas e a palatabilidade. Uma vez iniciado o tratamento com anti-retrovirais, os exames de controle, principalmente a contagem de linfócitos T-CD4/CD8 e da carga viral, só devem ser avaliados após 12 a 16 semanas de seu uso regular.

Após 16 semanas de uso regular e contínuo de anti-retrovirais, espera-se uma melhora clínica, isto é, ganho ponderal, melhora do estado geral, inclusive do humor dos pacientes. Nos exames complementares, observa-se queda significativa da carga viral, com redução de 1 log ou mais. Mais tarde, é provável que haja aumento do número de linfócitos T-CD4, possivelmente de forma mais lenta. Na fase de recuperação clínica, virológica e imunológica, podem-se observar, nos adolescentes, sinais ou sintomas relacionados com a reconstituição imune, sendo os mais freqüentes: adenomegalia, principalmente da cadeia cervical, herpes zóster e micobacterioses. Apesar de esses sintomas e sinais serem sugestivos de "piora clínica", o paciente que recebe tratamento adequado para essas intercorrências evolui rapidamente para uma melhora clínica. É importante explicar e orientar o paciente sobre a reconstituição imune e manter o tratamento.

Infelizmente, em alguns adolescentes, a resposta esperada com o uso de anti-retrovirais não é observada, por resistência a esses medicamentos ou por uso inadequado do esquema recomendado. É considerada falha terapêutica quando ocorrem infecções oportunistas, não melhora clínica do paciente, elevação ou queda de valor insignificante (menor que 0,5 log) da carga viral, ou redução de linfócitos T-CD4. A troca de anti-retrovirais deve ser cautelosa, podendo ser apenas realizada após a confirmação das alterações laboratoriais e o afastamento de qualquer infecção oportunista o mais rápido possível. Antes da troca do esquema terapêutico, o médico deve ressaltar a importância do uso regular de anti-retrovirais e explicar que as opções terapêuticas são limitadas, sendo as trocas posteriores problemáticas, em razão da dificuldade de combinação das drogas.

Recomenda-se genotipagem após a primeira falha terapêutica.

PROFILAXIAS

Pneumocistose

Os adolescentes que apresentarem contagem de linfócitos T-CD4 menor que 200 células devem receber sulfametoxazol-trimetoprima, na dose de 25mg/kg/dia de sulfametoxazol como profilaxia primária para pneumocistose. Se houver uso regular de anti-retrovirais, evolução com melhora clínica do paciente e contagem de linfócitos CD4 maior que 200 células por um período maior que seis meses, a profilaxia pode ser suspensa. No caso de profilaxia secundária, o paciente deve ser tratado com as mesmas recomendações. Para indivíduos que apresentarem reações de hipersensibilidade ao sulfametoxazol-trimetoprima, as opções alternativas são pentamidina (4mg/kg, por via intravenosa, mensal) ou dapsona (1mg/kg/dia).

Micobacterioses

As micobacterioses, sobretudo as não-tuberculosas, ocorrem mais comumente nos pacientes com imunossupressão grave, isto é, contagem de linfócitos T-CD4 menor que 50 células. A azitromicina é a droga mais recomendada (10mg/kg/semana). Antes de iniciar a profilaxia, uma pesquisa de possível agente no escarro, sangue, medula óssea e outros sítios deve ser realizada. No caso de profilaxia secundária, as mesmas indicações devem ser seguidas.

Citomegalovirose

Recomenda-se a profilaxia secundária para citomegalovirose, não existindo ainda um consenso em relação à profilaxia primária. A hipótese de citomegalovirose deve ser afastada para os pacientes que apresentarem contagem de linfócitos T-CD4 inferior a 50 células, principalmente aqueles com alterações hematológicas, pneumonia intersticial e doença diarréica. A droga de escolha para a profilaxia secundária é o ganciclovir (diidroxifosfatoguanina), na dose de 10mg/kg, por via intravenosa, cinco vezes por semana.

Criptococose

A criptococose é uma das infecções fúngicas mais freqüentes encontradas nos pacientes com imunossupressão grave, cuja forma mais comum é a neuro-criptococose. Para sua profilaxia secundária, recomenda-se fluconazol (10mg/kg/dia). A profilaxia deve ser mantida até a recuperação clínica e imunológica (contagem de linfócitos T-CD4 maior que 100 a 200 células por mais de seis meses), devendo o paciente estar em uso estritamente regular de anti-retrovirais. A avaliação periódica de líquor é recomendada.

Toxoplasmose

Recomenda-se profilaxia secundária com o uso de sulfadiazina (80mg/kg/dia), ácido folínico (0,5mg/kg/dia) e pirimetamina (1mg/kg/dia). A profilaxia deve ser mantida até melhora imunológica (contagem de linfócitos T-CD4 maior que 100 a 200 células por mais de seis meses).

VACINAS

Além das vacinas normalmente recomendadas para os adolescentes, os portadores de HIV devem receber vacinas contra pneumococos (23 valentes) e reforço contra o vírus da hepatite B e influenza. O cartão de vacinação deve ser verificado periodicamente. Os exames de rotina, como contagem de linfócitos T-CD4 e carga viral, não devem ser realizados no período de quatro semanas após a vacinação.

ACONSELHAMENTO

1. A consulta é uma oportunidade privilegiada para o aconselhamento sexual, isto é, o ensino da prática de sexo seguro e responsável. Para os pacientes usuários de drogas, além dos conselhos habituais, o médico deve recomendar serviços ou profissionais que possam ajudar no abandono da dependência.
2. Para as adolescentes gestantes, além dos demais profissionais de apoio, será necessário o auxílio de obstetras com conhecimento específico e de maternidades ou hospitais especializados para o parto. A carga viral desejável nesse período é menor que 1.000 cópias. O uso de quaisquer medicações, em especial os anti-retrovirais teratogênicos, deve ser evitado, mas a zidovudina (AZT) necessita ser incluída no esquema terapêutico para a profilaxia da transmissão vertical do HIV, salvo contra-indicação.
3. É importante que o médico incentive a formação intelectual do paciente, promovendo estímulo para o progresso na escola ou na vida profissional.

BIBLIOGRAFIA

Baricca AM. Vivendo e crescendo com HIV/Aids. São Paulo, 2005. Tese (doutorado), Programa de Pós-Graduação em Ciências da Coordenação dos Institutos de Pesquisa da Secretaria de Estado da Saúde de São Paulo.

Brasil. Ministério da Saúde. Secretaria de Vigilância em Saúde. Programa Nacional de DST e Aids. Recomendações para terapia Anti-Retroviral em Crianças Infectadas pelo HIV/Secretaria de Vigilância em Saúde, Programa Nacional de DST e Aids. Brasília: Ministério da Saúde; 2005.

Brasil. Ministério da Saúde. Secretaria de Vigilância em Saúde. Programa Nacional de DST e Aids. Recomendações para terapia Anti-Retroviral em Adultos e Adolescentes Infectados pelo HIV/Secretaria de Vigilância em Saúde, Programa Nacional de DST e Aids. Brasília: Ministério da Saúde; 2005.

10. IDOSO E HIV

Luciana Marcenal Longo Conte
Jeancarlo Gorinchteyn

Estamos vivendo em um tempo em que envelhecer com qualidade de vida se tornou possível. Isto se deu pelo avanço da medicina, que proporcionou o tratamento de doenças antes incuráveis. Existe uma preocupação geral com a população mundial que cada vez mais tem uma expectativa de vida maior. Hoje, o idoso pode ter vida sexual ativa, pode contar com programas específicos sociais, de lazer e até com hospitais e centros de referência em geriatria.

A aids inicialmente era considerada uma doença fatal. Desde 1996, com o aparecimento de HAART (*highly active antiretroviral therapy*), houve uma mudança desse quadro. A aids agora é considerada uma doença crônica. Isso representa um avanço, porém com uma grave conseqüência que foi a desatenção com relação às medidas preventivas. Devido a todos esses fatores, houve um aumento do número de casos de HIV/aids na população com idade superior a 50 anos (limite para classificar idoso com HIV, pelo *Centers for Diseases Control and Prevention* – CDC), sejam estes pacientes casos novos ou aqueles que graças à HAART estão envelhecendo com a doença. Apesar disso, existem poucos estudos voltados para essa população. Não há *guidelines* sobre o manejo clínico e terapêutico desses pacientes. A maioria dos estudos exclui pacientes com idade superior a 50 anos e com doenças associadas, que são mais comuns nessa faixa etária.

Percebemos a necessidade da criação de um ambulatório específico para esse paciente. Esse ambulatório conta com a presença do médico infectologista, da enfermeira e assistente social. Tem como objetivo melhorar a saúde física e mental do paciente e facilitar o entendimento da doença, estimulando sua auto-estima e melhorando sua relação com a sociedade.

EPIDEMIOLOGIA

Houve um aumento na média de idade dos pacientes com HIV. Dos casos novos, cerca de 1 a 2% têm idade superior a 65 anos e 10 a 15% superior a 50 anos, sem contar os pacientes com diagnóstico antigo que estão envelhecendo graças à HAART.

As formas de transmissão mais comuns são: homo ou bissexual (> 50%), uso de drogas, transmissão heterossexual e uso de sangue e hemoderivados contaminados.

O perfil epidemiológico da doença foi mudando com o tempo. Inicialmente, a doença estigmatizou os homossexuais. Com sua conscientização, houve queda nos casos nesse grupo e aumento em heterossexuais masculinos. Isso acarretou um aumento nos casos de mulheres. Após a era HAART, houve desatenção geral no que diz respeito às medidas preventivas. Com o aparecimento de medicamentos que permitem a vida sexual ativa na terceira idade e a não-aderência ao uso de preservativos, houve aumento de casos de infecção pelo HIV nessa população. Existe dificuldade, principalmente nessa faixa etária, da conscientização das medidas preventivas, portanto uma necessidade urgente de campanhas para prevenção de doenças sexualmente transmissíveis (DST) direcionada para esse público.

QUADRO CLÍNICO

A idade avançada, de acordo com alguns trabalhos, tem-se mostrado como um fator de risco para a evolução mais grave, independente da contagem de linfócitos T-CD4. A maioria dos pacientes com idade superior a 50 anos tem seu diagnóstico acompanhado de doenças definidoras de aids, com evidência de resposta clínica pior do que em adultos jovens e crianças.

Na terceira idade, a aids pode imitar uma variedade de doenças neurológicas, como demência senil, Alzheimer e Parkinson, dificultando muitas vezes o diagnóstico. Os efeitos colaterais de HAART podem precipitar a neuropatia periférica, problemas circulatórios e metabólicos comuns na terceira idade. O herpes zóster, doença mais comum nessa faixa etária, pode ser a primeira manifestação de aids. Outros sintomas inespecíficos como fadiga, perda de peso, dor crônica, anorexia e *rash* cutâneo podem retardar o diagnóstico por serem mais comuns no idoso, sugerindo outras doenças. Vários estudos mostram que as infecções oportunistas mais importantes são: pneumonia pelo *Pneumocystis jiroveci* (PCP), *wasting syndrome*, esofagite por *Candida* e encefalopatia pelo HIV. Nesses mesmos estudos, as doenças associadas mais freqüentes são: neoplasias, broncopneumonia, neuropatia, diabetes, insuficiência cardíaca congestiva (ICC), insuficiência renal e acidente vascular cerebral (AVC). Os fatores de mau prognóstico são: *wasting syndrome*, neutropenia < 500 células/ml e neoplasias (sarcoma de Kaposi e linfoma não-Hodgkin).

O impacto da HAART na melhora desses pacientes é maior do que nos adultos jovens. A sobrevida menor pode ser atribuída ao declínio natural do sistema imune nessa faixa etária, a menor adesão à medicação e ao diagnóstico tardio da infecção pelo HIV.

RESPOSTA VIROLÓGICA E IMUNOLÓGICA

Estudos comparando resposta virológica em pacientes com idade inferior a 35 anos e superior a 50 anos mostraram que após 12 meses os pacientes têm resposta similar, com diferença após seis meses quando existe redução evidente da viremia no grupo mais jovem. Como esperado, a resposta imune foi significativamente pior nos indivíduos maiores que 50 anos. Recentemente, o papel do timo e outros órgãos linfóides na recuperação imunológica na vigência de HAART têm sido extensivamente investigados. A destruição de células T em jovens e idosos parece ter a mesma taxa, porém o potencial de recuperação com a HAART é maior em crianças, adolescentes e adultos jovens. A idade avançada pode afetar a capacidade do timo em reconstituir a contagem de linfócitos T-CD4.

TRATAMENTO

A terapêutica anti-retroviral para pacientes com idade igual ou superior a 50 anos não difere daquela disponível para a população HIV/aids de outras faixas etárias, porém deve-se ter em mente que, diferentemente de outros grupos, a escolha da melhor terapêutica para esse grupo esbarra na necessidade de lembrarmos um quesito que certamente o diferencia dos demais: a presença de doenças preexistentes. Isso implica monitorização rotineira para detectar eventuais efeitos colaterais e interações medicamentosas.

METABOLISMO DOS AÇÚCARES

Os inibidores da protease, por exemplo, são responsáveis por promoverem alterações do metabolismo glicídico e lipídico. O aumento da resistência insulínica é um dos grandes riscos da utilização dessa classe de drogas, ocorrendo em freqüência estimada de 3 a 5% dos casos, iniciando-se semanas ou meses após sua introdução e caracterizando-se pelos clássicos sintomas de polifagia, poliúria e polidipsia que podem passar despercebidos, uma vez que, com o início da terapêutica anti-retroviral e conseqüente reconstituição imune, ocorre reversão dos sintomas de hiporexia até então apresentados. Dessa forma, os inibidores da protease devem ser evitados naqueles pacientes virgens de tratamento, que já apresentem hiperglicemia ou histórico familiar de diabetes. Para aqueles que recebem esse tratamento, torna-se imperiosa a realização de controles glicêmicos mensais, por meio da glicemia de jejum matinal nos primeiros três meses, sendo então substituídos por controles bimestrais durante a vigência dessas drogas. Objetiva-se a detecção de eventuais alterações glicídicas merecedoras de modificação dietética ou a necessidade de implementação de hipoglicemiantes orais. Devemos ainda lembrar que tais alterações podem provocar comprometimento incipiente da microcirculação renal (microangiopatia diabética), promovendo redução do *clearance* de creatinina em um parênquima renal já com diminuição funcional pelo envelhecimento e pela própria nefropatia do HIV.

COMPROMETIMENTO RENAL

O indinavir (inibidor de protease) e o tenofovir (inibidor de transcriptase reversa de análogo do nucleotídeo) devem ser usados com cautela nos pacientes com idade superior a 50 anos, podendo provocar possíveis alterações renais decorrentes de seu uso. O indinavir pode provocar cristalúria e conseqüentemente nefrolitíase. Isso pode ser prevenido com hidratação parcimoniosa e controle do sedimento urinário. Já o tenofovir pode provocar lesão tubular, especialmente nas primeiras semanas de tratamento. Devemos evitar seu uso em pacientes com alterações de excretas nitrogenadas ou *clearance* de creatinina reduzido (60ml/min/1,73m^2).

METABOLISMO DAS GORDURAS

O metabolismo lipídico é alterado pelo uso de inibidores de protease (exceto o atazanavir), além de outros como a estavudina (inibidor da transcriptase reversa nucleosídeo), caracterizando-se pelo aumento dos níveis de colesterol sérico, especialmente do LDL-colesterol e do VLDL-colesterol, o que acarreta necessidade de medidas dietéticas e com freqüência utilização de drogas como fibratos e estatinas. Essas alterações podem potencializar o risco de doença cardiovascular aterosclerótica e acelerar sua progressão com expressão clínico-sintomática ou doença subclínica. O perfil lipídico deve ser solicitado com freqüência (a cada três a quatro meses) e o paciente deve ser orientado sobre dieta, atividade física e abstenção do fumo. Essas medidas visam à diminuição do LDL-colesterol para reduzir os riscos de doenças isquêmicas.

Os inibidores de protease e a estavudina também provocam lipodistrofia, que se caracteriza por perda da gordura facial, em região glútea e membros inferiores e superiores e depósito de gordura em região dorsal, tórax e abdome. Devemos lembrar que o envelhecimento já acentua as rugas de expressão e promove lipoatrofia da face. A escolha do esquema anti-retroviral deve levar em conta todos esses fatores.

ALTERAÇÕES ÓSSEAS

O tenofovir e os inibidores de protease podem provocar alterações no metabolismo e mobilização de cálcio ósseo, promovendo alterações na citoarquitetura óssea, com elevado risco de osteopenia e osteoporose, além da própria osteonecrose com envolvimento de 85% da cabeça do fêmur. A escolha dessas drogas deve ser precedida por densitometria óssea e periodicamente a cada seis meses após, a fim de detectar osteopenia e estabelecer reposição de cálcio.

ALTERAÇÕES NEUROLÓGICAS

O uso do efavirenz (inibidor da transcriptase reversa não-análogo de nucleosídeo) em pacientes desse grupo etário deve ser avaliado pelo fato do maior risco de efeitos colaterais. Sonolência, por exemplo, merece uma atenção especial, pois a tontura que ocorrer pode precipitar quedas, levando a traumatismos. Outros efeitos colaterais são insônia, tontura, dificuldade de concentração, pesadelos e eventualmente transtornos psiquiátricos como depressão grave.

ROTINA DO AMBULATÓRIO DE IDOSOS E AIDS DO INSTITUTO DE INFECTOLOGIA EMÍLIO RIBAS

- Primeira consulta com o médico, assistente social e enfermeira. Oferecemos também a opção de consulta com a educadora em saúde pública. Consultas: primeira e segunda são mensais; a partir daí, tornam-se bimestrais.
- Contagem de linfócitos T-CD4 e carga viral após 45 dias do início do tratamento e a cada três ou quatro meses.

- Perfil lipídico, hemograma e glicose, solicitados junto com a contagem de linfócitos T-CD4 e carga viral.
- Sempre há uma avaliação da necessidade de encaminhamento para outras especialidades, sendo as mais comuns: psiquiatria, psicologia, cardiologia, endocrinologia, nutrição, ortopedia e urologia. A assistente social encaminha o(a) paciente já com a consulta marcada, sempre que possível, para especialidades que não estão disponíveis em nosso hospital.
- Vacinação de rotina em pacientes com HIV/aids.
- Convocação dos faltosos via telefone ou telegrama pela assistente social, conforme solicitação do médico.

O trabalho com pacientes com HIV/aids por si só representa não somente o tratamento das repercussões clínicas, mas também da necessidade de cicatrizar feridas criadas por uma doença caracterizada por um estigma psicossocial; o paciente idoso, já marginalizado na sociedade, quando descobre ser soropositivo tem sua imagem desmistificada, deixando de ser, a partir deste momento, uma figura assexuada e angelical. Isso algumas vezes o faz perder elos, dentre os quais os familiares, exigindo apoio psicossocial para ajudá-lo a resgatar sua auto-estima.

Existe um esforço da equipe para que o paciente se sinta seguro e entenda a importância da assiduidade às consultas e da adesão ao tratamento. Quando o paciente tem alguma dificuldade, há convocação de alguém da família para acompanhá-lo nas consultas. O paciente é orientado a procurar a enfermeira ou seu médico em situações que interfiram no tratamento. A intenção é que o paciente aprenda a conviver com a doença com dignidade.

BIBLIOGRAFIA

Inelman EM, Gasparini G, Enzi G. HIV/AIDS in older adults: a case report and literature review. Geriatrics 2005; 60:26-30.

Manfredi R. HIV disease and advanced age: an increasing therapeutic challenge. Drugs Aging 2002; 19:647-69.

Villamil-Cajoto I, Losada-Arias E, Prieto-Martínez A et al. Infección por VIH en pacientes mayores de 50 años en la etapa TARGA. Enferm Infecc Microbiol Clin 2006; 24:382-4.

Welch K, Morse A. Predictors of survival in older men with AIDS. Geriatr Nurs 2002; 23:62-8.

11. ALTERAÇÕES NEUROLÓGICAS – PARTE I

Doenças neurológicas oportunistas em pacientes infectados pelo HIV

José Ernesto Vidal Bermúdez
Augusto César Penalva de Oliveira

Dentre as diversas complicações relacionadas à infecção pelo HIV, o comprometimento do sistema nervoso central (SNC) é uma das mais freqüentes. A prevalência de doença neurológica em pacientes com aids tem sido relatada de 40 a 70% nos estudos clínicos e de 63 a 84% nos estudos anatomopatológicos.

A introdução do HAART (*highly active antiretroviral therapy*) no Brasil – primeiro País em desenvolvimento a dispor de um programa de acesso universal e gratuito aos anti-retrovirais – tem resultado em importante aumento da sobrevida e diminuição das doenças oportunistas em pacientes com aids. Porém, as complicações neurológicas continuam causando importante mortalidade e morbidade.

O espectro de complicações neurológicas associadas à infecção pelo HIV é extremamente heterogêneo. Inclui doenças primárias (causadas pelo próprio HIV) ou secundárias (causadas por infecções ou neoplasias oportunistas) (Quadro 2.1).

Quadro 2.1 – Complicações neurológicas em pacientes com infecção pelo HIV.

Complicações primárias	Complicações secundárias
Demência associada ao HIV	Toxoplasmose cerebral
Mielopatia vacuolar	Neurocriptococose, incluindo reconstituição imune
Acidente vascular cerebral	Tuberculose do SNC (meningite, tuberculoma, abscesso; reconstituição imune)
Polineuropatia desmielinizante inflamatória	Encefalite pelo vírus BK; leucoencefalopatia multifocal progressiva (LEMP)
Meningite asséptica	Encefalite pelos herpesvírus tipos 1, 2, 6, citomegalovírus, varicela-zóster ou Epstein-Barr
Polineuropatia distal simétrica	Neurossífilis
Mononeurite múltipla	Chagas do SNC (meningoencefalite chagásica, lesão expansiva cerebral)
Miopatia	Meningite e abscesso cerebral bacteriano
Meningoencefalite aguda em pacientes com infecção crônica pelo HIV	Acidente vascular cerebral (tuberculose, toxoplasmose, criptococose, sífilis)

A incidência e o tipo de complicações neurológicas associadas à aids variam geograficamente. Um recente estudo clínico italiano, realizado com 1.233 pacientes, revelou que as principais doenças neurológicas oportunistas em pacientes com aids na era HAART foram: toxoplasmose cerebral (28%), LEMP (12%), meningite criptococócica (10%) e linfoma primário do SNC (4%). Entretanto, em países em desenvolvimento, destacam-se os seguintes aspectos: toxoplasmose cerebral como principal doença neurológica oportunista; menor percentual de casos de linfoma primário do SNC e de LEMP; maior percentual de tuberculose do SNC (meningite, tuberculomas e abscessos); presença de infecções bacterianas do SNC. Nesse contexto, um estudo retrospectivo comparou os diagnósticos neuropatológicos de dois grupos de pacientes com infecção pelo HIV: 40 mexicanos e 130 norte-americanos. Os pacientes mexicanos apresentaram maior freqüência de tuberculose do SNC – comparados aos norte-americanos (10% × 0%, respectivamente) e menor número de casos de linfoma primário do SNC (2,5% × 8,4%, respectivamente).

Em relação aos estudos clínicos realizados em países em desenvolvimento, a maioria relatou toxoplasmose cerebral como principal causa de lesão focal cerebral. Entretanto, a meningite criptococócica, seguida da meningite tuberculosa, foram as principais causas de meningite. Alguns estudos apontam a tuberculose do SNC como primeira causa de doença oportunista.

No Brasil, um estudo clínico realizado em Belo Horizonte que incluiu 157 pacientes, realizado na era HAART, relatou que as principais doenças neurológicas entre pacientes infectados pelo HIV foram: toxoplasmose cerebral (42%), meningite criptococócica (13%) e tuberculose do SNC (11%).

Similarmente, um estudo realizado no Instituto de Infectologia Emílio Ribas, que incluiu 219 pacientes infectados pelo HIV que apresentam doenças neurológicas, relatou que as principais manifestações foram: toxoplasmose cerebral (50%), meningite criptococócica (24%), tuberculose do SNC (15%), LEMP (6%), linfoma primário do sistema nervoso central (2%) e neurossífilis (1%).

Do ponto de vista didático, as manifestações neurológicas oportunistas podem ser classificadas, conforme o predomínio da síndrome neurológica envolvida, em: 1. aquelas com predomínio da síndrome meníngea; 2. aquelas com predomínio da síndrome de lesão focal cerebral. Por sua vez, as lesões focais cerebrais podem ser divididas em: a) lesões focais com efeito expansivo e b) lesões focais sem efeito expansivo. Na figura 2.1 apresentamos as causas mais freqüentes desses quadros em nosso meio.

A seguir será apresentada uma revisão das principais complicações do SNC, focalizando os principais aspectos diagnósticos e terapêuticos. Ao final desta revisão, apresentaremos a sugestão de um fluxograma para manejo das lesões focais do SNC.

DOENÇAS COM PREDOMÍNIO DE SÍNDROME MENÍNGEA

NEUROCRIPTOCOCOSE

Manifestações clínicas – geralmente sintomas e sinais subagudos (duas a quatro semanas), mas podem ser agudos (uma a duas semanas). As manifestações mais

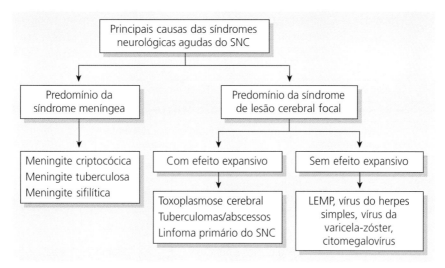

Figura 2.1 – Principais causas das síndromes neurológicas agudas do SNC em pacientes com infecção pelo HIV.

freqüentes são: febre e cefaléia (75-90%), náuseas e vômitos (40%), meningismo (30-45%), fotofobia e alterações visuais (20-30%), alterações de conduta (20-30%), letargia, alteração do nível da consciência, alteração de personalidade e alterações de memória (11-30%) e convulsões (5-10%). Hipertensão intracraniana é observada em 50-75% dos pacientes. Comprometimento extracerebral (especialmente pulmão, pele, medula óssea e trato geniturinário) pode acompanhar o quadro clínico e, nesse caso, facilita o diagnóstico.

Achados radiológicos – tomografia computadorizada (TC) usualmente sem alterações ou com presença de atrofia secundária a infecção pelo HIV. Porém, podem ser visualizadas lesões bilaterais hipodensas sem efeito expansivo nem captação do contraste, especialmente nos espaços perivasculares dos gânglios de base (pseudocistos mucinosos) ou lesões hipodensas com captação de contraste nodular ou anelar e efeito de massa variável (criptococomas).

Diagnóstico laboratorial – o diagnóstico requer: 1. cultura positiva para *C. neoformans* no líquor (sensibilidade: 80%) ou 2. tinta-da-China positiva no líquor (sensibilidade: 75-85%). O achado isolado de títulos ≥ 1:8 do antígeno criptocócico no líquor deve ser avaliado criteriosamente – nosso grupo considera o início de tratamento, nessas circunstâncias, no contexto de alta suspeita clínica.

A contagem de linfócitos T-CD4 é geralmente < 100 células/mm^3.

Fatores associados a mau prognóstico – 1. alteração do estado mental; 2. títulos > 1:1.024 do antígeno criptocócico no líquor; 3. celularidade liquórica < 20 células/μl; 4. hipertensão intracraniana; e 5. criptococose disseminada.

Tratamento – controle da hipertensão intracraniana, seguindo o esquema mostrado na figura 2.2, e tratamento antifúngico. Não se recomenda o uso de corticosteróides ou acetazolamida. A punção liquórica de alívio deverá reduzir em 50% a pressão inicial, com retirada média de 25 a 30ml de líquor.

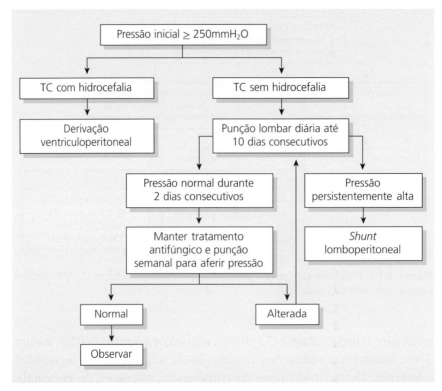

Figura 2.2 – Controle da hipertensão intracraniana.

Esquemas antifúngicos recomendados:

1. Anfotericina B deoxicolato 0,7mg/kg/dia por via intravenosa (IV), + 5-fluocitosina 25mg/kg, via oral (VO), 6/6 horas, durante duas semanas. Depois: fluconazol 400-800mg/dia, VO, durante oito semanas e obter duas culturas liquóricas negativas. A utilização desse esquema está limitada pela falta de 5-fluocitosina em nosso meio.
2. Anfotericina B deoxicolato 0,7mg/kg/dia, IV, durante seis semanas. Depois: fluconazol 400-800mg/dia, VO, durante quatro semanas e obter duas culturas liquóricas negativas. Primeira escolha em pacientes com hipertensão intracraniana.
3. Anfotericina B deoxicolato 0,7mg/kg/dia, IV, durante duas semanas. Depois: fluconazol 400-800mg/dia, VO, durante oito semanas e obter duas culturas negativas. Recomendada nos casos mais leves de meningite criptocócica, especialmente sem hipertensão intracraniana.
4. Considerar formulações lipídicas nos casos de contra-indicações ao uso de anfotericina deoxicolato.

O conceito de cura deverá basear-se no tempo de tratamento, com controle da hipertensão intracraniana, resposta clínica, exame do líquor como acima descrito e resolução das imagens quando presentes (tais como pseudocistos mucinosos ou criptococomas).

ALTERAÇÕES NEUROLÓGICAS – PARTE I

Profilaxia secundária – fluconazol 200mg/dia.

Quando descontinuar a profilaxia secundária – contagem de linfócitos T-CD4 > 100 durante ≥ 6 meses, na vigência de uso regular do HAART e de preferência com carga viral indetectável. Reiniciar se a contagem de linfócitos T-CD4 < 100.

MENINGITE TUBERCULOSA

Manifestações clínicas – usualmente aguda (uma a duas semanas), mas pode ser subaguda (duas a quatro semanas). As manifestações mais freqüentes são: cefaléia, febre e confusão mental (75%), meningismo (40%), hemiparesia ou lesão de pares cranianos – especialmente III, IV, VI, VII e VIII (20-30%).

Achados radiológicos – à TC de crânio, pode ser observado realce meníngeo, áreas isquêmicas e/ou hidrocefalia. Porém, as imagens podem ser normais. Ao redor de 50% dos pacientes pode haver evidência prévia ou concomitante de tuberculose extracerebral, especialmente pulmonar.

Diagnóstico laboratorial – o líquor usualmente orienta o diagnóstico: pleocitose linfomonocitária (> 100-200 células/µl), embora possa ser neutrofílica em fases iniciais, proteinorraquia aumentada e hipoglicorraquia. A celularidade pode ser normal em 15% dos casos, mas quase sempre pelo menos um parâmetro está alterado. Até 50% dos pacientes podem ter hipertensão intracraniana. O diagnóstico requer: 1. identificação de BAAR no exame direto do líquor (10-20% dos casos), lembrar que avaliações repetidas aumentam o rendimento; 2. cultura positiva para *M. tuberculosis* no líquor (sensibilidade: 25-86%); 3. quadro clínico compatível e presença de PCR + no líquor (sensibilidade: 50-80%); ou 4. quadro clínico e liquórico compatível, isolamento de *M. tuberculosis* ou visualização de BAAR em locais extracerebrais e exclusão de outras doenças neurológicas concomitantes.

A contagem de linfócitos T-CD4 é geralmente < 200 células/mm^3.

Tratamento – isoniazida 400mg/dia + rifampicina 600mg/dia + pirazinamida 2g/dia durante dois meses e depois isoniazida 400mg/dia + rifampicina 600mg/dia durante sete meses adicionais. Associar prednisona 1mg/kg/dia durante um a dois meses.

MENINGITE SIFILÍTICA

Manifestações clínicas – meningismo, náuseas e vômitos, papiledema, convulsões, confusão mental, alterações focais e de nervos cranianos, especialmente II, VII e VIII.

Achados radiológicos – pode ser observado realce meníngeo ou áreas isquêmicas (especialmente na distribuição da artéria cerebral média).

Diagnóstico laboratorial – o líquor é indistinguível de outras causas de meningite a líquor claro, incluindo meningite tuberculosa. Porém, o achado de hipoglicorraquia é menos freqüente e a proteinorraquia não é muito alta. É fundamen-

71

tal avaliar o líquor de todo paciente HIV-positivo com VDRL no soro, utilizando uma prova não-treponêmica (VDRL ou RPR) e outra treponêmica (FTA-Abs, HA ou ELISA). As primeiras são altamente específicas e as segundas bastante sensíveis e, portanto, complementam-se. Um resultado negativo do VDRL não exclui o diagnóstico, no entanto, uma prova treponêmica negativa permite descartar a doença. Alternativamente, diante de um paciente sintomático ou não do ponto de vista neurológico, com pleocitose > 20 células/μl, VDRL positivo no soro (especialmente se $\geq$ 1:32), VDRL negativo no líquor e prova treponêmica positiva no líquor, deve ser considerada a possibilidade de tratamento.

A contagem de linfócitos T-CD4 é geralmente < 200 células/mm^3 nos casos sintomáticos. Porém, pode ser > 200 células/mm^3, especialmente nos casos assintomáticos.

Tratamento – recomenda-se, sempre que possível, o uso de penicilina cristalina 3-4 milhões de UI, IV, de 4/4 horas. Esquemas alternativos, embora com eficácia inferior, incluem: 1. penicilina procaína 2,4 milhões deUI/dia + probenecida 500mg de 6/6 horas, durante 10-14 dias; ou 2. ceftriaxona 2g/dia, durante 10-14 dias.

DOENÇAS COM PREDOMÍNIO DA SÍNDROME DE LESÃO FOCAL EXPANSIVA CEREBRAL

TOXOPLASMOSE CEREBRAL

Manifestações clínicas – o quadro clínico é geralmente subagudo (duas a três semanas), mas até 10% dos casos podem apresentar-se como quadros encefalíticos difusos de instalação aguda. As manifestações dependem principalmente da topografia e do número de lesões e incluem: cefaléia (49-63%), febre (41-68%), alterações neurológicas focais (22-80%), convulsões (19-29%), confusão mental (15-52%), ataxia (15-25%), letargia (12-44%), alterações de pares cranianos (12-19%) e alterações visuais (8-15%). Também podem ser observadas alterações da fala, síndrome cerebelar, síndrome demencial, síndrome de hipertensão intracraniana, alterações de comportamento e movimentos involuntários.

Achados radiológicos – a ressonância magnética (RM) é mais sensível que a TC. Tipicamente, observam-se duas ou mais lesões que captam contraste e apresentam edema perilesional, porém, as manifestações tomográficas são variadas e podem ser classificadas nas seguintes categorias: 1. lesões hipodensas com realce anelar e edema perilesional (44%); 2. lesões hipodensas com realce nodular e edema perilesional (33%); 3. lesões hipodensas com efeito expansivo sem realce após a injeção do contraste (16%); 4. TC sem lesões aparentes e RM mostrando lesões focais (3%); e 5. edema cerebral difuso, sem lesões focais visíveis (3%). As duas primeiras categorias podem ser definidas como alterações "típicas". Mais de uma categoria de alterações radiológicas podem ser visualizadas em até 15% dos pacientes.

Diagnóstico laboratorial – aproximadamente 90-95% dos pacientes com toxoplasmose cerebral apresentam anticorpos IgG anti-*Toxoplasma*, portanto, a ausência desse marcador não exclui a possibilidade de toxoplasmose cerebral. A maioria dos pacientes com essa doença (± 90%) apresenta títulos sorológicos altos (≥ 150UI no ELISA ou ≥ 1:1.024 na imunofluorescência indireta). O líquor é usualmente normal, mas pode-se observar pleocitose (< 20 células/µl) ou discreta proteinorraquia (< 150mg/dl). O diagnóstico requer: 1. demonstração de taquizoítos de *T. gondii* em amostras de tecido cerebral ou sangue; 2. achados clínicos e radiológicos compatíveis associados à resposta terapêutica com o tratamento antiparasitário; ou 3. o critério anterior associado à presença de um teste de PCR positivo em amostra de líquor (sensibilidade: 50-100%) ou sangue (60-86%).

A contagem de linfócitos T-CD4 é usualmente < 100 células/mm^3. Raramente pode ser > 100 células/mm^3.

Considerar biópsia cerebral em pacientes com aids e lesões expansivas cerebrais nas seguintes situações:

1. Presença de lesão cerebral com risco iminente de herniação (indicação de cirurgia descompressiva).
2. Lesão cerebral única à ressonância magnética em paciente com sorologia negativa para *T. gondii*.
3. Falha terapêutica, caracterizada pela persistência ou piora dos sintomas clínicos ou das imagens radiológicas após 10-14 dias de tratamento contra *T. gondii*.
4. Lesão cerebral acessível em paciente sem coagulopatia.
5. Paciente com pontuação na escala de Karnofsky > 70.
6. Ausência de doença sistêmica concomitante grave (risco de morte).

Fatores associados à resposta clínica parcial – alteração da consciência, escala de Karnofsky ≤ 70, atraso psicomotor, hemoglobina ≤ 12, confusão mental, escala de Glasgow ≤ 12, tempo de sintomas neurológicos, convulsões e padrão tomográfico atípico.

Tratamento – o de escolha consiste na associação de pirimetamina 200mg no primeiro dia, seguido de 50mg/dia, mais sulfadiazina 1-1,5g, 6/6 horas, mais ácido folínico 15mg/dia durante seis semanas.

Esquemas alternativos incluem: 1. pirimetamina 200mg no primeiro dia, seguida de 50mg/dia, mais clindamicina 600-900mg, 6/6 horas, mais ácido folínico 15mg/dia durante seis semanas; ou 2. sulfametoxazol-trimetoprima 2,5-5mg/kg (trimetoprima) 6/6 horas durante seis semanas.

Os corticosteróides apenas devem ser utilizados em casos de lesões com importante efeito de massa (desvio da linha média, compressão de estruturas adjacentes ou risco iminente de herniação cerebral) ou nos casos de edema cerebral difuso. O uso irrestrito dos corticosteróides pode mascarar o diagnóstico de outras causas de lesões expansivas cerebrais.

Os anticonvulsivantes devem ser prescritos após a presença de crises convulsivas.

Profilaxia secundária – primeira escolha: pirimetamina 25-50mg/dia mais sulfadiazina 500mg, 6/6 horas, mais ácido folínico 15mg/dia. Alternativa: pirimetamina 25-50mg/dia mais clindamicina 300mg, 6/6 horas, mais ácido folínico 15mg/dia ou pirimetamina 50mg/dia mais dapsona 100mg/dia mais ácido folínico 15mg/dia.

Quando descontinuar a profilaxia secundária – contagem de linfócitos T-CD4 > 200 durante mais ou menos seis meses, na vigência de uso regular do HAART e de preferência com carga viral indetectável. Reiniciar se a contagem de linfócitos T-CD4 < 200 células/mm^3.

FORMAS FOCAIS DE NEUROTUBERCULOSE (TUBERCULOMAS E ABSCESSOS)

Manifestações clínicas – usualmente associadas à meningite tuberculosa, porém, podem ser a única manifestação neurológica da tuberculose. As manifestações mais freqüentes incluem: convulsões (50%), cefaléia (33%), alteração do nível da consciência (33%) e hemiparesia (25%).

Achados radiológicos – aproximadamente 50% apresentam evidência prévia ou concomitante de tuberculose, especialmente pulmonar, ganglionar ou disseminada. O PPD é anérgico em 75% dos casos. As alterações tomográficas podem ser indistinguíveis da toxoplasmose cerebral ou dos abscessos bacterianos. Os tuberculomas geralmente são múltiplos, apresentam realce nodular e discreto edema perilesional. Os abscessos tuberculosos são quase sempre únicos, maiores de 3cm, e, às vezes, multilobulados.

Diagnóstico laboratorial – o diagnóstico requer estudos histopatológicos e microbiológicos. Os tuberculomas são verdadeiros granulomas, e os abscessos, no entanto, apresentam um *core* com material purulento associado à reação inflamatória na parede, composta por tecido de granulação vascular e células inflamatórias agudas e crônicas. O BAAR pode ser positivo e o crescimento de *M. tuberculosis* na cultura define o diagnóstico. Na prática clínica diária, o diagnóstico de tuberculose extracerebral facilita o diagnóstico.

A contagem de linfócitos T-CD4 pode ser < 100 células/mm^3 (33%), 100-200 (33%) ou > 200 (33%).

Tratamento – o dos tuberculomas é clínico, prolongando-se usualmente a segunda fase do tratamento até completar nove meses. Em contraposição, os abscessos necessitam da combinação de tratamento clínico e cirúrgico. Os procedimentos neurocirúrgicos (trepanações ou biópsias estereotáxicas) são, portanto, diagnósticos e terapêuticos. Os corticosteróides estão indicados nos casos de meningite concomitante ou quando as lesões apresentam importante efeito de massa (desvio da linha média, compressão de estruturas adjacentes ou risco iminente de herniação cerebral). Os anticonvulsivantes devem ser prescritos após a presença de crises convulsivas.

LINFOMA PRIMÁRIO DE SISTEMA NERVOSO CENTRAL

Manifestações clínicas – o curso clínico costuma ser subagudo (três semanas a dois meses) e similar às outras causas de lesões expansivas cerebrais. As manifestações mais freqüentes são: alteração do estado mental (confusão, perda de memória, letargia: 48-60%); hemiparesia, afasia ou alterações sensoriais (31-78%); convulsões (15-51%); alterações dos nervos cranianos (10-18%); e cefaléia (5-

45%). A maioria dos pacientes apresenta sintomas constitucionais (febre, sudorese, perda de peso) no momento do diagnóstico. A presença de comprometimento extracerebral é incomum. Diferente de outras doenças neurológicas oportunistas, o linfoma primário do sistema nervoso central apresenta-se em menor freqüência como a primeira condição definidora de aids.

Achados radiológicos – TC e/ou RM de crânio (técnica mais sensível) revelam lesões únicas em até 50% dos casos. Usualmente, observam-se lesões hipodensas com realce nodular e em menor proporção captação anelar, associadas a edema perilesional. As lesões podem ter qualquer topografia, porém, são características as localizações periventriculares, perimeníngeas e no corpo caloso, assim como a disseminação subependimária. Os estudos que avaliaram a utilização de técnicas neurorradiológicas funcionais (SPECT e PET scan) são inconclusivos, sendo essas técnicas não-recomendadas rotineiramente.

Diagnóstico laboratorial – o líquor é geralmente inespecífico (discreta pleocitose linfomonocitária e proteinorraquia), sendo mais útil para excluir outras etiologias. O exame citológico do líquor é positivo em apenas 10% dos casos, especialmente em estágios avançados da doença. O diagnóstico requer: 1. achados histopatológicos compatíveis; ou 2. apresentação clínica e radiológica compatível associada à presença de PCR positivo para o vírus Epstein-Barr (sensibilidade: 83-100%).

A contagem de linfócitos T-CD4 é quase sempre < 50 células/mm^3.

Fatores associados à sobrevida prolongada – pacientes jovens, pontuação alta na escala de Karnofsky e doses elevadas de radioterapia.

Tratamento – o HAART melhora o estado neurológico e prolonga a sobrevida dos pacientes com linfoma primário do sistema nervoso central. Associado ao HAART recomendam-se outras duas intervenções: 1. radioterapia e corticosteróides; ou 2. metotrexato por via intravenosa seguido de radioterapia.

Na figura 2.3 apresentamos um algoritmo para orientação do diagnóstico e tratamento das lesões expansivas cerebrais em pacientes com aids.

DOENÇAS COM PREDOMÍNIO DE LESÕES FOCAIS DE SUBSTÂNCIA BRANCA SEM EFEITO DE MASSA

LEUCOENCEFALOPATIA MULTIFOCAL PROGRESSIVA

Manifestações clínicas – similarmente a outras doenças oportunistas, a natureza multifocal das lesões da leucoencefalopatia multifocal progressiva (LEMP) pode resultar em uma ampla variedade de manifestações clínicas. O curso clínico é usualmente subagudo, evoluindo em semanas e caracterizando-se pela presença de alterações focais (50-63%), anormalidade na marcha (32-43%), alterações cognitivas (29-55%), alterações da coordenação (25%), alterações visuais (21-50%), alterações da fala (18-31%) e convulsões (15%). O comprometimento, principalmente da substância branca, explica o baixo percentual de convulsões, quando comparada a outras causas de lesões focais cerebrais, tais como toxoplasmose cerebral.

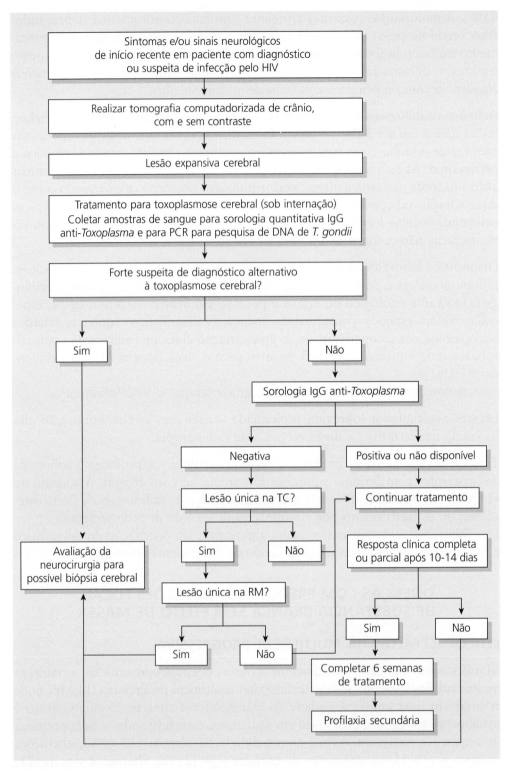

Figura 2.3 – Algoritmo para o diagnóstico e tratamento das lesões expansivas cerebrais em pacientes com AIDS no Instituto de Infectologia Emílio Ribas.

Achados radiológicos – a TC de crânio pode ser normal ou demonstrar lesões hipodensas na substância branca subcortical, geralmente assimétricas, sem efeito expansivo, nem captação do contraste. A RM de crânio é mais sensível que a TC, demonstrando áreas hiperintensas em T2 e FLAIR e permitindo visualizar melhor as lesões menores e aquelas localizadas na fossa posterior.

Diagnóstico laboratorial – o líquor é usualmente normal, mas o aumento discreto das proteínas pode ser observado. O diagnóstico requer: 1. demonstração histopatológica; ou 2. manifestações clínicas e radiológicas (na TC ou RM) compatíveis com LEMP, associadas a PCR (reação em cadeia da polimerase) positiva para o vírus JC no líquor (sensibilidade: 70-100%).

Diagnósticos diferenciais – a LEMP constitui a principal causa de lesão desmielinizante em pacientes com aids, porém o comprometimento cortical é variável. O diagnóstico diferencial inclui outras infecções virais que causam lesões focais, incluindo os herpesvírus tipos 1, 2 e 6, o vírus varicela-zóster, o citomegalovírus e, excepcionalmente, o vírus BK. Na maioria das vezes, essas infecções apresentam um curso clínico mais agudo, comprometem principalmente o córtex cerebral e, no caso das encefalites herpéticas e pelo vírus varicela-zóster, a contagem de linfócitos T-CD4 costuma ser maior que 200 células/mm^3. O diagnóstico pode ser auxiliado pela técnica da PCR no líquor, evitando-se procedimentos mais invasivos como as biópsias cerebrais. O tratamento é específico: nas encefalites pelos herpesvírus 1 e 2 e pelo vírus varicela-zóster, indica-se aciclovir; no caso do citomegalovírus, ganciclovir, foscarnet ou ambos; e nas encefalites pelo herpesvírus 6, cidofovir. Não existe tratamento específico para as encefalites causadas pelo vírus BK.

Fatores associados à sobrevida prolongada em pacientes com LEMP – uso de HAART, elevada contagem de linfócitos T-CD4 no momento do diagnóstico, incremento da contagem de linfócitos T-CD4 > 100 células/mm^3, carga viral baixa, LEMP como doença definidora de aids, baixos níveis de carga viral do vírus JC no líquor, clareamento do vírus JC no líquor e ausência de progressão clínica dois meses depois do diagnóstico.

Tratamento – HAART estabiliza e consegue remitir o quadro em 50% dos casos, aumentando a sobrevida. O curso é progressivo nos outros 50% dos casos. Consideramos de caráter experimental a indicação de drogas antivirais, incluindo o cidofovir.

Quando iniciar HAART em pacientes com doença neurológica oportunista – existe consenso em que todo paciente com doença neurológica oportunista deve iniciar HAART. Porém, existe controvérsia sobre o melhor momento na presença de uma doença oportunista aguda. A maioria dos pacientes com complicações neurológicas graves apresenta a contagem de linfócitos T-CD4 < 100 células/mm^3, portanto, o início precoce de HAART diminui o risco de progressão da infecção pelo HIV ou de adquirir novas doenças. Além disso, para algumas doenças neurológicas, como a LEMP, a introdução de HAART constitui a melhor opção terapêutica. Apesar de necessária, a prescrição precoce de HAART levanta várias questões: 1. presença de interações farmacocinéticas com outros medicamentos; 2. maior toxicidade; 3. maior número de comprimidos, fato que pode prejudicar a adesão dos pacientes; e 4. presença de síndromes de reconstituição imune, especialmente em pacientes com contagem de linfócitos T-CD4 < 50 células/mm^3. Não existem recomendações baseadas em evidências, porém, as sugestões podem ser enquadradas em três situações: 1. início imediato de HAART (como na LEMP e no linfoma primário do sistema nervoso central); 2. início após um a dois meses do tratamento da doença oportunista (como na tuberculose); e 3. início depois da segunda semana de tratamento da doença neurológica oportunista (na toxoplasmose cerebral e na meningite criptocócica).

CONCLUSÃO

As doenças neurológicas oportunistas continuam causando importante morbidade e mortalidade em pacientes com infecção pelo HIV em nosso meio. O diagnóstico oportuno e a introdução precoce do tratamento podem modificar o prognóstico desses pacientes. Portanto, a interpretação adequada das informações epidemiológicas, clínicas, laboratoriais e radiológicas são fundamentais na abordagem sindrômica aqui apresentada.

BIBLIOGRAFIA

American Academy of Neurology. Evaluation and management of intracranial mass lesions in AIDS: report of the quality standards Subcommittee of the American Academy of Neurology. Neurology 1998; 50:21-6.

Ammassari A, Scoppettuolo G, Murri R et al. Chaging disease pattern in focal brain lesion-causing disorders in AIDS. J Acquir Immune Defic Syndr Hum Retrovirol 1998; 18:365-71.

Ammassari A, Cingolani A, Pezzotti P et al. AIDS-related focal brain lesions in the era of highly active anti-retroviral therapy. Neurology 2000; 55:1194-200.

Antinori A, Ammassari A, De Luca A, Cingolani A et al. Diagnosis of AIDS-related focal brain lesions: a decision-making analysis based on clinical and neuroradiologic characteristics combined with polymerase chain reaction assays in CSF. Neurology 1997; 48:687-94.

Bastien p Molecular diagnosis of toxoplasmosis. Trans R Soc Trop Med Hyg 2002; 96(Suppl 1):S205-15.

Bergemann A, Karstaedt AS. The spectrum of meningitis in a population with high prevalence of HIV disease. Q J Med 1996; 89:499-504.

Bhigjee A, Naidoo K, Patel V, Govender D, The Neuroscience AIDS Research Group. Intracranial mass lesions in HIV-positive patients: the KwaZulu/Natal experience. S Afr Med J 1999; 89:1284-8.

Bratt G, Hammarin AL, Grandien M et al. BK virus as the cause of meningoencephalitis, retinitis and nephritis in a patient with AIDS. AIDS 1999; 13:1071-5.

Cingolani A, De Luca A, Larocca LM et al. Minimally invasive diagnosis of acquired immunodeficiency syndrome-related primary central nervous system lymphoma. J Natl Cancer Inst 1998; 90:364-9.

Cinque P, Giudici B, Bossolasco S. The apllication of the polymerase chain reaction of cerebrospinal fluid in the clinical mangement of AIDS-related CNS disorders. AIDS Patient Care and STDs 1998; 12:287-94.

Colombo FA, Vidal JE, Penalva de Oliveira AC et al. Diagnosis of cerebral toxoplasmosis in AIDS patients in Brazil: importance of molecular and immunological methods using peripheral blood samples. J Clin Microbiol 2005; 43:5044-7.

Collazos J. Opportunistic infections of the CNS in patients with AIDS. CNS Drugs 2003; 17:869-87.

Cristina N, Pelloux H, Goulhot C et al. Detection of *Toxoplasma gondii* in AIDS patients by the polymerase chain reaction. Infection 1993; 21:150-3.

d'Arminio Monforte A, Cinque P, Mocroft A et al. Changing incidence of central nervous system in the EuroSIDA Cohort. Ann Neurol 2004; 55:320-8.

Fink MC, Penalva de Oliveira AC, Milagres FA et al. JC virus DNA in cerebrospinal fluid samples from Brazilian AIDS patients with focal brain lesions without mass effect. J Infect 2006; 52:30-6.

Gray F, Chrétien F, Vallat-Decouvelaere AV, Scaravilli F. The changing pattern of HIV neuropathology in the HAART era. J Neuropathol Exp Neurol 2003; 62:429-40.

Lanjewar DN, Jain PP, Shetty CR. Profile of central nervous system pathology in patients with AIDS: an autopsy study from India. AIDS 1998; 12:309-13.

Marins JR, Jamal LF, Chen SY et al. Dramatic improvement in survival among adult brazilian AIDS patients. AIDS 2003; 17: 1675-82.

Modi M, Mochan A, Modi G. Management of HIV-associated focal brain lesions in developing countries. Q J Med 2004; 97:413-21.

Moulignier A. HIV and the central nervous system. Rev Neurol (Paris) 2006; 162:22-42.

Oliveira J, Greco D, Oliveira G et al. Neurological disease in HIV-infected patients in the era of highly active anti-retroviral treatment: a Brazilian experience. Rev Soc Bras Med Trop 2006; 39:146-51.

Penalva de Olivera AC, Annes M, Casseb J. Manifestações neurológicas. In: Veronesi R, Focaccia R, Villela Lomar A, eds. HIV/AIDS: etiologia, patogenia e patologia clínica: tratamento e prevenção. São Paulo: Editorial Atheneu; 1999; p 211-36.

Portegies P, Solod L, Cinque P et al. Guidelines for the diagnosis and management of neurological complications of HIV infection. Eur J Neurol 2004; 11:297-304.

Sacktor N. The epidemiology of human immunodeficiency virus-associated neurological disease in the era of highly active anti-retroviral therapy. J Neurovirol 2002; 8(Suppl. 2):115-21.

Skiest DJ. Focal neurological disease in patients with acquired immunodeficiency syndrome. Clin Infect Dis 2002; 34:103-15.

Trujillo JR, García-Ramos G, Novak IS et al. Neurologic manifestations of AIDS: a comparative study of two populations from Mexico and the United States. J Acquired Immun Def Syndr Hum Retrovirol 1995; 8:23-9.

Trujillo JR, Jaramillo-Rangel G, Ortega-Martinez M et al. International NeuroAIDS: prospects of HIV-1 associated neurological complications. Cell Res 2005; 15:962-9.

Vallat-Decouvelaere AV, Chrétien F, de la Grandmaison GF et al. The neuropathology of HIV infection in the era of highly active anti-retroviral therapy. Ann Pathol 2003; 23:408-23.

Vidal JE, Hernandez AV, Oliveira AC et al. Cerebral tuberculomas in AIDS patients: a forgotten diagnosis? Arq Neuropsiquiatr 2004; 62:793-6.

Vidal-Bermúdez JE, Bonasser-Filho F, Schiavon-Nogueira R. Syphilitic meningomyelitis in a patient with AIDS. Rev Neurol 2004; 38:998-9.

Vidal JE, Hernandez AV, Penalva de Oliveira AC et al. Cerebral toxoplasmosis in HIV-positive patients in Brazil: clinical features and predictors of treatment response in the HAART era. AIDS Patient Care and STDs 2005; 19:840-8.

Vidal JE, Penalva de Oliveira AC, Dauar RF. Cerebral tuberculomas or tuberculous brain abscess: the dilemma continues. Clin Infect Dis [letter] 2005; 40:1072.

Vidal JE, Penalva de Oliveira AC, Leite AG et al. Tuberculous brain abscess in AIDS patients: report of three cases and literature review. Int J Infect Dis 2005; 9:201-7.

Vidal JE, Colombo FA, Penalva de Oliveira AC et al. PCR assay using cerebrospinal fluid for diagnosis of cerebral toxoplasmosis in Brazilian AIDS patients. J Clin Microbiol 2004; 42:4765-8.

12. ALTERAÇÕES NEUROLÓGICAS – PARTE II

Manifestações neurológicas – virais primárias do sistema nervoso central e periférico associadas à infecção pelo HIV

Augusto César Penalva de Oliveira
Jerusa Smid
Jorge Casseb
José Ernesto Vidal Bermúdez
Marcelo Annes

Desde o início da epidemia da síndrome de imunodeficiência adquirida (aids), no princípio da década de 1980, as manifestações neurológicas, freqüentes e polimórficas, já chamavam a atenção dos clínicos e pesquisadores. Em 1983, Snider et al. publicaram uma série histórica de 50 pacientes com aids e diversas manifestações neurológicas, comprometendo tanto o sistema nervoso central (SNC), quanto o sistema nervoso periférico (SNP). Porém, nesse momento, todas as alterações eram ainda atribuídas a agentes infecciosos oportunistas ou neoplasias.

A descrição do vírus da imunodeficiência humana (HIV-1) e a confirmação de sua relação causal com a aids permitiram uma análise mais sistematizada das alterações neurológicas nessa síndrome. Vale lembrar que o HIV é um retrovírus e, conseqüentemente, apresenta tropismo primário por células do SNC. Portanto, as manifestações neurológicas relacionadas à aids são divididas em primárias (causadas pelo HIV-1) e secundárias (quando relacionadas a processos favorecidos pela imunossupressão).

As complicações neurológicas da infecção pelo HIV/aids comprometem todos os sistemas, em qualquer topografia no sistema nervoso, e podem surgir em qualquer fase da infecção. No entanto, as diferentes complicações têm seu momento particular de aparecimento, baseado na fisiopatogenia da infecção pelo HIV-1. As manifestações têm sítios preferenciais que dependem da etiologia, e podem coexistir topográfica e temporalmente.

Nos meados da década de 1990, a introdução de novas opções terapêuticas iniciou a era HAART (*highly active antiretroviral terapy*). O melhor controle da infecção pelas novas medicações modificou a incidência das manifestações neurológicas, levando ao declínio das doenças oportunistas e ao aumento relativo das complicações inflamatórias e imunomediadas. Estudos recentes realizados em países desenvolvidos durante a era HAART (*highly active antiretroviral therapy*) corroboram essa informação e apontam para a diminuição da incidência das principais doenças neurológicas oportunistas em pacientes com aids, que ainda são importantes causas de morbimortalidade. Em nosso meio, também observamos essa diminuição na incidência de doenças oportunistas.

Diante do paciente com manifestações neurológicas no contexto da infecção pelo HIV-1, devemos raciocinar orientados por algumas informações essenciais, assim como na abordagem clínica dos outros sistemas:

1. Determinar a fase da infecção retroviral e o grau de imunossupressão, para o estabelecimento dos possíveis diagnósticos relacionados ao período.
2. Determinar, por meio do exame neurológico, os sistemas acometidos e as possíveis topografias das lesões para a definição da investigação etiológica.
3. Admitir a presença concomitante de mais de uma doença, ampliando a investigação clínica e a abordagem terapêutica.

APRESENTAÇÕES CLÍNICAS

As afecções neurológicas associadas ao HIV-1 são freqüentes. A incidência em população adulta varia de 31 a 65%, e em crianças, de 50 a 90%.

Podemos classificá-las de acordo com diversos critérios:

1. conforme o sítio de comprometimento: afecções do SNP e afecções do SNC;
2. conforme o estágio clínico-imunológico da infecção pelo HIV-1: afecções que ocorrem no momento da soroconversão, na fase de latência clínica, ou na fase tardia, onde já há imunossupressão expressiva;
3. conforme a etiologia: diretamente relacionadas ao HIV-1 e secundárias à imunossupressão causada pelo vírus.

AFECÇÕES DO SISTEMA NERVOSO PERIFÉRICO

O sistema nervoso periférico (SNP) é acometido de forma bastante freqüente na aids e tanto as neuropatias periféricas como as miopatias apresentam incidência crescente, em virtude do uso mais prolongado das drogas anti-retrovirais, além da maior toxicidade desencadeada por esses medicamentos. A incidência estimada para a ocorrência clínica de neuropatia varia entre 30 e 95% dos casos, apesar de a quase totalidade dos pacientes apresentarem tal doença no exame *post-mortem*.

O diagnóstico pode ser dificultado em virtude da associação com doenças do sistema nervoso central (SNC) e doenças sistêmicas.

Os mecanismos de dano ao SNP incluem a ação do próprio vírus, as alterações imunológicas, o uso das drogas anti-retrovirais, as infecções oportunistas e as carências nutricionais.

Podemos diferenciar as neuropatias das miopatias conforme a figura 2.4.

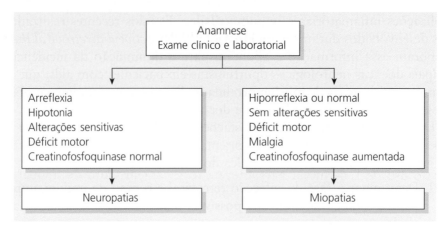

Figura 2.4 – Fluxograma para a diferenciação entre neuropatias e miopatias.

MIOPATIAS

O comprometimento muscular pode ser dividido em: miopatias ligadas ao HIV-1, miopatias secundárias ao uso de zidovudina (AZT), síndrome consumptiva da aids, síndromes miastênicas e rabdomiólise, que podem ocorrer nas fases iniciais da infecção, mas são mais freqüentemente encontradas na doença completamente estabelecida.

MIOPATIAS RELACIONADAS AO HIV

Incluem a polimiosite e a miopatia a corpos nemalínicos. A polimiosite apresenta caraterísticas clínicas, histológicas e imunopatológicas idênticas à polimiosite dos indivíduos soronegativos. Tem início de forma subaguda com fraqueza muscular simétrica, proximal, com início geralmente nos membros inferiores e posteriormente acometendo os superiores. Pode ocorrer nas fases iniciais da infecção, porém, é mais facilmente encontrada nas fases tardias. O achado de corpos intracitoplasmáticos no centro das fibras do tipo I pode acompanhar a inflamação, o uso de AZT, ou ocorrer como predomínio histológico, caracterizado clinicamente por fraqueza muscular e amiotrofia, que ocorre em indivíduos adultos com aumento da creatinoquinase. Pode ainda ocorrer com a co-infecção pelo HTLV II. Uma vez instituído o tratamento anti-retroviral, deve ser feita administração concomitante de corticosteróide. Se houver infecção associada, pode-se usar imunoglobulina por via intravenosa.

MIOPATIAS RELACIONADAS AO AZT

Ocorre geralmente com o uso crônico da droga e com doses mais elevadas, porém, pode ocorrer com baixas doses (500mg/dia). Caracteriza-se por fraqueza proximal, mialgia e aumento da creatinoquinase. A zidovudina induz miopatia em decorrência da inibição da γ-DNA polimerase, enzima responsável pela replicação do DNA mitocondrial, e parece atuar também na β-polimerase nuclear, que, na presença de disfunção mitocondrial, altera a β-oxidação dos ácidos graxos, causando acúmulo de lipídeos dentro da fibra muscular e redução dos níveis de carnitina, além de depleção de energia. Dessa forma, os achados histopatológicos englobam uma miopatia mitocondrial com *ragged-red fibers*, alterações nucleares, fibras atróficas angulares, fibras em regeneração e necróticas com fagocitose, além de agregados tubulares e deficiência da citocromo c-oxidase. Essa última alteração pode ser importante no diagnóstico diferencial da miopatia inflamatória. A rapidez e a eficácia da recuperação dependem da gravidade do acometimento, sendo a mialgia o primeiro sintoma a desaparecer. A recuperação completa só ocorrerá com a retirada total da droga. Porém, alguns pacientes podem não apresentar melhora mesmo com a descontinuação da droga. Postula-se o uso de L-carnitina para prevenção e para melhora da miopatia. Os pacientes que não melhoram após a interrupção da droga podem beneficiar-se de terapia com corticosteróides.

SÍNDROME CONSUMPTIVA DA AIDS

Definida como perda de peso involuntário de mais de 10% do peso inicial, associada à diarréia com duração superior a 30 dias ou fraqueza e febre com duração superior a 30 dias, na ausência de doença concomitante ou condição outra que não o HIV-1 que possa explicar a síndrome. A biópsia muscular evidencia apenas atrofia de fibras do tipo II, ou atrofia angular. Está relacionada principalmente a fatores nutricionais, porém tem sido sugerida a influência das citocinas, particularmente a interleucina(IL)-1β, a qual desempenharia papel pró-inflamatório caquetizante. Em razão da origem multifatorial, tem sido proposto, além da correção nutricional, o uso de esteróides anabolizantes como a oxandrolona, com efeitos positivos.

SÍNDROMES MIASTÊNICAS

Poucos casos são relatados de miastenia em associação com HIV-1. Esses casos são de leve intensidade e transitórios, melhorando assim que a imunossupressão da doença viral progride.

INFILTRAÇÕES TUMORAIS E INFECCIOSAS

Infiltrações tumorais são raramente descritas, sendo principalmente relacionadas com linfoma não-Hodgkin. Também são raras as infecções oportunistas dos músculos esqueléticos. As principais são as piomiosites, caracterizadas clinicamente por dor localizada, edema, febre e leucocitose. O principal agente infeccioso é o *Staphylococcus aureus*, e o tratamento consiste de antibioticoterapia sistêmica. Outro agente descrito é o *Toxoplasma gondii*, com quadro subagudo de miopatia dolorosa.

NEUROPATIAS PERIFÉRICAS

Polineuropatias desmielinizantes inflamatórias

A polineuropatia desmielinizante inflamatória aguda ou síndrome de Guillain-Barré ocorre nos pacientes assintomáticos ou pode ser a primeira manifestação da soroconversão. Porém, a polineuropatia desmielinizante inflamatória crônica é mais comum, também ocorrendo em fases iniciais da doença, apesar de ambas poderem aparecer em fases com contagem muito baixas de linfócitos T-CD4. São clinicamente indiferenciáveis das polineuropatias desmielinizantes inflamatórias dos pacientes soronegativos, ou seja, quadro de predomínio motor com fraqueza ascendente e de extensão variável, caraterizando a síndrome de Guillain-Barré ou quadro crônico progressivo da polineuropatia desmielinizante inflamatória crônica. Laboratorialmente, os soropositivos tendem a apresentar pleocitose linfocitária ao exame do líquido cefalorraquidiano, e existe maior positividade sorológica para infecção por vírus da hepatite B. O exame eletroneuromiográfico evidencia desmielinização semelhante aos soronegativos.

O tratamento também é idêntico aos soronegativos, sendo feito com plasmaférese ou imunoglobulina por via intravenosa para a síndrome de Guillain-Barré, e corticosteróides ou plasmaférese para as formas crônicas.

Polineuropatia sensitivomotora distal simétrica

É a forma mais comum de neuropatia associada à aids em países que não dispõem de tratamento anti-retroviral em grande escala. Também chamada de polineuropatia distal sensitiva. Ocorre nas fases mais tardias da infecção pelo HIV-1. Afeta cerca de 35% dos pacientes com aids, sendo considerados indivíduos de risco aqueles que apresentam de moderada a grave imunossupressão pelo HIV-1, idades progressivamente mais elevadas, altos níveis de RNA-viral plasmático, assim como baixas contagens de linfócitos T-CD4. Por outro lado, gênero, uso de dideoxinucleotídeos e existência de polineuropatia assintomática, podem não ser fatores de risco para polineuropatia distal sensitiva. Caracteriza-se clinicamente por disestesia dolorosa, com início na planta dos pés, até acima do tornozelo. A fraqueza geralmente é mínima, e as mãos são envolvidas menos comumente. Os fatores etiológicos são diversos e incluem causas infecciosas, tóxicas e nutricionais. Pode ser muito difícil distinguir se a polineuropatia distal sensitiva decorre do HIV-1 ou da terapia anti-retroviral. O tratamento é apenas sintomático, utilizando-se anticonvulsivantes (carbamazepina, fenitoína e gabapentina) e lamotrigina, antidepresssivos (principalmente os tricíclicos) e até analgésicos narcóticos.

NEUROPATIAS TÓXICAS

Atualmente, as neuropatias tóxicas constituem a principal causa de neuropatia em pacientes com aids provenientes de países que dispõem de acesso aos tratamentos anti-retrovirais. A droga que mais comumente causa neuropatia periférica é a dideoxicitidina (ddC). A toxicidade é dose dependente, tanto com relação à gravidade dos sintomas, quanto à freqüência de acometimento. Com relação temporal inversa, a didanosina (ddI) e a estavudina (d4T) causam neuropatia em 10 a 20% dos casos, sendo o quadro clínico semelhante para todas elas. A apresentação clínica é caracterizada por parestesias distais dolorosas com curso progressivo, fraqueza muscular, hipo ou hiperestesia distal, além de hiporreflexia e problemas vegetativos. Além dessas, outras drogas potencialmente tóxicas e utilizadas no tratamento de pacientes HIV/aids são: isoniazida, dapsona, vincristina e metronidazol. Recentemente, após o advento da era HAART, tem sido descrito um quadro tóxico diferenciado, de curso agudo e progressivo, denominado fraqueza neuromuscular ascendente. Pacientes com esse diagnóstico evoluem em dias ou semanas com sintomas de parestesias e déficit motor ascendente, associados à presença de acidose láctica. Tem curso fatal em 20 a 50% dos casos, se não for prontamente tratado com suspensão das drogas e correção da acidose metabólica.

Mononeurites e mononeurites múltiplas

Podem ocorrer de duas formas: a primeira manifesta-se no ínicio da doença de forma benigna e autolimitada, de provável causa vasculítica, e não requer tratamento específico; a segunda forma ocorre nas fases mais avançadas da doença e carateriza-se por curso subagudo, mais grave e com acometimento de nervos cranianos. Nesse último caso, deve ser tratada com terapia específica para citomegalovírus.

POLIRRADICULOPATIAS PROGRESSIVAS

Quase estritamente relacionadas ao citomegalovírus, as polirradiculopatias progressivas acontecem em fases mais tardias da infecção pelo HIV-1, quando a contagem de linfócitos T-CD4 é inferior a 200 células/mm^3. Caracterizam-se clinicamente por síndrome assimétrica da cauda eqüina, geralmente com início na região lombar e irradiação para um dos membros. O exame neurológico evidencia arreflexia, hipotonia, e a eletroneuromiografia demonstra lesão axonal difusa. A realização do exame de líquido cefalorraquidiano também auxilia o diagnóstico, por meio do encontro de pleocitose polimorfonuclear, com aumento de proteína e consumo de glicose. O citomegalovírus pode ser encontrado nesse fluído por meio de cultura ou por exame citológico, além da detecção do seu genoma por PCR e do antígeno pp65. As polirradiculopatias progressivas podem ser associadas também à sífilis e à infiltração linfomatosa, principalmente aos linfomas malignos não-Hodgkin B e de Burkitt. O tratamento é feito com ganciclovir ou foscarnet.

Ganglioneurites e neuropatias autonômicas

Esses dois tipos de acometimento são raros. No primeiro, o comprometimento dos gânglios da raiz dorsal é manifestado como ataxia sensitiva, enquanto no segundo existe hipotensão ortostática, impotência e diarréia.

Síndrome da linfocitose infiltrativa difusa

Nas infecções virais, incluindo a aids, a contagem de linfócitos T-CD8 tende a aumentar nos estágios iniciais da doença e a declinar nos estágios mais avançados. Um subgrupo de pacientes pode permanecer com elevação dessas contagens, ao que se denomina hiperlinfocitose T-CD8. Parte desses pacientes pode desenvolver uma síndrome que mimetiza a síndrome de Sjögren e se associa a envolvimento multivisceral, com achado do infiltrado nas glândulas salivares, pulmões, rins e trato gastrintestinal, além de raras vezes envolver o sistema nervoso, com descrição de comprometimento do VII nervo, meningite asséptica, neuropatia motora e polineuropatia sensitivomotora axonal. Histologicamente, apresenta-se como vasculite não-necrotizante e caracteriza-se por lesão imunoproliferativa angiocêntrica, com infiltração acentuada de linfócitos T-CD8, abundante presença do HIV-1 no nervo e melhora com o uso de zidovudina ou esteróide. Provavelmente, a síndrome reflita uma resposta determinada pelo hospedeiro dirigida contra o HIV-1, podendo estar associada à recuperação imunológica, principalmente após a era HAART, quando foi inicialmente descrita.

A figura 2.5 mostra o resumo prático para o seguimento de neuropatias.

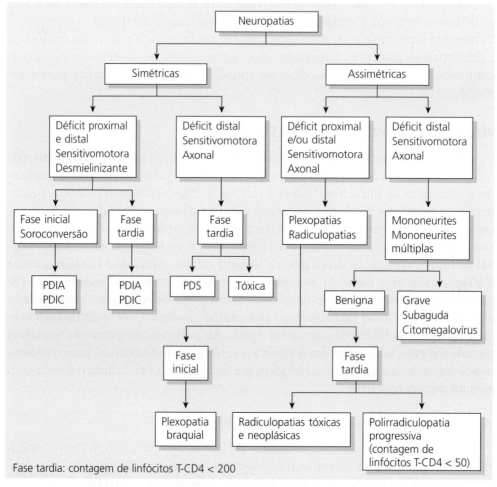

Figura 2.5 – Fluxograma para seguimento de neuropatia. PDIA = polineuropatia desmielinizante inflamatória aguda; PDIC = polineuropatia desmielinizante inflamatória crônica; PDS = polineuropatia distal sensitiva.

AFECÇÕES DO SISTEMA NERVOSO CENTRAL

PERÍODO INICIAL DA INFECÇÃO

No momento da soroconversão, vários quadros neurológicos que comprometem o SNC já foram descritos. O mais freqüentemente observado é uma síndrome meningítica ou meningoencefalítica aguda. Apresenta-se com instalação aguda de febre, cefaléia, rigidez de nuca e fotofobia. O exame de líquor mostra pleocitose discreta (geralmente < 200 células/mm^3), de predomínio linfomonocitário, leve aumento de proteínas (< 100mg/dl) e glicorraquia normal. Tem curso autolimitado, semelhante a uma infecção viral aguda benigna de SNC. De forma esporádica, pode evoluir insatisfatoriamente, podendo ocorrer, por exemplo, trombose venosa central. Manifestações mais raras, como mielopatia aguda, já foram reportadas, contudo, em carácter anedótico. Dessa forma, a infecção aguda pelo HIV-1 constitui diagnóstico diferencial obrigatório entre as meningites linfomonocitárias de evolução aguda em adultos. O uso da terapia anti-retroviral deve ser considerado.

São raras nessa fase, apesar de já relatadas, as complicações de SNC secundárias a outras etiologias, pois, apesar de existir algum impacto debilitador imunológico agudo, esse tem caráter transitório, com restabelecimento numérico proporcionado da linhagem linfocitária. Segue-se uma fase de jejum sintomático relativo, chamada por Price de fase de latência clínica, na qual existem poucas manifestações neurológicas de SNC, assim como manifestações clínicas sistêmicas. Predominam nessa fase as alterações do SNP.

Nesse período intermediário, podemos observar uma síndrome desmielinizante denominada esclerose múltipla-*like*, na qual um mecanismo de agressão imunomediado é invocado. Não só a apresentação clínica é semelhante à forma surto-remissão da esclerose múltipla, como também o estudo anatomopatológico das lesões. Contudo, essa manifestação clínica tem sido pouco freqüente. Apesar de ter sido classicamente descrita em estágios iniciais da história natural da infecção pelo HIV, a esclerose múltipla-*like* pode apresentar-se em estágios avançados da doença, inclusive como leucoencefalopatia monofásica focal de curso reversível ou fulminante, mimetizando a leucoencefalopatia multifocal progressiva.

É importante ressaltar que, apesar da expressão sintomática restrita nesse período, pode existir atividade inflamatória no SNC, muitas vezes traduzida como pleocitose ou outra alteração liquórica persistente. Essas alterações não são preditivas do surgimento subseqüente de doença neurológica. Alguns sintomas transitórios, como crises epilépticas e cefaléia, podem ser encontrados nessa fase, de fisiopatogenia pouco clara. As crises epilépticas devem sempre ser investigadas e tratadas, se recorrentes. Quadros de cefaléia podem apresentar-se com padrão contínuo ou com padrão tipo vascular recorrente. Os quadros migranosos usualmente respondem aos tratamentos profiláticos e de crises convencionais, os mesmos utilizados em pacientes sem infecção retroviral.

PERÍODO TARDIO DA INFECÇÃO

Esta é a fase em que há maior incidência de complicações do SNC. Com a diminuição da imunidade celular, existe maior risco para as afecções neurológicas, principalmente quando a contagem de linfócitos T-CD4 está abaixo de 200 células/mm^3. Esse risco é progressivo, sendo ainda maior nos pacientes com número de linfócitos T-CD4 abaixo de 50 células/mm^3. Nessa fase, estão presentes as complicações primariamente ligadas ao HIV-1 (demência, mielopatia e meningite), e as complicações secundárias aos vários agentes infecciosos e neoplasias.

COMPLICAÇÕES DIRETAMENTE RELACIONADAS AO HIV-1

Inicialmente, os quadros de encefalopatia foram atribuídos ao citomegalovírus. Após o conhecimento do HIV-1 e de suas propriedades, as alterações do SNC secundárias à infecção direta pelo HIV-1 foram descritas. Navia et al. descreveram complicações relacionadas ao retrovírus e estabeleceram critérios evolutivos da infecção, com determinação das alterações estruturais de relação direta com o HIV-1 e suas expressões sintomáticas. Houve a descrição da encefalopatia subaguda relacionada ao HIV-1, que foi denominada de "complexo demencial da aids". Posteriormente, em denominação mais abrangente e descritiva, este passaria a ser chamado "complexo cognitivo-motor ligado ao HIV-1" (CCMHIV). Alguns textos atuais utilizam o termo demência relacionada ao HIV.

O CCMHIV é doença definidora de aids e ocorre em fase de imunossupressão instalada. Tem prevalência aumentada em populações com fase avançada da doença. Diversos estudos, com diferentes metodologias, foram realizados, mostrando variação na prevalência de 7 a 66%. A incidência anual de CCMHIV é de 1,9/100.000, entre 20 e 59 anos de idade, sendo maior nos dois extremos da faixa etária. Alguns fatores de risco associados ao CCMHIV são baixa concentração de hemoglobina, perda de massa corpórea, sintomas constitucionais, gênero feminino, níveis elevados de RNA do HIV-1 no líquido cefalorraquidiano e idade mais avançada no diagnóstico de aids.

Em 1996, em estudo escocês, demonstrou-se diferença significativa na presença de encefalopatia, a depender do grupo de risco (mais freqüente em usuários de drogas por via intravenosa), do grau de imunossupressão e do uso de AZT. A presença de CCMHIV foi independente da presença de infecções secundárias ou neoplasias no SNC. Em 1998, Qureshi et al. demonstraram que 4,5% dos pacientes com HIV-1 evoluíram com demência em seguimento de dois anos. Os fatores que nesse estudo se associaram positivamente à ocorrência de demência foram: baixa contagem de linfócitos T-CD4, anemia e infecções definidoras de aids, além de neoplasias.

As possibilidades de tratamento da aids, sobretudo o tratamento com esquema HAART, modificaram a incidência de diversas doenças do SNC. Como reportado por Portegies et al., a introdução de zidovudina associou-se com queda de 36% para 2% na prevalência de CCMHIV.

Diversos estudos mostraram queda na prevalência de formas graves de CCMHIV após o advento da terapia HAART. No entanto, formas leves da doença ocorrem em maior freqüência, e existe aumento da sobrevida dos pacientes com CCMHIV. Em publicação mais recente, Sacktor descreveu uma queda da prevalência mundial do CCMHIV, de 20 a 30% antes, para 10,5% após a introdução do HAART, em meados da década de 1990. Contudo, houve aumento do CCMHIV como doença definidora da aids, e um aumento do número de casos com média de linfócitos T-CD4 maior que 200 células/mm^3. Vale lembrar que o CCMHIV é a principal causa de demência na população com idade inferior a 40 anos, constituindo importante fator de morbimortalidade nessa faixa etária.

O CCMHIV caracteriza-se pela evolução progressiva, em poucos meses, de comprometimento cognitivo, comportamental e motor, seguindo critérios específicos predeterminados. É classificada entre as demências subcorticais.

Os critérios diagnósticos propostos por Harrison e McArthur, em 1995, para o CCMHIV estão apresentados no quadro 2.2.

Quadro 2.2 – Critérios diagnósticos de Harrison e McArthur.

Provável – Todos os quesitos abaixo devem estar presentes
1. Anormalidade adquirida em dois ou mais domínios da cognição, presentes por ao menos um mês, com disfunção cognitiva repercutindo no trabalho ou atividades de vida diária, não atribuível somente à doença sistêmica
2. Anormalidade adquirida na função motora ou desempenho de tarefas, verificada ao exame clínico e/ou neuropsicológico e/ou declínio na motivação, controle emocional ou alteração do comportamento
3. Ausência de alteração do nível da consciência por um período suficiente para estabelecer o critério 1
4. Ausência de outra etiologia concomitante – sistêmica, psiquiátrica, abuso de substâncias químicas ou complicação secundária de SNC
Possível – Um dos quesitos abaixo deve estar presente
1. Os critérios 1, 2 e 3 estão presentes, mas outra etiologia coexiste e a causa do critério 1 não está determinada
2. Os critérios 1, 2 e 3 estão presentes, mas há dúvida sobre a existência de outra etiologia concomitante, devido à avaliação ser incompleta

Nas fases iniciais, os sintomas são sutis e incluem déficit de memória de curta duração, alentecimento no processamento mental, perda da capacidade de concentração, apatia e perda de interesse no trabalho e nos *hobbies*. Com a evolução da doença, os déficits tornam-se mais graves e há maior comprometimento para a realização das tarefas de vida diária. Distúrbios da marcha, tremor e perda da habilidade motora fina são comuns. Em estágio avançado da doença, o paciente é incapaz de realizar atividades simples de forma independente e apresenta intensa dificuldade motora.

O alentecimento motor e das funções cognitivas é característica marcante do quadro. Pode haver comprometimento medular associado, levando à paraparesia espástica associada a mielopatia vacuolar. Ao exame, nota-se dificuldade para a realização de movimentos finos e alternados. A anormalidade dos movimentos sacádicos oculares é precoce. Os reflexos profundos geralmente estão exaltados, e é comum a presença do sinal de Babinski bilateral. Quando há polineuropatia concomitante, os reflexos de Aquiles estão hipoativos. Os reflexos primitivos como *snouting* e *grasping* podem estar presentes. A evolução usualmente tem padrão simétrico, no entanto, manifestações focais atípicas são descritas. Após a introdução de HAART, houve certa mudança no perfil da demência, havendo mais distúrbios corticais e alterações mais proeminentes das porções mesiais do lobo temporal.

Nos quadros de distúrbio cognitivo-motor menor associado ao HIV-1, os sintomas são mais leves e podem permanecer estáveis por longos períodos. Esses quadros apresentam prevalência aumentada após a introdução do tratamento HAART.

A classificação de acordo com a gravidade do quadro clínico foi proposta em 1995 por Harrison e McArthur (Quadro 2.3).

Quadro 2.3 – Classificação de Harrison e McArthur.

Gravidade da demência
Estágio 0 (normal) – funções mentais e motricidade normais
Estágio 0,5 (subclínico) – sintomas ausentes ou mínimos, sem incapacidade para o trabalho ou atividades de vida diária. Exame clínico pode ser normal ou com sinais discretamente anormais, que pode incluir aumento dos reflexos profundos ou discreto alentecimento dos movimentos oculares, mas sem, claro, alentecimento dos movimentos dos membros, ou alteração de força e destreza
Estágio 1 (leve) – capaz de desempenhar atividades mais simples no trabalho ou na vida diária, mas com evidência inequívoca de alteração intelectual ou motora (incluindo sintomas ou sinais obtidos por meio de avaliação neuropsicológica)
Estágio 2 (moderado) – capaz de desempenhar apenas as atividades mais simples de vida diária, como os cuidados pessoais. Incapaz para o trabalho
Estágio 3 (grave) – maior incapacidade intelectual ou motora. Incapaz de acompanhar notícias ou manter uma conversação mais complexa. Desempenho alentecido
Estágio 4 (terminal) – interlocução rudimentar, por alteração tanto da compreensão quanto da expressão. Mutismo
Gravidade da mielopatia
Estágio 0 – normal
Estágio 1 – marcha pode estar alterada, mas o paciente pode andar sem assistência
Estágio 2 – caminha com apoio manual
Estágio 3 – marcha com andador ou com apoio humano. Membros superiores também podem estar comprometidos
Estágio 4 – paraparético ou paraplégico, com dupla incontinência

O diagnóstico do CCMHIV baseia-se na anmnese, e nos exames clínico, neurológico e cognitivo. A investigação etiológica do quadro demencial requer exames laboratoriais gerais, comuns à investigação de outros quadros demenciais, além de exame de neuroimagem e do líquido cefalorraquidiano. A documentação da imunossupressão também faz parte da investigação diagnóstica. A análise do líquido cefalorraquidiano é importante para afastar infecções secundárias, bem como infiltrações neoplásicas. O exame cognitivo é capaz de determinar qualitativa e quantitativamente as alterações cognitivas, sendo o elemento fundamental do diagnóstico. A avaliação cognitiva completa é de difícil realização na prática clínica, por demandar tempo e habilidade na aplicação de alguns testes neuropsicológicos. Várias combinações de testes neuropsicológicos têm sido propostas para a avaliação do CCMHIV, e alguns testes são mais sensíveis para o diagnóstico desse tipo de déficit cognitivo, dentre eles: extensão de dígitos ordem direta e ordem inversa, teste de aprendizagem verbal, auditiva, fluência verbal, *symbol digit modalities test*, *grooveed pegboard* e *trail making* A e B. Recentemente, Sacktor propôs um instrumento de fácil aplicação para o rastreamento de pacientes com declínio cognitivo associado ao HIV. A *International HIV Dementia Scale* é composta por três subtestes: *timed fingertapping*, *timed alternating hand sequence test* e evocação de quatro itens após 2 minutos. Esse instrumento não sofre influência da escolaridade e tem sensibilidade de 80% com a nota de corte ≤ 10 (apresentamos versão em língua inglesa, uma vez que a escala ainda não foi traduzida e validada em nosso meio).

International HIV Dementia Scale (IHDS)

Memory-Registration – Give fourwords to recall (dog, hat, bean, red) – 1 second to say each. Then ask the patient all four words after you have said them. Repeat words if the patient does not recall them all immediately. Tell the patient you will ask for recall of the words again a bit later.

1. Motor Speed: Have the patient tap the first two fingers of the non-dominant hand as widely and as quickly as possible.

4 = 15 in 5 seconds
3 = 11-14 in 5 seconds
2 = 7-10 in 5 seconds
1 = 3-6 in 5 seconds
0 = 0-2 in 5 seconds

2. Psychomotor Speed: Have the patient perform fhe following movements with the non-dominant hand as quickly as possible: 1) Clench hand in físt on flat surface. 2) Put hand flat on surface with palm down. 3) Put hand perpendicular to flat surface on the side of the 5th digit. Demonstrate and have patient perform twice for practice.

4 = 4 sequences in 10 seconds
3 = 3 sequences in 10 seconds
2 = 2 sequences in 10 seconds
1 = 1 sequence in 10 seconds
0 = unable to perform

3. Memory-Recall: Ask the patient to recall the four words. For words not recalled, prompt with a semantic clue as follows: animal (dog); piece of clothing (hat); vegetable (bean); color (red).
Give 1 point for each word spontaneousiy recalled.
Give 0.5 points for each correct answer after prompting
Maximum – 4 points.

Total International HIV Dementia Scale Score: This is the sum of the scores on items 1-3. The maximum possible score is 12 points. A patient with a score of ≤ 10 should be evaluated further for possible dementia.

N. Sacktor, et.al.
Department of Neurology
Johns Hopkins University
Baltimore, Maryland

Os exames de imagem são realizados principalmente para excluir outras causas de demência, como, por exemplo, neoplasias, infecções secundárias e lesões vasculares. A ressonância magnética é o exame de escolha. No CCMHIV podemos observar redução do volume encefálico cortical e subcortical e alterações de sinal na substância branca subcortical. Essas alterações não são patognomônicas da infecção pelo HIV. Estudos por espectroscopia podem aumentar a sensibilidade do método, evidenciando aumento nos níveis de colina e diminuição nos níveis de N-acetil-aspartato. Os estudos neurofisiológicos, eletroneuromiográficos e pesquisa de potenciais evocados podem colaborar na investigação de sintomas do SNP associados ao quadro.

O estudo do líquido cefalorraquidiano é realizado para exclusão de outros diagnósticos diferenciais. Geralmente existe pleocitose linfomonocitária discreta, aumento de proteínas e glicorraquia normal nos casos de CCMHIV. Bandas oligoclonais e síntese local de anticorpos anti-HIV podem ser pesquisados. O isolamento liquórico do HIV-1 e a detecção do antígeno p24 do HIV-1 estão associados aos quadros de CCMHIV, porém têm pouco valor prático. As dosagens liquóricas da β2-microglobulina e da neopterina, apesar de não serem específicas, têm boa relação com o CCMHIV, mas também não são utilizadas na prática clínica. A detecção quantitativa do RNA-HIV-1 liquórico por PCR deve ser um recurso diagnóstico, especialmente nos casos de falência terapêutica. Há resultados encorajadores, porém, ainda não suficientemente específicos, na determinação de seus valores preditivos sobre a evolução clínica.

A patogenia, apesar de muito estudada, ainda reserva grandes lacunas no seu entendimento. Seu completo domínio deverá envolver uma profunda conciliação das observações clínicas, patológicas e virológicas.

O HIV-1 tem acesso precoce ao SNC, via infecção de células endoteliais, resultando em infecção de macrófagos perivasculares, ou via ingresso de macrófagos já infectados. A proteína Gp120 é importante no processo de invasão precoce, alterando a barreira hematoencefálica na fase de viremia aguda da infecção primária. Já na fase avançada da infecção, outros fatores sistêmicos são determinantes, como o aumento na circulação de monócitos com expressão CD16 e CD69, os quais, quando ativados, são capazes de aderir ao endotélio normal da microvasculatura cerebral, migrando e desencadeando processos deletérios ao SNC. Os fatores reguladores da migração de células monocitárias através da barreira hematoencefálica, como a proteína quimioatrativa dos monócitos (MCP-1), também têm papel definidor no carreamento viral para o SNC. Nesse complexo processo da migração celular estão ainda envolvidas as moléculas de adesão, como o aumento da expressão da molécula de adesão celular 1 (VCAM-1). Além desses fatores de migração celular, existe a sugestão de que a citocina fator de necrose tumoral α (TNFα) seria responsável pela abertura de uma via paracelular de invasão viral através da barreira hematoencefálica. Após a entrada no SNC, o HIV-1 causa infecção produtiva, sobretudo nas células derivadas da medula óssea, como os macrófagos, que têm ambos os receptores de contagem de linfócitos T-CD4 e quemoquinas. As células da micróglia também são infectadas pelo vírus, tornando-se produtivas.

A infecção de macrófagos e células da micróglia pelo HIV-1 leva à produção de proteínas virais, de neurotoxinas e de citocinas que são liberadas no SNC. As proteínas virais relacionadas ao processo neurodegenerativo são: Tat, gp120 e Vpr. As principais citocinas e neurotoxinas produzidas pelas células infectadas são: TNFα, ácido quinolínico, ácido araquidônico, interleucina-1, óxido nítrico e fator ativador de plaquetas. A proteína Tat e o TNFα contribuem para aumentar a disfunção da barreira hematoencefálica, que se torna mais permeável a monócitos infectados e citocinas presentes na periferia. As citocinas pró-inflamatórias secretadas ativam células da micróglia e astrócitos, que secretam mais neurotoxinas, perpetuando o processo inflamatório. A alteração na função dos astrócitos resulta em aumento da neurotoxicidade no SNC. Portanto, seja por via direta (infecção pelo HIV-1) seja pela via indireta (ativação de mecanismos de neurodegeneração), a liberação de neurotoxinas leva à morte neuronal, mecanismo decisivo para a patogênese da CCMHIV.

A encefalite com células gigantes multinucleadas, anormalidade marcadora da infecção pelo HIV-1, tem relativamente pequena magnitude na análise patológica. Há predomínio da palidez mielínica difusa, associada às anormalidades da micróglia e astrocitose difusa. É, no entanto, controversa a relação estabelecida entre essas anormalidades, sobretudo as dependentes da infecção viral produtiva, e a expressão clínica da perda cognitiva. Os dados anatomopatológicos reforçam a importância do dano tecidual mediado pela toxicidade de proteínas virais e das neurotoxinas e citocinas inflamatórias, que atuam de modo sinérgico, mesmo na ausência de uma invasão viral maciça do SNC. O grau de perda cognitiva relaciona-se melhor com a detecção da proliferação microglial, empobrecimento das sinapses e da densidade dentrítica, perda seletiva neuronal e aumento da concentração do $TNF\alpha$ e exocitotoxinas, do que com o número de células infectadas propriamente dito.

Em relação à mielopatia vacuolar, as alterações patológicas encontradas são semelhantes às da degeneração combinada subaguda de medula, secundária à deficiência de vitamina B_{12}. A produção local de infecção pelo HIV-1 é mínima, o que sugere uma distinção patogenética em relação à disfunção encefálica. O componente inflamatório também é o mecanismo que leva aos processos tóxicos teciduais medulares. Isso torna mais complexa a interpretação da mielopatia na co-infecção HIV-1/HTLV I-II, hoje o maior co-fator das mielopatias primárias na infecção pelo HIV, denominada TSP-símile. Apesar da patogenia ainda obscura, nessa circunstância, advogamos o uso da terapia anti-retroviral, e não a abordagem terapêutica para TSP/HAM (paraparesia espástica tropical), a despeito de os critérios para introdução de HAART muitas vezes não estarem presentes.

O tratamento do CCMHIV é baseado atualmente no tratamento da infecção sistêmica. Em relação aos anti-retrovirais, a escolha de drogas com conhecida sensibilidade viral sistêmica e boa penetração no SNC deve ser feita. Em referência recente, o consenso europeu sugere a combinação de drogas anti-retrovirais com ao menos duas drogas com boa penetração no SNC, tais como zidovudina, estavudina, abacavir, nevirapina, efavirenz e indinavir. Várias tentativas de desenvolvimento de drogas adjuvantes, como antioxidantes, bloqueadores de canais de cálcio, antagonistas de receptores quemocinas e citocinas, bloqueadores do N-metil de aspartato (NMDA) e inibidores dos mediadores da apoptose celular, como as caspases e p38-MAPK, têm sido idealizadas. Os bloqueadores do canal de cálcio, como a nimodipina e os inibidores do PAF tiveram resultados inconclusivos em estudos clínicos. Antagonistas do receptor NMDA e dos receptores de quemocinas CXCR4 e CCR5 estão em estudo clínico, com grande expectativa de seus resultados, e os inibidores dos mediadores da apoptose celular, como p38-MAPK, ainda aguardam testagem clínica para confirmar seus potenciais resultados teóricos.

Após a instituição do tratamento anti-retroviral, existe a possibilidade da ocorrência do escape viral no SNC, isto é, a resistência do vírus presente no SNC ao regime de tratamento proposto. A suspeita clínica para essa situação existe quando o quadro cognitivo não melhora apesar do tratamento iniciado. Nesse caso, devemos reinvestigar o genótipo do vírus do SNC e seu perfil de resistência para a readequação do esquema de drogas anti-retrovirais.

Na figura 2.6 apresentamos o esquema diagnóstico e terapêutico prático proposto por McArthur, 2005.

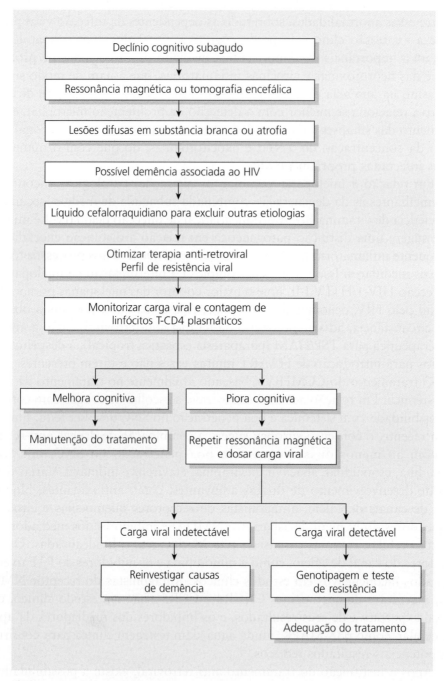

Figura 2.6 – Esquema diagnóstico de McArthur.

BIBLIOGRAFIA

Adle-Biassette H, Chretien F, Wingertsmann L et al. Neuronal apoptosis does not correlate with dementia in HIV-1 infection but is related to microglial activation and axonal damage. Neuropathol Appl Neurobiol 1999; 25:123-33.

Asbury AK, Thomas PK. Peripheral neuropathies in human immunodeficiency virus type I infection. In: Peripheral Nerve Disorders 2. Butterworth Heinemann, Oxford; 1995.

Brasil. Ministério da Saúde do Brasil: Grupo de Trabalho em HTLV. Cartilha contendo informações básicas sobre HTLV para distribuição na rede Pública de Saúde. Brasília: Ministério da Saúde. 2003.

Brew B, Tindall B. Neurological manifestations of primary human immunodeficiency virus-1 infection. In: Berger J, Levy R, eds. AIDS and the nervous system. 2nd ed. Philadelphia: Lippincott-Raven; 1997. p 517-26.

Brinley FJ Jr, Pardo CA, Verma A. Human immunodeficiency virus and the peripheral nervous system workshop. Arch Neurol 2001; 58:1561-6.

Brites C, Alencar R, Gusmão R et al. Coinfection with HTLV-1 is associated with a shorter survival time for HIV-1-infected patients in Bahia, Brazil. AIDS 2001; 15: 2053-5.

Budka H. Cerebral pathology in AIDS: a new nomenclature and pathogenetic concepts. Curr Opin Neurol Neurosur 1992; 5:917-23.

Casseb J, Caterino-de-Araujo A, Hong MA et al. Prevalence of HTLV-I and HTLV-II infections among HIV-1-infected asymptomatic individuals in Sao Paulo, Brazil. Rev Inst Med Trop Sao Paulo 1997; 39:213-5.

Casseb J, Hong MA, Salomao S et al. Coinfection with human immunodeficiency virus and human T-cell lymphotropic virus type I: reciprocal activation with clinical and immunological consequences. Clin Infect Dis 1997; 25:1259-60.

Cinque P, Vago L, Ceresa D et al. Cerebrospinal fluid HIV-1 RNA levels: correlation with HIV encephalitis. AIDS 1998; 12:389-94.

Clifford DB. Human immunodeficiency virus-associated dementia. Arch Neurol 2000; 57:321-4.

Cornblath DR, McArthur JC, Griffin JW. The spectrum of peripheral neuropathies in HTLV III infection. Muscle Nerve 1986; 9:S76.

Cunningham PH, Smith DG, Satchell C et al. Evidence for independent development of resistance to HIV-1 reverse transcriptase inhibitors in the cerebrospinal fluid. AIDS 2000; 14:1949-54.

Dalakas MC et al. Retrovirus-related muscle diseases. In: Engel AG, Franzini-Armstrong C. Myology. McGraw-Hill: USA. 1994.

Dore GJ, Correll PK, Li Y et al. Changes to AIDS dementia complex in the era of highly active anti-retroviral therapy. AIDS 1999; 13:1249-53.

Dore GJ, Hoy JF, Mallal SA et al. Trends in incidence of AIDS illnesses in Australia from 1983 to 1994: the Australian AIDS cohort. J Acquir Defic Syndr Hum Retrovirol 1997; 16:39-43.

Ferrando S, van Gorp W, McElhiney M et al. Highly active anti-retroviral treatment in HIV infection: benefits for neuropsychological function. AIDS 1998; 12:F65-70.

Gherardi R, Chariot P, Authier FJ. Muscular involvement in HIV infection. Rev. Neurol (Paris) 1995; 151:603-7.

Gartner S. HIV infection and dementia. Science 2000; 287:602-4.

Gray F, Chretien F, Vallat-Decouvelaere AV, Scaravilli F. The changing pattern of HIV neuropathology in the HAART era. J Neuropathol Exp Neurol 2003; 62:429-40.

Gray F, Gherardi R, Scaravilli F. The neuropathology of the acquired immune deficiency syndrome (AIDS). A review. Brain 1988; 111:245-66.

Harrison MJ, Newman SP, Hall-Craggs MA et al. Evidence of CNS impairment in HIV infection: clinical, neuropsychological, EEG, and MRI/Mrs study. J Neurol Neurosurg Psychiatry 1998; 65:301-7.

Janssen RS, Cornblath DR, Epstein LG et al. Human immunodeficiency virus (HIV) infection and the nervous system: report from American Academy of Neurology AIDS Task Force. Neurology 1989; 39:119-22.

Lezak MD. Neuropsychological Assessement. 3th ed. In: Batteries for assessing specific conditions-HIV+. Oxford: University Press – Oxford; 1995. p 723-4.

Machuca A, Rodes B, Soriano V. The effect of anti-retroviral therapy on HTLV infection. Virus Res 2001; 78:93-100.

Major EO, Rausch D, Marra C, Clifford D. HIV-associated dementia. Science 2000; 288:440-2.

McArthur JC, Hoover DR, Bacellar H et al. Dementia in AIDS patients: incidence and risk factors. Multicenter AIDS Cohort Study. Neurology 1993; 43:2245-52.

Moulignier A, Authier FJ, Baudrimont M et al. Peripheral neuropathy in human immunodeficiency virus-infected patients with the difuse infiltrative lymphocitosis syndrome. Ann Neurol 1997; 41:438-45.

Navia BA, Jordan BD, Price RW. The AIDS dementia complex I: Clinical features. Ann Neurol 1986; 19:517-24.

Navia BA, Cho ES, Petito CK, Price RW. The AIDS dementia complex II: Neuropathology. Ann Neurol 1986; 19:525-35.

Oliveira ACP, Aoki FH, Lima VMSF, Sabioni CM. Acute HIV infection and Meningoencephalitis with sinus thrombosis [abstract]. J Neurovirol 1996; 2:45.

Portegies P, de Gans J, Lange JM et al. Declining incidence of AIDS dementia complex after introdution of zidovudine treatment [published erratum in BMJ BMJ 1989; 299: 819-21.

Portegies P, Solod L, Cinque P et al. Guidelines for the diagnosis and management of neurological complications of HIV infection. Eur J Neurol 2004; 11:297-304.

Qureshi AI, Hanson DL, Jones JL, Janssen RS. Estimation of the temporal probability of human immunodeficiency virus (HIV) dementia after risk stratification for HIV-infected persons. Neurology 1998; 50:392-7.

Sacktor N. The epidemiology of human immunodeficiency virus-associated neurological disease in the era of highly active anti-retroviral therapy. J Neurovirol 2002; 8(Suppl 2):115-21.

Schechter M, Harrison LH, Halsey NA et al. Coinfection with human T-cell lymphotropic virus type I and HIV in Brazil. Impact on markers of HIV disease progression. JAMA 1994; 271:353-7.

Schechter M, Moulton LH, Harrison LH. HIV viral load and CD4+ lymphocyte counts in subjects coinfected with HTLV-I and HIV-1. J Acquir Immune Defic Syndr Hum Retrovirol 1997; 15:308-11.

Schifitto G, McDermott MP, McArthur JC et al. Incidence of and risk factors for HIV-associated distal sensory polyneuropathy. Neurology 2002; 58:1764-8.

Selnes OA, Miller EN. Development of a screening battery for HIV related cognitive impairment: the macs experience. In: Grant I, Martin A eds. Neuropsychology of HIV Infection: Current Research and Direction. New York: Oxford University Press; 1993.

Snider WD, Simpson DM, Nielsen S et al. Neurological complications of acquired immune deficiency syndrome: analysis of 50 patients. Ann Neurol 1983; 14:403-18.

The Dana Consortium on therapy for HIV dementia and related cognitive disorders. Clinical confirmation of the American Academy of Neurology algorithm for HIV-1-associated cognitive/motor disorder. Neurology 1996; 47:1247-53.

Verma S, Micsa E, Estanislao L, Simpson D. Neuromuscular complications in HIV. Curr Neurol Neurosci Rep 2004; 4:62-7.

Veronesi R, Focaccia R eds. Retroviroses Humanas: Doenças Associadas ao HTLV. Rio de Janeiro: Atheneu; 2000.

13. ALTERAÇÕES GASTRINTESTINAIS

Aglaé Catalani

AFECÇÕES ESOFÁGICAS

INFECÇÕES

Citomegalovírus – a citomegalovirose é freqüente, sendo a esofagite uma das principais manifestações. Os sintomas vão desde discreta dor epigástrica e esofágica até dor intensa que não responde aos analgésicos comuns, podendo evoluir para sangramento e abdome agudo. Ao exame de endoscopia digestiva alta são encontradas úlceras únicas e mais profundas, localizadas nas porções distais do esôfago ou esofagite difusa. Para o diagnóstico exige-se a demonstração de inclusões citomegálicas intracelulares no espécime estudado ou cultura positiva do material de biópsia. Os pacientes devem ser submetidos à avaliação oftalmológica.

Tratamento de escolha: ganciclovir 5mg/kg/dose, por via intravenosa (IV), 2 vezes/dia, por duas a três semanas; dose de manutenção 5mg/kg/dia, cinco a sete dias por semana.

Tratamento alternativo:
– Valganciclovir 900mg, por via oral (VO), 2 vezes/dia, com alimentos por duas a três semanas; dose de manutenção 900mg/dia.
– Foscarnet: usado quando não há resposta ao tratamento anterior na dose de 120-180mg/kg/dia, IV, 2 a 3 vezes/dia, durante 14 a 21 dias; dose de manutenção 90-120mg/kg/dia, 1 vez/dia.

A esofagite por citomegalovírus responde em uma a duas semanas, com diminuição da febre e da odinofagia.

Candidíase – a esofagite por *Candida* spp. pode levar a odinofagia, alteração do paladar, disfagia, náuseas, vômitos e diarréia. O diagnóstico é feito por meio da endoscopia digestiva alta, com a observação de placas esbranquiçadas que se estendem por todo o esôfago.

Tratamento de escolha: fluconazol 200mg/dia, VO, até 800mg/dia, por duas a três semanas.

Tratamentos alternativos:
- Cetoconazol 400mg/dia, VO, durante 14 a 21 dias; se necessário, manter 200mg/dia por mais alguns dias.
- Itraconazol 200mg, VO, às refeições.
- Voriconazol 200mg, VO, 2 vezes/dia.
- Anfotericina B 0,3-0,6mg/kg/dia, IV, por 10 a 14 dias.

Herpes simples – na esofagite pelo herpes simples pode-se ter disfagia, odinofagia, úlceras em cavidade oral e esôfago. O diagnóstico é feito por meio da endoscopia digestiva alta com biópsia.

Tratamento de escolha: aciclovir 200-800mg, VO, 5 vezes/dia ou 15-30mg/kg/dia, IV, de 8/8 horas por duas semanas.

Tratamento alternativo:
- Valaciclovir 500mg a 1g, VO, 2 vezes/dia, durante sete dias.
- Famciclovir 250-500mg, 2 vezes/dia, durante sete dias.

Quando há resistência ao tratamento anterior, pode ser usado foscarnet 120mg/kg/dia, IV, duas a três vezes ao dia durante 14 a 21 dias.

Na figura 2.7 apresenta-se um algoritmo com proposta de investigação endoscópica de pacientes com infecção pelo HIV/aids e sintomatologia esofágica.

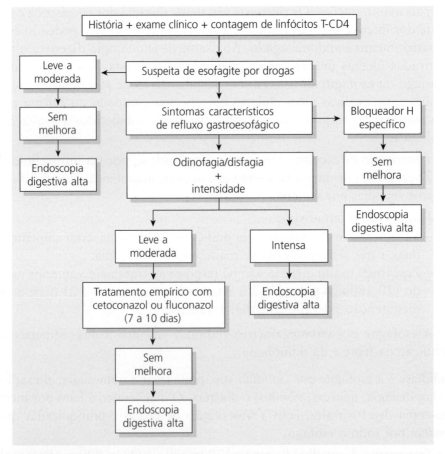

Figura 2.7 – Algoritmo para investigação endoscópica de pacientes com aids e sintomatologia esofágica (adaptado de Wilcox por Moreira).

NEOPLASIAS

Sarcoma de Kaposi – é o mais comum entre os tumores malignos que podem acometer o esôfago e o estômago. Geralmente é assintomático, mas pode evoluir com náuseas e dor. A hemorragia digestiva pode ocorrer em fases mais avançadas. A endoscopia digestiva alta revela lesões violáceas características e a etiologia deve ser confirmada por meio da biópsia com exame histopatológico. Encaminhar ao especialista para o melhor esquema quimioterápico.

Linfoma não-Hodgkin – é o mais freqüente dos linfomas e, na sua fase inicial, assintomático. Quando atinge um volume maior, os sintomas podem ser: obstrução, dificuldade de esvaziamento gástrico, hemorragia digestiva, dor e perda de peso. O tratamento é específico após avaliação do especialista.

AFECÇÕES GÁSTRICAS

Anorexia, náuseas e vômitos, plenitude e/ou epigastralgia – as principais etiologias são medicamentos, depressão, acidose láctica, gastroenterite aguda, infecções, neoplasias, doenças intracranianas etc. Quanto ao diagnóstico, deve-se avaliar a suspensão dos medicamentos, dosagem do ácido láctico, avaliação digestiva com endoscopia e tomografia de abdome se necessário, avaliação com tomografia de crânio e líquor quando necessário.

Infecções – citomegalovirose: ver afecções esofágicas.

Neoplasias – sarcoma de Kaposi e linfomas: ver afecções esofágicas.

AFECÇÕES INTESTINAIS

ENTERITE AGUDA

Caracterizada por mais de três evacuações ao dia, durante dois a dez dias consecutivos com fezes amolecidas.

Os principais agentes etiológicos são:

Shigella **spp.** – *S. dysenteriae* é a que causa sintomas mais graves. A *S. flexneri, S. boydii, S. sonnei* causam sintomas menos graves. A diarréia é de pequeno volume, com sangue e muco, várias vezes ao dia, cólicas, tenesmo, febre em 40% dos casos, com fezes desde pastosas até líquidas. É comum haver leucócitos nas fezes. O diagnóstico é feito por meio da coprocultura.

Tratamento: ciprofloxacina 500mg, VO, 2 vezes/dia por três dias; ou sulfametoxagol-trimetoptima 800/160mg, VO, 2 vezes/dia por três dias; ou azitromicina 500mg/dia, VO, durante o primeiro dia, seguidos de 250mg/dia, por mais quatro dias.

Profilaxia e prevenção: saneamento básico, higiene pessoal e desinfecção de equipamentos.

***Salmonella* spp.** – a maioria das salmoneloses são causadas pelo *S. typhimurim* e por *S. enteritidis*. Os sinais e sintomas mais comuns são: febre, dor abdominal, cólicas e diarréia líquida. Bacteriemias recorrentes por *Salmonella* spp. constituem critério para o diagnóstico de aids. O diagnóstico é feito por meio da coprocultura e da hemocultura.

Tratamento: ciprofloxacina 500mg, VO, 2 vezes/dia durante 14 dias; ou sulfametoxazol-trimetoprima 800/160mg, VO, 2 vezes/dia durante 14 dias; ou cefalosporinas de terceira geração – cefotaxima 4-8g/dia, IV, ou ceftriaxona 2g/dia, IV, durante duas ou mais semanas.

Geralmente é suficiente uma semana de tratamento com ceftriaxona. O tratamento pode ser prorrogado por um período maior ou igual a quatro semanas.

Profilaxia secundária não é necessária.

Prevenção: saneamento básico, higiene pessoal e uso de água filtrada ou fervida.

Campylobacter jejuni – a diarréia causada por essa bactéria pode ocorrer com febre, cefaléia, mialgia e astenia antes dos sintomas intestinais ou coincidindo com esses. Também é freqüente dor abdominal, náuseas e tenesmo. As fezes podem ser desde pastosas até líquidas, com ou sem sangramento na fase inicial e francamente sanguinolenta em fase mais avançada. O diagnóstico é feito por meio da coprocultura.

Tratamento: eritromicina 500mg, VO, 4 vezes/dia durante cinco dias; ou ciprofloxacina 500mg, VO, 2 vezes/dia durante sete dias; ou azitromicina 500mg, VO, 1 vez/dia durante três dias.

Profilaxia e prevenção: saneamento básico e higiene pessoal.

Clostridium difficile – na diarréia causada por essa bactéria encontra-se fezes líquidas, febre e leucocitose, quase sempre com história de uso de antibióticos como ampicilina, clindamicina e cefalosporinas. O diagnóstico é feito por meio do teste da toxina fecal. À colonoscopia, é observada colite pseudomembranosa.

Tratamento: metronidazol 250mg, VO, 4 vezes/dia ou 500mg, VO, 3 vezes/dia durante 10 a 14 dias; ou vancomicina 125mg, VO, 4 vezes/dia durante 10 a 14 dias.

Profilaxia e prevenção: uso controlado de antibióticos.

Entamoeba histolytica – diarréia com colite, fezes sanguinolentas, cólicas, sem leucócitos fecais. Na maioria das vezes, os portadores são assintomáticos. O diagnóstico é feito por meio do exame parasitológico das fezes em três amostras que têm 85 a 95% de sensibilidade.

Tratamento: metronidazol 750mg, VO ou IV, 3 vezes/dia durante 5 a 10 dias; ou tinidazol 2g/dia, VO, dose única diária ou 1g 2 vezes/dia durante três dias, ou secnidazol 2g, VO, dose única.

Profilaxia e prevenção: saneamento básico e higiene pessoal.

Giardia lamblia – diarréia líquida, enterite, distensão abdominal e flatulência. O diagnóstico é feito por meio do exame parasitológico das fezes ou da detecção do antígeno.

Tratamento: metronidazol 250mg, VO, 3 vezes/dia durante 5 a 10 dias, ou tinidazol 2g, VO, dose única; ou albendazol 400mg/dia, VO, durante cinco dias; ou secnidazol 2g, VO, dose única; ou paromomicina 500mg, VO, 4 vezes/dia durante sete dias.

Profilaxia e prevenção: saneamento básico e higiene pessoal.

Citomegalovírus – diarréia com colite, dor abdominal, cólicas, grande quantidade de fezes. O diagnóstico é feito por meio da biópsia com a demonstração da inclusão característica ou a cultura positiva do material da biópsia. Tratamento: ganciclovir 5mg/kg/dose, IV, 2 vezes/dia durante duas a três semanas; ou foscarnet 120-180mg/kg/dia, IV, 2-3 vezes/dia durante três a quatro semanas.

Outros vírus entéricos – são capazes de produzir diarréia aguda em 15 a 30% dos pacientes infectados pelo HIV. Os principais agentes etiológicos são: adenovírus, astrovírus, calicivírus, picornavírus etc. O tratamento é sintomático e de suporte com loperamida.

Idiopática – corresponde a 25-40% dos pacientes infectados pelo HIV. Devem ser descartadas outras causas infecciosas.

ENTERITE CRÔNICA

Quando a diarréia dura mais de um mês, podendo persistir por vários meses, leva à queda do estado geral e ao emagrecimento progressivo. A etiologia das diarréias crônicas é semelhante à das agudas. Alguns tumores também podem causar diarréias crônicas, como o sarcoma de Kaposi e os linfomas.

Os principais quadros de enterites crônicas são:

Giardíase e amebíase – os pacientes geralmente são assintomáticos, mas pode ocorrer diarréia com cólicas, náuseas, flatulência, azia, plenitude gástrica, às vezes com períodos de obstipação. As fezes podem ser pastosas ou líquidas, com cinco a seis episódios diários.

Na amebíase pode haver diarréia desde moderada até grave disenteria. A retocolite é freqüente e consiste em inflamação e ulceração do cólon distal. Pode surgir febre, desconforto abdominal, perda de peso e sangramento intestinal com muco. O diagnóstico é feito por meio do exame parasitológico de fezes.

Tratamento: ver enterites agudas.

Profilaxia e prevenção: saneamento básico, higiene pessoal e uso de água filtrada ou fervida.

Criptosporidíase – *Cryptosporidium parvum* é o agente etiológico e causa diarréia geralmente líquida com perda de 1 a 25 litros por dia, dor abdominal, anorexia, flatulência, perda acentuada de peso. Pode haver náuseas, vômitos, febre e mialgia. O paciente pode evoluir para desidratação e distúrbio eletrolítico. O diagnóstico é feito pelo exame microscópico das fezes que revela os oocistos. Não é comum a presença de leucócitos e sangue.

Tratamento: não há terapêutica realmente eficaz, sendo HAART (*highly active antiretroviral therapy*) com reconstituição imunológica o único tratamento que controla a criptosporidiose persistente. Utilizam-se: paromomicina 500mg, VO, 3 vezes/dia ou 1g, VO, 2 vezes/dia com alimentos durante 14 a 28 dias, a seguir, 500mg, 2 vezes/dia; ou azitromicina 1.200mg, VO, 2 vezes/dia no primeiro dia, a seguir 1.200mg ao dia durante 27 dias, a seguir 600mg ao dia.

Obs.: octreotídio – 50 a100µg 3 vezes/dia, por via subcutânea (SC) ou IV, (50µg/h), pode melhorar a diarréia, mas não tem atividade contra o agente.

Profilaxia e prevenção: saneamento básico, uso de água filtrada ou fervida e higiene pessoal.

Ciclosporíase – *Cyclospora cayetanenses* é o agente etiológico e leva à diarréia crônica em menos de 1% dos pacientes com aids. Provoca diarréia líquida e enterite. O diagnóstico é pela pesquisa de oocistos nas fezes.

Tratamento: sulfometoxazol-trimetoprima 800/160mg, VO, 4 vezes/dia durante 10 dias.

Profilaxia e prevenção: saneamento básico, uso de água filtrada ou fervida, lavar e cozinhar bem os alimentos.

Microsporidíase – pode levar à diarréia crônica em pacientes extremamente imunossuprimidos. Três espécies isoladas: *Enterocytozoon bieneusi, Emcephalitozoon hellum* e *Enterocytozoon (Septata) intestinalis*. A diarréia é aquosa em grande quantidade, com perda acentuada de peso e dor abdominal periumbilical, febre, má absorção. O diagnóstico é feito por meio de coloração tricrômica modificada em microscopia óptica.

Tratamento: albendazol 400-800mg, VO, 2 vezes/dia durante três semanas (eficácia comprovada para o *E. intestinalis*); ou fumagilina 60mg, VO, 1 vez/dia durante 14 dias (*E. bieneusi*). Observar presença de neutropenia e trombocitopenia.

Profilaxia e prevenção: saneamento básico, lavar e cozinhar bem os alimentos.

Isosporíase – causada por *Isospora belli*. Leva à diarréia crônica em 1 a 3% dos pacientes com aids. As fezes são líquidas, com sangue ou células inflamatórias, dor abdominal tipo cólica, perda de peso e má absorção de gorduras. O diagnóstico é feito pela detecção de oocistos nas fezes com a coloração de Ziehl-Nielsen modificada e específica. Podem ser necessárias várias amostras de fezes.

Tratamento: sulfometoxazol-trimetoprima 800/160mg, VO, 3-4 vezes/dia durante duas a quatro semanas, seguida de dose de manutenção por tempo indeterminado; ou pirimetamina 50-75mg/dia, VO, associada a ácido folínico 10-15mg/dia durante um mês.

Profilaxia e prevenção: saneamento básico, lavar e cozinhar bem os alimentos.

Citomegalovirose – diarréia crônica em 15 a 40% dos pacientes com aids. As fezes são líquidas com ou sem sangue, colite e/ou enterite, febre, cólicas, podendo causar perfuração intestinal, ulcerações, hemorragias. O diagnóstico é feito por meio da biópsia para evidenciar corpos de inclusão intranuclear.

Tratamento: ganciclovir 5mg/kg/dose, IV, 2 vezes/dia durante três a quatro semanas; ou foscarnet 120-180mg/kg/dia, IV, 2-3 vezes/dia durante três a quatro semanas.

Não há consenso quanto à necessidade de profilaxia secundária, e o uso de HAART para a reconstituição imunológica é indicado.

Mycobacterium avium complex – causa diarréia crônica em aproximadamente 10 a 20% dos pacientes com aids. A diarréia é líquida, com dor abdominal difusa, febre e má absorção. O diagnóstico é feito por meio de hemoculturas que são positivas para *Mycobacterium avium complex*, podendo haver hepatoesplenomegalia, adenopatia e espessamento de delgado à tomografia computadorizada de abdome.

Tratamento: claritromicina 500mg, VO, 2 vezes/dia associada a etambutol 15mg/kg/dia; ou azitromicina 600mg/dia associada a etambutol 15mg/kg/dia e rifabutina 300mg/dia.

Mycobacterium tuberculosis – pode ser encontrada tumoração/massa no ceco, linfadenopatia regional, perda de peso, sangramento retal, linfonodos mesentéricos. O diagnóstico pode ser feito pela presença de BAAR nas fezes.

Tratamento: o mesmo recomendado para as outras formas de tuberculose.

Blastocystis hominis – leva à diarréia crônica ou intermitente com dor abdominal, náuseas, vômitos, raramente febre. O diagnóstico é feito por meio do exame parasitológico de fezes.

Tratamento: metronidazol 750mg, VO, 3 vezes/dia durante 10 dias; ou secnidazol 2g, VO, dose única; ou iodoquinol 650mg, VO, três vezes ao dia durante 20 dias.

Profilaxia e prevenção: saneamento básico e higiene pessoal.

Estrongiloidíase – causada pelo *Strongiloides stercoralis*, pode apresentar-se com náuseas, vômitos, má absorção, perda de peso, cólicas. O diagnóstico é feito por meio do exame parasitológico de fezes.

Tratamento: tiabendazol 25mg/kg, VO, 2 vezes/dia (máximo 3g/dia) durante dois dias ou até sete a dez dias no caso de superinfecção; ou ivermectina 200µg/kg/dia, VO, durante um a dois dias; ou albendazol 400mg/dia, VO, durante três dias.

Profilaxia e prevenção: redução da fonte de infecção com tratamento sanitário adequado das fezes e uso de calçados.

Clostridium difficile – já descrito na enterite aguda.

Adenovírus – apresenta quadro de diarréia crônica, líquida, sem muco ou sangue. O diagnóstico é feito com o achado de inclusões citoplasmáticas nas células epiteliais superficiais por meio de microscopia eletrônica de *swabs* e biópsias retais obtidas dos pacientes.

Tratamento específico não há.

HIV – diarréia crônica de grande volume e por tempo prolongado e sem identificação de etiologia específica.

Tratamento: sintomático e HAART.

Sarcoma de Kaposi – pode provocar diarréia crônica, com sangramento leve, até hemorragia.

Tratamento: varia conforme o quadro clínico e deve ser orientado por um especialista.

Linfomas – pode haver diarréia crônica.

O diagnóstico é feito por meio de biópsia com exame histopatológico.

Tratamento: deve ser orientado por um especialista.

AFECÇÕES COLORRETAIS E ANORRETAIS

Proctites ou proctocolites – são mais freqüentes entre os homossexuais masculinos. Os agentes infecciosos mais comuns são *Cryptosporidium* spp., *E. histolytica, N. gonorrhoeae, T. pallidum, G. intestinalis, Chlamydia* spp., *Herpes simplex,* citomegalovírus, papilomavírus, vírus da hepatite etc.

Fístulas, fissuras, ulcerações, abscessos perirretais – também são comuns, provocam dor, secreção anal e às vezes sangramento. Quando ocorrem ulcerações, devem ser pesquisados citomegalovírus, sífilis e linfogranuloma venéreo.

Herpes genital ou retal – é comum e pode ser acompanhado de dor e sangramento retais. O tratamento é feito com aciclovir 200-400mg, VO, de 4/4 horas 5 vezes/dia ou 400mg 3 vezes/dia, durante sete dias, conforme a extensão e a evolução clínica. Quando a infecção é mais grave, pode ser utilizado, IV, na dose de 15-30mg/kg/dia de 8/8 horas durante 14 dias. Como alternativas: famciclovir 250-500mg, VO, 2 vezes/dia, durante sete dias, ou valaciclovir 500mg a 1g, VO, 2 vezes/dia durante sete dias. Em caso de resistência, pode ser usado o foscarnet 120mg/kg/dia, IV, durante 14 a 21 dias.

Condiloma acuminado ou verruga vulgar – resulta da infecção pelo papilomavírus. O diagnóstico é confirmado por meio da biópsia com o estudo histopatológico. O tratamento é feito com a aplicação tópica de solução de podofilina a 25% uma vez por semana, durante seis semanas. Pode ser necessária exérese cirúrgica.

Tumores – também são causas de proctite, destacando-se o sarcoma de Kaposi, os linfomas e o carcinoma epidermóide que podem provocar dor, sangramento e estenose.

O diagnóstico e o tratamento dependem do resultado da biópsia das lesões.

BIBLIOGRAFIA

Bartlett JG, Gallant JE. Complicações Dermatológicas e Orais. Tratamento Clínico da Infecção pelo HIV. Niterói: Viterbo's; 2003. p 333-43.

Bartlett JG, Gallant JE. Complicações Digestivas. Tratamento da Infecção pelo HIV. Niterói: Viterbo's; 2003. p 344-57.

Bartlett JG, Gallant JE. Tratamento das Infecções. Tratamento Clínico da Infecção pelo HIV. Niterói: Viterbo's; 2003. p 117-60.

Bartlett JG. Conduta Frente às Complicações. Assistência Clínica ao Paciente com HIV/AIDS. 6ª ed. Rio de Janeiro: Revinter; 1999. p 85-145.

Blaser MJ. Campylobacter y espécies relacionadas. In: Mandell GL, Bennett JE, Dolin R. Enfermidades Infecciosas Princípios y Práctica. 4ª ed. Buenos Aires: Panamericana SA; 1997. p 2181-88.

Bryan RT. Microsporidia. In: Mandell GL, Bennett JE, Dolin R. Enfermidades Infecciosas Princípios y Práctica. 4ª ed. Buenos Aires: Panamericana SA; 1997. p 2819-29.

Chaisson RE, Volberding PA. Manifestações clínicas de la infección por HIV. In: Mandell GL, Bennett JE, Dolin R. Enfermidades Infecciosas Princípios y Práctica. 4ª ed. Buenos Aires: Panamericana SA; 1997. p 1358-90.

Haas DW, Des Prez RM. Mycobacterium tuberculosis. In: Mandell GL, Bennett JE. Dolin R. Enfermidades Infecciosas Princípios y Práctica. 4ª ed. Buenos Aires: Panamericana SA; 1997. p 2480-14.

Havlir DV, Ellner JJ. Complexo Mycobacterium avium. In: Mandell GL, Bennett JE, Dolin R. Enfermidades Infecciosas Princípios y Práctica. 4ª ed. Buenos Aires: Panamericana SA; 1997. p 2526-35.

Hill DR. Giardia lamblia. In: Mandell GL, Bennett JE, Dolin R. Enfermidades Infecciosas Princípios y Práctica. 4ª ed. Buenos Aires: Panamericana SA; 1997. p 2789-94.

Joshi M, Chowdhary AS, Dalaf PJ, Maniar JK. Parasitic diarrhoea in patients with AIDS. Natl Med J India 2002; 15:72-4.

Lewthwaite P, Gill GV, Hart CA, Beeching NJ. Gastrintestinal parasites in the immunocompromised. Curr Opn Infect Dis 2005; 18:427-35.

Mahmoud AAF. Nematodos intestinales. In: Mandell GL, Bennett JE, Dolin R. Enfermidades Infecciosas Princípios y Práctica. 4ª ed. Buenos Aires: Panamericana SA; 1997. p 2834-39.

Miller SI, Hohmann EL, Pegue DA. Salmonelas. In: Mandell GL, Bennett JE, Dolin R. Enfermidades Infecciosas Princípios y Práctica. 4ª ed. Buenos Aires: Panamericana SA; 1997. p 2254-71.

Moreira IM. Avaliação do processo diagnóstico das doenças do aparelho digestório alto em pacientes HIV-1 positivos, atendidos no Instituto de Infectologia "Emílio Ribas": propostas de normalização dos protocolos de investigação diagnóstica [dissertação]. São Paulo: Secretaria de Estado da Saúde de São Paulo. Coordenação dos Institutos de Pesquisa; 2003.

Morpeth SC, Thielman NM. Diarrhea in patients with AIDS. Curr Treat Options Gastrenterol 2006; 9:23-37.

Polis MA. Esofagitis. In: Mandell GL, Bennett JE, Dolin R. Enfermidades Infecciosas Princípios y Práctica. 4ª ed. Buenos Aires: Panamericana SA; 1997. p 1070-74.

Rachid M, Schecter M. Afecções do Trato Digestivo. Manual de HIV/AIDS. 8ª ed. Rio de Janeiro: Revinter; 2005. p 70-92.

Ravdin JI, Petri WA. Entamoeba histolytica. In: Mandell GL, Bennett JE, Dolin R. Enfermidades Infecciosas Princípios y Práctica. 4ª ed. Buenos Aires: Panamericana SA; 1997. p 2688-99.

Seas CL. Isospora. In: Mandell GL, Bennett JE, Dolin R. Enfermidades Infecciosas Princípios y Práctica. 4ª ed. Buenos Aires: Panamericana SA; 1997. p 2816-18.

Strauss SE. Introducion a la família herpesviridae. In: Mandell GL, Bennett JE, Dolin R. Enfermidades Infecciosas Princípios y Práctica. 4ª ed. Buenos Aires: Panamericana SA; 1997. p 1488-94.

Ungar BLP. Cryptosporidium. In: Mandell GL, Bennett JE. Dolin R. Enfermidades Infecciosas Princípios y Práctica. 4ª ed. Buenos Aires: Panamericana SA; 1997. p 2805-13.

Wiwanitkit V. Intestinal parasite infestation in HIV infected patients. Curr HIV Res 2006; 4:87-96.

14. ALTERAÇÕES PULMONARES

Ricardo Herbert Bammann

As pneumopatias em pacientes infectados pelo HIV estão presentes em todas as fases da aids, sendo sua manifestação clínica inicial mais freqüente. Em necrópsias, 90% dos pacientes demonstram algum tipo de lesão nos pulmões. As doenças de origem infecciosa são mais freqüentes e, em sua grande maioria, tratáveis desde que diagnosticadas a tempo. Associações ocorrem em 5 a 10% das casuísticas (mais de um diagnóstico no mesmo paciente). Neoplasias e, sobretudo, pneumopatias inflamatórias inespecíficas respondem por até 25% dos casos.

Existem diferenças geográficas entre os índices de prevalência de cada etiologia apresentados na literatura americana e na de outros continentes. No Brasil continuam poucas as publicações documentando as causas das diversas complicações pulmonares na aids e sua freqüência regional.

Embora alguns autores indiquem sinais clínicos e imagens que podem sugerir o diagnóstico etiológico de determinado quadro pulmonar, diferentes doenças oportunistas associadas à aids manifestam-se por sinais e sintomas semelhantes, enquanto uma única etiologia pode ter formas distintas e atípicas de apresentação.

ABORDAGEM DIAGNÓSTICA

A tomografia computadorizada tem sua importância na avaliação da pleura e do mediastino, na localização mais precisa de infiltrados focais e na investigação mais criteriosa de pacientes sintomáticos com radiografias consideradas normais. Dados clínicos e achados radiológicos, no entanto, alcançam especificidade insuficiente para um diagnóstico etiológico confiável. Exames laboratoriais também são pouco específicos, podendo estar alterados pelas mais diversas causas. É o que ocorre, por exemplo, com a gasometria arterial e a dosagem sérica de desidrogenase láctica (DHL), cujas alterações não podem ser, de maneira nenhuma, atribuídas exclusivamente ao diagnóstico de pneumocistose – na verdade existe apenas um alto valor preditivo negativo. O diagnóstico de certeza depende da identificação do agente etiológico em secreções ou no tecido pulmonar.

A análise do escarro é o método específico de primeira escolha por não apresentar caráter invasivo, porém sua positividade é desanimadora em nosso meio para agentes outros que não as micobactérias.

A broncoscopia é, de fato, o principal método e o mais freqüentemente utilizado nas afecções pulmonares de doentes com aids. Apresenta altas taxas de sensibilidade e especificidade, não tanto pela visualização direta da mucosa (o exame geralmente é "normal"), mas principalmente por permitir a coleta de amostras alveolares.

É fundamental entender que é necessário realizar rotineiramente tanto o lavado broncoalveolar quanto a biópsia transbrônquica, pois ambos são complementares. O lavado broncoalveolar deve ser encaminhado em tubo estéril para exames microbiológicos (pesquisa direta de *P. jiroveci*, fungos e BAAR; cultura de fungos, BAAR e bactérias aeróbias). As biópsias devem ser encaminhadas em formol para anatomia patológica. Técnicas imunoistoquímicas e biomoleculares podem ser adicionalmente necessárias diante de resultados inconclusivos, porém não se justifica seu uso em caráter de rotina.

A biópsia pulmonar a céu aberto implica, obrigatoriamente, o uso de anestesia geral e, nos pacientes infectados pelo HIV, está indicada em algumas condições específicas, a saber:

- nos pacientes em que há alto risco de complicações durante a broncoscopia (por exemplo, coagulopatias ou insuficiência respiratória sob ventilação mecânica);
- quando a broncoscopia revela exames negativos ou inconclusivos. Esse critério é questionado por alguns autores devido ao pequeno número de informações novas trazidas pela biópsia a céu aberto que realmente impliquem mudança de conduta;
- na investigação de imagens nodulares (dificilmente alcançadas pela broncoscopia);
- diante da progressiva ou rápida piora clínica dos pacientes, independentemente do tratamento instituído ou dos dados obtidos em outros exames;
- ante a possibilidade de o paciente ser submetido à anestesia geral por outros motivos;
- em casos selecionados de acometimento pulmonar em crianças com aids.

A biópsia a céu aberto, por ser procedimento mais invasivo, figura como opção final para o esclarecimento eletivo de complicações pulmonares nos pacientes com aids. Representa, todavia, pequena morbidade para os doentes e permite certeza diagnóstica ao oferecer material abundante para análise laboratorial, sendo por isso considerada como padrão-ouro no diagnóstico das pneumopatias na prática clínica.

ABORDAGEM TERAPÊUTICA

Praticado em larga escala em nosso meio, o tratamento empírico representa uma conduta habitualmente empregada na prática clínica. Nesse sentido, vale lembrar que as infecções das vias aéreas superiores (IVAS), as bronquites agudas e as broncopneumonias são mais freqüentes nos pacientes infectados pelo HIV do que as sempre lembradas pneumocistoses, conforme demonstrado por alguns poucos mas importantes estudos prospectivos, especialmente na era pós-HAART (*highly active antiretroviral therapy*).

De qualquer forma, nos casos eletivos (ambulatoriais) de acometimento pulmonar, a primeira opção por um tratamento empírico deveria restringir-se à cobertura de infecções por bactérias aeróbias e por *P. jiroveci*, desde que não seja ultrapassado o limite de cinco dias sem melhora clínica para proceder ao método diagnóstico (invasivo, se for o caso) mais adequado.

Casos mais graves e que necessitam de internação hospitalar requerem maior agressividade e urgência na obtenção de um diagnóstico preciso para direcionar o tratamento. Supostas infecções por micobactérias, fungos ou vírus, apesar de possíveis e prevalentes, não merecem ser tratadas empiricamente, sem confirmação diagnóstica, só pelo fato de o paciente ser HIV-positivo.

Esquemas empíricos baseados em uma vasta associação de medicamentos (antibióticos de amplo espectro + antifúngicos + tuberculostáticos + antivirais + corticóide) proporcionam custo hospitalar mais elevado quando comparados aos resultados clínicos obtidos por meio de procedimentos diagnósticos (broncoscopia ou biópsia a céu aberto). Além disso, tratamentos múltiplos freqüentemente geram dúvidas e decepções, seja nos casos de falha terapêutica (os quais costumam evoluir com piora do estado geral e insuficiência respiratória), ou diante do aparecimento de reações adversas às drogas administradas (obrigando a interrupção do seu uso), ou mesmo nos casos de melhora clínica – afinal, melhorou por quê? Quais medicações podem ser suspensas? Quais devem ser mantidas? E se talvez fosse só um processo inespecífico (por exemplo, pneumonite linfocítica ou bronquiolite obliterante com pneumonia em organização – BOOP) responsivo à corticoterapia?

BIBLIOGRAFIA

Ashley EA, Johnson MA, Lipman MCI. Human immunodeficiency virus and respiratory infection. Curr Opin Pulm Med 2000; 6:240-5.

Bammann RH, Fernandez A, Vázquez CMP, Dias AR. Lavado broncoalveolar versus biópsia transbrônquica em pacientes HIV-positivos: análise comparativa de 287 exames. J Pneumol 1998; 24:112-8.

Bammann RH, Fernandez A, Vázquez CMP, Leite KRM, Araújo MRE. Broncoscopia no diagnóstico de tuberculose: papel da biópsia transbrônquica em imunocompetentes e HIV-positivos. J Pneumol 1999; 25:207-12.

Bartlett JG. Pneumonia in the patient with HIV infection. Infect Dis Clin North Am 1998; 12:807-20.

Beck JM, Rosen MJ, Peavy HH. Pulmonary complications of HIV infection. Report of the fourth NHLBI Workshop. Am J Respir Crit Care Med 2001; 164:2120-6.

Grubb JR, Moorman AC, Baker RK, Masur H. The changing spectrum of pulmonary disease in patients with HIV infection on antiretroviral therapy. Aids 2006; 20:1095-107.

Rosen MJ. Overview of pulmonary complications. Clin Chest Med 1996; 17:621-31.

Smith RL, Yew K, Berkowitz KA, Aranda CP. Factors affecting the yield of acid-fast sputum smears in patients with HIV and tuberculosis. Chest 1994; 106:684-6.

Tu JV, Biem J, Detsky AS. Bronchoscopy versus empirical therapy in HIV-infected patients with presumptive *Pneumocystis carinii* pneumonia: a decision analysis. Am Rev Respir Dis 1993; 148:370-7.

Wallace JM, Hanses NI, Lavange L, Glassroth J et al. The pulmonary complications of HIV infections study group. Respiratory disease trend in the pulmonary complications of HIV infection study cohort. Am J Respir Crit Care 1997; 155:72-80.

Wolff AJ, O'Donnell AE. Pulmonary manifestations of HIV infection in the era of highly active anti-retroviral therapy. Chest 2001; 120:1888-93.

15. ALTERAÇÕES DERMATOLÓGICAS EM HIV/AIDS

Luiza Keiko Matsuka Oyafuso
Ana Cláudia Iague
Valéria Petri

Manifestações cutaneomucosas associadas à infecção pelo vírus da imunodeficiência humana (HIV) ocorrem em quase todos os portadores da infecção, em vários momentos evolutivos e considerados marcadores dermatológicos da retrovirose. As dermatoses podem incluir o exantema da soroconversão ou síndrome mono-"*like*" no início da infecção até processos de natureza neoplásica maligna ou infecciosa grave típicos dos estágios avançados da doença.

Durante a fase sintomática precoce, é comum o aparecimento de lesões associadas às contagens de linfócitos T-CD4, que variam entre 200 e 500 células/mm^3: leucoplasia oral pilosa, candidose oral (hoje mais rara em nosso meio), herpes zóster, psoríase, dermatite seborréica e dermatite atópica. Quando os níveis de contagem de linfócitos T-CD4 atingem valores menores que 200 células/mm^3, são comuns as manifestações de hiper-reatividade cutânea representadas pelas dermatoses pruriginosas, hipersensibilidade com níveis elevados de IgE, foliculite eosinofílica e farmacodermias. Níveis de contagem de linfóticos T-CD4 abaixo de 50 células/mm^3 favorecem o surgimento de quadros dermatológicos atípicos e disseminados, como as formas cutâneas da criptococose e da histoplasmose, herpes simples crônico persistente, resistência às drogas (falência terapêutica) e graus de cronicidade variáveis. A HAART (*highly active antiretroviral therapy*) promoveu alterações significativas na evolução das dermatoses classicamente associadas à infecção pelo HIV.

MANIFESTAÇÕES CUTANEOMUCOSAS

Para efeito didático nas manifestações cutaneomucosas, as dermatoses serão divididas em dois grandes grupos:

1. Dermatoses de caráter neoplásico.
2. Dermatoses de caráter não-neoplásico.
    – Dermatoses de caráter não-neoplásico infecciosas.
    – Dermatoses de caráter não-neoplásico não-infecciosas.

DERMATOSES DE CARÁTER NEOPLÁSICO

O sarcoma de Kaposi foi identificado como nova doença neoplásica que aparecia de forma epidêmica entre homens com hábitos homo e bissexuais nos Estados Unidos da América do Norte, quando a aids foi descrita como nova entidade clínica, no início dos anos 80. Até o momento, já foram detectados segmentos do DNA do HHV-8 em vários fluidos biológicos relacionados às vias de transmissão viral. Lesões violáceas maculosas, nodulares ou em placas podem aparecer em qualquer ponto da superfície corpórea, na ponta do nariz, muitas vezes com início na cavidade oral (palato duro). Em casos avançados, o linfedema persistente ocasiona deformidade e constrição de segmentos na face, nos membros inferiores e região inguinal, com elefantíase e limitação física. Estudos recentes mostraram negatividade da presença de segmentos gênicos do HHV-8 no sangue periférico de pacientes com sarcoma de Kaposi e submetidos a terapia HAART.

A escolha do tratamento adequado é bastante variável, os recursos variam desde quimioterapia com vimblastina, etoposídio, vincristina e bleomicina, até o emprego de interferon alfa-2-recombinante, radioterapia, laserterapia, crioterapia e cirurgia. Em lesões na cavidade oral a terapia intralesional com vimblastina apresenta bons resultados. A HAART mudou a perspectiva da evolução clínica do sarcoma de Kaposi e predominantemente após a introdução dos inibidores de protease.

De acordo com os critérios de classificação do *Centers for Disease Control*, Atlanta, EUA (CDC, 1985), o sarcoma de Kaposi, linfoma não-Hodgkin de células B e carcinoma invasivo da cérvix uterina foram incluídos na definição de aids.

Carcinomas intra-epiteliais associados a verrugas anogenitais induzidas por papilomavírus humano (HPV) e neoplasia intra-epitelial da cérvix uterina têm sido observados com freqüência e a HAART não parece interferir no aumento do número de ocorrências.

O prolongamento da sobrevida dos pacientes com HIV após o advento da HAART permitiu observar o aparecimento de outras neoplasias, como o linfoma de Hodgkin, os melanomas, os tumores malignos de cabeça e pescoço, os cânceres do ânus e dos testículos.

Os carcinomas basocelulares e espinocelulares podem atingir grandes proporções rapidamente, além de infiltrarem-se de modo anômalo na profundidade do tecido subcutâneo.

DERMATOSES DE CARÁTER NÃO-NEOPLÁSICO

DE CARÁTER INFECCIOSO

Síndrome retroviral aguda

Representa a forma primária da infecção retroviral, muitas vezes assintomática. Acredita-se que 30 a 50% dos indivíduos infectados com HIV manifesta quadro agudo similar ao da mononucleose, caracterizado como síndrome mono-*like*.

Infecções por herpesvírus

Compreendem as doenças causadas pelos vírus do herpes simples, varicela-zóster, citomegalovírus e vírus Epstein-Barr.

Vírus do herpes simples

A infecção herpética favorece a instalação e a atividade do HIV, além de ser passível de apresentar-se como doença ulcerosa dos genitais. Os dois sorotipos do herpes simples (HSV1 e HSV2) podem determinar quadros atípicos, persistentes, agressivos e de diagnóstico difícil, predominantemente em pacientes com contagem de linfócitos T-CD4 abaixo de 200 ou 100/mm³. Quando o estado imunitário está preservado, as manifestações clínicas do herpes simples podem ser benignas e de fácil diagnóstico. Lesões com ulcerações em regiões perianais persistentes com níveis de contagem de linfócitos T-CD4 menores que 100 células/mm³ também podem estar associadas a quadros de resistência ao aciclovir. O quadro clínico é muito valorizado para optar pela intervenção terapêutica precoce. O tratamento com antiviral específico por via oral (aciclovir, fanciclovir ou valaciclovir) costuma ser bem-sucedido e é capaz de promover a remissão evidente dos sintomas e sinais. Lesões mucocutâneas moderadas e graves podem requerer tratamento com aciclovir por via intravenosa, assim como cepas resistentes do vírus do herpes simples precisam ser tratadas com foscarnet por via intravenosa.

Varicela-zóster

O herpes zóster, no início da epidemia, foi um dos primeiros indicadores de imunossupressão induzida pelo HIV. Alguns pacientes podem apresentar quadro clínico destrutivo e persistente, com lesões ulcerativas que resistem ao tratamento específico (aciclovir, fanciclovir, valaciclovir). As doses terapêuticas são superiores às do tratamento do herpes simples, e a terapêutica deve ser instituída o mais precocemente possível.

Citomegalovirose

O citomegalovírus em portadores da infecção pelo HIV com níveis reduzidos de contagem de linfócitos T-CD4 (abaixo de 50 células/mm³) pode ser o causador de úlceras anogenitais persistentes. Também pode provocar infecção da retina, do trato digestório e dos pulmões, vasculite, placas e lesões vesicobolhosas. O diagnóstico pode ser confirmado pela presença de inclusões virais no exame histológico, por imunoistoquímica e cultura de tecido. O tratamento de escolha é o ganciclovir.

Infecção pelo vírus Epstein-Barr

Na leucoplasia oral pilosa (*oral hairy leukoplasia*), o vírus Epstein-Barr pode participar da etiopatogenia da lesão que aparece como placas esbranquiçadas nas bordas laterais da língua. No início da pandemia da aids, a leucoplasia oral pilosa era considerada um dos marcadores mais importantes da infecção pelo HIV, hoje observada mais raramente.

Infecção por ortopoxvírus: molusco contagioso

O molusco contagioso caracteriza-se pelo aparecimento de pápulas múltiplas com umbilicação central. Algumas lesões são atípicas e podem confundir-se com verrugas virais (papilomavírus), carcinoma basocelular, criptococose ou histoplasmose. O diagnóstico é clínico, mas pode ser confirmado por exame histopatológico em casos duvidosos ou suspeitos de outros agentes infecciosos. O tratamento consiste de curetagem, crioterapia, aplicação de ácido tricloroacético (30 a 50%) ou retinsides. Vários outros medicamentos tópicos estão sempre sendo testados, porém quando os níveis de contagem de linfócitos T-CD4 estão abaixo de 50 células/mm^3 é recomendável não fazer intervenções agressivas porque em geral pioram o quadro.

Infecção por papilomavírus humano

As lesões dermatológicas provocadas pelo papilovírus humano (HPV) podem manifestar-se como verrugas vulgares, planas, filiformes, verrugas faciais e intra-orais, orogenitais e disseminadas. As lesões intra-orais produzidas por HPV são freqüentes em indivíduos com HIV, sem relação com a transmissão sexual, uma vez que os subtipos identificados (HPV 7,13 e 32) são distintos do HPV que produz lesões anogenitais. Fatores de risco para infecção por HPV anogenital são variadas e, em geral, associam-se a número de parceiros sexuais, exposição a situações de risco, a traumatismos da pele e das mucosas, infecção pelo HIV e imunossupressão. O tratamento do HPV varia de acordo com o local acometido, mas em geral o tratamento é bastante parecido com o do molusco contagioso adicionado ao uso de tópicos imunomoduladores como o imiquimod, com resultados animadores.

Bacterianas

Sífilis – pode atuar como facilitadora ou agravante da ação e da transmissão do HIV. As manifestações clínicas da sífilis em portadores de HIV são agressivas e/ou atípicas e a neurossífilis pode desenvolver-se precocemente. O quadro clínico pode ser do tipo clássico, porém existe um quadro atípico de sífilis secundária com lesões nodulares, ulcerativas e queratodermia, o que caracteriza o quadro de sífilis maligna precoce. Em todas as situações de co-infecção sífilis/HIV devem ser investigadas alterações precoces do sistema nervoso central. Em outros casos, existe perda da reatividade ao agente e as respostas sorológicas são incompatíveis por estarem reduzidas ou ausentes.

Piodermites estafilocócicas e estreptocócicas – na evolução da infecção pelo HIV, podem surgir complicações com bactérias usuais, especialmente *Staphylococcus* *aureus*, com quadros clínicos de impetigo e foliculite, abscessos, ectima, hidradenite supurativa e celulite. A foliculite estafilocócica pode manifestar-se sob a forma de pápulas eritematosas e/ou pústulas, principalmente em face, axilas, tronco e virilhas, e deve ser tratada com antibioticoterapia específica durante uma a três semanas.

Angiomatose bacilar – é manifestação tardia na evolução da infecção pelo HIV, o agente causal é a *Bartonella* (*Bartonella quintana* e *Bartonella henselae*), conhecida anteriormente como *Rochalimaea quintana*. Pode ser identificada na biópsia da lesão por meio da coloração especial de Warthin-Starry (impregnação pela prata). Na angiomatose bacilar surgem lesões violáceas, que evoluem como pápulas e nódulos eritematovioláceos, com disseminação do quadro. Apesar de predominarem na pele, as lesões acometem também partes moles, ossos, fígado, bago e linfonodos. O diagnóstico é realizado por meio da biópsia com coloração especial, cultura de tecido e imunofluorescência indireta. O tratamento é eficaz, com eritromicina por via oral (2g/dia) durante pelo menos seis semanas. Recomenda-se também o uso de doxiciclina (200mg/dia) no seguimento posterior a esse período, para evitar recidivas.

Micobacterioses – a tuberculose é comum em imunodeprimidos pelo HIV e o escrofuloderma aparece como manifestação cutânea associada. As micobacterioses atípicas por *M. avium intracellulare* e *M. marinum* podem apresentar-se como lesões ectimatosas, nodulares ou abscessos cutâneos. A HAART em pacientes com HIV e tuberculose pode provocar exacerbação das manifestações de tuberculose durante a reconstituição imune, fenômeno conhecido como reação paradoxal.

Infecções fúngicas superficiais

Pitirosporíase – a dermatite seborréica pode estar associada à presença de leveduras do gênero *Malazzesia furfur*, acometendo predominantemente a face e o couro cabeludo. A terapia consiste no uso de corticosteróide tópico de baixa potência associado ao cetoconazol a 2%, com ou sem medicação sistêmica oral (fluconazol ou itraconazol), dependendo da gravidade do quadro.

Dermatofitoses – em portadores da infecção pelo HIV, são mais extensas, as bordas mais inflamatórias, vesiculosas e descamativas. As unhas tornam-se distróficas, espessadas, com mudança de cor e resistência ao tratamento tópico. Alguns casos de granuloma tricofítico (micose subcutânea) podem representar problema diagnóstico, a ser esclarecido pelo exame histopatológico. O agente mais comum de onicomicose dos infectados pelo HIV é o *Trichophyton rubrum*.

Mucocutâneas e subcutâneas

Candidose – provocada pela *C. albicans* atinge principalmente a cavidade oral e dobras e ocasiona processo inflamatório persistente, nem sempre sensível à medicação específica. Em casos graves, a *Candida* produz esofagite, com disfagia e dor retroesternal intensas. A leuconíquia (unha branca) é um dos sinais de infecção ungueal por *Candida*. A candidose oral pode ser eritematosa e caracteriza-se por placas avermelhadas nos palatos duro e mole. A queilite angular é representada por fissuras nos ângulos da boca, com maceração e placas esbranquiçadas destacáveis. O diagnóstico é essencialmente clínico e pode ser confirmado por exame direto, realizado por meio da preparação com hidróxido de potássio e cultura. O tratamento é eficaz ou passível de controle com produtos tópicos tais como nistatina, cetoconazol e clotrimazol, entre outros, ou, por via oral, fluconazol, itraconazol ou anfotericina B. A introdução da HAART produziu declínio dramático da prevalência de candidose orofaríngea e diminuição significativa dos casos de doença refratária.

Esporotricose – a micose subcutânea causada pelo *Sporothryx schenkii* pode ser muito grave em imunodeprimidos pela infecção do HIV, pois costuma disseminar-se com facilidade com lesões gomosas que tendem a generalizar-se. O tratamento com anfotericina B parece ser o de eleição.

Micoses sistêmicas

Histoplasmose – causada pelo *Histoplasma capsulatum*, com envolvimento da pele e mucosa em 2 a 5% dos casos acompanhados por sinais constitucionais importantes como febre e perda de peso. As lesões são multiformes, com formação de pústulas, pápulas, nódulos necróticos e úlceras. O diagnóstico é confirmado por exame histológico e cultura. O tratamento é feito com anfotericina B ou itraconazol.

Criptococose – causada pelo *Cryptococcus neoformans var neoformans*, sendo que em 3 a 10% dos pacientes com meningite criptocócica observam-se lesões cutâneas que consistem de pápulas róseas ou nódulos indolores. O diagnóstico é confirmado por exame de esfregaço, histopatológico e cultura. O tratamento consiste de anfotericina B, fluconazol e itraconazol. Mais raramente, outros agentes de micose sistêmica podem provocar doença em imunodeprimidos pelo HIV (*Alternaria* sp., *Aspergillus* sp., *Mucor* sp. e *Prototheca* sp.).

Doenças parasitárias

Escabiose ou sarna humana – pacientes imunossuprimidos apresentam, na maioria das vezes, a forma clássica da escabiose, representada por múltiplas pápulas localizadas principalmente nos interdígitos e punhos, cotovelos, linha da cintura e glande. Existe, no entanto, uma variedade altamente contagiosa denominada sarna crostosa ou sarna norueguesa, caracterizada pelo aparecimento de placas hiperceratósicas que abrigam uma quantidade extraordinária de parasitos. Agentes queratolíticos devem ser usados na remoção das placas, associados à aplicação de escabicida em séries de três a sete dias. Nesses casos, o resultado é melhor e mais seguro associado com a terapêutica oral com ivermectina.

114

DE CARÁTER NÃO-INFECCIOSO

Dermatite seborréica

A dermatite seborréica pode ser uma das primeiras expressões da infecção pelo HIV. Aparecem eritema exuberante e descamação difusa, mais evidentes na porção centrofacial.

Dermatite atópica

Pode ser desencadeada ou exacerbar-se pelo desequilíbrio imunitário produzido pela infecção pelo HIV. É comum em crianças e o quadro clínico pode ser variável, dependendo da intensidade do prejuízo imunitário

Psoríase e síndrome de Reiter

A psoríase dos indivíduos infectados pelo HIV pode aparecer ou reativar-se e evoluir, em alguns casos, com disseminação e eritrodermia. O etretinato é bem tolerado e a melhora é significativa com o uso de HAART.

A síndrome de Reiter aparece depois de infecção uretral por clamídia ou infecção intestinal bacteriana (gram-negativa). Foi associada à imunodesregulação da infecção pelo HIV e pode confundir-se com a psoríase. Aparecem dermatites, com pústulas superficiais que progridem como pápulas ceratínicas e queratodermia, artrite de joelhos, tornozelos e pós-conjuntivite e uretrite não-gonocócica.

A psoríase também pode estar associada a artrite, conjuntivite e uretrite ou uma combinação dessas, dificultando a distinção com a síndrome de Reiter.

Xerodermia, xerose ou asteatose

O ressecamento acentuado da pele é comum nos estágios intermediário e avançado da doença do HIV. Essa condição pode agravar-se com o advento de diarréia e má absorção. A xerodermia ictiosiforme é típica da forma avançada de aids e ocasionalmente se associa à neoplasia maligna interna.

Papulose prurítica ou foliculite prurítica

Caracteriza-se pelo surgimento de pápulas puntiformes cor da pele, disseminadas e muito pruriginosas. Não tem causa definida e pode representar reação a distância. Confunde-se com as foliculites de causas conhecidas por infecção bacteriana, por *M. furfur*, por *Demodex* ou quadros acneiformes. O tratamento com antimicrobianos, anti-histamínicos por via oral, esteróides tópicos e emolientes é pouco eficaz. Alguns doentes podem beneficiar-se com a exposição aos raios ultravioleta B e com a talidomida.

Foliculite pustular eosinofílica

Caracteriza-se por lesões disseminadas muito pruriginosas, que coalescem formando placas com bordas papulovesiculares. O tratamento com raios ultravioleta B também pode ser benéfico.

Prurigo nodular

É uma condição bastante específica que se caracteriza pela presença de pápulas consistentes, muito pruriginosas e que tendem a se expandir a partir das superfícies extensoras dos membros superiores. Pouca melhora se obtém com o emprego de anti-histamínicos por via oral e a talidomida pode ser recurso útil (50 a 100mg duas a três vezes ao dia), além da fototerapia (PUVA).

BIBLIOGRAFIA

1. Aboulafia DM. HHV-8- and EBV-associated nonepidermotrophic large B-cell lymphoma presenting as a foot rash in a man with AIDS. AIDS Patient Care STDS 2002; 16:139-45.

2. Barbaro DJ, Orcutt VL, Coldiron BM. Mycobacterium avium-intracellulare infection limited to the skin and lymph nodes in patients with AIDS. Rev Infect Dis 1989; 11: 625-8.

3. Barrett WL, Callahan TD, Orkin BA. Perianal manifestations of human immunodeficiency virus infection: experience with 260 patients. Dis Colon Rectum 1998; 41:606-11.

4. Baysal V, Yildirim M, Turkman C et al. Crusted scabies in a healthy infant. J Eur Acad Dermatol Venereol 2004; 18:188-90.

5. Brinkman JA, Jones WE, Gaffga AM et al. Detection of human papillomavirus DNA in urine specimens from human immunodeficiency virus-positive women. J Clin Microbiol 2002; 40:3155-61.

6. Buchness MR, Lim HW, Hatcher VA et al. Eosinophilic pustular folliculitis in the acquired immunodeficiency syndrome. Treatment with ultraviolet B phototherapy. N Engl J Med 1988; 318:1183-6.

7. Calista D, Morri M, Stagno A, Boschini A. Changing morbitidy of cutaneous diseases in patients with HIV after the introduction of highly active anti-retroviral therapy including a protease inhibitor. Am J Clin Dermatol 2002; 3:59-62.

8. Carr A. HIV protease inhibitor-related lipodistrophy syndrome. CID 2000; 30:S135-42.

9. Caterino-de-Araujo A, Santos-Fortuna E, Rodrigues E, Oyafuso LK. Absence of human herpesvirus 8 DNA sequences in peripheral blood of AIDS-associated Kaposi's sarcoma patients receiving anti-herpesvirus and highly active anti-retroviral therapies. In: XIII International AIDS Conference, Durban, South Africa. Abstract Book Volume II, WePeA4006, 2000.

10. Centers for Disease Control. Revision of the case definition of acquired immunodeficiency syndrome for national reporting- United States. MMWR 1985; 4:373-4.

11. Coldiron BM, Bergstresser PR. Prevalence and clinical spectrum of skin disease in patients infected with human immunodeficiency virus. Arch Dermatol 1989; 25:357-61.

12. Duvic M, Johnson TM, Rapini RP et al. Acquired immunodeficiency syndrome-associated psoriasis and Reiter's syndrome. Arch Dermatol 1987; 123:1632.

13. Gallagher B, Wang Z, Schymura MJ et al. Cancer incidence in New York State acquired immunodeficiency syndrome patients. Am J Epidemiol 2001; 154:544-56.

14. Gottlieb GJ, Ragaz Ragaz A, Vogel JV et al. A preliminary communication on extensively disseminated Kaposi's sarcoma in young homosexual men. J Am Acad Dermatopathol 1981; 3:111.

15. Greenspan JS, Greenspan D. The epidemiology of the oral lesions of HIV infection in the developed world. Oral Dis 2002; 8(Suppl 2):34-9.

16. Huang YQ, Li JJ, Kaplan MH et al. Human herpesvirus-like nucleic acid in various forms of Kaposi's sarcoma. Lancet 1995; 345:759-61.

17. Johns DR, Tierney M, Felsenstein D. Alteration in the natural history of neurosyphilis by concurrent infection with the human immunodeficiency virus infection. N Engl J Med 1987; 316:1569-72.

18. Koehler JE, Quinn FD, Berger TG et al. Isolation of Rochalimaea species and osseous lesions of bacillary angiomatosis. N Engl J Med 1992; 327:1625-31.

19. Lewi D, Suleiman JM, Uip DE et al. Ran-

domized, double-blinded trial comparing indinavir alone, zidovudine alone and indinavir plus zidovudine in anti-retroviral therapy-naive HIV-infected individuals with CD4 cell counts between 50 and 250/mm^3. Rev Inst Med Trop S Paulo 2000; 42:27-36.

20. Marins JR, Jamal LF, Chen SY et al. Dramatic improvement in survival among Brazilian Aids patients. Aids 2003; 17:1675-82.

21. Mitsuyasu RT. Update on the pathogenesis and treatment of Kaposi sarcoma. Curr Opin Oncol 2000; 12:174-80.

22. Nadal SR, Manzione CR, Galvco VM et al. Perianal diseases in HIV-positive patients compared with a seronegative population. Dis Colon Rectun 1999; 42:649-54.

23. Petri V. Indicadores cutâneo-mucosos associados a infecção pelo vírus da imunodeficiência humana. Tese de Livre Docência apresentada à Escola Paulista de Medicina. São Paulo, SP, 1992.

24. Rustin MHA, Ridley CM, Smith A et al. The acute exantem associated with seroconversion to human T-cell lymphotropic virus type III infection. Ann Intern Med 1985; 103:880-3.

25. Santos-Fortuna E, Caterino-de Araujo A, Bez C et al. Detecção de segmentos de DNA do herpesvirus humano tipo 8 (HHV-8) em vários fluidos biológicos relacionados a vias de transmissão viral. In: 2º Congresso de Infectologia do Cone Sul, São Paulo. Revista Panamericana de Infectologia 2004; 6(Supl. 1):133.

26. Uthayakumar S, Nandwani R, Drinkwater T et al. The prevalence of skin disease in HIV infection and its relationship to the degree of immunosuppression Br J Dermatol 1997; 137:595-98.

27. Ward HA, Russo GG, Shrum J. Cutaneous manifestations of anti-retroviral therapy. J Am Acad Dermatol 2002; 46:284-93.

16. RISCO CARDIOVASCULAR

Egídio Lima Dórea

O prognóstico dos pacientes HIV-positivos aumentou significativamente na última década a partir da introdução da HAART (*highly active antiretroviral therapy*). Dados do EuroSIDA demonstram que as taxas de mortalidade atual estão na faixa de 1,5 a 2%, comparativamente às taxas de 20% encontradas em 1994 a 1996. Com a maior sobrevida desta população, após a introdução dos inibidores de protease, e com a conseqüente reversibilidade da imunossupressão associada ao HIV, doenças associadas ao envelhecimento, à própria doença e aos efeitos adversos da terapia empregada estão tornando-se mais comuns. Logo, o manuseio adequado da aids não depende somente do controle da carga viral, como também requer o entendimento das complicações que se desenvolverão: modificações da composição corpórea, alterações do metabolismo lipídico e glicídico.

As doenças cardiovasculares e o acidente vascular cerebral representam atualmente as principais causas de morbimortalidade dos países ocidentais. Com o envelhecimento da população HIV-positiva, essas torna-se-ão causas importantes nessa população, independente da doença ou do tratamento empregado.

Os principais fatores associados ao aumento do risco cardiovascular de pacientes HIV-positivos são:

1. Fatores associados ao próprio hospedeiro: idade, gênero masculino e características genéticas.
2. Hábitos de vida: dieta, tabagismo, sedentarismo, uso de drogas ilícitas vasoconstritoras (cocaína) e álcool.
3. Terapia anti-retroviral.

Os possíveis mecanismos associados à terapia anti-retroviral incluem: dislipidemia pró-aterogênica, resistência à insulina e obesidade centrípeta.

A lipodistrofia tem sido descrita em 40 a 50% da população infectada pelo HIV. Essas taxas tornam-se maiores em pacientes em uso de terapia anti-retroviral, de 20 a 84%. Estudos prospectivos demonstraram que inicialmente ocorre aumento da gordura na região do quadril, seguido de declínio progressivo da ordem de 14% ao ano. Em relação à região do tronco, ocorre aumento inicial, sobretudo na região das mamas e da coluna cervicotorácica (lipomata), e que se mantém estável por dois a três anos. Essas alterações de distribuição são evidentes em 20 a 35% dos pacientes após um a dois anos em terapia anti-retroviral. Fatores associados ao maior risco de desenvolvimento da lipodistrofia compreendem: idade, gênero (maior no feminino), baixo peso antes da terapia, tipo e duração da terapia, nadir de contagem de linfócitos T-CD4 e associação do análogo de nucleosídeo e inibidor de protease.

Dos análogos de nucleosídeo, a estavudina é a mais correlacionada com lipoatrofia, sobretudo quando associada à didanosina. Agentes mais novos como abacavir e tenofovir não têm sido relacionados com a lipoatrofia. Os mecanismos envolvidos são: lesão mitocondrial, inibição da adipogênese e da diferenciação adipocitária e lipólise. Os inibidores de protease podem acelerar o processo de lipoatrofia associada aos análogos de nucleosídeo por meio da inibição da lipogênese e diferenciação adipocitária, e estímulo da lipólise.

Alterações do perfil lipoprotéico têm sido descritas para pacientes com aids antes do advento da HAART. Avaliações longitudinais de pacientes soroconvertidos demonstram que à época da infecção ocorre queda dos níveis de colesterol total, LDL e HDL-colesterol. Com o início de terapia, os níveis de colesterol total e LDL-colesterol aumentam para os valores pré-infecção e os do HDL-colesterol persistem diminuídos. Associadamente, esses indivíduos apresentam aumento dos níveis de triglicérides com redução da sua depuração e predomínio de LDL-colesterol de partículas menores e mais densas e, conseqüentemente, mais aterogênicas. A prevalência das alterações lipídicas é de cerca de 60% dos pacientes em terapia combinada.

Estudo observacional demonstrou que a hipercolesterolemia estava presente em 27% dos indivíduos em terapia, incluindo um inibidor de protease; em 23% dos que usavam análogo de não-nucleosídeo e em 10% dos que recebiam análogos de nucleosídeos, comparativamente a 8% da população não tratada. Em relação à hipertrigliceridemia, as taxas foram de 40%, 32% e 33%, respectivamente. Níveis reduzidos de HDL-colesterol foram encontrados em 27%, 19% e 25%, respectivamente. Nos pacientes com lipodistrofia, 57% tinham níveis de triglicérides maiores que 200mg/dl; 46%, HDL-colesterol menor que 35mg/dl e 57%, colesterol total acima de 240mg/dl.

Estudo de coorte suíça evidenciou que hipercolesterolemia e hipertrigliceridemia foram 1,7 a 2,3 vezes mais comuns em pacientes em terapia HAART com inibidor de protease. A dislipidemia associada ao inibidor de protease é caracterizada por hipercolesterolemia, decorrente do aumento das taxas de VLDL e IDL-colesterol. Os níveis de HDL-colesterol em geral são inalterados ou aumentam. Em relação os níveis de LDL-colesterol, os resultados são ainda duvidosos. Os níveis de triglicérides aumentam comumente, sobretudo com o ritonavir, sendo, em geral, associados à hiperapobetalipoproteinemia, o que determina maior risco cardiovascular. Os níveis de lipoproteína A podem ser exacerbados em indivíduos que já apresentavam aumentos prévios à terapia. Em relação aos diferentes tipos de inibidores, os que parecem determinar maiores alterações são o ritonavir e a associação ritonavir-lopinavir. Amprenavir e nelfinavir apresentam efeitos intermediários, e o saquinavir e indinavir, fosamprenavir e atazanavir, menores efeitos. Os mecanismos associados a essa alteração lipídica ainda não estão totalmente esclarecidos e incluem: expressão gênica alterada da apolipoproteína C-III, redução da lipase hepática, resistência à insulina e aumento da síntese de triglicérides e do colesterol no caso específico do ritonavir.

Dos inibidores de transcriptase reversa análogos de nucleosídeos, a estavudina determina maior alteração dos níveis de triglicérides, comparativamente a zidovudina e tenofovir. Os inibidores de transcriptase reversa análogos de não-nucleosídeos em geral determinam alterações do perfil lipídico em menor intensidade do que os inibidores de protease e estão associados a aumentos das taxas de HDL-colesterol. Desses, a nevirapina determina maiores aumentos no HDL-colesterol e menores incrementos no LDL-colesterol e triglicérides do que o efavirenz.

A intolerância à glicose está presente em 35% dos indivíduos com HIV, comparados a 5% dos controles normais. Nos pacientes com lipoatrofia ou acúmulo de gordura central, o *diabetes mellitus* foi detectado em 7%, comparado a 0,5% dos controles normais. Estudo de coorte longitudinal demonstrou que a probabilidade de desenvolver *diabetes mellitus* foi 3,1 vezes maior em pacientes HIV com terapia anti-retroviral nos primeiros dois a três anos de observação.

A fisiopatologia da resistência à insulina em pacientes em esquema de combinação ainda não está totalmente estabelecida. E como esse aumento ocorre desde o início da terapia, mecanismos independentes da redistribuição da gordura corpórea parecem estar envolvidos. E os possíveis mecanismos que determinam o aumento da resistência à insulina em uso de inibidores de protease são: aumento do fluxo de ácidos graxos livres, diminuição do nível de adiponectina, redução dos receptores PPARγ, alteração da homeostase de glicose com menor ligação aos receptores de transporte de glicose 4 e menor secreção de insulina pela célula beta. A resistência à insulina é droga e não classe-específica. O saquinavir, o amprenavir e o atazanavir têm os menores efeitos.

Os análogos nucleosídeos não parecem ter efeitos diretos sobre a resistência à insulina. Entretanto, alterações da distribuição de gordura corpórea associadas a eles podem contribuir para o aparecimento da resistência à insulina.

Em estudos retrospectivos de doença cardiovascular na população HIV em relação à terapia anti-retroviral, foram encontrados resultados variados. O maior estudo prospectivo realizado foi o *Data Collection on Adverse Events of Anti-HIV Drugs* (DAD), iniciado em 1999 em 11 centros e com 23.468 participantes, dos quais 126 apresentaram infarto agudo do miocárdio (incidência de 3,5/1.000 pessoas/ano). A incidência de infarto agudo do miocárdio ou outro evento isquêmico aumentou diretamente com o tempo de exposição à terapia anti-retroviral, com um risco relativo de 1,26 por ano de exposição. Os fatores associados com maior risco foram idade, gênero masculino, hipercolesterolemia, hipertensão arterial, *diabetes mellitus*, tabagismo e antecedentes de doença cardiovascular. A correção para os diversos fatores demonstrou que a hipercolesterolemia teve contribuição significativa nesse aumento do risco, no qual, após correção, houve redução para 10%, evidenciando o papel contribuitório das anormalidades metabólicas no aumento da morbidade. Outros fatores, como uso de drogas hipolipemiantes, aparecimento de *diabetes mellitus*, lipodistrofia, estado anterior evolutivo da infecção pelo HIV (eventos dependentes da aids, nadir de contagem de linfócitos T-CD4, aumento de contagem de linfócitos T-CD4 pós-nadir, estado atual de contagem de linfócitos T-CD4 e replicação do HIV), não afetaram a associação. E muito embora o estudo tenha demonstrado aumento do risco relativo, o risco absoluto permanece baixo, cerca de 0,4% por ano de seguimento. Logo, a determinação individual de risco deve ser realizada para todo o indivíduo.

Na análise das classes de agentes anti-retrovirais utilizadas e sua associação com o risco cardiovascular, os inibidores de protease foram associados a um aumento de 16% de risco por ano de exposição, enquanto os não-nucleosídeos não foram associados a aumento significativo. Os análogos de nucleosídeos não parecem determinar aumento do risco.

Os prováveis mecanismos associados incluem: disfunção endotelial e diminuição de fibrinólise e alteração do perfil lipídico aterogênico. O próprio vírus, via atividade pró-inflamatória, tem sido associado ao processo aterogênico, independente do tratamento utilizado. Alguns autores demonstraram aumentos da espessura média-íntima carotídea, marcador de doença aterosclerótica, e da sua progressão em um ano de observação em pacientes em tratamento anti-retroviral. Estudo experimental evidenciou que os inibidores de protease determinam aumento da captação de ésteres de colesterol via receptor CD36, determinando assim o aumento das taxas de formação e progressão das placas aterogênicas.

MANUSEIO DOS PACIENTES

Todos os potenciais fatores de risco cardiovascular, como dislipidemia, hipertensão arterial sistêmica, resistência à insulina, tabagismo, sedentarismo, obesidade, antecedentes familiares, devem ser pesquisados. Medidas antropométricas, como índice de massa corpórea, circunferência abdominal e do quadril e pesquisa de sinais de lipoatrofia, devem ser realizadas antes da introdução e seriadamente durante o acompanhamento.

O primeiro passo na avaliação de um paciente com aids consiste na determinação do seu risco cardiovascular por meio da utilização do consenso da NCEP-ATPIII, que ajusta a intensidade da terapia redutora de risco à probabilidade individual do paciente em ter um evento cardiovascular. Inicialmente, os principais fatores de risco cardiovascular são computados:

1. Idade maior que 45 anos para homens e 55 anos para mulheres.
2. História em parente de primeiro grau de evento cardiovascular: mulheres com menos de 65 anos e homens com menos de 55 anos.
3. Tabagismo.
4. Nível de HDL-colesterol menor que 40mg/dl.
5. Hipertensão arterial sistêmica.

A presença de dois ou mais fatores torna necessária a utilização da tabela de escore de Framingham para a determinação do risco cardiovascular em 10 anos (disponível no site http://hin.nhlbi.nih.gov/atpiii/calculator.asp). Apesar de o uso dessa tabela não ter sido referendado para a população em estudo e subestimar o risco cardiovascular, ela dá uma idéia da trajetória da doença cardiovascular. Após a determinação do risco, medidas gerais e específicas para cada paciente deverão ser adotadas.

Modificações do estilo de vida e dieta deverão ser implementadas para todo paciente, objetivando a redução do risco associado.

O tabagismo é o mais importante fator de risco encontrado na população HIV-positiva. Dados do estudo DAD (*Data Collection Adverse Events of Anti-HIV Drugs*) evidenciou que 50% dos participantes eram tabagistas atuais ou tinham fumado. E o tabagismo determinou risco maior que duas vezes de infarto agudo do miocárdio. A cessação do tabagismo determina maior redução do risco que o uso de drogas hipolipemiantes ou mudança da terapia anti-retroviral. Logo, medidas antitabágicas deverão ser adotadas para todo paciente.

A prática de atividade física, quer do tipo resistência, quer combinada com aeróbico, tem demonstrado efeitos benéficos na redistribuição da gordura corpórea, com redução da central e melhora da circunferência abdominal. Associadamente, os programas de treinamento físico têm resultado em melhorias do perfil lipídico, níveis pressóricos e resistência à insulina. Já os efeitos do exercício em pacientes com lipoatrofia grave não estão determinados, podendo ser deletérios, quando da perda de peso excessiva.

Em relação à adoção de modificação de hábitos alimentares, os dados na população HIV ainda são escassos. Estudos relatam redução, com a implementação da dieta baseada no NCEP-ATPIII, em torno de 10 a 11% para colesterol e 21 a 23% para triglicérides. Embora sejam significativamente menores que os obtidos com o uso das drogas, a maioria dos pacientes avaliados não consegue atingir as metas estabelecidas para seu perfil de risco individual quando as duas medidas são empregadas, reforçando a necessidade do seu uso combinado.

O perfil lipídico de todo paciente deve ser determinado anualmente antes da introdução da terapia anti-retroviral; de três a seis meses após o início ou modificação terapêutica em pacientes sem alterações lipídicas de base e em um a dois meses naqueles com níveis de triglicérides iniciais maiores que 200mg/dl; e posteriormente a cada ano ou caso haja alguma anormalidade seja determinada. Dados sobre dislipidemia familiar e uso de álcool ou drogas que interfiram com o perfil lípídico (estrógenos, andrógenos, corticosteróides e diuréticos) devem ser pesquisados.

Os níveis alvos de LDL-colesterol deverão ser determinados após o cálculo do risco cardiovascular de Framingham. Os pacientes com maior risco, coronariopatas, equivalente coronariano (*diabetes mellitus*, doença aterosclerótica sintomática, doente renal crônico, ou com risco estimado maior que 20% em 10 anos), deverão manter LDL-colesterol abaixo de 100mg/dl. Pacientes com nenhum ou um fator de risco (baixo risco cardiovascular) deverão manter LDL-colesterol abaixo de 160mg/dl, e para pacientes com risco entre 10 e 20% (moderado risco), LDL-colesterol abaixo de 130mg/dl.

Caso os pacientes apresentem hipertrigliceridemia grave, com níveis maiores que 500mg/dl, o alvo inicial será o triglicérides, pelo risco de desenvolvimento de pancreatite aguda. Em outras situações, deve ser calculada a fração não-HDL-colesterol, que representa todas as frações aterogênicas de colesterol carreadas pelas lipoproteínas. Nessa situação, os valores-alvo são considerados 30mg/dl acima dos usados para o LDL-colesterol.

A terapia não-medicamentosa deve ser introduzida em todo paciente. Naqueles cujo valor de LDL-colesterol esteja menos de 30mg/dl acima do seu nível-alvo, essas medidas podem ser implementadas isoladamente e o efeito reavaliado

RISCO CARDIOVASCULAR

após três a seis meses. Nos pacientes cujos valores iniciais se encontram acima de 30mg/dl do alvo, a terapia medicamentosa pode ser introduzida em associação. Pacientes com doença avançada em geral apresentam sintomas gastrintestinais que limitam as opções dietéticas.

De forma geral, os inibidores da enzima hidroximetilglutarilcoenzima A redutase (estatinas) são empregados para o tratamento da hipercolesterolemia isolada e os fibratos para a hipertrigliceridemia. As estatinas são em geral, exceto pravastatina, fluvastatina, rosuvastatina e em menor grau atorvastatina, metabolizadas pelo citocromo p450 (CYP) 3A4, mesma via de metabolização dos inibidores de protease, o que poderia potencializar seus efeitos. Logo, a pravastatina (dose inicial de 20 a 40mg), a fluvastatina (20 a 40mg), a rosuvastatina (10mg) e a atorvastatina (10mg) devem ser preferidas. De forma geral, os estudos têm demonstrado efeitos modestos de redução do colesterol em pacientes HIV em uso de terapia com inibidor de protease. A eficácia em não-tratados com inibidores de protease não tem sido determinada.

Outros agentes: a niacina diminui os níveis de LDL-colesterol e aumenta o HDL-colesterol. Apresenta por efeitos adversos mais comuns *flush*, aumento da resistência à insulina, hepatotoxicidade e piora da úlcera péptica. Devido ao aumento da resistência à insulina, seu uso como droga de primeira escolha deve ser evitado nos pacientes em tratamento com inibidores de protease ou com lipodistrofia. Deve ser reservada como agente alternativo para o tratamento de pacientes com dislipidemia combinada. O uso de resinas (colestiramina, colestipol) deve ser evitado, pois determinam aumentos dos níveis de triglicérides e seu efeito na absorção das drogas anti-retrovirais não está determinado. O uso do ezetimiba ainda não foi testado na população HIV, devendo ser evitado no momento. Para pacientes com hipertrigliceridemia isolada, o uso do fibrato, genfibrozila (600mg, duas vezes ao dia) ou fenofibrato (200mg/dia) é preferido. Em casos de resposta parcial, a associação estatina e fibrato (de preferência o fenofibrato) pode ser utilizada, desde que com a monitorização adequada dos níveis de creatinofosfoquinase e transaminases, pelo maior risco de miopatia e hepatotoxicidade. O risco da miopatia pode também ser exacerbado pela utilização de outras drogas miotóxicas, como a zidovudina, ou que interfiram no metabolismo das estatinas, como o itraconazol.

As interações medicamentosas entre os agentes hipolipemiantes e as drogas anti-retrovirais devem ser sempre consideradas.

As alterações da distribuição de gordura corpórea e a lipoatrofia afetam significativamente a qualidade de vida do paciente, com estigmatização social, perda da auto-estima e estresse psicológico. Esses fatores poderão associar-se à baixa adesão e à relutância ao início de terapia anti-retroviral. Diversas estratégias de tratamento têm sido utilizadas com resultados inconsistentes e presença de efeitos adversos.

Das mudanças de esquema terapêutico, a única que determinou algum efeito, embora modesto, foi a troca da estavudina pelo abacavir. E o risco da falência do controle da replicação viral não justifica a medida.

Estudos com as tiazolidinedionas têm obtidos resultados contraditórios. A rosiglitazona apresentou resultado positivo em um estudo randomizado com aumento da gordura em extremidades inferiores, porém com piora do perfil lipídico. O uso da pioglitazona esteve associado ao aumento da gordura periférica, porém sem as alterações lipídicas. Entretanto, devido ao número reduzido de estudos realizados, essas drogas ainda não estão padronizadas para o tratamento de lipodistrofia.

O uso da metformina mostrou-se eficaz em um estudo em pacientes com evidências de lipodistrofia e resistência à insulina. Entretanto, estudos subseqüentes não conseguiram reproduzir esses resultados. Seu uso deve ser monitorizado com cuidado em pacientes com lipoatrofia.

O uso de hormônio do crescimento, lipolítico, diminui o acúmulo de gordura visceral, porém está associado à redução da gordura subcutânea e a diversos efeitos colaterais, como intolerância à glicose, retenção hídrica e artralgia, além do custo elevado. Estudos preliminares indicam que o uso dos secretagogos do hormônio de crescimento parece ser benéfico para pacientes do gênero masculino com seus níveis reduzidos e apresentam menos efeitos adversos.

Terapias não-farmacológicas, como dieta, atividade física e implantes faciais, têm sido empregadas. No caso da lipoatrofia facial, vários agentes têm sido empregados, como colágeno, silicone, ácido hialurônico, poliacrilamida e ácido polilático. Este é o único aprovado pela FDA e determina a formação de colágeno, com poucos efeitos colaterais.

Como os inibidores de protease estão associados a aumento de resistência à insulina, a determinação da glicemia de jejum deve ser efetuada em todo paciente antes do início da terapia anti-retroviral e depois de algumas semanas após sua introdução ou modificação do esquema e repetida anualmente. Para indivíduos com resultados alterados, o teste de tolerância oral à glicose após sobrecarga de 75g deve ser realizado. Determinação do peso, avaliação de lipodistrofia e história familiar e medicamentosa devem ser efetuadas para todo paciente.

O tratamento deve ser o mesmo empregado para a população sem HIV e inclui: medidas de mudanças de estilo de vida, mais eficazes na redução da progressão para o *diabetes mellitus*.

Em pacientes com *diabetes mellitus* não responsivo à terapia não-medicamentosa, deve-se iniciar tratamento com a metformina. O objetivo da terapia é manter níveis de glicemia de jejum menores que 130mg/dl, pós-prandiais menores que 180mg/dl e de hemoglobina glicosilada menores que 7%. A metformina não deve ser empregada em mulheres com níveis de creatinina maiores que 1,4mg/dl e em homens com níveis maiores que 1,5mg/dl, em doença hepática ativa e hiperlactatemia. A dose inicial é de 500mg duas vezes ao dia, com dose máxima de 2,5g/dia. Os efeitos adversos mais comuns são os relacionados com o trato gastrintestinal e que afetam cerca de 30% dos indivíduos. Entretanto, menos de 8% abandonam o tratamento. As tiazolidinedionas também parecem ser eficazes, porém os dados de estudos longitudinais ainda são limitados.

Em pacientes com intolerância à glicose reconhecida, deve-se evitar o uso do inibidor de protease, quando possível.

A introdução do esquema de combinação anti-retroviral transformou a aids em uma doença crônica. O manuseio adequado das complicações metabólicas apresentadas pelos pacientes deve ser feito de maneira contínua e individualizada. Muito embora os consensos empregados para isso sejam baseados em estudos em população não-infectada, essas medidas devem ser utilizadas para reduzir o risco das complicações cardiovasculares.

BIBLIOGRAFIA

De Backer G, Ambrosioni E et al. European guidelines on cardiovascular disease prevention in clinical practice: Third Joint Task Force of European and other Societies on Cardiovascular Disease Prevention in Clinical Practice (constituted by representatives of eight societies and by invited experts). Eur Heart J 2003; 24:1601-10.

Dube MP, Stein JH, Aberg JA et al. Guidelines for the evaluation and management of dyslipidemia in human immunodeficiency virus (HIV)-infected adults receiving anti-retroviral therapy: recommendations of the HIV Medical Association of the Infectious Disease Society of America and the Adult AIDS Clinical Trial Group. Clin Infect Dis 2003; 37:613-27.

Expert Panel on Detection Evaluation and Treatment of High Blood Cholesterol in Adults. Executive summary of the third report of the National Cholesterol Education Program (NCEP) Expert Panel on Detection, Evaluation, and Treatment of High Blood Cholesterol in Adults (Adult Treatment Panel III). JAMA 2001; 285:2486-97.

Fellay J, Boubaker K et al. Prevalence of adverse events associated with potent anti-retroviral treatment: Swiss HIV Cohort Study. Lancet 2001; 358:1322-7.

Friis-Moller N, Sabin CA, Weber R et al.

Data Collection on Adverse Events of Anti-HIV Drugs (DAD) Study Group. Combination anti-retroviral therapy and the risk of myocardial infarction. N Engl J Med 2003; 349:1993-2003.

Friis-Moller N, Weber R et al. Cardiovascular disease risk factors in HIV patients-association with anti-retroviral therapy: results from DAD study. AIDS 2003; 17:1179-93.

Galli M, Cozzi-Lepri A, Ridolfo AL. Incidence of adipose tissue alterations in first line anti-retroviral therapy: the LipolCoNa Study. Arch Intern Med 2002; 162:2621-8.

Grinspoon S, Carr A. Cardiovascular risk and body fat abnormalities in HIV-infected adults. N Engl J Med 2005; 352:48-62.

Hadigan C, Meigs JB et al. Metabolic abnormalities and cardiovascular disease risk factors in adults with human immunodeficiency virus infection and lipodistrophy. Clin Infect Dis 2001; 32:130-9.

Mocroft A, Ledergerber B, Katlama C et al. for the EuroSIDA study group. Decline in the AIDS and death rates in the EuroSIDA study: an observational study. Lancet 2003; 362: 22-9.

Morse C, Kovacs JA. Metabolic and skeletal complications of HIV infection. JAMA 2006; 296:844-54.

17. ALTERAÇÕES ENDÓCRINAS E METABÓLICAS

Francisco Carlos Seguro

DISTÚRBIOS TIREOIDIANOS

Agentes oportunistas e neoplasias foram encontrados em necropsias de tireóides de pacientes infectados pelo HIV, sem que eles apresentassem sinais de disfunção glandular em vida. Casos semelhantes à tireoidite subaguda foram descritos na literatura causados por *P. jiroveci*, evoluindo com hipertireoidismo, hipotireoidismo e, em alguns casos, sem disfunção, melhorando com o tratamento da pneumocistose.

Em casos avançados de aids encontram-se: tiiodotironina (T_3) diminuída; tiroxina livre (T_4L) normal; T_3 reverso (rT_3) normal ou aumentada. Não havendo necessidade de tratamento com reposição hormonal, constitui a "síndrome do eutireoidiano doente".

Alguns pacientes sob tratamento anti-retroviral têm a imunidade restaurada, podendo eventualmente apresentar quadros auto-imunes de hiper ou hipofunção glandular. Nesses casos, é necessário o tratamento medicamentoso:

- Hipotireoidismo: levotiroxina – doses iniciais de 25µg, com aumentos progressivos de até 100µg e, eventualmente, 200µg.
- Hipertireoidismo: propiltiouracil – doses iniciais de 300 a 600mg; ou metimazol 30 a 60mg ao dia. Observar risco de agranulocitose, que pode ocorrer com o uso dos antitireoidianos.

DISTÚRBIOS ADRENAIS

Em necropsias de pacientes HIV-positivos foram encontrados os mais diversos agentes oportunistas nas adrenais. O mais freqüente é o citomegalovírus que, quando compromete mais de 90% da glândula, pode levar à insuficiência adrenal. Infecções por *Mycobacterium avium complex*, histoplasmose, tuberculose, infiltrações por sarcoma de Kaposi e linfomas também foram encontrados comprometendo adrenais.

Alguns medicamentos, como o cetoconazol, que causa bloqueio na síntese de cortisol e o uso prolongado do megestrol, que suprime o eixo hipotálamo-hipófise-adrenal, também podem levar à hipofunção glandular.

A doença de Addison manifesta-se clinicamente por febre, hipotensão, dor abdominal, hiponatremia e hipercalemia. Podem ocorrer "crises addisonianas" por estresse agudo e/ou uso de drogas (cetoconazol).

O diagnóstico da insuficiência adrenal primária pode ser feito com cortisol sérico diminuído, hormônio adenocorticotrófico (ACTH) aumentado, teste de estímulo da cortisona (250µg) sem elevação adequada do cortisol sérico.

Tratamento substitutivo: prednisona 5 a 7,5mg, em uma ou duas doses diárias; ou dexametasona 0,25 a 0,5mg, em uma ou duas doses diárias. Em casos de infecções agudas intercorrentes, convém aumentar a dose do glicocorticóide. Quando houver necessidade de reposição de mineralocorticóide (hipotensão e hiponatremia sem melhora), utilizar 9α-fluoridrodrocortisona 0,05 a 0,2mg por dia. O tratamento da crise addisoniana deve incluir hidratação e hidrocortisona 200 a 300mg por via intravenosa por dia.

DISTÚRBIOS GONADAIS

FUNÇÃO TESTICULAR

Infecções oportunistas têm sido descritas nos testículos de pacientes com aids em necropsias, detectando-se o envolvimento por *Toxoplasma gondii*, citomegalovírus, *Mycobacterium avium complex*, tuberculose disseminada e a infiltração por sarcoma de Kaposi.

Em estágios avançados de infecção pelo HIV, ocorrem diminuição dos níveis de testosterona e, freqüentemente, sintomas de diminuição da libido e disfunção erétil. Assim como em outras doenças crônicas, esses efeitos podem ser mediados por citocinas, já que a interleucina-1 e o fator de necrose tumoral podem afetar a função testicular.

O cetoconazol pode inibir a esteroidogênese gonadal, resultando em diminuição da testosterona, oligospermia e ginecomastia. O acetato de megestrol pode diminuir a secreção de testosterona pela inibição das gonadotrofinas hipofisárias.

Tratamento substitutivo: testosterona de ação prolongada, uso por via intramuscular, com efeito duradouro de até 30 dias – enantato de testosterona 250mg ou cipionato de testosterona 200mg.

FUNÇÃO OVARIANA

Informações sobre a função gonadal em mulheres infectadas pelo HIV são limitadas. Em fases avançadas da doença, pode ocorrer amenorréia, que tende a melhorar com a reposta terapêutica favorável aos anti-retrovirais.

HIPÓFISE E AIDS

HIPÓFISE ANTERIOR

Em necropsias, 10% dos pacientes podem apresentar graus variados de infarto e necrose hipofisária. Infecções por agentes oportunistas podem ocorrer, sendo, porém, raro o desenvolvimento de hipopituitarismo.

A avaliação da reserva hipofisária por meio de testes de estímulo com hormônio liberador da tireotrofina (TRH), hormônio liberador de gonadotrofina (GnRH) e hormônio liberador da corticotrofina (CRH) demonstra-se normal em quase todos os pacientes. Os níveis de prolactina são geralmente normais, com resposta normal ao estímulo com TRH.

Em relação ao eixo hormônio do crescimento-fator de crescimento insulina-símile (GH-IGF-I), sabe-se que crianças infectadas pelo HIV com doença ativa podem apresentar diminuição da velocidade de crescimento, com dosagens de hormônio de crescimento normais, porém com IGF-I baixo, semelhante ao que ocorre nos casos de desnutrição.

Convém ainda citar a ação inibidora das gonadotrofinas hipofisárias exercida pelo acetato de megestrol, droga usada para auxiliar no ganho de peso dos pacientes com aids, o que pode levar à amenorréia nas mulheres ou à diminuição da libido nos homens.

HIPÓFISE POSTERIOR

A destruição da hipófise posterior por infecções ou tumores pode, raramente, levar a quadros de *diabetes insipidus* central, com manifestação clínica de polidipsia e poliúria.

O diagnóstico pode ser feito pelo teste de restrição hídrica com osmolaridade urinária após período de restrição menor que 300mOsm/kg e, após a infusão de desmopressina (DDAVP), maior que 750mOsm/kg.

Tratamento: DDAVP intranasal de 2 a 20µg, uma a três aplicações por dia, ou DDAVP comprimidos de 0,1 a 0,2mg por dia.

ALTERAÇÕES DO METABOLISMO DE LIPÍDEOS ASSOCIADAS AO HIV

Com o advento do uso das associações de terapêutica anti-retroviral a partir de meados dos anos 90, aparece a síndrome da lipodistrofia associada ao HIV, caracterizada por anormalidades morfológicas da distribuição da gordura corpórea (redução do tecido subcutâneo em locais periféricos e acúmulo de gordura intra-abdominal em região dorsocervical e mamas), que são acompanhadas de importantes anormalidades metabólicas, como hiperglicemia, hiperinsulinemia e hipertensão, comumente conhecidas como síndrome metabólica.

Daremos destaque, neste capítulo, às anormalidades metabólicas, que incluem hiperlipidemias e, posteriormente, resistência à insulina e *diabetes mellitus*.

HIPERLIPIDEMIAS

O uso contínuo dos inibidores de protease e dos medicamentos inibidores de nucleosídeos da transcriptase reversa levam a um aumento dos níveis séricos de colesterol e triglicérides, aumentando o risco de doença cardiovascular em população de faixa etária mais jovem. Os níveis ideais de manutenção dos lipídeos, que também dependem da associação com outros fatores de risco como na população normal, seriam:

- Colesterol menor que 200mg/dl.
- HDL-colesterol maior que 45mg/dl.
- LDL-colesterol menor que 100mg/dl.
- Triglicérides menores que 150mg/dl.

HIPERTRIGLICERIDEMIAS

Tratamento

1. Cuidados dietéticos e mudança de hábitos de vida como: dieta com diminuição dos carboidratos e gorduras, abandono do álcool e do fumo e aumento da atividade física com perda de peso.
2. Terapia medicamentosa com fibratos que age aumentando a atividade da lipase lipoprotéica e reduzindo a captação pelo fígado dos ácidos graxos livres, o que diminui a produção dos triglicérides. Os principais fibratos são:

   - Bezafibrato – posologia de 400 a 600mg/dia (drágeas de 200 e 400mg).
   - Genfibrozil – posologia de 600 a 1.200mg/dia (comprimidos de 300, 600 e 900mg).
   - Ciprofibrato – posologia de100 a 200mg/dia (comprimidos de 100mg).

Efeitos colaterais

Alterações das transaminases, miopatia, distúrbios gastrintestinais, litíase biliar, redução da libido, entre outros. Deve-se monitorizar as transaminases e a creatinoquinase.

HIPERCOLESTEROLEMIA

Tratamento

1. Dieta pobre em gorduras saturadas e mudança de hábitos de vida, já mencionadas acima.
2. Terapia medicamentosa com estatinas, que agem inibindo a HMG-CoA redutase, o que inibe a síntese intracelular do colesterol. As principais estatinas são:

   - Pravastatina – posologia de 20 a 80mg/dia (comprimidos de 10, 20 e 40mg).
   - Fluvastatina – posologia de 40 a 80mg/dia (comprimidos de 20, 40 e 80mg).
   - Lovastatina – posologia de 20 a 80mg/dia (comprimidos de 5 e 10mg).
   - Sinvastatina – posologia de 10 a 80mg/dia (comprimidos de 5, 10, 20, 40 e 80mg).
   - Atorvastatina – posologia de 10 a 80mg/dia (comprimidos de 10, 20, 40 e 80mg).
   - Rosuvastatina – posologia de 10 a 40mg (comprimidos de 10 e 20mg).

Efeitos colaterais das estatinas – distúrbios gastrintestinais, cefaléia, mialgia e elevação de transaminases e creatinoquinase. Deve-se interromper o tratamento ou diminuir a dose quando o aumento das transaminases for maior que três vezes o valor inicial ou da creatinoquinase maior que 10 vezes o inicial.

No grupo de pacientes com aids, deve-se preferir o uso de pravastatina, rosuvastatina, que têm menor interação com drogas que interferem no citocromo P450 (claritromicina, itraconazol, cetoconazol, ritonavir, entre outras).

3. Terapia com ezetimiba, inibidor seletivo da absorção de colesterol, que age na borda em escova do intestino delgado. A posologia sugerida é de 10mg. Sua principal indicação é para pacientes intolerantes às estatinas, ou em associação a essas.

HIPERTRIGLICERIDEMIAS E HIPERCOLESTEROLEMIAS ASSOCIADAS

A terapia combinada de fibratos e estatinas aumenta o risco de rabdomiólise e miopatia, principalmente em pacientes idosos ou com função renal alterada, devendo ser feita a monitorização enzimática mais freqüente.

A melhor associação para o tratamento seria pravastatina ou rosuvastatina com bezafibrato ou ciprofibrato.

DIABETES E AIDS

A hiperglicemia pode surgir no paciente HIV-positivo, em conseqüência da pancreatite desencadeada por drogas, como o ddI, d4T, 3TC e pentamidina, bem como por processos infecciosos, como a citomegalovirose. Porém, a grande maioria dos casos deve-se à resistência à insulina, devido ao uso de alguns antiretrovirais.

RESISTÊNCIA À INSULINA

Sua patogênese complexa envolve a ação dos anti-retrovirais nos diferentes órgãos. A insulina age por meio de seu receptor, tendo como resultado final a redistribuição de uma molécula de transporte intracelular da glicose (GLUT-4) para a superfície celular, a fim de facilitar a captação da glicose pela célula. O GLUT-4 é a molécula principal envolvida na captação de glicose do plasma pelas células adiposas e musculares em resposta à insulina. Alguns anti-retrovirais acarretam diminuição na expressão do receptor de insulina e aumento da resistência à insulina por um possível defeito na ação transportadora do GLUT-4 após sua redistribuição na membrana celular (Tabela 2.1).

Tabela 2.1 – Valores de glicemia (em mg/dl) para diagnóstico de *diabetes mellitus*.

	Jejum	2h após 75g de glicose	Casual
Glicemia normal	< 100	< 140	
Tolerância a glicose diminuída	> 100 e < 126	140-200	
Diabetes mellitus	≥ 126	≥ 200	≥ 200 com sintomas

OBJETIVOS DO TRATAMENTO

- Glicemia jejum: < 100mg/dl.
- 2 horas pós-prandiais: < 140mg/dl.
- Hemoglobina glicosilada: < 7%.

TRATAMENTO

1. Mudança nos hábitos de vida: dieta para a manutenção de peso, suspender álcool e fumo, estimular a atividade física.
2. Terapia medicamentosa: **hipoglicemiantes orais**:

Metformina – como já citado anteriormente, a principal causa do diabetes nos pacientes HIV-positivos é a resistência à insulina. Seu tratamento farmacológico deve incluir drogas que aumentam a sensibilidade à insulina, como a metformina e as glitazonas. A metformina age inibindo a gliconeogênese hepática e, em menor extensão, promove a captação periférica de glicose. Sua posologia é de 1.000 a 2.550mg/dia (comprimidos de 500, 850 e 1.000mg).

Contra-indicações: insuficiência renal, insuficiência cardíaca congestiva, doença hepática crônica e uso abusivo de álcool. Suspender o medicamento para procedimentos cirúrgicos, radiológicos com uso de contrastes e intercorrências médicas graves.

Efeitos adversos: desconforto abdominal, diarréia e, raramente, acidose láctica.

Glitazonas ou tiazolidinedionas: tiazolinedionas – pouca experiência existe até o momento com o uso de tais drogas no grupo dos pacientes com HIV. Agem aumentando a sensibilidade à insulina nos tecidos muscular, hepático e adiposo, favorecendo o consumo periférico da glicose e a diminuição de sua produção hepática.

- Rosiglitazona: posologia de 2 a 8mg/dia (comprimidos de 4 e 8mg).
- Pioglitazona: posologia de 15 a 45mg/dia (comprimidos de 15, 30 e 45mg).

Efeitos adversos: aumento de peso, edema e hepatotoxicidade.

Quando não se consegue controle adequado com as drogas citadas acima, estas podem ser associadas, ou com os secretagogos de insulina ou com um inibidor de alfa-glicosidades intestinais – descritas a seguir:

- **Segretagogos de insulina:**
  1. Sulfoniluréias – agem estimulando a secreção de insulina, ligando-se a um receptor específico nas células betapancreáticas, o que determina o fechamento dos canais de potássio.
     - Glibenclamida: posologia de 2,5 a 20mg/dia (comprimidos de 5mg).
     - Gliclazida: posologia de 40 a 320mg/dia (comprimidos de 80mg).
     - Glimepirida: posologia de 1 a 8mg/dia (comprimidos de 1, 2 e 4mg).

     Contra-indicações: pacientes com sensibilidade conhecida às sulfamidas, insuficiência hepática ou renal graves e gravidez.

2. Glinidinas – estimulam a secreção de insulina na presença da glicose. Ação mais rápida e curta que as sulfoniluréias, devendo ser administradas minutos antes das refeições, pois apresentam absorção rápida.

- Repaglinida: posologia de 0,5 a 16mg/dia (comprimidos de 0,5, 1 e 2mg).
- Nateglinida: posologia de 120 a 360mg/dia (comprimidos de 120mg).

Contra-indicações: insuficiência hepática ou renal graves e gravidez.

- **Inibidor de alfa-glicosidases intestinais:**

Age retardando a absorção intestinal dos carboidratos, melhorando a resposta da célula betapancreática ao aumento da glicemia. Reduz também o aumento de triglicérides pós-prandiais.

Acarbose: posologia de 150 a 300mg/dia (comprimidos de 50 e 100mg).

Efeitos adversos: meteorismo, desconforto abdominal, flatulência e diarréia.

INSULINOTERAPIA

Deve-se iniciar o tratamento com insulina em casos de pacientes com perda de peso importante ou naqueles com níveis glicêmicos muito elevados, acompanhados de perda de peso, cetonúria e cetose; na falência do tratamento com hipoglicemiantes orais; na gestação; em infecções agudas (Tabela 2.2 e 2.3).

Tabela 2.2 – Insulinas humanas – perfil de ação (horas).

	Início	Pico	Duração efetiva	Duração máxima
Ultra-rápida	< 0,25	0,5-1,5	3-4	4-6
Rápida (R)	0,5-1	2-3	3-6	6-8
NPH	2-4	6-10	10-16	14-18
Lenta (L)	2-4	6-12	12-18	16-20
Ultralenta (U)	6-10	10-16	18-20	20-24

Tabela 2.3 – Insulinas animais – perfil de ação (horas).

	Início	Pico	Duração efetiva	Duração máxima
Rápida (R)	0,5-2	3-4	4-6	6-10
NPH	4-6	8-14	16-20	20-24
Lenta (L)	4-6	8-14	16-20	20-24
Ultralenta (U)	8-14	Mínimo	24-36	24-36

ASSOCIAÇÃO DE INSULINA

Para melhor controle dos níveis de variação glicêmica diária, podemos associar insulina de ação lenta ou intermediária, com insulina de ação rápida ou ultra-rápida nos picos de hiperglicemia.

BIBLIOGRAFIA

Cooper MS, Stewart PM. Corticosteroid insufficiency in acutely ill patients. N Engl J Med 2003; 348:727-34.

Executive summary of the third report of the national cholesterol education program (NCEP) expert panel on detection, evaluation, and treatment of high blood cholesterol in adults (adult treatment panel III). JAMA 2001; 285:2486-97.

Greenspan FS, Gardner DG. Basic and Clinical Endocrinology. AIDS Endocrinopathies. 6th ed. Appleton & Lange; 2001:846-52.

Leon MKS, Addy CL, Mantzoros CS. Human immunodeficiency virus/highly active anti-retroviral therapy-associated metabolic syndrome: clinical presentation, pathophysiology, and therapeutic strategies. J Clin Endocrinol Metab 2003; 88:1961-76.

Mallon PWG, Carr A, Cooper DA. Lipodistrofia associada ao HIV: descrição, patogênese e mecanismos moleculares. Current Diabetes Reports – Latin América 2002; 1:354-63.

Sellmeyer DE, Grunfeld C. Endocrine and metabolic disturbances in human immunodeficiency virus infection and the acquired immune deficiency syndrome. Endocr Rev 1996; 17:518-32.

Sociedade Brasileira de Diabetes: Consenso de diabetes/Sociedade Brasileira de Diabetes-Rio de Janeiro: Diagraphic, 2003.

18. COMPLICAÇÕES OSTEOARTICULARES RELACIONADAS À INFECÇÃO PELO HIV E HAART

Ana Lúcia Lei Munhoz Lima
Arnaldo V. Zumiotti
Gilberto Luis Camanho
Alexandre Leme Godoy dos Santos
Caio Oliveira D'Elia
Priscila Rosalba Domingos Oliveira

Com o aumento considerável da expectativa de vida dos pacientes infectados pelo HIV na era do HAART (*highly active antiretroviral therapy*), têm sido observadas algumas conseqüências do tempo prolongado de infecção viral e desse tratamento. As conseqüências metabólicas, ocorrendo nesse contexto, têm sido exploradas em várias publicações na literatura, principalmente em relação à síndrome lipodistrófica. Atualmente, a observação crescente de alterações osteo-articulares nesses pacientes é objeto de estudo mais detalhado para a detecção de suas eventuais causas e abordagem terapêutica mais adequada.

Dentre as complexas alterações metabólicas da infecção crônica pelo HIV e seu tratamento, observa-se diminuição da mineralização óssea em grande porcentagem dos pacientes, resultante de vários fatores presentes no próprio hospedeiro, no vírus e nos anti-retrovirais. O osso é constantemente remodelado pelo sincronismo entre sua formação e reabsorção, que pode ser desregulado durante a infecção pelo HIV. Quando a mineralização óssea diminui, a osteopenia ocorre, podendo resultar em osteoporose.

As alterações osteoarticulares mais freqüentemente relatadas nos pacientes infectados pelo HIV por longo período e que utilizam HAART são a osteopenia/ osteoporose, osteonecrose, síndrome do túnel do carpo e capsulite adesiva de ombros.

OSTEOPENIA/OSTEOPOROSE

Segundo a Organização Mundial da Saúde, as definições de osteopenia e osteoporose são baseadas em resultados observados na densitometria óssea, comparando-se a relação entre a densidade óssea do paciente com a média dos adultos jovens, ajustando-se para raça e gênero. A osteoporose é definida quando essa relação é inferior a 2,5 vezes o desvio-padrão, e a osteopenia, quando o resultado se situa entre –1 e –2,5 vezes o desvio-padrão. A osteoporose pode ser considerada grave quando, além desse critério, o paciente apresentar fratura.

Diversos estudos têm demonstrado alta prevalência dessas alterações em pacientes infectados pelo HIV, de acordo com esses critérios. Múltiplos fatores são relacionados como causadores da osteopenia, dentre eles efeitos diretos do vírus sobre as células osteogênicas; ativação persistente de citocinas pró-inflamatórias, principalmente TNFα e interleucina-1; alterações no metabolismo da vitamina D, com deficiência da 1,25-diidrovitamina D; e, ainda, participação de anormalidades mitocondriais relacionadas com a acidemia láctica e o desenvolvimento de doenças oportunistas.

Em relação à influência do tratamento anti-retroviral, existem estudos mostrando risco relativo maior quando utilizados inibidores de protease, sabendo-se que o indinavir inibe a formação óssea, e o ritonavir, a diferenciação e função dos osteoclastos. Com relação aos inibidores da transcriptase reversa, os relatos mais recentes têm ligado o tenofovir à ocorrência de osteomalacia e síndrome de Fanconi. Ainda, outros fatores podem contribuir para acelerar a perda óssea, como deficiências nutricionais, baixos níveis de cálcio sérico, imobilização, hipogonadismo, hipertireoidismo, hiperparatireoidismo, insuficiência renal, uso de opióides ou heroína, uso de corticosteróides, período pós-menopausa para mulheres e consumo de álcool superior a 16g/dia.

Em relação ao tratamento da osteoporose, a principal medida é a prevenção, por meio do estímulo da atividade física e alimentação adequada nas primeiras três décadas de vida, para que se atinja a formação máxima de massa óssea.

A ingestão de cálcio e a administração suplementar de vitamina D devem fazer parte de qualquer regime terapêutico para a osteoporose. Na mulher pós-menopausa, a terapia de reposição hormonal é importante método de prevenção da osteoporose. Quanto à terapia medicamentosa, existem basicamente duas classes medicamentosas: os agentes anti-reabsorção do tecido ósseo e os agentes estimuladores da formação óssea. São exemplos de agentes anti-reabsorção óssea os estrogênios, a calcitonina e os bisfosfonatos. Os agentes estimuladores da formação óssea são o fluoreto de sódio e o paratormônio.

OSTEONECROSE

A ocorrência de osteonecrose em pacientes com HIV tem sido relatada desde 1990, com incidências progressivamente crescentes e superiores à da população geral. A incidência anual de osteonecrose sintomática na população geral é estimada entre 0,010 e 0,135%.

Estudos recentes que utilizaram ressonância magnética para a detecção da osteonecrose em portadores do HIV estimaram a incidência dessa doença em aproximadamente 4%. A incidência de bilateralidade varia de 35 a 80%.

Alguns autores fazem referência à estabilização dos índices de osteonecrose na população geral nos últimos anos, mas na população de pacientes infectados pelo HIV esse fenômeno permanece em elevação. Na população geral, são conhecidos alguns fatores de risco e condições associadas ao desenvolvimento da osteonecrose, como uso de corticosteróides sistêmicos, alcoolismo, hiperlipidemia, anemia falciforme, coagulopatias, doença de Gaucher, lúpus eritematoso sistêmico, artrite reumatóide, hiperuricemia e gota, radioterapia, obesidade, pancreatite, seqüela de fraturas, quimioterapia, vasculites e tabagismo. Além desses fatores, nos pacientes infectados pelo HIV, estão envolvidos no desenvolvimento da osteonecrose a dislipidemia, o uso de acetato de megestrol e anabolizantes, a reposição de testosterona, bem como as vasculites que predispõem a trombose intra-óssea pela presença de anticorpos anticardiolipina e pela deficiência da proteína S. Ainda, o próprio tratamento anti-retroviral pode estar relacionado com o desenvolvimento crescente da osteonecrose.

Para o diagnóstico da osteonecrose, devem ser observados sinais clínicos como presença de dor articular e limitação do grau de movimento. As articulações mais freqüentemente envolvidas são quadris, uni ou bilateralmente, joelhos, tornozelos, cotovelos e ombros. Na figura 2.8 propõe-se um algoritmo de investigação.

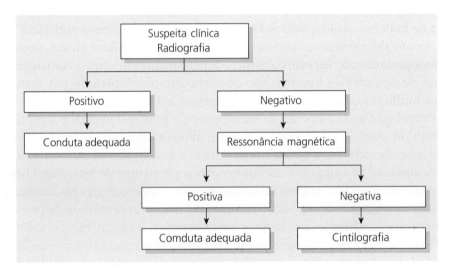

Figura 2.8 – Algoritmo para investigação de osteonecrose.

Deve-se ressaltar que o intervalo entre as alterações radiológicas e os sintomas clínicos pode ser longo, variando de três a oito anos. A radiografia simples da articulação tem baixa sensibilidade diagnóstica no início da doença. São achados radiológicos freqüentes indicadores de osteonecrose: esclerose cística, radioluscência subcondral, colapso ósseo e alterações degenerativas articulares. A tomografia computadorizada sem contraste acrescenta poucas informações à radiologia simples. A ressonância magnética possui 99% de sensibilidade e especificidade para o diagnóstico desde a fase inicial. A cintilografia óssea, apesar de pouco específica, pode ser utilizada no estadiamento e para a busca de focos ocultos assintomáticos. Com os achados clínicos e de imagem, pode-se classificar a osteonecrose. A classificação mais utilizada na osteonecrose do quadril é a de Ficat e Arlet (Quadro 2.4).

Quadro 2.4 – Classificação de Ficat e Arlet.

Estágio	Sintomas	Radiografia	Cintilografia
0	Não	Normal	Diminuição da captação
1	Não/leves	Normal	Diminuição da captação
2	Leves	Alteração de densidade	Aumento da captação
2A		Esclerose ou cistos	
2B		Achatamento (sinal de crescente)	
3	Leves/moderados	Perda de esfericidade	Aumento da captação
4	Moderados/graves	Diminuição do espaço articular e/ou alterações acetabulares	Aumento da captação

O tratamento varia com o estágio da doença. No paciente HIV-positivo é importante excluir ou controlar outros fatores de risco que não o da própria doença e medicação anti-retroviral. Em indivíduos oligossintomáticos, o tratamento pode ser baseado no uso de analgésicos e antiinflamatórios não-hormonais.

Nos estágios iniciais, podem ser utilizados procedimentos de descompressão da área com necrose, associada ou não a enxertos corticoesponjosos livres ou pediculados. Com o progredir da doença, quando se iniciam alterações da congruência articular, podem estar indicados procedimentos como osteotomias, hemiartroplastias ou artroplastias unicompartimentais, e nos casos mais avançados a solução é a artroplastia total.

SÍNDROME DO TÚNEL DO CARPO

Entre as alterações osteoarticulares observadas nos pacientes com HIV/aids em tratamento, tem sido relatada a ocorrência da síndrome do túnel do carpo. Entretanto, nos relatos já feitos há um questionamento quanto à maior freqüência dessa nos pacientes em tratamento em relação à população geral. A incidência na população geral está em torno de 3,8% ao exame clínico e, quando utilizada a eletroneuromiografia, 2,7%. Na população HIV-positiva, testada a incidência, manteve-se muito próxima da população geral.

Essa síndrome tem sido relacionada ao uso de tratamento anti-retroviral de alta potência, especialmente aos inibidores de protease, e seria decorrente dos distúrbios metabólicos já conhecidos e depósito de material mixedematoso no túnel do carpo, com a conseqüente compressão nervosa. Outros fatores são associados ao desenvolvimento dessa síndrome nos portadores de HIV/aids, como atividades profissionais, hipotireoidismo, hiperglicemia, artrite reumatóide, obesidade e distúrbios metabólicos variados. Portanto, a correlação direta com a presença do HIV e o tratamento anti-retroviral ainda é questionável.

Para o diagnóstico da síndrome do túnel do carpo, os critérios a seguir descritos devem estar presentes: distúrbio sensitivo no território do nervo mediano, sinal de Tinel positivo, sinal de Phalen positivo. A combinação desses critérios tem sensibilidade e especificidade acima de 90%, confirmadas nos pacientes que realizam o estudo eletrofisiológico.

O tratamento baseia-se no estadiamento da síndrome compressiva. Na fase leve, o tratamento é conservador, com o uso de talas noturnas e o emprego de medicações antiinflamatórias. Nas fases moderadas e graves, está indicado o tratamento cirúrgico. Este pode ser feito de forma convencional ou por via artroscópica. Em ambos os procedimentos, realiza-se a descompressão do nervo mediano através da abertura do retináculo dos flexores.

CAPSULITE ADESIVA

A capsulite adesiva tem sido associada aos portadores de HIV recebendo esquema anti-retroviral com inibidores de protease. Os casos relatados na literatura limitam-se a envolvimento do ombro, sugerindo que outras localizações são raras. Os sintomas característicos dessa afecção incluem dor progressiva e bilateral nos ombros, com restrição ativa e passiva do arco de movimento. Classicamente, o início dos sintomas é insidioso, ocorrendo aproximadamente 12 a 14 meses após o início do uso das antiproteases. A radiografia simples freqüentemente é normal, sendo necessária a realização de ressonância magnética para a detecção de alterações. Os sintomas tendem a regredir espontaneamente após seis a oito meses, a despeito da manutenção do esquema anti-retroviral.

O tratamento das capsulites adesivas depende do seu tempo de evolução e da gravidade das aderências. Nos casos de curta duração, o tratamento conservador com fisioterapia é o mais indicado. Nos casos de longa evolução, o tratamento artroscópico pode ser realizado com capsulotomia adjuvante para melhorar a abdução e a rotação externa. Tem-se evitado a indicação de manipulação isoladamente devido à alta incidência de fraturas do terço proximal do úmero.

BIBLIOGRAFIA

Allen SH, Moore AL, Tyrer MJ et al. Osteonecrosis of the knee in a patient receiving anti-retroviral therapy. Intern J STD & AIDS 2002; 13:792-4.

Allison GT, Bostrom MP, Glesby MJ. Osteonecrosis in HIV disease: epidemiology, etiologies and clinical management. AIDS 2003; 17:1-9.

Amorosa V, Tebas p Bone Disease and HIV Infection. Clin Infect Dis 2006; 42:108-14.

Asensio O, Caso JAA, Rojas R. Carpal tunnel syndrome in HIV patients? AIDS 2002; 16:948-50.

Atalay A, Ozdemir O, Guven GS, Basgoze. O. HIV infection and shoulder pain: a challenging case. Rheumatol Int 2006; 26:680-2.

Begovac J, Bayer K, Krpan D, Kusec V. Osteosclerosis and periostal new bone formation during indinavir therapy. AIDS 2002; 16:803-4.

Borderi M, Farneti B, Tampellini L et al. HIV-1, HAART and bone metabolism. N Microbiol 2002; 25:375-84.

Bruera D, Luna N, David DO et al. Decreased bone mineral density in HIV-infected patients is independent of anti-retroviral therapy. AIDS 2003; 17:1917-23.

Delaunay C, Loiseau-Peres S, Benhamou CL. Osteopenia and human immunodeficiency virus. Joint Bone Spine 2002; 69:105-8.

Dolan SE, Huang JS, Killilea KM et al. Reduced bone density in HIV-infected women. AIDS 2004; 18:475-83.

Fessel WJ, Hurley LB. Is HIV sequesterd in bone? Possible implications of virological and immunological findings in some HIV-infected patients with bone disease. AIDS 2003; 17:255-7.

Gallant JE. Report from Boston: the 10th Conference on Retroviruses and Opportunistic Infections (CROI). Hopkins HIV Rep 2003; 15:1-2.

Gallant JE, Staszewski S, Pozniak AL et al. Efficacy and safety of tenofovir df vs stavudine in combination therapy in anti-retroviral-naïve patients a 3-year randomized trial. JAMA 2004; 292:191-201.

Jain RG, Furfine ES, Pedneault L et al. Metabolic complications associated with anti-retroviral therapy. Antiviral Res 2001; 51:151-77.

Jain RG, Lenhard JM. Select HIV protease inhibitors alter bone and fat metabolism *ex vivo*. J Biol Chem 2002; 277:19247-50.

Mahoney CR, Glesby MJ, DiCarlo EF et al. Total hip arthroplasty in patients with human immunodeficiency virus infection. Acta Orthop 2005; 76:198-203.

Manfredi R, Calza L, Chiodo F. Carpal tunnel syndrome in HIV-infected patients treated with highly active anti-retroviral therapy: other case reports. Rheumatol Int 2001; 21:81-3.

Mondy K, Tebas P. Emerging bone problems in patients infected with human immunodeficiency virus. Clin Infect Dis 2003; 36(Suppl 2):S101-5.

Mora S, Sala N, Bricalli D et al. Bone mineral loss through increased bone turnover in HIV-infected children treated with highly active anti-retroviral therapy. AIDS 2001; 15:1823-9.

Mora S, Zamproni I, Beccio S et al. Longitudinal changes of bone mineral density and metabolism in anti-retroviral-treated human immunodeficiency virus-infected children. J Clin Endocrinol Metab 2004; 89:24-8.

Nacher M, Serrano S, González A et al. Osteoblasts in HIV infected patients: HIV-1 infection and cell function. AIDS 2001; 15:2239-43.

Parsonage MJ, Wilkins EGL, Snowden N et al. The development of hypophosphataemic osteomalacia with myopathy in two patients with HIV infection receiving tenofovir therapy. HIV Medicine 2005; 6:341-6.

Rojo P, Ramos JT, Bone Disease and HIV infection. Clin Infect Dis 2006; 43:111.

Silva Santos AC Jr, Lopes Crisostomo LM, Olavarria V et al. Alterations in bone mineral metabolism in Brazilian HIV-Infected patients. AIDS 2003; 17:1578-80.

Sclar G. Carpal tunnel syndrome in HIV-1 patients: a metabolic consequence of protease inhibitor use? AIDS 2000; 14:336-8.

Seminari E, Castagna A, Soldarini A et al. Osteoprotegerin and bone turnover markers in heavily pretreated HIV-infected patients. Br HIV Assoc 2005; 6:145-50.

Swenson CL, Arnoczky SP. Demineralization for inactivation of infectious retrovirus in systemically infected cortical bone. J Bone Joint Surg Am 2003; 85A:323-32.

Tan BM, Nelson Jr, RP, James-Yarish M et al. Bone metabolism in children with human immunodeficiency virus infection receiving highly active anti-retroviral therapy including a protease inhibitor. J Pediatr 2001; 139:447-51.

Tehranzadeh J, Ter-Oganesyan RR, Steinbach LS. Musculoskeletal disorders associated with HIV infection and AIDS. Part I: Infectious musculoskeletal conditions. Skeletal Radiol 2004; 33:249-59.

Tehranzadeh J, Ter-Oganesyan RR, Steinbach LS. Musculoskeletal disorders associated with HIV infection and AIDS. Part II: No-Infectious musculoskeletal conditions. Skeletal Radiol 2004; 33:311-20.

Urso R, Visco-Comandini U, Antonucci G. Bone dysmetabolism in HIV infection: a melting pot of opinions. AIDS 2003; 17:1416-7.

19. SÍNDROME LIPODISTRÓFICA

Ana Carla Carvalho de Mello e Silva
Ho Yeh Li
Sigrid de Sousa Santos

Para reduzir a alta mortalidade e melhorar a qualidade de vida dos pacientes infectados pelo vírus da imunodeficiência humana (HIV), nas últimas duas décadas houve um grande avanço no desenvolvimento de terapias anti-retrovirais, chegando-se à HAART (*highly active antiretroviral therapy*), uma combinação de três ou mais drogas anti-retrovirais que leva à supressão da atividade viral, aumentando a longevidade nos pacientes infectados pelo HIV. Em 1987, a primeira droga anti-retroviral aprovada pela *Food and Drug Administration* (FDA) foi a zidovudina (AZT), pertencente à classe denominada de inibidores de transcriptase reversa análogos de nucleosídeos (NRTI). Nos anos seguintes outras drogas da mesma classe foram lançadas no mercado, inicialmente a didanosina (ddI) e a zalcitabina (ddC), seguidas pela lamivudina (3TC), estavudina (d4T) e abacavir (ABC). Desde 1997 até a atualidade, outros medicamentos anti-retrovirais foram aprovados para uso, pertencentes às classes dos inibidores de transcriptase reversa não-análogos de nucleosídeos (NNRTI): nevirapina (NVP), efavirenz (EFV) e delavirdina (DLV); dos inibidores de transcriptase reversa análogos de nucleotídeos: tenofovir (TDF); dos inibidores de protease (IP): indinavir (IDV), saquinavir (SQV), ritonavir (RTV), nelfinavir (NFV), amprenavir (APV), lopinavir/r (LPV/r), atazanavir (ATV), tipranavir (TPV) e fosamprenavir (FPV); inibidor da fusão: enfuvirtida (ENF-T20); além de outros anti-retrovirais aprovados, mas que não constam do consenso brasileiro, ou que estão em fases de estudos clínicos: tipranavir (FTC) e brecanavir, ambos inibidores da protease; emtricidabina, inibidor da transcriptase reversa análogo de nucleosídeo; raltegravir, inibidor da integrase; e os antagonistas dos receptores CCR5/CxCR4. Atualmente, a zalcitabna (ddC) e a delavirdina (DLV) estão fora de linha. Com o salto no tratamento da infecção pelo HIV, reduziu-se a morbidade e a mortalidade dos pacientes infectados, elevando assim sua sobrevida. Contudo, no decorrer dos anos acompanhando todo esse progresso, tem-se constatado na prática médica uma série de alterações tardias da infecção pelo HIV e de efeitos colaterais que surgem como conseqüência ao uso prolongado dos medicamentos anti-retrovirais, tomando um lugar de importância cada vez maior na vida dos pacientes, destacando dentre eles a síndrome de lipodistrofia.

DEFINIÇÃO

Não há uma definição de caso objetiva e precisa para a síndrome de lipodistrofia. Isso se deve, em parte, à grande variedade de sinais e sintomas apresentados. A maioria dos autores define a síndrome como a presença de alterações na redistribuição da gordura (lipoatrofia periférica e lipo-hipertrofia central), alterações metabólicas como resistência à insulina, dislipidemia (aumento dos triglicérides e diminuição do HDL-coleterol), hiperglicemia, acidose láctica, além de possível envolvimento de alterações ósseas como osteopenia, osteonecrose e osteoporose, que podem ou não estar associadas em indivíduos com infecção por HIV/aids (síndrome da imunodeficiência adquirida). A etiologia dessas alterações ainda permanece desconhecida, entretanto acredita-se que seja multifatorial e complexa, tendo influência de fatores de risco relacionados ao hospedeiro: idade, gênero (com diferença para lipo-hipertrofia/lipoatrofia), composição corpórea basal, raça/etnia, genética; relacionados à doença: estágio e tempo da infecção pelo HIV, marcadores de gravidade – contagem de linfócitos T-CD4 e carga viral, grau de reconstituição imune; e relacionados à medicação: tipo de anti-retroviral e duração da HAART.

Uma das definições mais aceitadas é a apresentada por Carr et al. (1998), que se referiu inicialmente à lipodistrofia em indivíduos infectados pelo HIV em uso de inibidores de protease, como a perda de gordura na face, membros, glúteos, com ou sem obesidade central, relatada pelo paciente e confirmada pela avaliação médica. Em seguida, observou-se que as alterações podem ocorrer mesmo em pacientes infectados pelo HIV sem exposição a inibidores de protease. Recentemente o mesmo grupo sugeriu uma nova definição de caso para as mudanças na composição corpórea baseando-se em uma série de variáveis para melhor comparação a ser obtida entre futuros estudos, bem como uma estimativa mais precisa da incidência e prevalência da referida síndrome.

Em indivíduos com infecção pelo HIV em uso de HAART, as alterações relacionadas à redistribuição de gordura podem ocorrer antes do surgimento das alterações metabólicas, sendo o acúmulo de gordura mais vinculado ao uso de inibidores de protease. Desse modo, são descritas três formas principais de combinações das alterações de redistribuição de gordura, como: lipoatrofia generalizada ou localizada envolvendo as extremidades, glúteos e face; lipo-hipertrofia com depósito de gordura generalizada ou local envolvendo abdome, mamas, região dorsocervical (córcova ou giba) e área subclavicular; ou um padrão misto com adiposidade central e lipoatrofia periférica. Associados inicialmente ou não às alterações metabólicas, como resistência à insulina, hiperlipidemia, hiperglicemia, acidose láctica, os distúrbios morfológicos são amplamente relatados em pacientes em uso de inibidores de protease e de inibidores da transcriptase reversa análogos de nucleosídeos, especialmente ao d4T ou à combinação d4T/ddI.

EPIDEMIOLOGIA

A prevalência da síndrome de lipodistrofia em pessoas infectadas pelo HIV apresenta taxas muito amplas mundialmente, variando entre 2 e 83% em uma série de estudos realizados, afetando homens, mulheres e crianças, de diferentes raças. No Brasil, essas alterações também têm sido observadas de forma crescente, embora não existam relatos de prevalência publicados.

A etnia afeta a prevalência e as características da lipodistrofia. A redistribuição de gordura parece ser menos proeminente em indivíduos afro-americanos e hispânicos infectados pelo HIV em relação aos caucasianos nos EUA. O gênero também influencia a prevalência da lipodistrofia. Os homens parecem ter maior tendência a desenvolver lipoatrofia, enquanto as mulheres, acúmulos de gordura. Fatores genéticos e raciais podem estar envolvidos na dislipidemia em indivíduos usam inibidores de protease. Pacientes negros em uso de HAART com inibidor de protease têm menor perfil lipídico aterogênico, quando comparados com brancos e hispânicos.

PATOGENIA

Não existe um único mecanismo patogênico que explique a síndrome de lipodistrofia, com suas alterações morfológicas e metabólicas. Os mecanismos patogênicos provavelmente resultam de complexas interações entre fatores ligados ao hospedeiro, à doença e às drogas anti-retrovirais, sendo uma síndrome de etiologia multifatorial. Várias hipóteses têm sido levantadas para explicar a síndrome de lipodistrofia, algumas delas listam-se a seguir:

Homologia estrutural molecular – entre o sítio catalítico da protease do HIV, no qual agem os inibidores de protease, e uma proteína humana envolvida no metabolismo lipídico.

Dano na diferenciação dos adipócitos – com níveis elevados do fator transcriptor de adipócitos-esterol elemento regulatório ligado à proteína 1 (SREBp1c). Adipócitos diminuídos no tamanho e em formas agregadas foram encontrados em pacientes infectados pelo HIV em uso de inibidores de protease com lipoatrofia na presença de altos níveis de expressão desse fator.

Apoptose dos adipócitos – mediada por citocinas pró-inflamatórias, tais como fator de necrose tumoral (TNF-α) e leptina, que apresentam níveis elevados de expressão nos adipócitos. Esses hormônios são potentes indutores da apoptose em adipócitos *in vitro* e *in vivo* e parecem participar de forma importante no desenvolvimento da lipodistrofia.

Toxicidade mitocondrial – induzida pelos inibidores de transcriptase reversa análogos de nucleosídeo (NRTIs), via inibição da DNA polimerase, está associada à patogenia da acidose láctica, esteatose hepática, miopatia, cardiomiopatia, neuropatia periférica, pancreatite e seu papel na redistribuição de gordura ainda está por ser totalmente esclarecido.

Enzima hidroxisteróide deidrogenase (11-βHSD1) – envolvida na catalisação da cortisona inativa para cortisol, é expressa em níveis elevados na gordura visceral e subcutânea na presença do cortisol em pacientes com HIV. O **cortisol** tem acentuado efeito sobre as células gordurosas, uma vez que promove a diferenciação dos adipócitos e, em altos níveis, juntamente com a enzima 11-βHSD1, pode ter papel na patogênese do acúmulo central de gordura em indivíduos com infecção pelo HIV.

Efeito dos anti-retrovirais – no metabolismo de glicose contribui para as alterações metabólicas observadas na síndrome de lipodistrofia. O efeito dos inibidores de protease nos níveis de insulina e na atividade da glicose pode levar a um aumento no transporte basal de glicose, contudo com diminuição do transporte de glicose sob o estímulo de insulina, induzindo a resistência à insulina.

QUADRO CLÍNICO

ALTERAÇÕES NA REDISTRIBUIÇÃO DE GORDURA

As alterações na redistribuição de gordura são subdivididas em lipo-hipertrofias e lipoatrofias, que podem apresentar-se isoladas ou associadas.

A lipo-hipertrofia traduz-se pelo acúmulo de gordura nas regiões intra-abdominal, dorsocervical (córcova ou giba), mamas e/ou área subclavicular. O aumento de tecido adiposo intra-abdominal ocorre pela perda de gordura subcutânea que se acumula em mesentério e retroperitônio, e leva ao aumento da circunferência abdominal com protrusão dos órgãos. A hipertrofia do tecido adiposo dorsocervical, região de mamas nas mulheres e área subclavicular, também segue o mesmo mecanismo de acúmulo de gordura em tecido subcutâneo nessas regiões.

A lipoatrofia caracteriza-se pela perda do tecido gorduroso subcutâneo em face, membros e glúteos. A diminuição da gordura na face destaca-se em região subzigomática, com acentuação do sulco nasolabial. Pode afetar também as regiões temporal e periorbitária. A lipoatrofia nos membros superiores e inferiores acentua a definição da musculatura e leva à proeminência dos vasos. A perda de gordura em glúteos proporciona redução no seu volume. Um padrão misto com associação de adiposidade central e lipoatrofia periférica é reconhecido em boa parte dos pacientes.

ALTERAÇÕES METABÓLICAS

As anormalidades metabólicas da síndrome da lipodistrofia podem ser divididas em alterações lipídicas e anormalidades na homeostase da glicose.

As alterações lipídicas encontradas nos pacientes infectados pelo HIV são aumento dos níveis séricos de triglicérides e/ou de colesterol total. O aumento dos níveis séricos de colesterol total ocorre à custa das lipoproteínas de baixa densidade (LDL-colesterol), havendo tendência à diminuição dos níveis de lipoproteínas de alta densidade (HDL-colesterol).

As novas diretrizes sobre os níveis recomendados de colesterol publicadas pelo Programa Nacional de Educação sobre o Colesterol, EUA, estão apresentadas na tabela 2.4 e são úteis tanto para a população geral como para indivíduos infectados pelo HIV. A tabela 2.5 mostra a classificação dos níveis de triglicérides.

Tabela 2.4 – LDL-colesterol: objetivos e parâmetros para tratamento.

Categoria de risco	Objetivo LDL-colesterol	Iniciar mudança/ Estilo de vida	Considerar terapia
Alto risco: DAC ou riscos equivalentes de DAC	< 100mg/dl (opcional: < 70mg/dl)	≥ 100mg/dl**	≥ 100mg/dl*** (baseline < 100mg/dl, considerar droga opcional)
Risco moderadamente alto: 2 fatores de risco (10 anos: 10 a 20%)*	< 130mg/dl	≥ 130mg/dl**	≥ 130mg/dl*** (baseline 100-129mg/dl, considerar droga opcional)
Risco moderado: 2 fatores de risco (10 anos: < 10%)*	< 130mg/dl	≥ 130mg/dl	≥ 160mg/dl***
Baixo risco: 0 a 1 fator de risco	< 160mg/dl	≥ 160mg/dl	≥ 190mg/dl*** (baseline 160-189mg/dl, considerar droga opcional)

Fonte: National Cholesterol Education Guidelines, 2004.

Doença arterial coronariana (DAC) – infarto do miocárdio, angina instável, angina estável, procedimentos em artéria coronária (angioplastia, *bypass*) ou evidência clinicamente significante de isquemia miocárdica.

Riscos equivalentes de DAC – doença arterial periférica, aneurisma de aorta abdominal, doença de artéria carótida, diabetes, e 2 + fatores de risco com 10 anos de risco para DAC grave > 20%.

* **Fatores de risco incluem**: tabagismo, hipertensão (> 140 × 90mmHg ou uso de anti-hipertensivos), idade (homem > 45 anos, mulher > 55 anos), HDL-colesterol < 40mg/dl, história familiar de DAC (em um homem com parentesco de primeiro grau < 55 anos; em uma mulher com parentesco de primeiro grau < 65 anos).

** Pessoas com alto risco ou risco moderadamente alto têm fatores de risco relacionados ao estilo de vida (obesidade, sedentarismo, elevação de triglicérides, baixo HDL-colesterol ou síndrome metabólica).

Cálculo de risco – www.nhlbi.nih.gov/guidelines/cholesterol.

*** Considerar os valores de triglicérides pela necessidade de tratamento conjunto.

Tabela 2.5 – Classificação dos níveis de triglicérides.

Níveis normais	< 150mg/dl
Níveis limítrofes	150-199mg/dl
Níveis altos	200-499mg/dl
Níveis muito altos	≥ 500mg/dl

Fonte: Painel de experts na detecção, avaliação e tratamento de colesterol elevado no sangue em adultos, 2001.

As anormalidades na homeostase da glicose podem manifestar-se por meio da intolerância à glicose (glicemia de jejum entre 100 e 125mg/dl e teste de tolerância oral à glicose – TTOG – com nível de glicemia entre 140 e 199mg/dl após 120 minutos) ou do *diabetes mellitus* (glicemia de jejum acima de 126mg/dl e TTOG acima de 200mg/dl em 2 horas) (Tabela 2.6).

Tabela 2.6 – Critérios de diagnóstico de pré-diabetes e diabetes tipo 2.

	Normal	Pré-diabetes	Diabetes declarada
Glicose em jejum	< 100mg/dl	100-125mg/dl	≥ 126mg/dl
	< 6,1mmol/l	6,1-6,9mmol/l	≥ 7,0mmol/l
TTOG após 2 horas	< 140mg/dl	140-199mg/dl	≥ 200mg/dl
	< 7,8mmol/l	7,8-11,1mmol/l	≥ 11,1mmol/l

Fonte: Associação Norte-Americana de Diabetes, 2003.

As alterações metabólicas podem ocorrer na presença ou ausência de modificações morfológicas, assim como estas últimas podem ser acompanhadas ou não das alterações metabólicas.

ACIDOSE LÁCTICA

A ocorrência de acidose láctica é pouco freqüente, mas de alta letalidade. Os pacientes apresentam sintomas de cansaço, náuseas, vômitos, dor abdominal, perda ponderal, dispnéia e/ou baixos níveis séricos de bicarbonato. Laboratorialmente, apresenta elevação do lactato sérico (acima de 2mmol/l), com ou sem acidose metabólica, elevação de creatinofosfatoquinase (CPK), glutamato-piruvato transaminase (TGP), lipase, amilase e/ou lactatodesidrogenase (DHL). A tomografia de abdome pode evidenciar sinais de esteatose hepática.

RISCO DE EVENTOS CARDIOVASCULARES

As implicações cardiovasculares da infecção pelo HIV e HAART ainda não estão totalmente esclarecidas. Os dados disponíveis até o momento sugerem que os pacientes em uso de terapia anti-retroviral apresentam risco aumentado para eventos coronarianos. Independente da etiologia que leva ao aumento dos lipídeos, os pacientes em uso de HAART que apresentam alterações dos níveis de colesterol e triglicérides representam grupo de risco para doenças coronarianas, uma vez que a dislipidemia por si só está relacionada a maior risco de morbidade cardiovascular. Todos os fatores de risco relacionados a doenças coronarianas aumentam por ano adicional de exposição aos medicamentos anti-retrovirais, especialmente o tabagismo e a dislipidemia. Preditores independentes para infarto do miocárdio são: idade avançada, gênero masculino, tabagismo, alteração dos níveis lipídicos, história familiar e diagnóstico prévio de doença arterial coronariana.

OSTEOPENIA E NECROSE AVASCULAR

A osteopenia, com conseqüente necrose avascular, é outra complicação tardia atribuída ao HAART, sendo a cabeça do fêmur a região mais acometida. Os mecanismos envolvidos na osteopenia são multifatoriais. Aparentemente, deve-se à ação direta do vírus sobre as células osteogênicas, participação de citocinas pró-inflamatórias, anormalidades mitocondriais relacionadas à acidemia láctica, além de depósito de gordura na medula óssea, com conseqüente obstrução vascular. Fatores de risco que levam ao seu desenvolvimento incluem tratamento prolongado com esteróides, abuso de álcool, presença de anticorpo antifosfolipídeo e hiperlipidemia.

DIAGNÓSTICO

Os métodos diagnósticos das alterações físicas da lipodistrofia incluem auto-avaliação do paciente e observação médica, pela evidência clínica de alterações como: perda de gordura da face, membros superiores e inferiores ou nádegas (possivelmente com proeminência das veias dos membros), acúmulo de gordura no abdome ou sobre a espinha dorsocervical; medidas antropométricas (pregas cutâneas, relação cintura/quadril etc.), métodos de imagem (ultra-sonografia do subcutâneo, DEXA – *dual energy X-ray absorptiometry*, tomografia computadorizada e ressonância magnética do abdome). O diagnóstico das alterações metabólicas envolvidas na síndrome lipodistrófica basicamente é feito a partir da rotina dos controles laboratoriais do colesterol total e frações, triglicérides, glicose ou TTOG (teste de tolerância oral à glicose) quando indicado, obedecendo as recomendações de preparo e jejum (Tabelas 2.4 a 2.6), ou em investigações mais específicas como, por exemplo, quando da suspeita de acidose láctica ou alterações osteoarticulares (ver capítulo específico).

TRATAMENTO

Uma vez que a etiologia da lipodistrofia ainda não está bem esclarecida, as condutas de intervenção visam geralmente à redução das complicações secundárias à dislipidemia e às alterações físicas.

O tratamento medicamentoso das dislipidemias é indicado quando as medidas de mudança de estilo de vida não são suficientes, além da associação com fatores de alto risco de doença arterial coronariana e níveis de LDL-colesterol e triglicérides muito elevados (Tabelas 2.4 e 2.5).

Estatinas – são drogas mais efetivas para redução do LDL-colesterol, agindo também sobre os triglicérides e produzindo um modesto aumento do HDL-colesterol. O uso deve ser contínuo para o resto da vida. Há interação com a classe de inibidores da protease, devido à metabolização pelo citocromo P3A4. Maiores efeitos de interação com lovastatina e sinvastatina. As estatinas não metabolizadas por essa via são a pravastatina e rosuvastatina. A fluvastatina tem outro mecanismo pelo qual é mais metabolizada (CYP2C9). A atorvastatina pode ser empregada em pequenas doses. Os efeitos adversos são mialgias e fraqueza muscular com ou sem elevação da creatininofosfoquinase (CPK); rabdomiólise e mioglobulinemia com falência renal são raros. Os efeitos são dose-relacionados e pioram com o uso de inibidores da protease. Pode ter também aumento de transaminases. As estatinas recomendadas para uso em pacientes com HIV são: pravastatina 20 a 80mg/dia; atorvastatina 10 a 40mg/dia; fluvastatina 20 a 40mg/dia ou rosuvastatina 10 a 40mg/dia. Devem ser iniciadas nas doses mínimas e aumentadas de acordo com a necessidade.

Fibratos – são drogas dirigidas para a redução dos triglicérides. Recomenda-se o início dessas drogas e a manutenção de exercícios físicos e dieta para aqueles pacientes com níveis de triglicérides acima de 500mg/dl. As drogas são o gemfibrozil 600mg 2 vezes/dia, por via oral, antes das refeições; ou fibrofibrato 48 a 145mg/dia por via oral. Em menor grau também pode haver toxicidade quando os fibratos são associados a anti-retrovirais por tempo prolongado. Em pacientes com aumento simultâneo de LDL-colesterol e triglicérides, a recomendação é que se trate as duas anormalidades, sendo iniciado primeiro com os fibratos. A associação dessas duas classes de medicamentos aumenta o risco de miopatias. Considerar a troca de anti-retrovirais no caso de não obter boa resposta com as mudanças de estilo de vida e condutas farmacológicas. Sugere-se a troca dos inibidores de protease por ITRNN ou para um inibidor de protease com perfil lipídico mais favorável (por exemplo, atazanavir).

O tratamento da intolerância à glicose é baseado principalmente na educação dos pacientes quanto à doença e suas complicações, no reconhecimento e aplicação de dieta balanceada entre carboidratos, proteínas e gordura insaturada e na prática de exercícios físicos aeróbicos regulares com diminuição do peso corpóreo. O tratamento farmacológico pode ser necessário nos casos de lipodistrofia estabelecida, com lipoatrofia periférica e obesidade abdominal. Atualmente, os medicamentos de administração por via oral com ação sobre o acúmulo de gordura visceral e melhora da sensibilidade à insulina com possibilidade de diminuição do risco cardiovascular são: **metformina,** uma droga sensibilizadora da insulina que é utilizada em esquemas com doses de 850mg 3 vezes/dia e 500mg 2 vezes/dia por via oral. A metformina também pode levar a uma redução considerável da gordura subcutânea, assim é mais adequada para indivíduos com obesidade predominantemente central e deve ser utilizada com cautela naqueles com lipoatrofia grave. Necessita de monitorização dos níveis séricos de creatinina pelo risco, embora raro, de acidose láctica; **rosiglitazona,** uma tiazolidinediona, apresenta ação na resistência à insulina e algum efeito sobre a restauração de gordura subcutânea. Porém, o perfil lipídico adverso e o risco de hepatotoxicidade limitam sua recomendação para tratar unicamente a resistência à insulina ou pré-diabetes em pacientes HIV-positivos. Se usada para o tratamento da lipoatrofia, convém ter controle das enzimas hepáticas a cada dois meses nos primeiros 12 meses de tratamento. Deve ser usada em combinação com a metformina em dose de 4mg/dia, podendo aumentar até 8mg/dia depois de oito semanas, de acordo com a resposta do paciente. Não se deve prescrever tiazolidinedionas para pacientes com doença hepática significativa preexistente.

O hormônio de crescimento humano promove aumento de tecido magro e diminuição do tecido adiposo, tanto subcutâneo quanto visceral. No entanto, parece não reduzir os níveis de lipídeos séricos. Estudos têm mostrado que o tratamento subcutâneo com 6mg do hormônio de crescimento humano recombinante (rHGH) pode levar à melhora da distribuição do gordura, particularmente do tecido adiposo visceral, e promove aumento da massa magra. Contudo, o hormônio de crescimento recombinante está associado a efeitos colaterais que incluem edema, artralgia, elevação de enzimas pancreáticas e hipergliceridemia, motivo pelo qual seu uso em pacientes com terapia anti-retroviral pode aumentar o risco de desenvolvimento de diabetes.

Outras medidas importantes para o tratamento da lipodistrofia são dieta e exercício físico que devem ser indicados antes ou em conjunto com os tratamentos medicamentosos. A dieta e a atividade física podem afetar tanto a massa gordurosa total como a localizada na população geral, além de contribuírem para o controle da resistência à insulina e do diabetes e de reduzirem o nível de colesterol. No entanto, novas pesquisas têm demonstrado que dietas com teor muito baixo de gordura e alta concentração de carboidratos, freqüentemente prescritas para perda de peso e redução de níveis de lipídeos séricos, podem reduzir o nível de HDL-colesterol e aumentar o de triglicérides, contribuindo também para a lipidemia pós-prandial, hiperglicemia e hiperinsulinemia, acelerando a absorção de carboidratos.

Uma dieta com quantidade moderada de gordura, substituindo ácidos graxos saturados por ácidos graxos não saturados (por exemplo, azeite de oliva) e ácido eicosapentaenóico (por exemplo, óleo de peixe), pode contribuir para a redução da lipogênese e da resistência à insulina. Além disso, uma dieta rica em fibras e carboidratos com baixo índice de glicose também pode ajudar no controle de resistência à insulina, reduzir a secreção de insulina, diminuir a biossíntese de gordura, o nível de triglicérides, ajudar na perda de peso corpóreo e reduzir o acúmulo de gordura central.

Os benefícios do exercício físico são bem reconhecidos na população geral. Sabe-se que uma atividade física regular contribui para melhor desempenho cardiovascular, promove aumento de HDL-colesterol e redução de LDL-colesterol, e favorece o controle da glicemia e a redução da gordura abdominal. Estudos em pacientes infectados pelo HIV/aids mostraram que um programa de exercício para treinamento de resistência com componente aeróbico é seguro e reduz o depósito de gordura abdominal.

A lipoaspiração tem sido utilizada na correção de algumas alterações anatômicas, particularmente da giba. Porém, esse procedimento é pouco indicado, uma vez que a deformidade pode reaparecer e há pouca informação sobre a segurança e a eficácia de sua utilização no tratamento de anormalidades de depósito de gordura. Dentre os produtos utilizados como preenchedores da região facial nos casos de lipoatrofia dos coxins gordurosos de face, têm-se aqueles conhecidos temporários como o ácido poliláctico, e outros permanentes como a poliacrilamida e o polimetilmetacrilato (PMMA). O PMMA tem sido avaliado em estudos histopatológicos, sendo observado que, após períodos variados de preenchimento, ocorre a permanência das microesferas na derme e subcutâneo e a neoformação de colágeno envolvendo as microesferas.

BIBLIOGRAFIA

Adult AIDS Clinical Trial Group Cardiovascular Disease Focus Group. Preliminary guidelines for the evaluation and management of dyslipidemia in adults infected with human immunodeficiency virus and receiving anti-retroviral therapy: recommendations of adult Aids clinical trial group cardiovascular disease focus group. Clin Infect Dis 2000; 31:1216-24.

American Diabetes Association. Diagnosis and classification of diabetes mellitus. Diabetes Care 2005; 28:S37-S42.

Bartlett JG, Gallant JE. Medical Management of HIV Infection. John Hopkins Medicine Health. Edição: 2005-2006.

Behrens GMN, Stoll M, Schmidt RE. Lipodystrophy syndrome in HIV infection – what is it, what cause it and how can it be managed? Drug Safety 2000; 23:57-76.

Carr A. HIV protease inhibitor-related lipodystrophy syndrome. Clin Infect Dis 2000; 30:S135-42.

Carr A, Hudson J, Chuah J et al. HIV protease inhibitor substitution in patient with lipodystrophy: a randomized, controlled, open-label, multicentre study. AIDS 2001; 15:1811-22.

Carr A, Samaras K, Burton S et al. A syndrome of peripheral lipodystrophy, hyperlipidemia and insulin resistance due to HIV protease inhibitor. AIDS 1998; 12:F51-8.

Carr A, Samaras K, Thorisdottir A et al. Diagnosis, prediction, and natural course of HIV-1 protease-inhibitor-associated lipodystrophy, hyperlipidaemia, and diabetes mellitus: a cohort study. Lancet 1999; 353:2093-9.

Dube MP, Stein JH, Aberg JA et al. Guidelines for the evaluation and management of dyslipidemia in human immunodeficiency virus (HIV)-infected adults receiving anti-retroviral therapy: recommendations of the HIV Medical Association of the Infectious Disease Society of America and the Adult AIDS Clinical Trials Group. Clin Infect Dis 2003; 37:613-27.

Executive Summary of the Third Report of the National Cholesterol Education Program. Expert Panel on Detection, Evaluation and Treatment of High Blood Cholesterol in Adults (Adult treatment panel III). CID 2003, vol. 37.

Fortgang IS, Belitsos PC, Chaisson RE, Moore RD. Hepatomegaly and steatosis in HIV-infected patient receiving nucleoside analog anti-retroviral therapy. Am J Gastroenterol 1995; 90:1433-6.

Geletko SM, Zuwallack AR. Treatment of hyperlipidemia in HIV-infected patients. Am J Health-Syst Pharm 2001; 58:607-14.

Germinario RJ, Colby-Germinario SP, Cammalleri C, Wainberg M. The effects of variety of protease inhibitors on insulin binding insuline-mediated sugar transport and cell toxicity in insulin target and non-target cell cultures. Antiviral Ther 2000; 5(Suppl 5):7.

Grundy SM. Dietary therapy in *Diabetes mellitus*. Is there a single best diet? Diabetes Care 1991; 14:796-801.

Hadigan C, Corcoran C, Basgoz N et al. Metformin in the treatment of HIV lipodystrophy syndrome. JAMA 2000; 284:472-7.

Knowler WC, Barrett-Connor E et al. Reduction in the incidence of type 2 diabetes with lifestyle intervention or metformin. N Engl J Med 2002; 346:393-403.

Kovacic J, Martin A, Carey D et al. Influence of rosiglitazone on flow-mediated dilation and other markers of cardiovascular risk in HIV-infected patients with lipoatrophy. Antivir Ther 2005; 10:135-43.

Lewis W, Dalakas MC. Mitochondrial toxicity of anti-retroviral drugs. Nat Med 1995; 1:417-22.

Lichtenstein KA. Redefining lipodystrophy syndrome: risks and impact on clinical decision making. J Acquir Immune Defic Syndr 2005; 39:395-400.

Lipsky JJ. Abdominal fat accumulation in patient with HIV-1 infection. Lancet 1998; 351:847-8.

Lo JC, Mulligan K, Tai VW et al. "Buffalo hump" in men with HIV-infection. Lancet 1998; 351:871-5.

Lonergan JT, Behling C, Pfander H et al. Hyperlactatemia and hepatic abnormalities in 10 human immunodeficiency virus-infected patient receiving nucleoside analogue combination regimens. Clin Infect Dis 2000; 31:162-6.

McClelland M, Egbert B, Hanko V et al. Evaluation of artecoll polymethylmethacrylate for soft-tissue augmentation: biocompatibility and chemical characterization. Plast Reconst Surg 1997; 100:1466-74.

Miller KD, Jones E, Yonavski JA et al. Visceral abdominal fat accumulation associated with use of indinavir. Lancet 1998; 351: 871-5.

Monier P, Mckown K, Bronze MS. Osteonecrosis complicating highly active anti-retroviral therapy in patients infected with human immunodeficiency virus. Clin Infect Dis 2000; 31:1488-92.

Moyle GJ, Datta D, Mandalia S et al. Hyperlactataemia and lactic acidosis during anti-retroviral therapy: relevance, reproducibility and possible risk factors. AIDS 2002; 16:1341-9.

Muurahainen N, Santos G, Kleintop M. Gender differences in HIV-associated adipose redistribution syndrome (HARS): an update. In: 7th Conference on Retrovirus and Opportunistic Infections; San Francisco, 2000. Abstract No. 26.

Parillo M, Coulston A, Hollenbeck C, Reaven G. Effect of a low fat diet on carbohydrate metabolism in patient with hypertension. Hypertension 1998; 11:244-8.

Qaqish RB, Rublein J, Wohl DA. HIV-associated lipodystrophy syndrome. Pharmacotherapy 2000; 20:13-22.

Raghavan S, Aidary AH, Lester K. Gender differences in prevalence of body habitus changes and metabolic complications in HIV + African American and Latino individuals from Harlem. In: 7th Conference on Retrovirus and Opportunistic Infections; San Francisco, 2000. Abstract No. 27.

Roubenoff R, Weiss I, Mcdermott A. A pilot study of exercise training to reduce trunk fat in adult with HIV associated fat redistribution. AIDS 1999; 13:1373-5.

Safrin S, Grunfeld C. Fat distribution and metabolic changes in patients with HIV infection. AIDS 1999; 13:2493-505.

Serra M. Facial implants with polymethylmethacrylate (PMMA) for lipodystrophy correction: 36 months follow up. In: XIV International AIDS Conference. Barcelona, Jul 2002. Abstract ThPeB 7378.

Serra M. Soft tissue augmentation with polymethymethacrylate (PMMA) for correction of facial atrophy. In: 3rd European Workshop on Lipodystrophy and Metabolic Disorders. Marbella, Apr 2002. Abstract O-7.

Shevitz A, Wanke CA, Falutz J, Kotler DP. Clinical perspectives on HIV-associated lipodystrophy syndrome: an update. AIDS 2001; 15:1917-30.

The Data Collection on Adverse Events of Anti-HIV Drugs (DAD) Study Group. Combination Anti-retroviral Therapy and the Risk of Myocardial Infarction. N Engl J Med 2003; 349:1993-2003.

Wanke C, Gerrier J, Kantoros J. Recombinant human growth hormone improves the redistribution syndrome (lipodystrophy) in patients with HIV. AIDS 1999; 13:2099-103.

20. ALTERAÇÕES HEMATOLÓGICAS E LINFOMAS RELACIONADOS À AIDS

Paula Yurie Tanaka

ALTERAÇÕES HEMATOLÓGICAS NA AIDS

A infecção pelo vírus da imunodeficiência humana (HIV) apresenta diversos efeitos sobre a hematopoese, que se expressam no paciente por meio de citopenias (anemia, plaquetopenia, neutropenia). A ação do HIV sobre a hematopoese ocorre principalmente pela alteração do microambiente da medula óssea (estroma) através da infecção de células e alteração da produção e resposta a citocinas, com diminuição do crescimento das colônias de células das linhagens de eritrócitos, neutrófilos, monócitos e megacariócitos.

O microambiente da medula óssea (estroma) é de extrema importância para a formação adequada das linhagens celulares do sangue, sendo composto por fibroblastos, células T, células endoteliais e macrófagos, que são potencialmente infectados pelo HIV. Essas células produzem fatores de crescimento e citocinas que permitem que a hematopoese ocorra de forma adequada; a infecção do estroma pelo HIV acarreta diminuição da produção de fatores de crescimento, além da produção de citocinas inibitórias da hematopoese.

A anemia pode ser encontrada em cerca de 80 a 90% dos pacientes infectados, neutropenia em mais de 50% (principalmente nos casos de doença avançada) e plaquetopenia em aproximadamente 40%, sendo importante ressaltar que 10% dos pacientes podem apresentar plaquetopenia como primeiro sinal ou sintoma de infecção. Além da infecção viral, outros fatores podem estar envolvidos no desenvolvimento de citopenias e em muitas situações a causa pode ser multifatorial.

ANEMIA

A anemia no paciente infectado pelo HIV tem impacto, visto que estudos demonstram que está diretamente relacionada com o risco de morte nessa população; indivíduos infectados com anemia apresentam risco de morte aumentado quando comparados com indivíduos infectados sem anemia. Esse aspecto é bem definido na literatura, principalmente na era pré-HAART (*highly active antiretroviral therapy*).

As causas de anemia podem ser divididas basicamente em:

- **Diminuição da produção de eritrócitos** – infecções oportunistas, infiltração na medula óssea por neoplasia, pelo próprio HIV (anemia de doença crônica e alteração na produção e resposta à eritropoetina), medicamentosa (Quadro 2.5).
- **Produção ineficaz** – deficiência de ácido fólico, deficiência de vitamina B_{12} (má absorção intestinal ou doença gástrica).
- **Destruição de eritrócitos** – anemia hemolítica auto-imune (rara), púrpura trombocitopênica trombótica, medicamentosa, síndrome hemofagocítica (rara).

Tratamento

O tratamento inicial deve ser direcionado à causa. Nos casos de urgência, em que o paciente apresenta sintomas graves relacionados à anemia, a transfusão de concentrados de hemácias deve ser realizada. Quando provavelmente a anemia está relacionada ao HIV, o tratamento de escolha é o uso de eritropoetina humana recombinante, com melhores resultados em pacientes com dosagem de eritropoetina inicial menor ou igual a 500IU/l, na dose de 100-200U/kg aplicada por via subcutânea duas a três vezes por semana; a resposta à eritropoetina não é imediata. No instituto, a eritropoetina é utilizada somente para pacientes ambulatoriais. Dessa forma, o acompanhamento hematológico é fundamental para selecionar os pacientes que poderão beneficiar-se com esse tratamento, assim como o ajuste da medicação.

NEUTROPENIA

Os trabalhos realizados em pacientes com câncer apresentando neutropenia mostram que o risco de infecções bacterianas é maior quando a contagem de neutrófilos está abaixo de 1.000 células/dl, com novo aumento quando menor que 500 células/dl. Embora o risco descrito de infecção para pacientes neutropênicos com HIV seja discretamente menor quando comparado a pacientes com câncer, vários estudos confirmaram a existência dessa relação; a neutropenia nos pacientes infectados está associada a um risco maior de hospitalização.

As causas de neutropenia incluem as alterações da hematopoese induzidas pelo HIV, com relatos de diminuição da produção de fator estimulador de colônias de granulócitos (G-CSF), apoptose de neutrófilos e medicamentosa (Quadro 2.5).

Quadro 2.5 – Medicações usualmente associadas à mielossupressão em pacientes HIV-positivos.

Anti-retrovirais	Zidovudina, lamivudina, didanosina, zalcitabina, estavudina
Antivirais	Ganciclovir, foscarnet
Antifúngicos	Flucitosina, anfotericina
Outros	Sulfonamida, trimetoprima, pirimetamina, pentamidina
Quimioterápicos	Ciclofosfamida, doxorrubicina, metotrexato, daunorrubicina, lipossomal
Imunomoduladores	Interferon-alfa

Tratamento

Uso da filgrastima (G-CSF). A dose inicial preconizada é de 5μg/kg/dia (por via subcutânea ou intravenosa), até a contagem de neutrófilos atingir 1.000 células/dl. Após, pode-se manter a dose de 1-5μg/kg/dia. Dessa forma, utiliza-se a dosagem de um frasco (300μg) duas a três vezes por semana, indicada nos pacientes que estão em uso de medicações mielossupressoras com necessidade de manutenção do tratamento e/ou com doença avançada. A resposta ao G-CSF em alguns casos pode ser demorada e a dose inicial (5μg/kg/dia) deve ser mantida quando possível até obtenção de resposta.

PLAQUETOPENIA

A causa mais comum de plaquetopenia no paciente HIV-positivo é imunológica. Há produção de anticorpos dirigidos a proteínas da superfície plaquetária formando imunocomplexos que são removidos pelos macrófagos no baço. A glicoproteína 160/120 do vírus faz reação cruzada com a glicoproteína IIb/IIIa da superfície plaquetária. Nesse tipo de plaquetopenia, raramente se observam sangramentos intensos, devido à presença de macroplaquetas liberadas da medula óssea que são extremamente efetivas. Outras causas incluem diminuição da sobrevida das plaquetas, infecção do megacariócito (célula produtora de plaquetas) pelo HIV, infecções oportunistas.

Tratamento

Plaquetopenia imunológica:

HAART – recentemente descrito o uso de esquema HAART com melhora significativa da contagem plaquetária que pode ser observada três meses após o início do esquema, considerado por alguns autores como provável tratamento de escolha nesses casos.

Imunoglobulina por via intravenosa – utilizada na dose de 1g/kg/dia por dois dias consecutivos, leva a aumento da contagem plaquetária em 24-72 horas na maioria dos pacientes, com duração de 18 a 21 dias. A principal desvantagem desse tratamento é o custo extremamente alto dessa medicação, devendo ser utilizada nos casos de sangramento e para a realização de procedimentos invasivos.

Imunoglobulina anti-Rh – apresenta bons resultados. A principal precaução com esse tratamento é o risco de hemólise nesses pacientes; deve ser realizada em indivíduos com fator Rh positivo e não submetidos a esplenectomia. O custo dessa medicação é bem menor do que a imunoglobulina acima citada; não disponível para uso de rotina.

Esplenectomia – usada principalmente em indivíduos HIV-negativos com plaquetopenia imunológica refratária ao uso de corticosteróides. No início da epidemia, a esplenectomia foi utilizada como tratamento nos pacientes infectados, sendo posteriormente abandonada devido a relatos de progressão de doença (aids) após o procedimento. Relatos mais recentes mostram bons resultados sem progressão, embora exista o risco de sepse após o procedimento.

Interferon-alfa – sua eficácia em plaquetopenia imunológica foi inicialmente descrita em 1988. Relatos em pacientes HIV-positivos, na dose de 3 milhões de unidades por via subcutânea, três vezes por semana, mostrou aumento na contagem plaquetária, não apresentando efeitos sobre a produção, mas com aumento na sobrevida média das plaquetas, com queda da contagem após suspensão do tratamento.

Corticosteróides – constituem a terapia de escolha em pacientes HIV-negativos, com doses iniciais de 1mg/kg/dia (prednisona). Os pacientes HIV-positivos apresentam resposta com essa terapia, mas o risco de piora da imunossupressão faz com que essa modalidade de tratamento não seja a mais adequada.

Pacientes com contagens de plaquetas acima de 30.0000/mm³ sem sinais de sangramento – podem ser somente observados (consultas freqüentes), sem necessidade de tratamento imediato. Nesse caso, o paciente deve ser orientado a não se submeter a procedimentos invasivos, a procurar o hospital se sangramento, evitar o uso de antiinflamatórios não-hormonais, pois funcionam como antiagregantes plaquetários e podem desencadear sangramentos.

LINFOMAS RELACIONADOS À AIDS

Os primeiros casos de linfoma não-Hodgkin em pacientes com risco de exposição ao vírus da imunodeficiência humana (HIV) foram relatados em 1982, mas somente em 1985 os linfomas de células B, na época denominados de alto grau de malignidade, foram reconhecidos como doença definidora da síndrome da imunodeficiência adquirida (aids).

Esses linfomas apresentam-se como doença definidora em aproximadamente 3% dos casos, constituindo causa de morte em 16 a 20% dessa população. O risco relativo de um indivíduo infectado pelo HIV desenvolver linfoma não-Hodgkin é aproximadamente 100 vezes maior que o esperado para a população geral, aumenta consideravelmente naqueles pacientes com diagnóstico de aids em até 220 vezes para linfoma de Burkitt e aproximadamente 145 vezes para linfoma difuso de grandes células B, sendo relacionado a um período prolongado de exposição ao HIV.

Os linfomas relacionados à aids têm como característica comportamento agressivo, podendo acometer sítios extranodais (trato gastrintestinal, sistema nervoso central, medula óssea), e podem apresentar-se como doença sistêmica ou linfoma primário de sistema nervoso central. Pela Organização Mundial da Saúde, são classificados como: linfoma de grandes células (que inclui linfoma primário de sistema nervoso central – imunoblástico), linfoma de Burkitt, linfoma de "efusão" e linfoma plasmoblástico.

LINFOMA DE GRANDES CÉLULAS

Compreende 25% dos linfomas associados à aids, com presença do vírus de Epstein-Barr em 30% dos casos. Pode ser classificado em dois tipos: centroblástico e imunoblástico. O linfoma primário de sistema nervoso central geralmente é do tipo imunoblástico, acometendo pacientes com imunodepressão grave, caracterizada por contagem de linfócitos T-CD4 abaixo de 50 células/mm^3 e associados ao vírus de Epstein-Barr em quase 100% dos casos.

LINFOMA DE BURKITT

Pode ser dividido em clássico, com diferenciação plasmocitóide e atípico – Burkitt-*like*. Clássico: tem as características morfológicas do linfoma de Burkitt clássico, padrão monomórfico. Representa 30% dos linfomas em pacientes infectados pelo HIV com vírus de Epstein-Barr positivo em 30% dos casos. Diferenciação plasmocitóide: padrão quase único dos pacientes com aids, compreendendo 20% dos casos. O vírus de Epstein-Barr está presente em 50-70% dos casos. O atípico (Burkitt-*like*) é menos freqüente que os outros tipos, apresentando polimorfismo no tamanho e forma das células, com vírus de Epstein-Barr presente em 30-50% dos casos.

LINFOMA DE "CAVIDADES" (EFUSÃO)

Raro, apresentando-se em menos de 5% dos casos. Caracteriza-se por derrame pleural ou peritoneal, mas pode apresentar-se como tumor sólido, acometendo o trato gastrintestinal ou partes moles. Está relacionado ao herpesvírus humano tipo 8 (HHV-8) e associado a sarcoma de Kaposi e doença de Castleman, forma multicêntrica em indivíduos HIV-positivos. As células neoplásicas presentes nos líquidos podem assemelhar-se a imunoblastos, plasmoblastos ou células anaplásicas.

LINFOMA PLASMOBLÁSTICO

Localiza-se em mandíbula ou cavidade oral, podendo ter apresentação sistêmica e de rápido crescimento. O vírus de Epstein-Barr está presente em 50% dos casos. O paciente geralmente apresenta sintomas sistêmicos (denominados sintomas B): febre, sudorese noturna e/ou perda de peso (maior que 10% do peso normal), além do aumento do tamanho de linfonodos. O diagnóstico é realizado por meio da biópsia do sítio acometido com realização do exame de imunoistoquímica.

Nos pacientes com suspeita ou diagnóstico de linfoma, os exames de estadiamento são realizados e devem incluir: tomografia computadorizada de crânio, tórax, abdome e pelve; biópsia de medula óssea, exame de líquido cefalorraquidiano com pesquisa de células neoplásicas. Outros exames podem ser solicitados de acordo com o quadro clínico do paciente, tais como endoscopia digestiva alta, colonoscopia, ressonância magnética. O estágio da doença é feito de acordo com o estadiamento de Ann-Arbor (Quadro 2.6).

O tratamento desses linfomas inclui quimioterapia, com profilaxia de sistema nervoso central (quimioterapia intratecal), e radioterapia em alguns casos. Os protocolos de tratamento, na sua maioria, utilizam o fator estimulador de colônia de granulócitos (G-CSF); no Instituto utiliza-se, além do G-CSF, a eritropoetina.

Quadro 2.6 – Estadiamento Ann-Arbour.

Estágio I	Doença em uma região linfonodal do mesmo lado do diafragma
Estágio II	Doença em duas ou mais regiões linfonodais do mesmo lado do diafragma
Estágio III	Doença confinada a linfonodos, mas acometendo os dois lados do diafragma
Estágio IV	Doença disseminada, com envolvimento extranodal

E – Presença de doença extranodal limitada, sem associação de envolvimento extranodal (exemplo: linfoma primário de sistema nervoso central é considerado estágio IE).
S – Envolvimento do baço pelo linfoma.

Sintomas sistêmicos:

A – Ausência de sintomas sistêmicos.
B – Presença de sintomas sistêmicos.

A HAART pode ser usada concomitantemente com alguns esquemas quimioterápicos. O aumento da sobrevida desses pacientes com o uso da terapia anti-retroviral resulta na diminuição da incidência de doenças oportunistas e melhora do perfil imunológico, permitindo que eles consigam realizar o tratamento quimioterápico completo.

Alguns fatores de pior prognóstico são descritos como contagem de linfócitos T-CD4 menor que 100 células/mm^3, diagnóstico de aids prévio ao de linfoma, estágio avançado de doença, DHL (desidrogenase láctica) elevada, idade acima de 35 anos, uso de drogas injetáveis e linfoma primário de sistema nervoso central. O índice prognóstico internacional (IPI), sistema de definição de risco utilizado como determinante da resposta e sobrevida em linfomas não-Hodgkin agressivos, é válido para os linfomas relacionados à aids. Em pacientes com prognóstico favorável, a quimioterapia pode apresentar bons resultados, com boas taxas de sobrevida livre de doença.

As opções terapêuticas para os casos de recidiva ou refratariedade à quimioterapia são muito limitadas. Os esquemas quimioterápicos utilizados nesses casos alcançam taxa de remissão entre 20 e 30%. Atualmente, há trabalhos com relatos da realização de transplante autólogo de células progenitoras periféricas com resultados favoráveis.

A sobrevida dos pacientes com linfoma relacionado à aids obteve um aumento significativo ao longo dos anos, principalmente devido à HAART, com alguns estudos mostrando impacto na taxa de resposta e sobrevida desses pacientes com a instituição dessa modalidade de terapia anti-retroviral, podendo ser comparável, em alguns casos, à de pacientes soronegativos com linfomas agressivos.

BIBLIOGRAFIA

Aboulafia DM, Bundow D, Waide S et al. Initial observations on the efficacy of highly active anti-retroviral therapy in the treatment of HIV-associated autoimmune thrombocytopenia. Am J Med Sci 2000; 320:117-23.

Antinori A, Cingolani A, Alba L et al. Better

response to chemotherapy and prolonged survival in AIDS-related lymphomas responding to highly active anti-retroviral therapy. AIDS 2001; 15:1483-91.

Bahner I, Kearns K, Coutinho S et al. Infection of human marrow stroma by HIV-1 is both required and sufficient for HIV-1 induced hematopoietic suppression in vitro: demonstration by gene-modication of primary human stroma. Blood 1997; 90:1787-98.

Bettaieb A, Fromont P, Louache F et al. Presence of cross-reactive antibody between human immunodeficiency virus (HIV) and platelet glycoproteins in HIV related immune thrombocytopenic purpura. Blood 1992; 80:162-9.

Bodey GP, Buckley M, Sathe US et al. Qualitative relationships between circulating leukocytes and infection in patients with acute leukemia. Ann Intern Med 1966; 64:328-40.

Bussel JB, Haimi JS. Isolated thrombocytopenia in patients infected with HIV: treatment with intravenous gammaglobulin. Am J Hematol 1988; 28:79-84.

Caso JAA, Mingo CS, Tena JG. Effect of highly active anti-retroviral therapy on thrombocytopenia in patients with HIV infection. N Engl J Med 1999; 16:1239-40.

Centers for Diseases Control. Revision of the case definition of acquired immunodeficiency syndrome for national reporting-United States. Ann Intern Med 1985; 103:402-6.

Goedert JJ. The epidemiology of acquired immunodeficiency syndrome malignancies. Semin Oncol 2000; 27:390-401.

Hoffmann C, Wolf E, Fatkenheuer G et al. Response to highly active anti-retroviral therapy strongly predicts outcome in patients with AIDS-related lymphoma. AIDS 2003; 17:1521-9.

Imbach P, d'Apuzzo V, Hirt A et al. High dose intravenous gammaglobulin for idiopathic thrombocytopenic purpura in childhood. Lancet 1981; 1:1228-31.

Jacobson MA, Cohen PT, Liu RC et al. Risk of hospitalization for serious bacterial infection associated with neutropenia severity in patients with HIV. Program and abstracts of the 11th International Conference on AIDS; July 7-12, 1996; Vancouver, Canada. Abstract 231.

Jaffe ES, Raphael LM, Borisch B. Lymphomas associated with infection by the human immune deficiency virus (HIV). World Health Organization Classification of Tumours. In: Jaffe ES, Harris NL, Stein H, Vardiman JW. Tumours of Haemopoietic and Lymphoid Tissues. Lyon. IARC Press; 2001. p 260-3.

Kouri Y, Borkowsky W, Nardi M et al. Human megakaryocytes have a CD4+ molecule capable of binding human immunodeficiency virus-1. Blood 1993; 81:2664-70.

Krishnan A, Molina A, Zaia J et al. Durable remissions with autologous stem cell transplantation for high-risk HIV-associated lymphomas. Blood 2005; 105:874-8.

Levine AM, Sullivan-Halley J, Pike MC et al. HIV related lymphoma: prognostic factors predictive of survival. Cancer 1991; 68:2466-72.

Levine AM. Acquired immunodeficiency syndrome related lymphoma: clinical aspects. Sem Oncol 2000; 27:442-53.

Marroni M, Gresele P, Landonio G et al. Interferon-α is effective in the treatment of HIV-1 related, severe, zidovudine-resistant thrombocytopenia: a prospective, placebo-controlled, double-blind trial. Ann Intern Med 1994; 121:423-9.

Mocroft A, Kirk O, Barton SE et al. Anaemia is an independent predictive marker for clinical prognosis in HIV infected patients from across Europe. AIDS 1999; 13:943-50.

Moses A, Nelson J, Bagby GC Jr. The influence of human immunodeficiency virus-1 on hematopoiesis. Blood 1998; 91:1479-95.

Moses AU, Williams S, Henevild ML et al. Human immunodeficiency virus infection of bone marrow endothelium reduces induction of stromal hematopoietic growth factors. Blood 1996; 87:919-25.

Oksenhendler E, Bierling P, Chevret S et al. Splenectomy is safe and effective in human immunodeficiency virus related immune thrombocytopenia. Blood 1993; 82:29-32.

Pechere M, Samii K, Hirschel B. HIV related thrombocytopenia. N Engl J Med 1993; 328:1785-6.

Ratner L, Redden D, Hamzeh F et al. Chemotherapy for HIV associated non-Hodgkin's lymphoma in combination with highly active anti-retroviral therapy (HAART) is not associated with excessive toxicity [Abstract 92]. 3rd AIDS Malignancy Conference. J Acquir Immune Defic Syndr Hum Retrovirol 1999; 21:A32.

Re A, Cattaneo C, Michieli M et al. High-dose therapy and autologous peripheral-blood stem-cell transplantation as salvage treatment for HIV-associated lymphoma in patients receiving highly active anti-retroviral therapy. J Clin Oncol 2003; 21:4423-7.

Revicki DA, Brown RE, Henry DH et al. Recombinant human erythropoietin and health-related quality of life of AIDS patients with anemia. J Acquir Immune Defic Syndr Hum Retrovirol 1994; 7:474-84.

Saag MS, Levine AM, Leitz GJ, Bowers PJ. Once weekly epoetin alfa increases hemoglobin and improves quality of life in anemic HIV-positive patients. Program and abstracts of the 39th Annual Meeting of the Infectious Diseases Society of America; October 27, 2001; San Francisco, California. Abstract 708.

Scadden DT, Zeira M, Woon A et al. Human immunodeficiency virus infection of human bone marrow stromal fibroblasts. Blood 1990; 76:317-22.

Scaravadou A, Woo B, Woloski BMR et al. Intravenous anti-D treatment of immune thrombocytopenic purpura: experience in 272 patients. Blood 1997; 89:2689-700.

Sullivan PS, Hanson DL, Chu SY et al. Surveillance for thrombocytopenia in persons infected with HIV: results from the Multistate Adult and Adolescent Spectrum of Disease Project. J Acquir Immune Defic Syndr Hum Retrovirol 1997; 14:374-9.

Sullivan PS, Hanson DL, Chu SY et al. Epidemiology of anemia in human immunodeficiency virus infected persons: results from the Multistate Adult and Adolescent Spectrum of HIV Disease Surveillance Project. Blood 1998; 91:301-8.

Tirelli U, Bernardi D, Spina M, Vaccher E. Aids-related tumors: integrating antiviral and anticancer therapy. Crit Rev Oncol Hematol 2002; 41:299-315.

Tirelli U, Errante D, Spina M et al. Second line chemotherapy in HIV related non-Hodgkin's lymphoma. Cancer 1996; 77: 2127-31.

Vaccher E, Tirelli U, Spina M, Talamini R et al. Age and serum LDH level are independent prognostic factors in HIV related non-Hodgkin's lymphoma: A single institution study of 96 patients. J Clin Oncol 1996; 14:2217-23.

Ziegler JL, Drew WL, Miner RC et al. Outbreak of Burkitt's-like lymphoma in homosexual men. Lancet 1982; 8299:631-3.

Zon LI, Arkin C, Groopman JE. Hematologic manifestations of the human immunodeficiency virus (HIV). Semin Hematol 1988; 25:208-19.

Zucker-Franklin D, Seremetis S, Heng ZY. Internalization of human immunodeficiency virus type I and other retroviruses by megakaryocytes and platelets. Blood 1990; 75:1920-3.

21. ALTERAÇÕES OFTALMOLÓGICAS

Marcos Guerra

O envolvimento ocular na aids é polimorfo e compreende alterações dos anexos oculares e dos segmentos anterior e posterior do olho. O segmento posterior é mais freqüentemente acometido e as alterações no segmento anterior resumem-se basicamente a infecções relacionadas à imunodeficiência e desenvolvimento de neoplasias.

ALTERAÇÕES DO SEGMENTO POSTERIOR DO OLHO EM PACIENTES COM AIDS

MICROVASCULOPATIA RETINIANA

A microvasculopatia retiniana compreende exsudatos algodonosos, hemorragias superficiais e profundas, microaneurismas, perivasculite e oclusões vasculares. Sua fisiopatologia provavelmente envolve o depósito de imunocomplexos resultantes da interação de antígenos do HIV com anticorpos e depósito nos vasos retinianos.

A microvasculopatia retiniana é um diagnóstico diferencial da retinite por citomegalovírus, o que torna necessário um acompanhamento quinzenal em pacientes de risco para a retinite por citomegalovírus, ou seja, contagem de linfócitos T-CD4 menor que 100. Geralmente, essas alterações são assintomáticas e com resolução espontânea em seis semanas, sem deixar seqüelas.

RETINITE POR CITOMEGALOVÍRUS

É a infecção ocular mais comum em pacientes com aids e a principal causa de cegueira. O único fator de risco para a retinite por citomegalovírus é a contagem de linfócitos T-CD4 inferior a 100 células/mm^3. A sintomatologia compreende: moscas volantes, perda de campo visual e diminuição da acuidade visual. A inflamação da câmara anterior e vítrea é usualmente leve e não há formação de sinéquias posteriores.

Há três tipos de retinite por citomegalovírus: a hemorrágica, a granular e a de "vasos congelados". A hemorrágica, ou clássica, ou típica apresenta-se com áreas branco-amareladas próximas às arcadas vasculares e/ou ao nervo óptico, com graus variados de hemorragia e vasculite. A lesão causa necrose da retina, da coróide e do nervo óptico, cicatrizando primeiro no centro, enquanto as margens continuam a progressão se não for ministrado o tratamento. A forma granular ou atípica tem progressão lenta e apresenta-se com infiltrados granulares e ausência de hemorragia. A forma de "vasos congelados" é a mais rara e pode estar ou não associada à forma clássica e caracteriza-se por vasculite grave, com arteríolas e vênulas com intenso embainhamento, o que causa o aspecto de vasos congelados.

O diagnóstico é baseado na aparência da lesão associada ao quadro clínico e epidemiológico e o diagnóstico diferencial é feito principalmente com retinite herpética, toxoplasmose ocular, linfoma e sífilis. As complicações incluem descolamento de retina, atrofia do nervo óptico e edema macular cistóide.

Tratamento – é feito com ganciclovir por via intravenosa (IV) em dose de ataque (5mg/kg, IV, 12/12h de 14 a 21 dias) e, em seguida, caso as lesões tenham sido inativadas, em dose de manutenção (5mg/kg/dia, IV, 1 vez/dia, 7 vezes/semana ou 6mg/kg/dia, IV, 1 vez/dia, 5 vezes/semana), até que a contagem de linfócitos T-CD4 esteja acima de 200 células/ml e não tenha havido recidiva por pelo menos seis meses. Em caso de resistência ao ganciclovir ou impossibilidade clínica do paciente para ser tratado com ele, pode-se utilizar o foscarnet, em dose de ataque (60mg/kg, IV, 8/8h de 14 a 21 dias), e manutenção posteriormente (90-120mg/kg/dia, IV, 1 vez/dia). Em casos de retinite unilateral sem acometimento sistêmico por citomegalovírus, pode ser utilizado ganciclovir intravítreo quinzenalmente, porém com risco de endoftalmite e descolamento de retina.

TOXOPLASMOSE OCULAR

Em pacientes com aids, observa-se o contrário em relação aos pacientes HIV-negativos, ou seja, a infecção do sistema nervoso central pela toxoplasmose é bem mais comum que a ocular. A toxoplasmose ocular no Brasil é a segunda infecção ocular mais comum em pacientes com aids.

As lesões de retinocoroidite por toxoplasmose podem ser uni ou multifocais e, mais freqüentemente, difusas e extensas, com vitreíte discreta a moderada, e que recidivam com muita freqüência após a suspensão do tratamento específico.

O diagnóstico é baseado no aspecto clínico da lesão. A sorologia não confirma nem exclui a toxoplasmose ocular. Geralmente, a IgG encontra-se reagente em títulos variados e a IgM usualmente está negativa.

Além da perda completa da visão na região do campo visual correspondente às lesões, o descolamento de retina é uma das complicações da toxoplasmose ocular.

Tratamento – a escolha é a associação de sulfadiazina (1g 6/6h) e pirimetamina (75mg/dia). Em casos de alergia à sulfadiazina, deve-se associar pirimetamina (50mg/dia) com clindamicina (600mg 6/6 h). Após a inativação das lesões, deve-se manter o paciente com tratamento profilático com a associação de sulfametoxazol e trimetoprima (5mg/kg de trimetoprima, por via oral, de 12/12h). O uso de corticosteróide sistêmico não está indicado nesses pacientes, pois a vitreíte não costuma ser intensa.

NECROSE AGUDA DA RETINA

A necrose aguda da retina é causada pelo vírus varicela-zóster e pode acometer indivíduos imunocompetentes e imunodeprimidos. Em ambos os casos, a retinite necrosantizante pode ser uni ou bilateral, associada à vitreíte de moderada a intensa e à iridociclite. As lesões começam na periferia, com tendência a ocupar os 360°, com progressão centrípeta até o pólo posterior. O diagnóstico diferencial faz-se com sífilis, citomegalovírus, toxoplasmose e necrose progressiva da retina externa.

Tratamento – a escolha é o aciclovir por via intravenosa na dose de 30mg/kg/dia por 14 dias, seguido de aciclovir por via oral na dose de 800mg 5 vezes/dia por pelo menos três meses. O outro olho pode ser afetado mesmo após vários anos. Exames trimestrais devem ser realizados e o paciente orientado a se auto-avaliar.

NECROSE PROGRESSIVA DA RETINA EXTERNA

É uma retinopatia necrotisante rapidamente progressiva, causada pelo vírus varicela-zóster, que acomete indivíduos imunodeprimidos.

O quadro inicia-se com áreas de necrose nas camadas externas (profundas) da retina, que confluem e causam descolamento de retina e atrofia do nervo óptico, causando cegueira bilateral em período curto, em 75% dos pacientes em um mês, apesar da terapêutica específica.

Tratamento – é feito com aciclovir associado ou não ao foscarnet, ambos por via intravenosa. Em casos refratários, podem-se associar injeções intravítreas de ganciclovir ou foscarnet.

COROIDITES

As coroidites que acometem mais freqüentemente os pacientes com aids são de etiologia infecciosa. Os tipos mais comuns de coroidites são: a sífilis, a tuberculose, a candidíase e a criptococose.

A coroidite por sífilis geralmente se localiza junto às arcadas vasculares e caracteriza-se por ser pleomórfica, circunscrita, não-necrosantizante, podendo causar alteração do epitélio pigmentar da retina e atrofia do nervo óptico, estando associada com freqüência a papilite e periflebite e é mais comum na sífilis secundária. O diagnóstico é baseado no aspecto da lesão e na sorologia para sífilis, o tratamento é feito com penicilina como droga de primeira escolha e orientado pela titulação do VDRL.

A tuberculose causa coroidite multifocal bilateral, com ou sem retinite necrosantizante e vitreíte associadas. O tamanho das lesões pode variar desde um quarto de diâmetro papilar até várias vezes este diâmetro. O diagnóstico é presuntivo e o tratamento faz-se com medicação sistêmica específica.

A coroidite causada pela *Candida* sp. manifesta-se geralmente como focos esbranquiçados com necrose e exsudação na retina, usualmente localizados no feixe papilomacular, que rapidamente se infiltram pelo vítreo causando vitreíte intensa. Pode haver hemorragia ao redor das lesões. O diagnóstico baseia-se no aspecto das lesões e no quadro clínico do paciente. O tratamento é feito com anfotericina e/ou fluconazol.

A neurocriptococose pode causar comprometimento ocular caracterizado por edema de papila, coroidite multifocal, hemorragias retinianas, atrofia do nervo óptico e paralisia do VI nervo craniano.

CELULITE ORBITÁRIA

A celulite orbitária é a infecção das partes moles da órbita, podendo ser pré ou pós-septais, sendo esta última forma a mais grave. Nos pacientes com aids, os agentes etiológicos mais freqüentes são *Pneumocystis jiroveci*, *Pseudomonas aeruginosa* e *Aspergillus* sp. Em pacientes neutropênicos, existe uma incidência aumentada de pseudomonas.

O diagnóstico é feito pelo quadro clínico, hemograma, hemocultura, cultura de secreções, ultra-sonografia e tomografia de órbita. A biópsia pode ser indicada quando não se consegue diagnosticar com os métodos anteriores. O diagnóstico diferencial faz-se com sarcomas, linfomas, lesões metastáticas e pseudotumor inflamatório da órbita.

O tratamento deve incluir antibioticoterapia de amplo espectro inicialmente, até que o agente etiológico seja identificado para que se possa dar o tratamento específico.

ALTERAÇÕES DO SEGMENTO ANTERIOR DO OLHO EM PACIENTES COM AIDS

SARCOMA DE KAPOSI

Tumor mesenquimal benigno, altamente vascularizado, causado pelo herpesvírus humano tipo 8 que acomete pele e mucosas. Afeta 30% dos pacientes com HIV, sendo que sua agressividade depende do grau de imunodeficiência imunológica do paciente acometido. É a lesão mais comum do segmento anterior ocular nesses pacientes, podendo acometer pálpebras, carúncula, saco lacrimal, conjuntiva tarsal e bulbar e órbita. A imunossupressão é um fator predisponente fundamental, mas existem trabalhos que evidenciam também uma associação desse fator com a predisposição genética do indivíduo demonstrada pela relação entre o HLA-DQ1 e o sarcoma de Kaposi.

Tratamento – pode ser local (excisão, radioterapia ou crioterapia) ou sistêmico (administração de interferon-alfa, quimioterapia, drogas inibidoras da protease, drogas inibidoras da angiogênese).

Quando o sarcoma de Kaposi envolve a margem palpebral, pode provocar alterações corneanas importantes, não só devido ao desenvolvimento de ectrópio mecânico que predispõe à maior exposição ocular, mas também por abrasão mecânica direta dos cílios devido à presença de triquíase.

MOLUSCO CONTAGIOSO

Infecção causada pelo poxvírus e freqüentemente encontrada em pacientes com aids. O envolvimento oftálmico ocorre geralmente na pele palpebral, podendo ocorrer também na conjuntiva. Geralmente a infecção conjuntival se apresenta na forma de conjuntivite folicular crônica e está associada à presença de lesões de molusco na margem palpebral.

Tratamento – retirada cirúrgica das lesões de pele.

HERPES

A ceratite por herpes é mais comum em pacientes HIV-positivos e nesses pode apresentar-se de forma atípica. As lesões demoram mais para responder ao tratamento e as recorrências parecem ser mais freqüentes nesses pacientes.

O herpes zóster oftálmico nos pacientes HIV-positivos parece ser mais agressivo e apresentar-se freqüentemente associado a infecções bacterianas secundárias. Caracteriza-se por lesões vesicobolhosas que se distribuem ao longo do ramo oftálmico do trigêmeo. Pode estar associado a ceratite, conjuntivite e uveíte. A uveíte anterior pode ser prolongada e recorrente, predispondo ao aumento da pressão intra-ocular.

Tratamento – é feito com aciclovir por via oral, sendo de difícil condução, pois a inflamação ocular usualmente é mais grave e costuma levar meses para ser debelada.

OUTRAS CERATITES

As infecções corneanas tendem a ser mais graves em pacientes infectados pelo HIV e causadas por microrganismos relacionados à imunodeficiência e associados a infecções oportunistas. Um exemplo típico é a ceratoconjuntivite causada por microsporídio, que se caracteriza por inflamação conjuntival folicular crônica de leve a moderada associada à irregularidade corneana. O diagnóstico laboratorial é feito pelo método de Gram com a coleta do material (raspado conjuntival), e o tratamento, com fumagilina tópica.

A ceratoconjuntivite seca ocorre com freqüência em pacientes HIV-positivos e a diminuição da porção aquosa da lágrima parece ocorrer pelo acometimento da glândula lacrimal pelo próprio HIV e o tratamento é usualmente feito com lágrimas artificiais na forma de colírios e/ou gel.

CONJUNTIVITES

As conjuntivites podem ser infecciosas, alérgicas ou químicas. As infecciosas podem se classificadas, conforme sua etiologia, em virais, bacterianas e por clamídias.

O diagnóstico das conjuntivites faz-se pela anamnese, exame oftalmológico e palpação de linfonodos pré-auriculares.

As conjuntivites virais são usualmente causadas por adenovírus de diversos tipos classificados por números, mas na prática não se fazem exames laboratoriais para tal classificação. O espectro da infecção ocular adenoviral varia desde uma conjuntivite leve até o quadro completo com morbidade significativa, incluindo pseudomembranas sobre a conjuntiva que devem ser removidas mecanicamente e infiltrados subepiteliais na córnea, que podem reduzir a acuidade visual por meses e, nos casos mais graves, por até dois anos, que são causados pela reação imune ao adenovírus.

As conjuntivites por clamídias apresentam folículos conjuntivais de grande tamanho, principalmente na conjuntiva tarsal superior, e devem ter seu diagnóstico confirmado laboratorialmente com microscopia direta com anticorpo monoclonal fluorescente ou PCR.

O tratamento das conjuntivites virais é apenas sintomático, com lágrimas artificiais e, se necessário, com antiinflamatórios não-hormonais tópicos ou sistêmicos.

O tratamento das conjuntivites bacterianas é usualmente feito com remoção da secreção com gaze umedecida em água ou soro fisiológico e com colírios de antibiótico de amplo espectro como gentamicina, tobramicina, ciprofloxacino e ofloxacino. As quinolonas de quarta geração como a gatifloxacino e a lomefloxacino são reservadas para os casos de extrema gravidade e/ou de resistência bacteriana ao tratamento inicial. O cloranfenicol entrou em desuso desde a década de 1990 devido a seus riscos potenciais de complicação e do alto índice de resistência bacteriana.

O tratamento das conjuntivites por clamídia é feito com doxiciclina 100 a 200mg por via oral, de 12 em 12 horas, por duas semanas.

BIBLIOGRAFIA

Abreu MT. Inflamações oculares, uveítes e AIDS. Rio de Janeiro: Ed. Cultura Médica; 2002. p 374.

Dimantas MA et al. Retinite por citomegalovírus em pacientes pediátricos infectados pelo vírus da imunodeficiência humana em tratamento com "Highly active antiretrovirus therapy". Rev Ass Méd Bras São Paulo 2004; 50:320-3.

Kanski JJ. Oftalmologia clínica. Rio de Janeiro: Ed. Elsevier; 2004. 733p.

Matos KTF, Santos MCM, Muccioli C. Manifestações oculares do paciente infectado pelo HIV atendido no Departamento de Oftalmologia da Universidade de São Paulo. Rev Ass Méd Bras São Paulo1999; 45:23-6.

Nussenblant RB, Whitcup SM, Palestine AG. Univeitis: fundamentals and clinical practice. 2nd ed. St. Louis Missouri: Ed. Mosby-Year Book; 1996. 413p.

22. ALTERAÇÕES RENAIS

Antonio Carlos Seguro

DISTÚRBIOS HIDROELETROLÍTICOS

Os distúrbios hidroeletrolíticos são freqüentes em pacientes com aids e podem contribuir para o desenvolvimento da insuficiência renal aguda.

HIPONATREMIA

Pode ocorrer pelas perdas gastrintestinais, insuficiência supra-renal, secreção inapropriada da hormônio antidiurético (SIHAD). Nas perdas pelo tubo digestório, a medida terapêutica é hidratação e, se por via intravenosa, com soro fisiológico. Na insuficiência supra-renal, além da hidratação, administrar florinef (fludrocortisona) de 0,05 a 0,2mg/dia. Na SIHAD, indica-se restrição hídrica, administração de furosemida com reposição de NaCl e KCl.

HIPERNATREMIA

É menos freqüente e pode ser devida a *diabetes insipidus* central e por antivirais que causam poliúria (foscarnet e aciclovir). A reposição de água costuma corrigir o distúrbio. O *diabetes insipidus* hipotalâmico deve ser tratado com *spray* nasal de desmopressina (ddAVP), 10 a 20µg/dia.

HIPOPOTASSEMIA

É secundária aos vômitos e diarréia, e uso de anfotericina B. Esse distúrbio pode predispor à insuficiência renal aguda por anti-retrovirais como o AZT e o ddI. A reposição pode ser feita com potássio por via oral nos casos sem grandes manifestações. Nos casos graves e sintomáticos (arritmias e paralisia respiratória), administrar KCl dissolvido em 500ml de soro fisiológico, gota a gota, não mais de 10 a 30mEq/hora, máximo de 200mEq nas 24 horas. As formas lipossomais de anfotericina B ou sua suspensão em Intralipid parece diminuir a ocorrência de hipopotassemia.

HIPERPOTASSEMIA

Está associada à insuficiência supra-renal, à insuficiência renal aguda e ao uso de sulfametoxazol-trimetoprima (devida ao trimetoprima) e pentamidina. Noventa por cento dos pacientes que tomam essas drogas fazem hiperpotassemia, 10% com risco imediato de parada cardíaca. Se for impossível suspender as drogas, administrar furosemida para aumentar a oferta distal de sódio e conseqüente aumento da secreção de potássio ou administrar bicarbonato de sódio que também estimula a secreção distal de potássio. Outra alternativa é o uso de sorcal (resina troca íons) por via oral, um envelope em água três a quatro vezes ao dia ou por enema de retenção.

HIPOMAGNESEMIA

Em geral, é devida à desnutrição e ao uso de pentamidina, foscarnet e anfotericina B e pode predispor à insuficiência renal aguda por AZT. Aumentar a ingestão de magnésio, por meio da dieta presente principalmente nas verduras frescas, ou suplementá-lo por via oral, administrando pidolato de magnésio (contém 130mg do elemento magnésio) na dose de um flaconete por via oral duas vezes ao dia. Nos casos graves, oferecer sulfato de magnésio por via intravenosa.

HIPOFOSFATEMIA

É observada em pacientes que tomam tenofovir, uma vez que esta droga lesa preferencialmente o túbulo proximal, sítio principal de reabsorção de fosfato no néfron. Se a hipofosfatemia for grave (inferior a 1,5mg/dl), deve-se repor na forma de fosfato de potássio a 25% em soro fisiológico de 10 a 20ml por via intravenosa por dia. O tenofovir pode levar à insuficiência renal aguda.

HIPERCALCEMIA

Pode ocorrer em pacientes com doenças granulomatosas, linfomas, mieloma. Quando grave deve ser tratada com soro fisiológico 2 a 3 litros por dia e furosemida 2 ampolas por via intravenosa de 12 em 12 horas. Bifosfonatos podem ser também administrados.

ACIDOSE LÁCTICA

A acidose láctica pode ser produzida pelo uso de análogos de nucleosídeos como o AZT, ddI, d4T, que alteram a respiração mitocondrial, podendo ser grave e levar ao óbito. Indicação: suspender imediatamente as drogas, administrar bicarbonato de sódio para a correção da acidose, fazer gasometrias repetidas, pois a correção pode agravar a geração de ácido láctico, administar 50mg de riboflavina diariamente (um precursor de vários co-fatores necessários para a produção de energia pela mitocôndria). Nos casos graves, fazer hemodiálise ou hemofiltração com banho de bicarbonato. A diálise peritoneal está contra-indicada.

SÍNDROME HEMOLÍTICO-URÊMICA

A síndrome hemolítico-urêmica caracteriza-se por insuficiência renal aguda, anemia hemolítica, plaquetopenia, alterações do sistema nervoso central. O quadro é muito grave e plasmaférese, hemodiálise, transfusão de plasma fresco e plaquetas podem ser empregados.

OBSTRUÇÃO TUBULAR

A obstrução tubular com sintomas de cólica renal e eventualmente de anúria é causada pela sulfadiazadina e pelo indinavir. A primeira droga precipita em pH ácido e todos os pacientes que recebem essa sulfa de ação rápida devem tomar bicarbonato de sódio por via oral, 1 a 3mEq/kg/dia. As sulfas de ação lenta (sulfametoxazol) não precipitam na urina. Como o indinavir precipita em pH alcalino, para os pacientes que tomam as duas drogas obviamente orienta-se como medida profilática, se possível, a ingestão diária de 2 litros de água.

INSUFICIÊNCIA RENAL AGUDA

Os pacientes com aids estão propensos a todas as principais causas de insuficiência renal aguda isquêmica e nefrotóxica. Causas pré-renais como hipovolemia por diarréia, vômitos, sepse são muito freqüentes. As principais drogas nefrotóxicas são anfotericina B, foscarnet, pentamidina, antibióticos aminoglicosídeos, contrastes radioiodados. Um anti-retroviral comprovadamente nefrotóxico é o indinavir, que produz vasoconstrição renal, queda de filtração glomerular que é agravada pelo uso concomitante de sulfametoxazol-trimetoprima. O indinavir também está associado à nefrite intersticial com leucocitúria estéril, que regride com a suspensão da droga.

Estudos experimentais sugerem que a suplementação com magnésio previne a insuficiência renal aguda por meio do indinavir e que nos pacientes hipertensos que recebem essa droga os bloqueadores de canais de cálcio são indicados para a normalização da pressão arterial. Apesar do tratamento com diálise peritoneal, hemodiálise e hemodiafiltração, a mortalidade por insuficiência renal aguda nesses pacientes é muito alta (88,9% em nossa UTI).

NEFROPATIA POR HIV

A nefropatia crônica por HIV é causa importante de perda crônica do rim. A lesão histológica mais comum é a glomeruloesclerose de forma colapsante, manifestada por proteinúria maciça, perda rápida da função renal (em meses) e, menos freqüentemente, acompanhada de edema e hipertensão. O paciente pode apresentar-se com proteinúria assintomática ou insuficiência renal crônica. O tratamento anti-retroviral está sempre indicado. Progressivamente, estão sendo relatados pacientes com nefropatia por HIV que já estavam em tratamento dialítico e foram retirados com a melhora dos níveis de uréia e creatinina e das lesões histológicas com a terapia anti-retroviral, fato que indica a presença do vírus na lesão renal. A suspensão do tratamento, por conseguinte, faz recidivar as manifestações clínicas da glomerulopatia. O uso de inibidores da enzima de conversão de angiotensina I em II diminui a proteinúria e retarda a progressão da lesão renal. Captopril 25mg três vezes ao dia ou enalapril 10 a 20mg/dia devem ser utilizados, porém, é necessária a monitorização dos níveis plasmáticos de creatinina e principalmente de potássio. Com a hiperpotassemia, essas drogas devem ser suspensas.

Outras glomerulopatias como amiloidose, lesões mínimas, membranosa, membranoproliferativa, nefropatia por IgA ocorrem em cerca de um terço a metade dos casos de doença renal em pacientes HIV-positivos. Nesses casos, o tratamento anti-retroviral não melhora a função renal.

Nos casos terminais, está indicada a diálise peritoneal ambulatorial contínua (CAPD) ou hemodiálise. Os pacientes encaminhados para hemodiálise devem ter acesso vascular, fístula arteriovenosa, implantada quando a filtração glomerular estiver abaixo de 25ml/min, e iniciar a diálise quando esse valor for menor que 15ml/min. O transplante renal restringe-se a casos isolados.

O *clearance* de creatinina pode ser calculado pela equação de Cockroft-Gault:

$$\text{Cl cr (ml/min)} = \frac{(140 - \text{idade}) \times \text{peso em kg} \times 0,85 \text{ se for paciente do gênero feminino}}{72 \times \text{creatinina plasmática}}$$

USO DE ANTI-RETROVIRAIS DE ACORDO COM A FUNÇÃO RENAL

	Clearance de creatinina			
	Normal	50-90ml/min	10-50ml/min	< 10ml/min
Zidovudina	200mg, 8/8h	200mg, 8/8h	200mg, 8/8h	100mg, 12/12h
Didanosina	125-200mg, 12/12h	125-200mg, 12/12h	125-200mg, 24h	125-200mg, 24/48h
Estavudina	30-40mg, 12/12h	30-40mg, 12/12h	15-20mg, 12-24h	> 60kg, 20mg/dia < 60kg, 15mg/dia
Lamivudina	150mg, 12/12h	150mg, 12/12h	50-150mg/dia	25-50mg/dia
Tenofovir	300mg/dia	300mg/dia	Não usar	Não usar

Nota: Indinavir, nelfinavir, ritonavir, lopinavir e saquinavir não necessitam de correção.

BIBLIOGRAFIA

Araujo M, Seguro AC. Trimethoprim-sulfamethoxazole (TMP/SMX) potentiates indinavir nephrotoxicity. Antivir Ther 2002; 7:181-4.

Araujo M, Seguro AC. Vasodilator agents protect against indinavir nephrotoxicity. Antivir Ther 2003; 8:295-9.

Gilbert DN, Moellering Jr RC, Sande MA. The Sanford Guide to Antimicrobial Therapy 36th ed. 2006.

Rao TKS. Acute renal failure syndromes in human immunodeficiency virus infection. Semin Nephrol 1998; 18:378-95.

Roling J, Schmid H, Fischereder M et al. HIV-associated renal diseases and highly active anti-retroviral therapy-induced nephropathy. Clin Infect Dis 2006; 42:1488-95.

Seguro AC, de Araujo M, Seguro FS et al. Effects of hypokalemia and hypomagnesemia on zidovudine (AZT) and didanosine (ddI) nephrotoxicity in rats. Clin Nephrol 2003; 59:267-72.

Szczech LA et al. The clinical epidemiology and course of the spectrum of renal diseases associated with HIV infection. Kidney Int 2004; 6:1145-52.

23. ALTERAÇÕES GENITURINÁRIAS

Michal Gejer

Infecção de trato urinário (ITU) existe quando microrganismos patogênicos são detectados na urina, uretra, bexiga, rins ou próstata. Em geral, indica-se infecção quando se tem o crescimento de 10^5 microrganismos/ml em jato médio urinário coletado de maneira estéril. Em punção suprapúbica, considera-se como normal até 10^2 microrganismos/ml. Bacteriúria assintomática refere-se à presença de bactérias na ausência de sintomas.

DEFINIÇÕES

ITU BAIXA

Cistite/uretrite – cistite é a síndrome que envolve disúria, freqüência, urgência e sensibilidade suprapúbica. A urina torna-se turva e fétida, e hemorrágica em aproximadamente 30% dos casos. O exame clínico é pobre e, às vezes, mostra apenas sensibilidade na uretra ou na área suprapúbica. Na presença de lesão genital ou descarga vaginal evidente e com bacteriúria < 10^5 microrganismos/ml, devem ser considerados diagnósticos de **uretrite**, **vaginite** ou **cervicite** por *C. trachomatis, N. gonorrhoeae, Trichomonas, Candida* e herpesvírus simples.

ITU ALTA

Pielonefrite aguda – caracteriza-se por instalação aguda de febre, calafrios, náuseas, vômitos e diarréia. Os sintomas de cistite podem estar presentes ou não. Além da febre, taquicardia e mialgia generalizada, o exame clínico mostra dor evidente à pressão profunda em um ou ambos os ângulos costovertebrais ou na palpação profunda do abdome. Podem predominar sinais e sintomas de sepse por gram-negativo. Estão presentes leucocitose e bactérias detectadas em exame bacterioscópico na urina. Cilindrúria quando presente é patognomônica. Hematúria pode estar presente na fase aguda, mas, se persistir, devem-se considerar litíase, tumor ou tuberculose renal. Resposta à antibioticoterapia acontece em 48-72 horas.

PROSTATITE

Aguda – acomete mais jovens ou idosos com cateterização uretral. Caracteriza-se por febre, calafrios, disúria e próstata sensível e tensa. A massagem prostática normalmente produz secreção purulenta com grande quantidade de bactérias na cultura. A massagem prostática vigorosa, porém, deve ser evitada devido à possibilidade de bacteriemia. O diagnóstico etiológico deve ser conseguido por cultura ou por bacterioscopia pelo método de Gram da secreção. Os agentes são os gram-negativos urinários mais comuns – *E. coli* ou *Klebsiella* –, e o tratamento realizado com fluoroquinolonas, cefalosporinas de terceira geração ou aminoglicosídeos apresenta pronta resposta. Em infecções associadas a cateteres, o espectro etiológico é mais amplo, incluindo gram-negativos hospitalares e enterococos. Teste bacterioscópico pelo método de Gram pode ser de grande valia para dar início à antibioticoterapia, enquanto a cultura não identifica o agente. Os antibióticos empíricos mais adequados são imipenem, fluoroquinolonas, aminoglicosídeos ou cefalosporinas de terceira geração.

Crônica – condição oligossintomática, caracterizada por bacteriúria recorrente. Ao exame clínico a próstata é normal. Quando a infecção acomete bexiga, produz os sintomas clássicos de cistite: urgência miccional, freqüência e disúria.

ABSCESSOS PERINEFRÉTICO E INTRA-RENAL

São eventos raros, a sua maioria originários de ITU anterior. A infecção ascende de bexiga para o rim, causando pielonefrite primeiro. Abscessos do parênquima renal podem irromper para o espaço perinefrético. Há freqüente associação de litíase renal com a formação dos abscessos. Os organismos mais freqüentes são *E. coli, Proteus* sp., *Klebsiella* sp. e *Candida* sp. A apresentação clínica é inespecífica, mas dor em flanco e dor abdominal são comuns. Febre aparece em aproximadamente 50% dos pacientes. Dor referida pode irradiar para testículos ou membro inferior. O diagnóstico é feito com ultra-sonografia e/ou tomografia renal. O tratamento, em geral, é cirúrgico e com antibioticoterapia dirigida ao microrganismo isolado. Drenagem percutânea pode ser de sucesso.

ITU NÃO COMPLICADA

Refere-se à infecção em trato urinário estrutura e neurologicamente normal.

ITU COMPLICADA

Refere-se à infecção em trato urinário com estrutura ou funcionamento anormais, incluindo cateteres e cálculos, e ainda quando em homens, gestantes, crianças, pacientes hospitalizados ou em tratamentos médicos domiciliares contínuos ou em clínicas.

RECAÍDA

É a recorrência de bacteriúria com o mesmo microrganismo que persiste no trato urinário.

REINFECÇÃO

É a recorrência de bacteriúria com microrganismo diferente da infecção anterior.

UROSEPSE

ITU + dois dos seguintes: 1. temperatura > 38°C ou < 36°C; 2. freqüência cardíaca > 90bpm; 3. freqüência respiratória > 20/min ou $PaCO_2$ < 32mmHg; 4. leucocitose > 12.000/mm³, < 4.000/mm³, ou bastonetes acima de 10%.

EPIDEMIOLOGIA

Bacteriúria desenvolve-se em 10 a 15% dos pacientes sondados e, em ITUs associadas a cateteres (nosocomial), chega 3 a 5% por dia de cateterização. Os agentes mais freqüentes são *E. coli, Proteus, Pseudomonas, Klebsiella, Serratia*, estafilococos, enterococos e *Candida*. As ITUs não associadas a cateteres (comunitárias) acometem até 1 a 3% de garotas em idade escolar e aumentam com a idade e com a atividade sexual. A vasta maioria das infecções sintomáticas agudas acomete mulheres jovens. Infecções agudas sintomáticas ou assintomáticas em homens com idade inferior a 50 anos são raras, mas muito comuns em mulheres entre 20 e 50 anos. Bacteriúria assintomática é comum em idosos, tanto em homens quanto em mulheres, chegando a 40 a 50% em alguns estudos.

ETIOLOGIA

Mais de 95% das ITUs são causadas por uma única espécie de bactéria. Há grande diferença entre a flora inicial e a de infecção recorrente freqüente. *E. coli* é de longe o agente mais comum nas infecções agudas. Nas recorrências, especialmente com presença de anormalidades na estrutura do trato urinário, encontram-se com relativa freqüência, infecções por *Proteus, Pseudomonas, Klebsiella* e outras enterobacteriáceas, assim como aumento na incidência de enterococos e estafilococos. Infecções por mais de um agente são possíveis, principalmente na presença de alterações estruturais do aparelho urinário. *Corynebacterium urealiticum* tem sido reconhecido como o agente freqüente em pacientes imunossuprimidos, particularmente em transplantados renais. Organismos anaeróbios são patógenos raros. *Candida* sp. ocorre com razoável freqüência em pacientes cateterizados recebendo antibioticoterapia.

Tuberculose geniturinária chega a 15% de todos os casos de tuberculose extrapulmonar e pode acometer qualquer porção do trato geniturinário, atingindo por via hematogênica a partir de um foco primário. Clínica de pielonefrite é uma apresentação comum, mas pacientes podem ser assintomáticos até de desenvolverem lesões renais destrutivas graves. Exame de urina mostra piúria ou hematúria em 90% dos casos com urocultura negativa para bactérias. Urografia excretora mostra calcificações e estenose ureteral que pode levar à hidronefrose. Cultura de urina matinal para micobactérias, colhida em várias amostras (pelo menos três), confirma um diagnóstico definitivo em 90% dos casos.

Tuberculose genital é mais comumente diagnosticada em mulheres que em homens. Acomete trompas de Falópio e endométrio. Manifesta-se por dor pélvica e o diagnóstico é feito por biópsia ou cultura do material. Em homens, epididimite é a manifestação mais freqüente, que pode evoluir com fistulização externa. Orquite e prostatite também podem ocorrer.

PATOGÊNESE

Bactérias ganham acesso à bexiga via uretra e podem ascender ao parênquima renal. Nas mulheres, microrganismos gram-negativos habitantes do intestino colonizam o intróito vaginal e a região periuretral antes e durante episódios de bacteriúria. Pequenas quantidades de bactérias periuretrais penetram na bexiga, processo facilitado por intercurso sexual.

Pielonefrite de disseminação hematogênica acomete mais freqüentemente pacientes debilitados ou recebendo tratamento imunossupressor. Bacteriemia ou fungemia de focos distantes pode acometer os rins.

CONDIÇÕES QUE AFETAM PATOGÊNESE

Gênero e atividade sexual – em mulheres, a atividade sexual aumenta os riscos de ITU devido à uretra mais curta e colonizada por bacilos gram-negativos, pela proximidade com o ânus, assim como pelo uso de espermicidas com diafragma ou preservativos masculinos com espermicidas que estão associados a aumentos de colonização da vagina com *E. coli* e ITU. Em homens, a ITU é encontrada em associação com intercurso sexual anal hetero ou homossexual, porém a obstrução uretral pela hipertrofia prostática é fator predisponente para bacteriúria.

Infecção pelo HIV – pacientes de ambos os gêneros, e que têm contagem de linfócitos T-CD4 < 200 células/mm^3, apresentam risco aumentado tanto de bacteriúria quanto de ITU sintomática.

Outros fatores de importância que aumentam o risco de bacteriúria ou ITU são: gravidez, obstrução ao fluxo de urina (por exemplo, hipertrofia prostática), bexiga neurogênica, refluxo vesicoureteral, virulência bacteriana e fatores genéticos.

DIAGNÓSTICO LABORATORIAL

A vasta maioria de ITUs sintomáticas ou assintomáticas apresenta *piúra* representada pela presença de pelo menos 10 leucócitos/mm^3 em exame direto de jato médio de urina. Hematúria microscópica ou grosseira às vezes está presente quando se tem *cistite hemorrágica*. Sangramento, porém, pode significar outro tipo de doença: cálculos, tumores, glomerulonefrites, vasculites ou tuberculose renal. Cilindros são fortes indícios de pielonefrite, mas sua ausência não exclui a possibilidade de infecção alta. Proteinúria menor que 2g/24h pode ser vista, mas maior que 3g/24h sugere doença glomerular. A presença de pelo menos uma bactéria por campo, em jato médio de urina retirada de forma estéril, não-centrifugada, corada pelo método de Gram corresponde a 10^5 ou mais bactérias/ml de urina. Pacientes com infecção usualmente apresentam mais de 10^5 bactérias/ml

ALTERAÇÕES GENITURINÁRIAS

na urina. Como consenso, pode-se definir, para fins de antibioticoterapia de cistite, como 10^3 ou mais colônias/ml de uropatógenos, e para pielonefrites, como 10^4 ou mais colônias/ml de microorganimos identificados pelas técnicas microbiológicas padronizadas. Os métodos utilizados para coleta de urina são: 1. urina espontânea de jato médio; 2. cateterização; 3. punção suprapúbica; esta última ma usada mais raramente.

TRATAMENTO

Cistite aguda não-complicada em mulheres (patógenos mais freqüentes: *E. coli, S. saprophyticus, P. mirabilis, K. pneumoniae*) – sulfametoxazol-trimetoprima (SMX-TMP) por via oral (VO) por 3 dias; quinolonas, VO, ou nitrofurantoína por 7 dias. Em gestantes, amoxicilina, nitrofurantoína, cefalosporinas ou SMX-TMP por 7 dias.

Pielonefrite aguda não-complicada em mulheres (patógenos mais freqüentes: *E. coli, P. mirabilis, S. saprophyticus*) – quinolona, VO, por 7-14 dias; ou ceftriaxona 1g dose única diária; ou gentamicina 3-5mg/kg, seguida de SMX-TMP, VO, por mais 14 dias. Em quadros mais graves com possível *urossepse,* o paciente deve ser internado e submetido a antibioticoterapia sistêmica com quinolona por via intravenosa, ou gentamicina (com ou sem ampicilina), ou ceftriaxona, ou aztreonam até defervescência. O tratamento seqüencial pode ser feito com SMX-TMP, VO, ou quinolona ou cefalosporina por 14 dias.

ITU complicada em homens e mulheres (patógenos mais freqüentes: *E. coli, Proteus, Klebsiella, Pseudomonas, Serratia*, estafilo e enterococos) – quinolona, VO, por 10-14 dias nos casos de gravidade menor. Casos mais graves devem ser internados e receberem tratamento por via intravenosa com ampicilina associada a gentamicina ou quinolona ou ceftriaxona ou aztreonam ou ticarcilina/clavulonato ou imipenem-cilastatina até defervescência. Tratamento seqüencial pode ser por via oral com quinolonas ou SMX-TMP por 10-21 dias.

Bacteriúria assintomática – pacientes não-cateterizados, em geral, não devem receber antibioticoterapia.

AVALIAÇÃO UROLÓGICA

Deve ser realizada rotineiramente em ITUs em crianças, mulheres com infecção recorrente, litíases, hematúria dolorosa ou pielonefrites recorrentes. Homens com ITU, mas sem fatores predisponentes como cistite pós-contato sexual, não-circuncisados ou com aids, devem ser avaliados ao menos com exame ultrasonográfico.

PREVENÇÃO

Mulheres com três ou mais episódios por ano de ITU sintomática podem receber antibióticos em baixa dose a longo prazo para prevenir recorrências.

Podem ser usados SMX-TMP (400-80mg) 1 vez/dia ou 3 vezes/semana, nitrofurantoína ou norfloxacino. Deve ser dada orientação para evitar o uso de espermicidas e micção espontânea logo após intercurso sexual.

BIBLIOGRAFIA

De Pinho AM, Lopes GS, Ramos Filho CF et al. Urinary tract infection in men with aids. Genitourin Med 1994; 70:30-4.

Kunin CM. Natural history of "lower" urinary tract infections. Infection. 1990; 18(Suppl 2):S44-9.

Park JC, Buono D, Smith DK et al. Urinary tract infection in women with or at rish for human immunodeficiency virus infection. Am J Obstet Gynecol 2002; 187:581-8.

Sobel JD, Kaye D. Urinary Tract Infection: Mandell, Douglas and Bennet's. Principles and Practice of Infectious Diseases – 6th ed. Elsevier: Churchill Livingstone; 2005. p 875-905.

Stamm WE, Schaeffer AJ. The state of the art in the management of urinary tract infections. Am J Med 2002; 113(Suppl 1A):1S-84S.

Talan DA et al. Comparison of ciprofloxacin (7 days) and trimethoprim-sulfamethoxazole (14 days) for acute uncomplicated pyelonephritis in women. JAMA 2000; 283: 1583-90.

Warren JW, Abrutyn E, Hebel JR et al. Guidelines for antimicrobial therapy of uncomplicated acute bacterial cystitis and acute pyelonephritis in women. Clin Infect Dis 1999; 29:745-58.

24. ALTERAÇÕES PSIQUIÁTRICAS

Carlos Fernando Neumann

A atividade do psiquiatra no Instituto de Infectologia Emílio Ribas contempla as emergências, as avaliações de pacientes internados nas enfermarias e as consultas ambulatoriais. Geralmente a requisição do parecer psiquiátrico envolve certo grau de urgência, mesmo fora do pronto-socorro, gerando muita angústia nas equipes e familiares.

Objetiva-se neste capítulo, de modo sucinto e assertivo, abordar os quadros mais freqüentes, sugerindo condutas calcadas na abordagem emocional e no uso da medicação facilmente disponibilizada pela farmácia do hospital.

AGITAÇÃO PSICOMOTORA GRAVE

Paciente inquieto, podendo estar verborrágico, delirante, confuso, desorientado no espaço e no tempo. É importante manter-se atento e calmo, como um contraponto necessário para lidar com a situação.

Esse quadro em pacientes HIV-positivos, em qualquer que seja o estágio, inspira cuidados e a exclusão de doença oportunística em sistema nervoso central, com indicação de coleta de material para exame de líquor e tomografia computadorizada de crânio. Em exames não conclusivos – o que é o mais comum – fica difícil excluir o diagnóstico de encefalopatia pelo HIV.

O fato de o paciente ser usuário de drogas não deve também obscurecer as hipóteses acima; pelo contrário, tais pacientes são muito pouco aderentes ao tratamento e freqüentemente usam impropriamente drogas e medicações de modo descontinuado.

Para agitações mais intensas, recomenda-se uso de neuroléptico injetável, haloperidol ou clorpromazina, até de 6/6 horas, restrição física se necessário e pesquisa neurológica. Com as medidas clínicas concomitantes, será possível, depois de 24 ou 48 horas, passar a medicação antipsicótica para uso oral e reduzir sua dose.

Como diagnóstico diferencial, lembrar dos quadros psicóticos, que geralmente têm antecedente psiquiátrico bem estabelecido, e quadros de abstinência alcoólica, em que se sobressaem mais os sintomas compatíveis com *delirium tremens*, de fácil identificação.

DEPRESSÕES

O termo no plural é proposital, pois há dois tipos mais comuns de quadro depressivo. O mais facilmente diagnosticado é caracterizado por humor triste ou apático, desânimo, isolamento social, desesperança, choro fácil, podendo estar associada ideação suicida. Esse quadro é motivo de não-adesão e abandono de tratamento ambulatorial. Indica-se avaliação psicológica, psicoterapia breve, uso de antidepressivos.

Na instituição, dispõe-se dos tricíclicos, principalmente a amitriptilina, lembrando que a dose terapêutica é de 75mg/dia e deve ser iniciada com 25mg, que é 1 comprimido, aumentando 25mg na dose a cada semana, até atingir a dose terapêutica; inibidores seletivos de recaptação de serotonina, dos quais o mais recomendado, em face das interações, é o cloridrato de sertralina em doses iniciais de 50mg/dia, 1 comprimido, introdução recomendada de 25mg/dia (meio comprimido para os primeiros seis dias); e ansiolíticos, se houver ansiedade associada ou insônia, nesse caso indicando-se o consagrado diazepam, 10mg/dia, ou clonazepam, 2mg/dia, dose preferencial noturna. Quando presente ideação suicida, pode haver indicação de internação, o que pode ser feito na própria instituição, onde ao mesmo tempo é evoluído pelo psiquiatra e pelo infectologista, ocasião em que se pode reintroduzir anti-retrovirais, por exemplo.

Pacientes em tratamento de hepatite crônica com uso de interferon são altamente suscetíveis desse tipo de quadro, sendo indicado o uso de antidepressivos. Para os antidepressivos, observar efeito colateral de sonolência, boca amarga e constipação com os tricíclicos, e com os inibidores seletivos de recaptação de serotonina é comum sintomas gástricos como enjôo e azia apenas nos primeiros dias, sendo mais seguros por isso.

O segundo tipo de depressão geralmente não é facilmente diagnosticada, posto que sua clínica é caracterizada por irritabilidade (chamada de disforia), mau humor, refratariedade, abuso eventual de drogas ilícitas, muitas vezes também estando associada com transtornos como personalidade instável. Indicam-se oferta psicológica, antidepressivos e ansiolíticos, da mesma forma como já assinalado. Esse tipo também leva a problemas de adesão ao tratamento.

Gostaria de alertar que quadros de transtorno cognitivo leve, estágio inicial de um processo demencial, podem mimetizar quadros depressivos, principalmente por exibirem apatia e retraimento. Nessa situação, o uso de psicotrópico é controverso e muitas vezes não indicado.

DEPENDÊNCIA QUÍMICA

Tendo como pano de fundo freqüentemente um quadro de depressão disfórica jamais diagnosticado, são pacientes de difícil trato, provocativos, não-aderentes, mas que diante de uma situação objetiva que possam entender como ameaça concreta de morte podem vir a mudar sua atitude em relação a aceitar tratamento, até de modo surpreendente. Portanto, se o clínico lidar sem preconceitos com colocações objetivas transmitidas de modo sereno e seguro, sem nenhum tipo de condenação moral insinuada, tem grande probabilidade de sensibilizar seu paciente. O tratamento farmacológico é extremamente simples e envolve tão-somente o uso de ansiolíticos benzodiazepínicos, dados inicialmente de modo fracionado durante o dia em duas a quatro tomadas, com o objetivo de tranqüilização e de ajudar o paciente a agüentar ficar abstinente, para posteriormente avaliar eventual tratamento com antidepressivos, como preconizado no item anterior.

CRIANÇAS

São dois os quadros mais comuns: depressão, cujo tratamento pouco difere dos adultos, inclusive envolvendo doses relativamente maiores de antidepressivos, em função de diferenças do metabolismo; e transtornos do déficit de atenção e hiperatividade, para os quais se recomenda avaliação específica do psiquiatra de crianças, as quais são usualmente tratadas com metilfenidato.

BIBLIOGRAFIA

Louzã Neto MR. Psiquiatria Básica. São Paulo: Artmed; 2007.

Manual de Saúde Mental e AIDS. Brasília: Ministério da Saúde, 2ª ed. 2002.

Neumann CFB. Estudo Psicanalítico da Interconsulta Psiquiátrica. Disser, IPUSP, 2001.

25. MANIFESTAÇÕES ORAIS MAIS COMUNS EM PACIENTES COM HIV

Eliana Moutinho

Dentre as doenças que apresentam lesões associadas com a infecção pelo HIV existe aquelas que envolve a boca. São lesões por infecções fúngicas, bacterianas e virais, além de processos neoplásicos e de etiologia desconhecida.

A cavidade oral é uma área com freqüentes manifestações da aids, tendo uma parcela importante dos sinais e sintomas da doença, acometendo indivíduos de ambos os gêneros. As lesões orais que estão comumente associadas à infecção pelo HIV são: candidíase em suas diversas apresentações clínicas, gengivite, periodontite, gengivite ulcerativa necrotizante aguda, leucoplasia pilosa, sarcoma de Kaposi, aftas. Há também ulcerações atípicas, infecções virais por herpes simples, papilomavírus humano, citomegalovírus e outras menos freqüentes.

A imunossupressão que acomete os pacientes infectados pelo HIV leva a alterações na microbiota normal e mudança nos componentes salivares, o que permite o aumento das bactérias gram-negativas subgengivais, propicionando o desenvolvimento de lesões. A freqüência com que essas lesões se manifestam sofre variações em função de hábitos individuais e fatores sociais.

PRINCIPAIS LESÕES DE CAVIDADE ORAL E TRATAMENTO

INFECÇÕES FÚNGICAS

Candidíase

- Eritematosa: manchas ou áreas avermelhadas.
- Pseudomembranosas: placas esbranquiçadas.
- Queilite angular: fissuras nas comissuras labiais.

Tratamento:
- Uso de antifúngicos tópicos e sistêmicos.
- Bochechos com soluções alcalinas.

INFECÇÕES BACTERIANAS

Gengivite

- Eritema da gengiva.

Tratamento:
- Controle da placa bacteriana.

Periodontite

- Destruição do periodonto de inserção e osso alveolar.

Tratamento:
- Controle do quadro infeccioso e inflamatório.

Gengivite ulcerativa necrotizante aguda

- Destruição das papilas gengivais; perda dos tecidos.

Tratamento:
- Antibioticoterapia.
- Rigorosa higienização.

Mycobacterium avium intracellullare

- Febre, perda de peso, abscessos de bordas firmes e/ou centro necrótico.

Tratamento:
- Medicações antimicobacterianas incluindo arnicaína, clofazimina, etambutol, isoniazida, rifampicina e rifabutina.

INFECÇÕES VIRAIS

Herpes simples

- Múltiplas lesões ulceradas persistentes.

Tratamento:
- Substâncias que interferem na duplicação viral (aciclovir).

Citomegalovírus

- Atua como co-fator para outras lesões na boca.

Tratamento:
- Ganciclovir.

Papilomavírus humano

- Apresenta-se sob a forma de lesões verrucosas em qualquer superfície da mucosa.

Tratamento:
- Cirúrgico.

Sarcoma de Kaposi (herpesvírus humano tipo 8)

- Coloração avermelhada, azulada ou nódulos roxos.

Tratamento:

- Quimioterapia.

MANIFESTAÇÕES ORAIS DE ORIGEM DESCONHECIDA

São comuns algumas manifestações orais que não permitem diagnóstico claro ou que não indiquem um agente etiológico, e que os testes laboratoriais e biópsia não fornecem dados para a classificação da lesão. O tratamento é paliativo e empírico, sendo necessário o acompanhamento do paciente. São elas: estomatites aftosas recorrentes, púrpuras, hiperpigmentação melânica, aumento das glândulas salivares, xerostomia, leucoplasia pilosa (lesão de cor branca e pilosa encontrada na porção lateral da língua, assintomática).

AFTAS CRÔNICAS RECORRENTES

- De aparecimento periódico, são lesões difíceis de diferenciar das lesões herpéticas. Podem ocorrer em qualquer área da mucosa oral e são muito dolorosas.

Tratamento ou medidas de ação local para aftas crônicas recorrentes:

- Eliminar alimentos ácidos.
- Bochechos com solução de novocaína a 1% ou bicarbonato de sódio a 10% para aliviar a dor.
- Bochechos com tetraciclina em suspensão (250mg em 10ml), quatro vezes ao dia.
- Aplicação de corticosteróides (0,1 ou 0,2%), quatro vezes ao dia.

Tratamento sistêmico das aftas crônicas recorrentes:

- Prednisona
- Talidomida – 100 a 300mg/dia; utilizado em situações específicas. A contracepção é essencial nas mulheres em idade fértil.

BIBLIOGRAFIA

Correa OC, Sugaya NN, Birman EG. Manifestações bucais de origem infecciosa em pacientes HIV + ou com AIDS. Rev ABO Nac 1994; 2:105-8.

Ramos e Silva M. Estomatite Aftosa Recorrente – Aftas Como eu Trato. Dermatológica 1996; 5:14-6.

Greenspan D, Greenspan JS. Significance of oral hairy leukopakia. Oral Surg 1992; 73:151-4.

Porter SR, Scully C, Pedersen A. Recurrent aphtous stomatitis. Crit Rev Oral Biol Med 1998; 9:306-21.

Souza B, Pereira Pinto L, Medeiros AMC et al. Manifestações orais em pacientes com AIDS em uma população brasileira. Pesq Odont Bras 2000; 14:79-85.

Saada MHF et al. Análises of *Mycobacterium avium* complex serovars isolated from AIDS patients from southeast Brasil. Mem Inst Oswaldo Cruz, Rio de Janeiro, 1997; 92:471-5.

26. CO-INFECÇÃO DE HEPATITES B, C E HIV

Mário Peribanez Gonzalez

CO-INFECÇÃO HIV/HCV

EPIDEMIOLOGIA

Atualmente, há cerca de 40 milhões de pessoas infectadas por HIV no mundo e 170 milhões de pessoas infectadas pelo vírus da hepatite C (HCV).

Por compartilhar de algumas vias de infecção (uso de drogas intravenosas e transfusão sangüínea), uma média de 30% dos pacientes com HIV estão co-infectados pelo HCV, segundo dados de diferentes coortes. Na região de Boston (EUA), por exemplo, a co-infecção chega a 90% da população com HIV e a morte por doença hepática é a maior causa de morte não relacionada à aids nesse grupo. A mesma situação epidemiológica é encontrada em diferentes regiões geográficas, onde a forma de aquisição de HIV está mais relacionada ao uso de drogas intravenosas.

DIAGNÓSTICO

A sorologia para HCV deve ser solicitada a todos os portadores de HIV, com transaminases alteradas ou não. Sendo positiva, deve ser confirmada com PCR qualitativo, pois até 15% dos pacientes podem clarear o vírus da hepatite C espontaneamente.

Há casos em que a sorologia para HCV é negativa, mas havendo suspeita de hepatopatia sem uma causa determinada, o HCV-RNA qualitativo deve ser realizado, pois é possível que na imunossupressão grave haja hepatite crônica com baixos títulos de anticorpos, não detectáveis por métodos sorológicos. Junto com o PCR qualitativo, deveria ser solicitada a genotipagem. Mas de acordo com a portaria do Ministério da Saúde que regulamenta o tratamento de hepatites no Sistema Único de Saúde (SUS), a genotipagem deve ser solicitada apenas para os pacientes que tiverem indicação de tratamento, ou seja, após a confirmação diagnóstica e o estadiamento por biópsia hepática.

O PCR quantitativo (carga viral) não tem indicação diagnóstica, mas é útil para acompanhar a evolução do tratamento, quando se espera uma redução do HCV-RNA quantitativo de pelo menos 2 log nos primeiros três meses após o início da terapia.

Uma vez confirmado o diagnóstico, faz-se necessária uma biópsia hepática. A biópsia é normalmente indicada em pacientes com transaminases alteradas, mas pacientes co-infectados podem apresentar fibrose importante mesmo com transaminases normais, com indicação de biópsia hepática. Esta é contra-indicada em pacientes com cirrose descompensada (ascite, coagulopatia). Evita-se biopsiar pacientes que apresentam alguma contra-indicação ao tratamento.

Indica-se o tratamento em pacientes com grau de fibrose maior ou igual a F2, pela classificação Metavir.

TRATAMENTO

Quem tem indicação de ser tratado

- Pacientes com infecção confirmada por PCR e hepatite confirmada por biópsia.
- Pacientes que tenham atividade inflamatória e fibrose incipientes (até A2F1 por classificação Metavir) podem ter apenas sua evolução acompanhada, visto que alguns efeitos adversos do tratamento podem trazer sérios inconvenientes, embora haja consenso internacional indicando que todos os pacientes com confirmação virológica (mesmo sem biópsia) devam ser tratados, caso não tenham contra-indicação.

Quem não pode ser tratado

- Cirróticos com classificação Child B ou C, pelo risco de descompensação hepática.
- Doença oportunista relacionada à aids em atividade, ou falência anti-retroviral.
- Contagem de linfócitos T-CD4 menor que 100 células/mm^3; os pacientes com contagem de linfócitos T-CD4 entre 100 e 200 devem ser avaliados caso a caso, pois apresentam menos probabilidade de responder ao tratamento e a leucopenia secundária ao tratamento pode ser grave.
- Etilistas em atividade.
- Distúrbios psiquiátricos: depressão grave, psicoses.
- Granulocitopenia inferior a 1.500.
- Hemoglobina inferior a 10.
- Doença tireoidiana descompensada.
- Combinações anti-retrovirais incompatíveis: ddI está contra-indicado; d4T e AZT devem ser evitados, se possível.

Como tratar

Segue-se as normas estabelecidas pela Secretaria do Estado de Saúde (2005) – o interferon peguilado, em associação com ribavirina, é liberado como tratamento de primeira escolha para todos os genótipos em pacientes com estadiamento de fibrose hepática maior ou igual a 2, pela classificação Metavir. O for-

CO-INFECÇÃO DE HEPATITES B, C E HIV

mulário de solicitação de medicação especial deve ser preenchido em três vias, junto com uma receita simples em duas vias e anexada ao laudo da biópsia hepática, termo de consentimento assinado pelo paciente e comprovação que o mesmo é portador de HIV.

As doses são:

- Peg-interferon alfa-2a – 180µg (1ml) por via subcutânea, 1 vez/semana.
- Peg-interferon alfa-2b – consultar tabela de ml por kg.
- Ribavirina – (< 60kg = 750mg/dia) (60-75kg = 1g/dia) (> 75kg = 1,25g/dia).

Observação 1 – não há estudos demonstrando superioridade de um interferon peguilado em relação ao outro. A Secretaria de Saúde libera o Peg-IFN alfa-2a para pacientes acima de 75kg. Abaixo de 75kg tem de ser prescrito o Peg-IFN alfa-2b (pelas regras de Secretaria).

Observação 2 – atualmente, preconiza-se não reduzir doses de Peg-IFN ou ribavirina para contornar efeitos colaterais durante o tratamento, principalmente nas primeiras 12 semanas. Para manejar efeitos colaterais, ver a seguir.

Seguimento (Tabela 2.7)

Em uso de Peg-Interferon e ribavirina, o paciente deve ser monitorizado, com medidas pré-tratamento e semanas 2, 4, 8, 12, 24, 36 e 48 de tratamento, com hemograma completo e função hepática. Em pacientes em uso de anti-retroviral e cirrose Child A, deve ser acrescentada à bioquímica uma dosagem de lactato sérico. Caso o paciente evolua durante o tratamento com granulocitopenia (< 750 células/mm^3), está indicado o uso concomitante de fator estimulador de colônias de granulócitos (G-CSF).

Devem ser solicitadas antes do início do tratamento as provas de função tireoidiana (T$_4$ livre e TSH) e auto-anticorpos para afastar hepatite auto-imune (antimúsculo liso e antimitocôndria); pacientes com doença tireoidiana descompensada e com hepatite auto-imune não devem ser submetidos a tratamento com interferon.

A contagem de linfócitos T-CD4 e a carga viral para HIV devem ser solicitados no mês anterior ao início do tratamento e monitorizados a cada três meses.

O HCV-RNA qualitativo deve ser solicitado no sexto mês de tratamento. Caso esteja positivo, o tratamento pode ser suspenso, pois a probabilidade de resposta virológica ao término de um ano é mínima. Caso esteja negativo, continua-se o tratamento até completar um ano (48 semanas). Ao término do tratamento e seis meses após, o HCV-RNA qualitativo deve ser solicitado novamente.

Classifica-se de não respondedor o paciente com HCV-RNA qualitativo positivo ao término do tratamento; de resposta não-sustentada quando HCV-RNA qualitativo é negativo ao término do tratamento e torna-se positivo até seis meses após o tratamento; e resposta sustentada é quando o HCV-RNA permanece negativo seis meses após o término do tratamento.

183

Atualmente, a regra dos 2 log para a resposta virológica precoce também é seguida para pacientes co-infectados. É entendida como resposta virológica precoce a queda de pelo menos 2 log na carga viral do HCV na 12ª semana de tratamento em relação à carga viral pré-tratamento. Se o paciente não tiver atingido tal meta, o benefício não supera o risco de continuar o tratamento, pois esse valor preditivo negativo é próximo a 100%. No entanto, pode-se seguir tratando o paciente até a 24ª semana (seis meses), quando ele ainda poderia apresentar HCV-RNA qualitativo negativo. Caso seja positivo, o tratamento deverá ser suspenso (Tabela 2.7).

Tabela 2.7 – Esquematização de exames solicitados no seguimento de pacientes co-infectados em tratamento de hepatite C com Peg-IFN mais ribavirina.

	Pré-trata-mento	Sema-na 2	Sema-na 4	Sema-na 8	Sema-na 12	Sema-na 16	Sema-na 20	Sema-na 24	Sema-na 28	Sema-na 32	Sema-na 36	Sema-na 40	Sema-na 44	Sema-na 48	Sema-na 72
Biópsia hepática	X														
PCR	X							X						X	X
Carga viral	X				X										
Hemograma	X	X	X	X	X	X	X	X	X	X	X	X	X	X	X
Função hepática	X	X	X	X	X	X	X	X	X	X	X	X	X	X	X
Lactato	X				X			X						X	
Contagem de linfócitos T-CD4	X				X			X			X			X	X
HIV-RNA	X				X			X			X			X	
Função da tireóide	X							X						X	X
Auto-anti-corpos	X														

Efeitos colaterais

As drogas utilizadas para o tratamento do HCV, o Peg-interferon e a ribavirina, possuem efeitos adversos indesejáveis, embora a maioria deles seja reversível com a suspensão da medicação. Por isso, a escolha do candidato a tratamento deve ser criteriosa, principalmente se o paciente já faz uso de anti-retrovirais para tratamento do HIV. O lactato deve ser monitorizado antes do início do tratamento e a cada três meses, ou quando se suspeitar de toxicidade mitocondrial induzida por droga.

Efeitos colaterais do Interferon e Peg-Interferon – febre, dor no corpo, mialgia, cansaço, irritabilidade, depressão, ressecamento da pele, queilite angular, leucopenia, granulocitopenia, plaquetopenia, tireoidite auto-imune, inapetência, perda de peso.

Efeitos colaterais da ribavirina – anemia hemolítica, naúseas, vômitos, diarréia, gastrite. Tais efeitos podem ser agravados pelo uso de outros anti-retrovirais. É descrita a exacerbação da anemia na associação com AZT e da toxicidade mitocondrial relacionada ao uso de anti-retrovirais, principalmente associada ao uso de ddI. A lipodistrofia também é observada, notadamente na associação com d4T. O uso de ddI é contra-indicado.

Como contornar efeitos colaterais mais freqüentes:

Granulocitopenia – caso apresente granulócitos $\leq$ 750 células/mm^3, iniciar G-CSF 1ml por via subcutânea de uma a cinco vezes por semana. Tatear a dose de G-CSF caso a caso; a maioria dos pacientes estabiliza granulócitos $\geq$ 750 com 1 a 2 doses/semana.

Anemia – substituir AZT por tenofovir, se possível. Em caso de hemoglobina < 11g/dl iniciar eritropoetina 4.000UI 3 vezes/semana. Evitar reduzir a dose de ribavirina.

Plaquetopenia – prednisona 10mg/dia.

Depressão – a maioria dos pacientes que começa a apresentar irritabilidade e humor deprimido durante o tratamento responde bem à terapia com sertralina 50mg/dia.

CO-INFECÇÃO HIV/HBV

EPIDEMIOLOGIA

Atualmente existe no mundo todo em torno de 400 milhões de portadores do HBV e aproximadamente 40 milhões de pessoas portadoras do HIV.

Na população portadora de HIV, de 10 a 11% são crônicos do HBV. Os indivíduos infectados pelo HIV têm risco de três a seis vezes maior de desenvolver hepatite crônica pelo HBV. A progressão para cirrose e mortalidade por doença hepática são significativamente maiores em indivíduos co-infectados quando comparados aos portadores somente de HBV.

DIAGNÓSTICO

A sorologia de triagem para HBV (HBsAg e anti-HBc total) deve ser solicitada em todos os pacientes portadores de HIV.

Caso seja negativa, os pacientes devem receber esquema vacinal completo para hepatite B. Recomenda-se aguardar a reconstituição imunológica do paciente, pois pacientes com contagem de linfócitos T-CD4 baixa (< 200) apresentam pouca resposta à vacina.

Caso seja positiva, o perfil sorológico completo tem de ser solicitado, para definir se o paciente evoluiu ou não para cronificação. Define-se como crônico a persistência de HBsAg com HBV-DNA detectável por mais de seis meses, sem formação do anticorpo anti-HBs.

Quando os pacientes apresentam hepatite crônica com HBeAg positivo e anti-HBe negativo, fica claro que há cronicidade e o paciente está replicando, precisa de tratamento e o principal objetivo é a soroconversão de HBeAg em anti-HBe. Se o paciente apresenta HBsAg positivo, HBeAg negativo e anti-HBe positivo, com transaminases normais, ele é provavelmente um portador crônico assintomático, com a carga viral baixa (abaixo de 10.000 cópias/ml) e não precisa ser tratado. No entanto, quando o HBeAg está negativo e o anti-HBe positivo ou negativo, com transaminases alteradas, há necessidade de estabelecer o diagnóstico por meio de quantificação do HBV-DNA, pois pode ser uma hepatite crônica com mutação pré-core. Nesses casos, o anticorpo anti-HBe não confere imunidade e o vírus replica mesmo na sua presença, assim sendo precisa de tratamento, mas o objetivo principal nesses casos deixa de ser a soroconversão, visto que o paciente já apresenta o anti-HBe e passa a ser a supressão mantida da carga viral.

A quantificação do HBV-DNA é fundamental como critério para estabelecer a cronicidade, principalmente nos casos em que o paciente já apresenta anti-Hbe positivo, ainda com HBsAg positivo. É também fundamental para definir cronicidade nos casos de HBV oculto, que são pacientes que podem apresentar o anti-HBc total positivo e o restante dos marcadores negativos. É também muito importante para o seguimento terapêutico, quando na maior parte dos casos se consegue apenas observar uma resposta virológica e não a soroconversão.

Por apresentarem características clínicas e imunológicas distintas, para critérios práticos de conduta no tratamento e acompanhamento de pacientes com hepatite B crônica, pode-se dividi-los em duas categorias: HBeAg positivos e HBeAg negativos (Quadro 2.7).

Quadro 2.7 – Manual de tratamento de HBV em pacientes HIV-negativos (adaptado de Keefe et al.).

Status de HBeAg	HBVDNA (UI/ml)	ALT	Estratégia
Positivo	< 20.000	Normal	Monitorizar a cada 6-12 meses Considerar biópsia: tratar caso fibrose
Positivo	≥ 20.000	Normal	Monitorizar a cada 6-12 meses Considerar biópsia: tratar caso fibrose
Positivo	≥ 20.000	Elevada	Tratar
Negativo	< 2.000	Normal	Monitorizar a cada 6-12 meses
Negativo	≥ 2.000	Normal	Monitorizar a cada 6-12 meses Considerar biópsia: tratar caso fibrose
Negativo	≥ 2.000	Elevada	Tratar

TRATAMENTO

Existem três tipos de resposta terapêutica:

1. **Resposta imunológica** – em HBeAg negativos a meta imunológica é a soroconversão do HBsAg para anti-HBs. Visto que a soroconversão de HBsAg para anti-HBs é uma meta praticamente inatingível com os tratamentos disponíveis, é mais viável nesses pacientes atingir a resposta virológica ou bioquímica. Em pacientes HBeAg positivos, a meta imunológi-

ca é a soroconversão de HBeAg para anti-HBe, o que os coloca na condição de portador crônico assintomático, em geral com supressão virológica mantida sem necessidade de continuar com a medicação por mais de um ano após a soroconversão. Em co-infectados, isso é possível em aproximadamente 10% dos casos com os tratamentos disponíveis.

2. **Resposta virológica** – consiste na redução e manutenção da carga viral para o nível mais baixo possível, de preferência indetectável. É o que pode ser feito na maioria dos casos nos quais não se consegue a resposta imunológica desejada. A supressão virológica sem resposta imunológica faz com que seja necessária a manutenção de drogas antivirais a longo prazo, por um período indeterminado.

   A supressão virológica está associada com redução da incidência de cirrose e hepatocarcinoma e, em conseqüência, a redução significativa da morbidade e mortalidade por HBV.

3. **Resposta bioquímica** – consiste na normalização de transaminases e pode corresponder à resposta virológica em termos prognósticos, caso não se tenha disponível a carga viral.

No momento de indicar o tratamento de hepatite B para pacientes co-infectados e escolher a terapia, esses devem ser divididos em duas categorias:

1. **Pacientes com contagem de linfócitos T-CD4 maior que 500 células/mm^3 e não precisam ainda tratar HIV** – nesse caso, deve ser escolhida terapia que não interfira com HIV, para não provocar resistência viral. Pode ser usado o interferon convencional na dose de 5.000.000UI, 3 vezes/semana por quatro meses, o que apresenta muitos efeitos colaterais e baixas taxas de resposta. Como vantagem, o uso de interferon é uma terapia de duração limitada que almeja a soroconversão. Se essa não for atingida nesse período de tratamento, os análogos de nucleosídeo permanecem como opção a longo prazo. A outra opção é usar um análogo de nucleotídeo/nucleosídeo que não tenha ação sobre o HIV. Nesse caso, o adefovir 10mg/dia e o entecavir 1g/dia são as opções terapêuticas disponíveis. O Peg-Interferon foi testado em pacientes com monoinfecção HBV, com resultados melhores que o interferon convencional, mas ainda não há dados suficientes em co-infectados para indicar a terapia com Interferon Peguilado.

2. **Pacientes com indicação de tratar HIV** – o tratamento atualmente aprovado para pacientes com HIV e HBV é a lamivudina, fazendo parte ou adicionada ao esquema anti-retroviral do paciente. Evita-se dar lamivudina sem outras drogas para tratamento do HIV, pois para o HIV funcionaria como monoterapia e levaria à resistência viral. A dose da lamivudina para tratar HBV é de 100mg/dia, mas, se o paciente está usando lamivudina para tratar também o HIV, a dose deve ser a recomendada para HIV, ou seja, 300mg dia dividida em duas doses. A desvantagem da lamivudina é que, quando usada a longo prazo em monoterapia para HBV, apresenta alta incidência de resistência viral, que pode chegar a 90% em quatro anos nos pacientes co-infectados.

O adefovir foi recentemente aprovado pelo Ministério da Saúde para o tratamento do HBV. Poderá ser usado em associação a esquemas que já contêm lamivudina e não têm apresentando resposta. A dose é de 10mg/dia.

O tenofovir é um análogo de nucleosídeo aprovado para tratamento do HIV, mas que tem excelente ação antiviral contra o HBV. Pode ser usado em associação com a lamivudina, ou mesmo em pacientes que já se tornaram resistentes a ela.

Outras drogas e esquemas terapêuticos estão sendo estudados para o tratamento do HBV em co-infectados, tais como entecavir e emtricitabina, em associação à lamivudina ou em monoterapia. As combinações mais favoráveis são de lamivudina com tenofovir e lamivudina com adefovir.

Atualmente, a tendência é tratar HBV com esquemas contendo mais de uma droga com ação antiviral devido à rápida emergência de cepas de HBV resistente aos análogos de nucleosídeo.

O uso de interferon-alfa tem as mesmas taxas de resposta terapêutica quando comparado à lamivudina (10% de soroconversão HbeAg-anti-HBe), mas tem efeitos colaterais muito mais expressivos. Nesse contexto de pacientes co-infectados que já fazem uso de medicação anti-retroviral, é recomendável usar mais de um análogo com ação anti-HBV e evitar o uso do interferon convencional. Até o presente momento não há estudos comprovando a eficácia e a segurança do uso de Peg-Interferon em monoterapia ou em associação com análogos de nucleosídeo nos pacientes co-infectados por HIV e HBV que justifiquem a indicação desse regime de tratamento nessa população.

BIBLIOGRAFIA

Aliberti A et al. Short Statement of the First European Consensus Conference on the treatment of Chronic Hepatitis B and C in HIV Co-Infected Patients. J Hepatol 2006; 42:615-24.

Bica I et al. Increasing Mortality due to end stage liver disease in patients with human immunodeficiency virus infection. CID, 2001; 32:492-7.

Keefe EB et al. A treatment algorithm for the maneagement of chronic hepatitis B virus infection in the United States: an update. Clin Gastroenterol Hepatol 2006; 4:936-62.

Koziel MJ, Peters M. Viral hepatitis in HIV infection. N Engl J Med 2007; 356:1445-54.

Monga JH et al. Hepatitis C vírus infection

– related morbidity and mortality among patients with human immunodeficiency virus infection. CID 2001; 33:240-7.

Proceedings of the 1st. European Consensus Conference on the Treatment of Chronic Hepatitis in HCV and HBV Co-Infected patients. Hepatology, 2006; 44(Suppl 1):S1-S152.

Soriano V et al. Hepatitis C and HIV infection: biological, clinical and therapeutic implications. J Hepatol 1999; 31(Suppl 1):119-23.

Sulkowski et al. Hepatitis C virus infection as an opportunistic disease in persons infected with human immunodeficiency virus. CID 2000; 30:s77-84.

27. CO-INFECÇÃO DE TUBERCULOSE E HIV

Rúbia Jalva da Costa Silva

A tuberculose é observada nos seres humanos desde as civilizações mais antigas que deixaram registros de sua existência e permanece nos dias atuais como uma doença muito relevante do ponto de vista da Saúde Pública – quer pela facilidade de sua transmissão quer por atingir os indivíduos na fase produtiva de suas vidas, principalmente os mais frágeis clínica e socialmente.

A Organização Mundial da Saúde (OMS) estima que 2 bilhões de pessoas estejam infectadas pelo *Mycobacterium tuberculosis*, dos quais 8 milhões desenvolverão a doença e 2 milhões evoluirão para óbito a cada ano. Em 2004, a OMS registrou 9 milhões de casos novos de tuberculose em todo o mundo e 2 milhões de óbitos. O Sistema de Informação de Agravos de Notificação (Sinan/MS) notifica 85 mil casos novos (correspondendo a um coeficiente de incidência de 47/100.000 habitantes) e 6 mil óbitos a cada ano (Ministério da Saúde, 2007).

O vírus da imunodeficiência humana (HIV) modifica a epidemiologia da tuberculose por ser um dos principais fatores de risco para o adoecimento. Os imunocompetentes apresentam risco de adoecimento de 10% ao longo de sua vida, enquanto os pacientes imunocomprometidos pelo HIV apresentam risco de 8 a 10% ao ano.

Nos países em desenvolvimento, 30 a 60% dos casos infectados pelo HIV estão co-infectados pelo *Mycobacterium tuberculosis*. No Brasil, em indivíduos com idade superior a 13 anos, a tuberculose representa 26,9% do total de casos de AIDS notificados.

DEFINIÇÃO

Doença grave, transmitida pelo ar, que pode atingir todos os órgãos do corpo, em especial os pulmões.

ETIOLOGIA

É causada pelo *Mycobacterium tuberculosis*, identificado por Robert Koch em 1882. É a espécie-tipo do gênero *Mycobacterium* e compõe-se de um complexo constituído das seguintes espécies: *M. tuberculosis*, *M. bovis* e *M. africanum*. O *M. microti* também faz parte do complexo, sendo um patógeno animal.

As micobactérias são bactérias aeróbias estritas, não formam esporos, não possuem flagelos (imóveis) e não produzem toxinas. Sua multiplicação é lenta – em média 14 a 20 horas. Por sua capacidade de sobreviver e multiplicar-se no interior das células fagocitárias, é considerado um parasito intracelular facultativo. É resistente aos agentes químicos e sensível aos agentes físicos, tais como calor e radiação ultravioleta. Micobactérias podem entrar em um estado de dormência, no qual sobrevivem sem se dividir. Essa propriedade tem um importante significado clínico, já que a tuberculose freqüentemente representa a reativação de uma infecção antiga, subclínica, ocorrida vários anos antes do adoecimento (Ministério da Saúde, 2002).

DIAGNÓSTICO CLÍNICO

Recomenda-se sempre valorizar os dados subjetivos e objetivos do paciente e observar fatores de risco para o adoecimento, tais como residentes em comunidades fechadas (presídios, hospitais psiquiátricos, abrigos e asilos), alcoólatras, usuários de drogas, mendigos, trabalhadores da área da saúde e outras situações onde ocorra contato direto com bacilíferos, além de imunodeprimidos por uso de medicamentos ou por serem portadores de doenças imunossupressoras.

TUBERCULOSE PULMONAR

A tuberculose pulmonar corresponde a 90% dos adoecimentos em indivíduos com idade superior a 15 anos. O quadro clínico da tuberculose pulmonar é caracterizado por uma história com mais de três semanas de sintomatologia que compreende: febre baixa e predominantemente vespertina, sudorese noturna, adinamia, emagrecimento e tosse que na maioria das vezes apresenta expectoração e pode evoluir para hemoptóicos e, menos freqüentemente, para hemoptise.

TUBERCULOSE EXTRAPULMONAR

A tuberculose extrapulmonar corresponde a 10% das apresentações da tuberculose em indivíduos com idade superior a 15 anos e as formas mais freqüentemente observadas são a tuberculose pleural (39%), ganglionar (22%), miliar (6%), óssea (5%), meningite (5%) e geniturinária (4%).

Nas formas extrapulmonares, o quadro clínico varia conforme a localização e a gravidade do caso.

A tuberculose pleural é caracterizada por dor tipo pleurítica, de instalação súbita ou insidiosa, podendo ser acompanhada de tosse seca. Os sintomas constitucionais podem estar presentes, particularmente a febre baixa e predominantemente vespertina. Pode-se observar dispnéia com a progressão do derrame pleural que, na maioria das vezes, é unilateral e de volume moderado a grande.

A tuberculose ganglionar periférica apresenta acometimento das cadeias cervicais, sendo normalmente unilateral com evolução em mais de três semanas. Com a evolução podem coalescer, formando uma massa aderente aos planos superficial e profundo. Estes gânglios/massa podem fistulizar (escrófula ou escrofuloderma), drenando secreção serosa ou purulenta por longos períodos. É comum a suspeita de tuberculose ganglionar em casos de adenomegalia sem reposta ao uso de antimicrobianos. A sintomatologia constitucional normalmente está ausente ou é discreta.

A tuberculose miliar ocorre pela disseminação dos bacilos por via hematogênica, acometendo principalmente pacientes com baixa imunidade. Essa disseminação promove a implantação do bacilo em vários tecidos, resultando em lesões pequenas, arredondadas, que dão um aspecto pontilhado no tecido – semelhante às sementes de *miliet*, uma espécie de gramínea. A doença manifesta-se de forma aguda ou insidiosa e a sintomatologia é inespecífica, apresentando febre, adinamia e perda ponderal, mas, dependendo do órgão que for acometido, poderá ocorrer sintomatologia específica. Hepatomegalia é observada em 35% e linfadenopatia periférica em 30% dos casos. O sistema nervoso central (SNC) está acometido em 30% dos casos. O exame clínico também é inespecífico, podendo observar-se emagrecimento, taquipnéia e febre. A intensidade dos sintomas é variável e pode apresentar sinais e sintomas específicos dos órgãos acometidos.

A tuberculose do SNC, embora seja a mais grave de todas, apresenta baixa incidência desde a introdução da quimioterapia e da vacinação BCG, porém apresenta maior ocorrência em pacientes com imunodepressão profunda, particularmente entre os portadores do HIV. Há duas formas de apresentação: a meningoencefalite e o tuberculoma intracraniano. O processo inflamatório, nas duas circunstâncias, ocasiona aumento da permeabilidade capilar, acúmulo de células no local da lesão, profundo exsudato, edema e fibrose que evoluem para lesão vascular com trombose e, conseqüentemente, infartos com obstrução à circulação do líquido cefalorraquidiano, podendo-se observar hidrocefalia e hipertensão intracraniana. A sintomatologia dependerá do local e da intensidade da inflamação. A meningoencefalite tuberculosa normalmente é insidiosa, exceto em crianças. Os sintomas mais freqüentes são cefaléia, alterações de comportamento, diminuição do nível de consciência e confusão mental, mas também podem ocorrer convulsões, vômitos e alterações visuais e da fala. Ao exame clínico, o paciente pode apresentar sinais de irritação meníngea, comprometimento de pares cranianos (principalmente 4º, 2º, 3º, 6º e 8º pares) e alterações cerebelares. A evidência de tubérculos coróides na retina pode ocorrer em 80% dos casos de meningoencefalite. A retinoscopia também é importante para a evidência de edema de papila que sugere hipertensão intracraniana. Se não iniciado o tratamento específico, o paciente poderá evoluir com hipertensão intracraniana, decorticação e descerebração. O tuberculoma intracerebral manifesta-se como processo expansivo de crescimento lento. Os sinais e sintomas dependerão da localização.

DIAGNÓSTICO DIFERENCIAL

TUBERCULOSE PULMONAR

Os principais diagnósticos diferenciais da tuberculose pulmonar são pneumonia bacteriana, abscesso pulmonar, pneumonia por *Pneumocystis carinii*, bronquiectasias, carcinoma brônquico, insuficiência cardíaca congestiva, asma e doença pulmonar obstrutiva crônica.

TUBERCULOSE EXTRAPULMONAR

A tuberculose pleural deve ser diferenciada de processos neoplásicos, derrames parapneumônicos, micoses e doenças auto-imunes, estas últimas particularmente em mulheres jovens.

A tuberculose ganglionar pode ser semelhante a doenças linfoproliferativas, particularmente linfomas, viroses, sífilis e infecção aguda pelo HIV.

A meningoencefalite tuberculosa deve ser diferenciada da meningite asséptica, que pode ser identificada na meningite bacteriana parcialmente tratada (devido ao uso prévio de antimicrobianos que atravessam a barreira hematoencefálica) e com as meningites virais. As meningites virais possuem características próprias de acordo com o vírus causador do quadro. Os enterovírus apresentam início agudo ou gradual, normalmente associado a faringite e outros sintomas respiratórios. O líquido cefalorraquidiano, nesses pacientes, caracteriza-se por pleocitose baixa, com predomínio de linfomononucleares, glicorraquia normal e proteinorraquia normal ou discretamente elevada. O vírus da parotidite causa meningoencefalite que pode ocorrer antes, durante ou depois do quadro agudo ou até mesmo sem apatente comprometimento glandular. O HIV-1 pode causar meningite asséptica/encefalite, neuropatia periférica e polineuropatia ascendente (síndrome de Guillain-Barré), sendo que os sintomas desaparecem após 10 a 15 dias. O herpesvírus (HSV) pode causar meningite asséptica principalmente na primoinfecção genital pelo HSV 2, que se caracteriza pela rigidez de nuca, cefaléia e febre, com complicações como retenção urinária, disestesias, parestesias, paraparesia e dificuldade de concentração. Essas complicações tendem a regredir em seis meses.

O principal diagnóstico diferencial do tuberculoma intracerebral é a neoplasia.

DIAGNÓSTICO LABORATORIAL

A prova tuberculínica é um exame auxiliar no diagnóstico da tuberculose, uma vez que identifica os indivíduos que estão infectados com o M. *tuberculosis,* porém não diferencia do doente. Sua principal utilização deve ser em pessoas não-vacinadas com BCG ou vacinadas há longa data. Sua interpretação considera o tamanho da enduração obtida na prova: 0 a 4mm não-reator, 5 a 9mm reator fraco e ≥ 10mm reator forte. Nos indivíduos infectados pelo HIV, considera-se o resultado ≥ 5mm como reator. Cinqüenta a 80% dos indivíduos positivos para o HIV com imunodepressão leve ou moderada reagem à prova tuberculínica e 30 a 50% dos indivíduos positivos para HIV com imunodepressão grave apresentam enduração maior que 10mm. Uma prova tuberculínica negativa em pacientes com imunodepressão grave deverá ser repetida após melhora clínica e laboratorial com o uso de anti-retrovirais. Deve-se levar em consideração que a própria tuberculose promove a redução da contagem de linfócitos T-CD4 mesmo em pacientes negativos para o HIV, ocorrendo a reversão em algumas semanas.

TUBERCULOSE PULMONAR

A investigação da tuberculose pulmonar deve-se iniciar pela baciloscopia – exame simples, rápido e de baixo custo. Uma das dificuldades desse exame é a necessidade de grande quantidade de bacilos no material examinado, sendo a identificação do microrganismo apenas como um bacilo álcool-ácido resistente (BAAR). Essas dificuldades podem ser importantes no grupo de pacientes soropositivos para o HIV. Estes pacientes normalmente são paucibacilíferos e não pouco freqüentemente adoecem por outras micobactérias.

A cultura de escarro é importante, particularmente em pacientes soropositivos para o HIV, pois consegue identificar a micobactéria e pode ser positiva na presença de pequeno número de bacilos, possibilitando o diagnóstico de lesões iniciais e/ou paucibacilares.

A cultura também possibilita a realização do teste de sensibilidade, pois em pacientes soropositivos para o HIV há possibilidade de *M. tuberculosis* resistente a algum tuberculostático, principalmente pela freqüente não-aderência ao tratamento.

TUBERCULOSE EXTRAPULMONAR

Na tuberculose pleural, observa-se o líquido pleural de coloração amarelo-citrina e eventualmente sero-hemorrágica. A característica do líquido é de exsudato com pleocitose, com predomínio de mononuclares. A positividade da pesquisa de bacilos é muito baixa, bem como a cultura que positiva em 15% dos casos. Nos casos em que ocorre empiema, a positividade da baciloscopia e da cultura são bem maiores. A dosagem da adenosina deaminase (ADA) apresenta sensibilidade e especificidade acima de 90%, podendo ser elevada para 99,5% se associarmos algumas outras informações como idade (inferior a 45 anos), quantidade de proteínas (exsudato) e predomínio linfocitário no líquido pleural. O corte definido para a ADA na tuberculose pleural é 40UI/l. A biópsia de pleura melhora a elucidação diagnóstica, pois aumenta a possibilidade de se visualizar bacilos. A histopatologia demonstra granuloma, em aproximadamente 70% dos casos, além de necrose de caseificação.

Na tuberculose ganglionar periférica, o diagnóstico é obtido pela biópsia ganglionar, que ao exame histopatológico apresenta granuloma com necrose caseosa, com ou sem a visualização do bacilo. A realização de punção aspirativa do gânglio poderá ser realizada, porém o encontro do bacilo é pouco freqüente, exceto em indivíduos imunodeprimidos, porém a cultura tem rendimento superior à baciloscopia.

Na tuberculose miliar, o diagnóstico é realizado por meio de biópsia para a realização do histopatológico, pois a recuperação do bacilo é pouco provável. A biópsia hepática apresenta rendimento de 70%, principalmente quando orientada por laparoscopia. Em pacientes com infecção pelo HIV, poderá ser realizada hemocultura, em meio próprio, pois há bacilos livres na circulação sangüínea.

Na meningoencefalite o líquido cefalorraquidiano caracteriza-se pela pleocitose, com predomínio de linfomononucleares, embora possa haver neutrófilos em maior número no início da doença, elevada proteinorraquia e baixa glicorraquia. A bacterioscopia normalmente é negativa e a cultura é positiva em aproximadamente 15% dos casos. Técnicas de lise-centrifugação do material previamente à cultura permitem rendimento maior do método. A dosagem da ADA, embora com menor acurácia do que para a tuberculose pleural, é importante na diferenciação com outras etiologias.

No tuberculoma intracerebral, o líquido cefalorraquidiano é normal se não ocorrer comprometimento do espaço subaracnóide. Se ocorrer esse comprometimento, pode-se observar discreta proteinorraquia.

DIAGNÓSTICO POR IMAGEM

TUBERCULOSE PULMONAR

A tuberculose primária apresenta aspecto bipolar: aumento hilar, pela hipertrofia dos linfonodos regionais conseqüentes da disseminação linfática do foco de Ghon e alteração parenquimatosa representada por opacidade de limites mal definidos, sem predileção por lobos ou segmentos. O pólo parenquimatoso e o linfonodal, associados à linfangite que interliga os dois, compõem o complexo de Ranke, que raramente é detectado à radiografia de tórax.

A tuberculose pós-primária é praticamente exclusiva do adulto. Tem predileção pelos segmentos dorsais dos lobos superiores e pelos segmentos apicais dos lobos inferiores. Pode ser útil a realização de radiografia apicolordótica para melhorar a visualização das imagens. Inicialmente, as lesões podem ter opacidades nodulares que evoluem para imagens cavitárias que apresentam paredes espessas e podem ser únicas ou múltiplas. Freqüentemente, observa-se a lesão cavitária associada à presença de opacidades acinares, denominadas lesões satélites (fruto da disseminação broncogênica).

As apresentações radiológicas atípicas são representadas por formas pseudotumorais e por alterações que envolvem os segmentos anteriores. Essas situações freqüentemente são observadas em pacientes com *diabetes mellitus* e síndrome da imunodeficiência adquirida. A tomografia computadorizada, principalmente a de alta resolução, pode demonstrar lesões não observadas à radiografia.

TUBERCULOSE EXTRAPULMONAR

A tuberculose pleural apresenta radiografia de tórax com derrame pleural unilateral e com volume moderado ou grande.

Na tuberculose miliar evidenciamos infiltrado instersticial micronodular difuso e bilateral que caracteriza o padrão miliar.

Na menigoencefalite tuberculosa, a tomografia computadorizada demonstra pequenos infartos devido a tromboses vasculares pelo processo inflamatório.

No tuberculoma intracerebral a tomografia computadorizada demonstra a massa encefálica e sua localização.

CONDUTA TERAPÊUTICA

Com o advento da terapia anti-retroviral potente combinada, observamos redução no adoecimento dos pacientes por agentes oportunistas, além da redução do risco de adoecimento por tuberculose em aproximadamente 10 vezes. A redução da taxa de ocorrência de tuberculose foi de 75%, quando comparada com índices anteriores à terapia anti-retroviral potente combinada.

A rifampicina é uma das mais importantes drogas utilizadas no tratamento da tuberculose, com taxa de sucesso terapêutico da ordem de 90-95%, porém apresenta interação farmacológica no sistema microssômico hepático com a maioria dos inibidores da protease e os inibidores da transcriptase reversa não-análogos de nucleosídeos, com redução significativa no nível sérico desses últimos, podendo ocasionar, dessa forma, resistência viral. No entanto, a substituição da rifampicina poderá ocasionar redução na efetividade terapêutica, aumento na dificuldade de adesão (devido ao uso de estreptomicina associada ao etambutol em substituição da rifampicina), além do aumento do tempo de tratamento. Podem-se utilizar, nessas situações em que a rifampicina será mantida, o efavirenz, o saquinavir associado ao ritonavir ou o abacavir.

Um fenômeno freqüentemente observado durante o tratamento da tuberculose é a síndrome da reconstituição imune, ocorrendo exacerbação dos sinais e sintomas da tuberculose após a introdução de tratamento específico, possivelmente devido à restauração da resposta de hipersensibilidade tardia e à exposição e reação aumentada a antígenos micobacterianos, sem traduzir falência de tratamento. Esse quadro é observado habitualmente em pacientes que não estavam em uso de terapia anti-retroviral no momento do diagnóstico da tuberculose. Geralmente apresenta resolução sem necessidade de alteração do esquema tuberculostático, mas sendo recomendada a introdução de corticosteróides em altas doses por uma a duas semanas, seguida de redução progressiva destes. Há estudos que referem fatores de risco para a síndrome da reconstituição imune, tais como introdução da terapia anti-retroviral com menos de seis semanas do início dos tuberculostáticos, doença disseminada ou extrapulmonar, baixa contagem de linfócitos T-CD4 e elevada carga viral na instituição da terapia anti-retroviral, com boa resposta imunológica e virológica durante a terapia anti-retroviral. É prudente observar o estado clínico, imunológico e virológico do paciente e ponderar a necessidade de iniciar a terapia anti-retroviral. Sempre que possível, devem-se repetir esses exames (contagem de linfócitos T-CD4 e carga viral) 30 dias após o início do tratamento para tuberculose, pela interferência que pode causar nesses parâmetros laboratoriais, e assim reavaliar a necessidade do início do tratamento anti-retroviral, que deverá ter início seis a oito semanas após o início do tratamento para tuberculose, levando-se em consideração o risco de adoecimento por outros agentes oportunistas.

Outro fato a ser considerado no uso concomitante de anti-retrovirais e tuberculostáticos é a ocorrência de toxicidade, sendo observada em 56% das vezes, segundo alguns autores, principalmente em pacientes com início concomitante dessas drogas.

O quadro 2.8 descreve o início da terapia anti-retroviral com as características clínicas, imunológicas e virológicas dos indivíduos.

ABORDAGEM AMBULATORIAL DO PACIENTE COM HIV/AIDS

Quadro 2.8 – Recomendações terapêuticas para pacientes HIV-positivos com tuberculose.

Característica da situação	Recomendação
Paciente HIV-positivo virgem de tratamento para tuberculose com contagem de linfócitos T-CD4 e carga viral não disponíveis	Tratar a tuberculose durante seis meses, utilizando **Esquema I (E-1)** recomendado pelo Ministério da Saúde e aguardar estabilidade clínica para a realização de contagem de linfócitos T-CD4 e carga viral para avaliação da necessidade de terapia anti-retroviral
Paciente HIV-positivo já em acompanhamento clínico anterior, virgem de tratamento para tuberculose e com contagem de linfócitos T-CD4 acima de 350 células/mm³	Tratar a tuberculose durante seis meses, utilizando **Esquema I (E-1)** recomendado pelo Ministério da Saúde e não utilizar a terapia anti-retroviral
Paciente HIV-positivo já em acompanhamento clínico anterior, virgem de tratamento para tuberculose, com contagem de linfócitos T-CD4 entre 200 e 350 células/mm³ e carga viral para HIV < 100.000 cópias/ml	Tratar a tuberculose durante seis meses, utilizando **Esquema I (E-1)** recomendado pelo Ministério da Saúde e, caso indicado, iniciar ou substituir o tratamento anti-retroviral por um dos seguintes esquemas compatíveis com uso concomitante de rifampicina: 1. ZDV + 3TC + ABC 2. 2 ITRN + EFZ 3. 2 ITRN + SQV/RTV
Paciente HIV-positivo já em tratamento clínico anterior, virgem de tratamento para tuberculose, com contagem de linfócitos T-CD4 entre 200 e 350 células/mm³ e carga viral para HIV ≥ 100.000 cópias/ml	Tratar a tuberculose durante seis meses, utilizando **Esquema I (E-1)** recomendado pelo Ministério da Saúde e, caso indicado, iniciar ou substituir o tratamento anti-retroviral por um dos seguintes esquemas compatíveis com uso concomitante de rifampicina: 1. 2 ITRN + EFZ 2. 2 ITRN + SQV/RTV
Paciente HIV-positivo virgem de tratamento para tuberculose e com contagem de linfócitos T-CD4 abaixo de 200 células/mm³	Tratar a tuberculose durante seis meses, utilizando **Esquema I (E-1)** recomendado pelo Ministério da Saúde e iniciar ou substituir o tratamento anti-retroviral por um dos seguintes esquemas compatíveis com uso concomitante de rifampicina: 1. 2 ITRN + EFZ 2. 2 ITRN + SQV/RTV
Paciente HIV-positivo com meningoencefalite tuberculosa	Tratar a tuberculose durante nove meses, utilizando **Esquema II (E-2)** recomendado pelo Ministério da Saúde e iniciar ou substituir a terapia anti-retroviral com esquemas compatíveis com o uso concomitante de rifampicina, a serem escolhidos conforme parâmetros de contagem de linfócitos T-CD4 e carga viral para pacientes HIV-positivos virgens de tratamento para tuberculose
Paciente HIV-positivo em situação de retratamento para tuberculose	Tratar a tuberculose durante nove meses, utilizando **Esquema I Reforçado-IR (E-1R)** recomendado pelo Ministério da Saúde e iniciar ou substituir a terapia anti-retroviral com esquemas compatíveis com o uso concomitante de rifampicina, a serem escolhidos conforme parâmetros de contagem de linfócitos T-CD4 e carga viral para pacientes HIV-positivos virgens de tratamento para tuberculose
Paciente HIV-positivo em situação de falha de tratamento anterior para tuberculose	Tratar a tuberculose durante 12 meses, utilizando **Esquema III (E-3)** recomendado pelo Ministério da Saúde e iniciar ou substituir o tratamento anti-retroviral pelo esquema considerado mais adequado do ponto de vista imunológico e virológico
Paciente HIV-positivo com tuberculose multidroga-resistente	Encaminhar aos serviços de referência em tuberculose para avaliação de especialista e uso de esquemas especiais

ZDV = zidovudina; 3TC = lamivudina; ABC = abacavir; EFZ = efavirenz; SQV = saquinavir; RTV = ritonavir; ITRN = inibidor da transcriptase reversa análogo de nucleosídeo.

O Esquema I está indicado para indivíduos virgens de tratamento para tuberculose: são pacientes que nunca se submeteram à quimioterapia antituberculose, ou fizeram apenas por 30 dias, exceto portadores da forma meningoencefálica.

Esquema I

Fase	Droga	Peso do paciente (em kg)			
		< 20	20-35	35-45	> 45
		(mg/kg/dia)	(mg/dia)		
1ª fase (2 meses)	R	10	300	450	600
	H	10	200	300	400
	Z	35	1.000	1.500	2.000
2ª fase (4 meses)	R	10	300	450	600
	H	10	200	300	400

O Esquema II está indicado para indivíduos com diagnóstico de tuberculose meningoencefálica, mesmo que haja concomitância com outro sítio. Deve-se utilizar corticóides (prednisona, dexametasona ou outros) por um período de um a quatro meses, a partir do início do tratamento.

Esquema II

Fase	Droga	Peso do paciente (em kg)			
		Doses para todas as idades (mg/kg/dia)	20-35	35-45	> 45	Dose máxima
			(mg/dia)			
1ª fase (2 meses)	R	10-20	300	450	600	600
	H	10-20	200	300	400	400
	Z	35	1.000	1.500	2.000	2.000
2ª fase (7 meses)	R	10-20	300	450	600	600
	H	10-20	200	300	400	400

O Esquema IR-reforçado é indicado para casos de retratamento. Define-se como retratamento a prescrição de um medicamento para o paciente que já foi tratado por mais de 30 dias e a menos de cinco anos que por qualquer razão interrompeu o uso por 30 dias, além dos que venham a necessitar de novo tratamento por recidiva após a cura, retorno ao sistema de saúde após o abandono, independentemente do tempo decorrido.

Esquema IR-reforçado

Fase	Droga	Peso do paciente (em kg)			
		< 20	20-35	35-45	> 45
		(mg/kg/dia)	(mg/dia)		
1ª fase (2 meses)	R	10	300	450	600
	H	10	200	300	400
	Z	35	1.000	1.500	2.000
	E	25	600	800	1.200
2ª fase (4 meses)	R	10	300	450	600
	H	10	200	300	400
	E	25	600	800	1.200

O Esquema III é indicado nos casos de falência de tratamento dos Esquemas I e IR. Em casos especiais, com dificuldade de aceitação de droga injetável, baixo peso, por exemplo, ou para facilitar o uso da medicação supervisionada na Unidade de Saúde, o regime de uso da estreptomicina pode ser alterado para aplicações de segunda a sexta-feira por dois meses e duas vezes por semana por mais quatro meses.

Esquema III

Fase	Droga	Peso do paciente (em kg)			
		< 20	20-35	35-45	> 45
		(mg/kg/dia)	(mg/dia)		
1ª fase (3 meses)	S	20	500	1.000	1.000
	Z	35	1.000	1.500	2.000
	E	25	600	800	1.200
	Et	12	250	500	750
2ª fase (9 meses)	E	25	600	800	1.200
	Et	12	250	500	750

A maioria dos pacientes submetidos a tratamento de tuberculose consegue completar o tratamento sem efeitos adversos, mas para que se aumente a aderência ao tratamento da tuberculose é importante observarmos e corrigirmos possíveis intolerâncias aos tuberculostáticos. Os principais efeitos adversos são:

Irritação gástrica – em geral, náuseas e vômitos, mas podem-se observar epigastralgia e dor abdominal. Normalmente ocorre pela associação das drogas em todos os esquemas, mas deve-se sempre avaliar as enzimas hepáticas. Em relação ao Esquema I, deve-se suspender as medicações por 48 a 72 horas, utilizar sintomáticos e reiniciar o tratamento indicando a pirazinamida após o almoço e a rifampicina combinada com a isoniazida após o desjejum. Em caso de persistência da intolerância, suspender as medicações por 24 horas e reiniciar com pirazinamida, isoniazida e rifampicina, com intervalo de 48 horas entre cada droga. Não havendo resolução dos sintomas, proceder à substituição da rifampicina ou isoniazida por estreptomicina e etambutol e no caso da pirazinamida substituí-la pelo etambutol.

Hepatotoxicidade – deverá ser interrompido o tratamento quando as enzimas atingirem três vezes seu valor normal, com início dos sintomas ou logo que a icterícia se manifeste. Se após a interrupção ocorrer resolução dos sintomas e redução das enzimas hepáticas, indica-se a reintrodução do Esquema I da seguinte maneira:

- Icterícia sem aumento sérico das enzimas: iniciar o tratamento com rifampicina, acrescentar isoniazida e, por último, pirazinamida, com intervalo de 72 horas entre elas.
- Aumento das enzimas com ou sem icterícia: iniciar tratamento com isoniazida, seguida de rifampicina e depois pirazinamida, com intervalo de 72 horas entre elas.

- Se forem observados sinais de insuficiência hepática durante o tratamento ou na reintrodução das drogas ou ainda se ocorrer novamente elevação das enzimas durante sua reintrodução, o Esquema I deverá ser substituído por um Esquema Alternativo que poderá ser estreptomicina, etambutol e isoniazida ou ofloxacino, sendo esse último preferido em caso de insuficiência hepática.

Hiperuricemia e artralgia – normalmente associadas à pirazinamida e em menor freqüência ao etambutol. A hiperuricemia deve ser controlada com dieta hipopurínica com ou sem associação de alopurinol nas doses convencionais. A artralgia é habitualmente controlada com antiinflamatórios não-hormonais, sendo raros os casos nos quais é necessária a substituição do tuberculostático.

Manifestações neurológicas:

- Neuropatia periférica associada a isoniazida em 17% dos casos e em menor freqüência ao etambutol: suplementação de 50mg de piridoxina pode amenizar os sintomas. O uso concomitante de estavudina e/ou didanosina podem aumentar a ocorrência desse efeito adverso, bem como pacientes com história de alcoolismo.
- Crises convulsivas e coma: podem ocorrer principalmente pela ingestão excessiva de isoniazida, devendo a droga ser substituída e o paciente encaminhado para avaliação neurológica.
- Neurite óptica: normalmente associada ao etambutol e em menor freqüência à isoniazida, devendo-se proceder à substituição imediata do etambutol e encaminhamento para oftalmologista.
- Toxicidade acústica ou vestibular normalmente associada ao uso de aminoglicosídeos: se possível, deve-se substituir o aminoglicosídeo e encaminhar o paciente para o otorrinolaringologista para avaliação.

Manifestações psiquiátricas – os distúrbios de comportamento, as alterações do ritmo de sono, a redução da memória e as psicoses já foram descritos com o uso de isoniazida, que deverá ser substituída nos casos mais graves.

Alterações hematológicas – trombocitopenia, leucopenia, eosinofilia, agranulocitose, anemia, vasculite com formação de anticorpos antinucleares são alterações relacionadas à isoniazida e à rifampicina. As drogas devem ser suspensas, acompanhando-se a evolução do paciente com exames de sangue para a reintrodução dos medicamentos. Não é infreqüente a necessidade de associar corticóides sistêmicos.

Em relação ao tratamento, outro dado importante a ser observado são as interações medicamentosas, que, além dos inibidores da protease e dos inibidores da transcriptase reversa não-análogos de nuclosídeo, existem outras drogas que apresentam interação com os tuberculostáticos, quadro 2.9, modificado por Morrone et al.

Em pacientes hepatopatas, deve-se ter cautela com os tuberculostáticos. Nos hepatopatas moderados e graves (alcoólicos, cirróticos, e nos pacientes com hepatite aguda ou crônica) ocorre redução na metabolização da rifampicina,

Quadro 2.9 – Interações medicamentosas das drogas tuberculostáticas.

Droga tuberculostática	Drogas utilizadas	Efeito
Rifampicina	Anticoagulantes orais	Diminui o nível sérico
	Anticoagulantes	Diminui o nível sérico
	Anticoncepcionais	Diminui o nível sérico
	Beta-agonistas	Diminui o nível sérico
	Captopril e enalapril	Diminui o nível sérico
	Cetoconazol	Diminui o nível sérico
	Corticóides	Diminui o nível sérico
	Digitálicos	Diminui o nível sérico
	Hipoglicemiantes	Diminui o nível sérico
	Metadona/propafenona	Diminui o nível sérico
	Narcóticos/analgésicos	Diminui o nível sérico
	Quinidina	Diminui o nível sérico
	Teofilina	Diminui o nível sérico
	Etionamida	Maior hepatotoxicidade
	Fenil-hidantoínas	Maior hepatotoxicidade
	Isoniazida (cetoconazol e hidantoínas)	Maior hepatotoxicidade
	Sulfas (em altas doses)	Maior hepatotoxicidade
	Pirazinamida	Maior excreção de ácido úrico
	Sulfoniluréias	Promove hipoglicemia
Isoniazida	Antiácidos*	Diminui absorção da isoniazida
	Derivados imidazólicos	Diminui absorção da isoniazida
	Fenil-hitantoinatos	Maior hepatotoxicidade
	Rifampicina	Maior hepatotoxicidade
	Acetaminofeno	Diminui seu metabolismo
	Benzodiazepínicos	Aumenta seu efeito
	Carbamazepina**	Indução de toxicidade
	Ciclosserina	Maior neurotoxicidade
	Corticóides	Maior metabolismo da isoniazida
	Fenil-hidantoínas**	Aumenta a eliminação
	Queijos/vinhos	Inibição da monoaminoxidase
	Sulfoniluréias	Promove hipoglicemia
	Didanosina e zalcitabina	Potencializa neurite periférica
Pirazinamida	Rifampicina	Maior hepatotoxicidade
	Isoniazida	Maior hepatotoxicidade
	Cetoconazol	Maior hepatotoxicidade
Etambutol	Antiácidos*	Diminui absorção do etambutol
	Didanosina e zalcitabina	Potencializa neurite periférica
Aminoglicosídeos	Cefalosporina	Maior nefrotoxicidade
	Polimixina	Maior nefrotoxicidade
	Drogas curarizantes	Efeito aditivo
Etionamida	Antituberculostáticos	Maiores efeitos adversos
	Zalcitabina	Potencializa neurite periférica

* Usar 1 hora depois.
** Principalmente em acetiladores lentos.

Fonte: Morrone et al.

aumentando seu nível sérico. Nesses indivíduos, o uso de rifampicina deverá ser evitado e, nos casos de necessidade de seu uso, deverá ser reduzida em 30 a 40%. O uso de isoniazida apresenta maior risco em pessoas com idade superior a 50 anos ou hepatopatas, que apresentam elevação de sua meia-vida, mantendo o nível sérico da droga mais elevado. Nos casos de pacientes com insuficiência hepática grave, será mais segura a redução da dose à metade. Em relação à pirazinamida, devem-se realizar testes de função hepática com freqüência, com acompanhamento clínico rigoroso e, às vezes, é recomendada a redução da dose para 25mg/kg, sendo a dose máxima de 2g/dia. Nos indivíduos com hepatite crônica ativa, cirrose hepática ou insuficiência hepática grave, é aconselhável evitar o uso de pirazinamida associada à rifampicina, devendo-se instituir o esquema estreptomicina/etambutol/isoniazida.

Nos pacientes nefropatas, é necessária a correção das doses de acordo com o *clearance* da creatinina, conforme a tabela 2.8.

O *clearance* de creatinina estimado para indivíduos entre 18 e 92 anos é calculado:

$$\frac{(140 - \text{idade}) \times (\text{peso ideal em kg}) \text{ para homens } (\times\, 0{,}85 \text{ para mulheres})}{72 \times \text{creatinina sérica (mg/dl)}}$$

PROFILAXIAS

A instituição de quimioprofilaxia para pacientes soropositivos para o HIV em locais de alta prevalência para tuberculose é recomendada, pois observou-se redução de 40% do risco de adoecimento a partir da reativação endógena em indivíduos com prova tuberculínica maior que 5mm. Não há proteção contra a exposição exógena e não é descrita a eficácia em não-reatores. Em caso de reexposição, o indivíduo deverá ser reavaliado quanto à necessidade de prolongar (caso esteja em uso dessa) ou reiniciar (caso já tenha sido suspensa) a quimioprofilaxia. Pacientes com prova tuberculínica maior que 10mm deverão ser cuidadosamente investigados para atividade da doença.

As recomendações de quimioprofilaxia para indivíduos, sem sinais ou sintomas sugestivos de tuberculose, das Coordenações de DST/AIDS e de Pneumologia Sanitária do Ministério da Saúde, divulgadas em 2000 para adultos e adolescentes co-infectados são:

- Indivíduos com radiografia de tórax normal e prova tuberculínica maior ou igual a 5mm e contatantes intradomiciliares ou institucionais de tuberculose bacilífera ou indivíduos com prova tuberculínica não-reatora ou com enduração entre 0 e 4mm, com registro documental de ter sido reator ao teste e não submetido a tratamento ou quimioprofilaxia na ocasião.
- Indivíduos com radiografia de tórax anormal, com presença de cicatriz de tuberculose, sem tratamento anterior (afastada a possibilidade de doença ativa atual por meio de exame de escarro e radiografias anteriores), independentemente do resultado da prova tuberculínica.

Tabela 2.8 – Doses para pacientes com função renal alterada.

Droga	Método	Clearance de creatinina ml/min			Suplementação pós-diálise
		> 50-90	10-50	< 10	
Etambutol	Dose e intervalo	100% a cada 24h CAVH: mesma dose	50-100% a cada 24-36h	25-50% a cada 48h	HEMO: dose após diálise CAPD: dose para clearance < 10
Etionamida	Dose	100%	100%	50%	HEMO: nada CAPD: nada CAVH: nada
Isoniazida	Dose	100%	75-100%	50%	HEMO: dose após diálise CAPD: dose para clearance 10-50 CAVH: dose para clearance 10-50
Pirazinamida	Dose e intervalo	a cada 24h 25mg/kg a cada 24h	a cada 24h 25mg/kg a cada 24h	a cada 48-72h 12-25mg/kg a cada 24h	HEMO: dose após diálise CAPD: desconhecida CAVH: desconhecida
Rifampicina	Dose	100%	50-100%	50-100%	HEMO: nada CAPD: nada CAVH: nada
Estreptomicina	Intervalo	50% a cada 24h	a cada 24-72h CAVH: mesma dose	a cada 72-96h	HEMO: dose após diálise ½ normal CAPD: 15-20mg a cada litro dialisado/dia
Amicacina	Dose e intervalo	60-90% a cada 12h	30-70% a cada 12-18h CAVH: mesma dose	20-30% a cada 24-48h	HEMO: dose após diálise ½ normal CAPD: 15-20mg a cada litro dialisado/dia
Ofloxacino	Dose e intervalo	100%	200-400mg 12/12h	200mg 24/24h	CAVH: 300mg/dia
Ciprofloxacino	Dose	100%	50-75%	50%	HEMO: 250mg, VO, ou 200mg, IV, 12/12h CAPD: 250mg, VO, ou 200mg, IV, 8/8h CAVH: 200mg, IV, 12/12h

HEMO = hemodiálise; CAPD = diálise peritoneal ambulatorial; CAVH = hemofiltração arteriovenosa contínua.

O esquema indicado é isoniazida 5-10mg/kg/dia por via oral, com dose máxima de 300mg/dia, por seis meses. Em indivíduos infectados por cepa comprovadamente resistente à isoniazida, poderá ser utilizado o esquema de rifampicina 10mg/kg/dia (máximo 600mg/dia) associado à pirazinamida 35mg/kg/dia (máximo 2g/dia), por via oral, por dois meses.

BIBLIOGRAFIA

Afiune JB, Ide Neto J. Diagnóstico de tuberculose pulmonar escarro negativo. J Pneumol 1993; 19:37-41.

Barnes PF, Bloch AB, Davidson PT, Snider DE. Tuberculosis in patients with HIV infection. N Engl J Med 1991; 324:1644-50.

Colebunders R, John L, Huyst V et al. Tuberculosis immune reconstitution inflammatory syndrome in countries with limited resources. Int J Tuberc Lung Dis 2006; 10:946-53.

Fiuza de Melo FA, Cestari Filho F, Quilici B. Tuberculose pulmonar abacilífera e tratamento de prova. J Pneumol 1998; 14(Suppl):168.

Fiuza de Melo FA, Granito MPF, Salles VB et al. Tuberculose pulmonar com baciloscopia negativa em serviço de referência. J Pneumol 1990; 16(Suppl):A93.

Hopewell PC. Impacto of human immunodeficiency virus infection on the epidemiology: clinical features, management and control of tuberculosis. Clin Chest Med 1992; 15:540-7.

Ministério da Saúde. Atualização das recomendações para tratamento da co-infecção HIV-tuberculose em adultos e adolescentes. Coordenação Nacional de DST/AIDS, 2000. (http://www.aids.gov.br).

Ministério da Saúde. Fundação Nacional de Saúde. Controle da tuberculose: uma proposta de integração ensino-serviço. 5ª ed. Rio de Janeiro: FUNASA/CRPHF/SBPT; 2002.

Ministério da Saúde. Fundação Nacional de Saúde. Tuberculose – Guia de Vigilância Epidemiológica – elaborado pelo Comitê Técnico-Científico de Assessoramento à Tuberculose e Comitê Assessor para Co-infecção HIV-Tuberculose. 1ª ed. Brasília, DF; 2000.

Morrone N, Marques WJF, Fazolo N et al. Reações adversas e interações das drogas tuberculostálicas. J Pneumol 1993; 19:52-9.

Piscitelli SC, Gallicano KD. Interactions among drugs for HIV and opportunistic infections. N Engl J Med 2001; 344:984-96.

Raviglione MC, Sudre P, Esteves K. Global epidemiology of tuberculosis. Morbidity and mortality of a wordwide epidemic. JAMA 1995; 273:220-6.

Rosemberg J, Tarantino AB. Tuberculose. In: Tarantino AB. Doenças Pulmonares. 4ª ed. Rio de Janeiro: Guanabara Koogan; 1997. p 323-418.

Schiffer JT, Sterling TR. Timing of anti-retroviral therapy initiation in tuberculosis patients with AIDS: a decision analysis. J Acquir Immune Defic Syndr 2007; 44:229-34.

28. CO-INFECÇÃO DE DOENÇAS TROPICAIS E HIV

José Angelo Lauletta Lindoso
Maria Paulina Posada Vergara

A associação HIV/doenças tropicais é descrita no Brasil, porém, com menor freqüência do que o esperado. A apresentação clínica das doenças tropicais, quando associadas à infecção pelo HIV, é bastante diversificada, podendo haver comprometimento de órgãos e sistemas não comumente descritos em pacientes imunocompetentes. A ruralização da infecção pelo HIV, aliada a um fluxo migratório constante de pessoas de áreas endêmicas de doenças tropicais para regiões onde a prevalência de HIV/aids é elevada, faz com que haja sobreposição de áreas dessas doenças. Isso propicia o aparecimento de entidades nosológicas não freqüentemente descritas nesses pacientes. Por motivos ainda não totalmente esclarecidos até hoje, essas doenças não alcançaram o impacto esperado com o incremento da aids em termos de incidência e gravidade no Brasil. Por outro lado, com o início da HAART (*highly active antiretroviral therapy*), as co-infecções representam menor risco. Ainda assim, já é reconhecido que a presença do HIV facilita a infecção por outros agentes.

Neste capítulo será abordada a co-infecção do HIV com as seguintes doenças tropicais: doença de Chagas, leishmaniose tegumentar e visceral, malária, paracoccidioidomicose, esquistosomosse, hanseníase.

DOENÇA DE CHAGAS

A doença de Chagas, causada pelo *Trypanosoma cruzi*, está presente em toda a América Latina e a maioria dos casos ocorre no Brasil (Rio Grande do Sul, Minas Gerais, Bahia, Goiás, Sul de Tocantins, Paraíba, Pernambuco, Piauí e Ceará). Estima-se que 18 milhões de pessoas são infectados e um terço desses irão desenvolver forma cardíaca ou digestiva. Em pacientes com HIV/aids, há maior risco de reativação da doença de Chagas, dependente do grau de imunossupressão, com manifestações de miocardite e meningoencefalite graves. A miocardite aguda grave caracteriza-se clinicamente por taquicardia e arritmias cardíacas graves e/ou insuficiência cardíaca congestiva descompensada. A meningoencefalite caracteriza-se por comprometimento neurológico grave, com sinais neurológicos de localização. As alterações visualizadas pela tomografia computadorizada de crânio são caracterizadas por lesão expansiva com edema perilesional e captação de contraste, lembrando lesões de toxoplasmose ou de linfomas de sistema nervoso central em pacientes com HIV/aids.

Em pacientes com HIV/aids e doença de Chagas, a anamnese direcionada a sintomas do trato gastrintestinal (disfagia, odinofagia, soluço, hábito intestinal) e cardíaco (sintomas de insuficiência cardíaca etc.) deve ser realizada, bem como a solicitação de exames complementares para o diagnóstico acurado do comprometimento afetado (radiografia de tórax, electrocardiograma, ecocardiograma, esofagograma baritado e enema opaco simples).

MÉTODOS DIAGNÓSTICOS

Em pacientes procedentes de áreas endêmicas para doença de Chagas, recomenda-se a realização de teste sorológico (pelo menos com duas técnicas sorológicas diferentes: ELISA e imunofluerescência ou hemaglutinação. Em pacientes com doença de Chagas aguda ou reativação da doença, recomenda-se a realização de método diagnóstico parasitológico (pesquisa e/ou cultura de *Trypanosoma*).

TRATAMENTO

Não há experiência suficiente para estabelecer se há diferença no tratamento de pacientes HIV-positivos e HIV-negativos em relação a eficácia, doses ou toxicidade.

Benzonidazol – comprimidos de 100mg na dose de 8mg/kg/dia por 60 a 90 dias. Efeitos colaterais: urticária (30% dos casos, geralmente tolerados), leucopenia, polineuropatia que geralmente regride ao final do tratamento.

PROFILAXIAS

Não há consenso em relação à necessidade de profilaxia primária ou secundária com medicamentos em pacientes com HIV/aids.

LEISHMANIOSE

A co-infecção HIV/leishmânia é considerado um problema emergente de saúde pública na região do mediterrâneo, havendo principalmente manifestações viscerais. No Brasil, a maioria dos casos de co-infecção apresenta-se na forma tegumentar, podendo haver diferentes manifestações clínicas que variam desde pápulas, nódulos, lesões infiltrativas e úlceras simples ou múltiplas até comprometimento genital grave. Comprometimento de mucosas nasal e oral é encontrado nessa população, com características similares àquelas observadas em pacientes não infectadas pelo HIV.

Manifestações clínicas de leishmaniose visceral são geralmente semelhantes às dos pacientes sem infecção pelo HIV, caracterizada por hepatoesplenomegalia febril; no entanto, pode haver comprometimento de diferentes órgãos, tais como derrame pleural, úlceras do trato gastrintestinal e lesões dérmicas semelhantes à leishmaniose dérmica pós-calazar que ocorre na Índia.

Recomenda-se investigar leishmaniose em pacientes com HIV/aids sempre que houver presença de lesões cutâneas e/ou comprometimento de mucosa ou manifestações de comprometimento visceral, tais como citopenia (pancitopenia ou bicitopenia), hepatomegalia e/ou esplenomegalia em pacientes provenientes de áreas endêmicas para leishmaniose.

DIAGNÓSTICO

Sorologia – a positividade dos testes sorlógicos varia de 40 a 90%, porém no Brasil temos encontrado maior positividade. Uma sorologia positiva é forte indicador de presença de infecção, entretanto a sorologia negativa não exclui infecção.

Aspirado de medula óssea com pesquisa e cultura de leishmânia – utilizado para o diagnóstico parasitológico de leishmaniose visceral. Apresenta positividade elevada (90 a 94%) e deve ser o método de eleição para o diagnóstico de leishmaniose.

Biópsias de lesão – demonstração do parasita por meio do exame parasitológico direto em esfregaço de raspado da borda da lesão, ou *imprint* feito com o fragmento da biópsia, histopatologia ou isolamento em cultura. A imunoistoquímica pode auxiliar o diagnóstico em lesões cutâneas e mucosas, no qual o achado do parasita é raro nessa última apresentação clínica.

Teste de Montenegro (teste de hipersensibilidade cutânea tardia para leishmaniose) – é útil para a determinação de infecção identificando pacientes com contato prévio com alguma espécie de leishmânia, tendo importância somente em leishmaniose tegumentar, entretanto, em pacientes com HIV/aids, com baixa contagem de linfócitos T-CD4 (< 200 células/mm^3), esse teste pode ser negativo.

TERAPÊUTICA

Em pacientes com co-infecção de HIV/leishmânia ocorre maior recidiva, além de falha terapêutica e maior freqüência de toxicidade medicamentosa. A droga de primeira escolha é o antimonial pentavalente na dose de 20mg/kg/dia por 30 dias para leishmaniose visceral e de 15mg/kg/dia para leishmaniose tegumentar por 20 dias, com repetição de um novo ciclo, casa haja indicação clínica. Outras drogas que podem ser utilizadas são: anfotericina B e pentamidina.

PROFILAXIA

Em relação à leishmaniose visceral em pacientes com HIV/aids, a profilaxia primária não é realizada, e em relação à profilaxia secundária, não existe consenso, no entanto, caso haja recomendação, pode-se utilizar: antimonial pentavalente 20mg/kg a cada 15 dias.

MALÁRIA

Não há evidência sobre a interação entre a infecção pelo HIV e o *Plasmodium* sp. no Brasil. Na África, a associação HIV/malária mostra-se deletéria, pois ocorre aumento da incidência de malária em gestantes com HIV, com atraso no crescimento intra-uterino e baixo peso ao nascer do recém-nascido. Em pacientes com HIV/aids e que apresentam imunossupressão avançada (contagem de linfócitos T-CD4 inferior a 200 células/mm³), há aumento da morbimortalidade por malária, aumento de malária sintomática e de malária grave.

ABORDAGEM DIAGNÓSTICA

Manifestações clínicas – são semelhantes àquelas encontradas na população de pacientes sem HIV, entretanto pode haver maior freqüência de quadros febris e de malária cerebral grave relacionados à baixa contagem de linfócitos T-CD4.

Diagnóstico laboratorial – pacientes com malária manifesta podem apresentar resultados falso-positivos para o HIV. Pode haver anemia hemolítica, leucopenia e mais raramente plaquetopenia. Pode haver discreto aumento de bilirrubinas e transaminases, sendo maiores nas formas graves causadas por *Plasmodium falciparum*. Elevação de creatinina e uréia séricas pode ocorrer devido à desidratação, podendo ocorrer necrose tubular nas formas graves.

Pesquisa de hematozoário – o exame-padrão para o diagnóstico é a pesquisa em esfregaço de sangue periférica, sendo requeridos um mínimo de 10 plasmódios por milímetro cúbico de sangue para serem detectados. Outra técnica mais sensível (75 a 80%) é denominada QBC (*qualitative buffy coat*).

TRATAMENTO

Não difere do recomendado para pacientes imunocompetentes, obtendo-se resultados similares. Há aumento de alergia a sulfas, o que compromete o uso de pirimetamina e sulfadoxina. Os esquemas terapêuticos abaixo mencionados são os mais recomendados para o tratamento da malária no Brasil.

P. vivax – cloroquina por três dias e primaquina por sete dias. Evitar o uso de cloroquina e primaquina em gestantes e crianças menores de 6 meses.

P. falciparum – malária não grave: sulfato de quinino 30mg/kg/dia por três dias, associado a doxaciclina por cinco dias e primaquina no sexto dia.

Malária mista – mefloquina no primeiro dia e primaquina por sete dias. A malária grave deve ser tratada com o paciente internado, devendo-se utilizar derivados da artemisina (artesunato e artemeter), ou associando cloridrato de quinino (por via intravenosa) à clindamicina.

PROFILAXIA SECUNDÁRIA

Não há consenso.

PARACOCCIDIODIOMICOSE

É a micose profunda mais prevalente na América Latina, sendo que 80% dos casos ocorrem no Brasil, principalmente nos estados de São Paulo, Rio de Janeiro, Minas Gerais, Paraná, Rio Grande do Sul, Goiás e Mato Grosso do Sul. Nos casos de co-infecção HIV/paracoccidioidomicose diagnosticados no Instituto de Infectologia Emílio Ribas em 12 anos, não houve associação entre infecção por *Paracoccidioides brasiliensis* e área de procedência ou atividade de risco na maioria dos pacientes. De forma parecida a outras doenças tropicais, não se observou aumento importante da incidência da paracoccidioidomicose, o que poderia ser explicado pelo amplo uso de derivados imidiazólicos e/ou sulfametoxazol/trimetoprima. Há evidências clínicas e experimentais demonstrando uma marcada alteração imune associada à paracoccidioidomicose, com supressão da resposta imune celular, ativação policlonal de células B e altos níveis de imunoglobulinas E; há apresentação de formas atípicas nos pacientes infectados pelo HIV, com aumento da mortalidade chegando a 30% nos casos publicados.

ABORDAGEM DIAGNÓSTICA

Clínica – devido a uma resposta deficiente anti-*P. brasiliensis*, o quadro clínico com disseminação linfo-hematogênica é similar às formas agudas juvenis, embora corresponda à reativação de uma infecção crônica latente. A doença pode apresentar diversos sintomas, tais como febre prolongada, tosse, dispnéia, linfadenopatia generalizada, hepatoesplenomegalia, lesões de pele polifórmicas, meningite e formas oculares e comprometimento ósseo.

Laboratório – pesquisa micológica em diversas amostras – o diagnóstico faz-se por pesquisa direta (a fresco ou histopatológico), e/ou cultura em meio BHI bifásico. Pode ser realizada pesquisa direta em escarro.

Sorologia – os testes mais empregados são a imunodifusão dupla, a contra-imunoeletroforese, a reação de fixação de complemento, que são úteis no acompanhamento da doença por meio de queda dos títulos após o tratamento e aumento quando acontece reativação.

Radiologia – radiografia do tórax/tomografia computadorizada de tórax: a lesão mais habitual é infiltrado reticulonodular bilateral simétrico envolvendo o terço médio de ambos os pulmões. Pode haver associação com tuberculose, que deve ser suspeitada quando houver infiltrado, condensações e cavitações em ápices pulmonares; tomografia computadorizada de crânio: no acometimento do sistema nervoso central há lesões nodulares hipodensas com realce na fase contrastada e edema perilesional silimares às encontradas na neurotoxoplasmose.

TRATAMENTO

O prognóstico depende do diagnóstico rápido e da terapia agressiva empregada. As principais drogas recomendadas são:

Anfotericina B – indicada em casos graves, insuficiência hepática, lesões extensas de orofaringe, acometimento linfático-abdominal e em gestantes. Dose de 1mg/kg/dia até dose acumulada de no máximo 3g.

Itraconazol – considerado a droga de escolha por sua tolerabilidade e eficácia. Dose de 100mg/dia por 12 meses.

Outros azólicos – cetoconazol (400mg/dia por 45 dias, seguido por 200mg/dia por um ano) ou fluconazol (400mg/dia por um mês e depois 200mg/dia por tempo médio de seis meses).

Sulfamídicos – a associação sulfametoxazol/trimetoprima é usada em casos agudos e crônicos sem risco de vida imediato. Boa penetração no sistema nervoso central. Dose de ataque de 800mg de sulfametoxazol/160mg de trimetoprima de 12/12 horas por 30 dias, passando para 400/80mg/dia de 12/12 horas até um ano após sorologia negativa.

PROFILAXIA SECUNDÁRIA

Uso de droga até obtenção de sorologia negativa.

ESQUISTOSSOMOSE

O Brasil constitui uma das zonas mais importantes na distribuição mundial, tanto pelo número quanto pela gravidade dos casos de infecção pelo *Schistosoma mansoni*. As principais zonas endêmicas são os estados da Bahia, Pernambuco, Minas Gerais, Alagoas, Sergipe, Ceará e Maranhão.

Até hoje não há evidências de alteração na freqüência, gravidade e resposta terapêutica na infecção pelo *S. mansoni* em pacientes HIV-positivos. As manifestações clínicas são similares àquelas descritas em pacientes não infectados pelo HIV. Apresenta-se sob a forma aguda, hepatoinstestinal e hepatoesplênica.

ABORDAGEM DIAGNÓSTICA

Clínica – devem ser lembradas as formas aguda, crônica, com hipertensão portal, hipertensão pulmonar, glomerulopatia, salmonelose septicêmica prolongada e mielopatia esquistossomótica.

Métodos diretos – exame de fezes pelo método Kato-Katz que deve ser repetido pela diminuição de eliminação de ovos nas fezes nos pacientes imunodeprimidos. A biópsia retal tem até 80% de sensibilidade. Seis exames de fezes equivalem a uma biópsia retal. Biópsia hepática por agulha evidencia ovos ou granulomas em 30% dos pacientes infectados.

Métodos indiretos – intradermorreação positiva em 80% dos pacientes, não negativa após o tratamento.

TRATAMENTO

Tratamentos de eleição: a) oxaminiquina: dose de 15mg/kg dose única para adultos e 20mg/kg para crianças; cura 80% dos tratados. Pode induzir sonolência, tonturas e em alguns pacientes alucinações, devendo ser administrada sob supervisão médica; b) praziquantel: adultos 50mg/kg e crianças 60mg/kg, por via oral dividida em duas tomadas.

PROFILAXIA SECUNDÁRIA

O controle de cura é por meio de exames de fezes seriados ou biópsia retal, três meses após o tratamento. Se houver presença de ovos, novo tratamento é indicado, porém não há profilaxia secundária.

HANSENÍASE (mal de HANSEN)

Aumento dos casos de mal de Hansen ou mudanças importantes no quadro clínico dos pacientes co-infectados com HIV e *M. leprae* não foram significativos em estudos realizados na África e Brasil. Isso poderia ser explicado em parte por ser a hanseníase uma doença crônica de predomínio rural. O Brasil é altamente endêmico, principalmente nas Regiões Norte e Centro-Oeste. Em pacientes co-infectados, o *M. leprae* não parece acelerar a progressão do HIV. Alguns estudos encontraram associação entre presença de anticorpos anti-HIV e doença multibacilar, exacerbação da resposta tipo 1 após início de tratamento e aumento da incidência de neurite, porém o HIV não parece induzir modificações histológicas ou fenotípicas no infiltrado celular nas lesões de mal de Hansen; a formação do granuloma e a ativação de genes de citocinas parece ser independente da resposta deteriorada da contagem de linfócitos T-CD4. Em pacientes que iniciam a HAART, pode ocorrer lesões dermatológicas ou exacerbação, fenômeno associado à reconstituição imune. Até hoje não foi observada alteração na classificação das formas clínicas de mal de Hansen em pacientes HIV/aids.

ABORDAGEM DIAGNÓSTICA

Não há diferença na sensibilidade dos métodos diagnósticos usados nos pacientes imunocompetentes:

1. prova de sensibilidade cutânea superficial (sensibilidade térmica, dolorosa e tátil);
2. prova da histamina ou pilocarpina: reação incompleta ou ausência de sudorese, respectivamente;
3. pesquisa de bacilo: BAAR em linfa.

Obs.: a infecção pelo *M. leprae* pode resultar em testes sorológicos falso-positivos para HIV (ELISA e algumas bandas do Western blot).

PROFILAXIA PRIMÁRIA

Não há indicação.

TRATAMENTO DE SUPRESSÃO

Até hoje não foi constatada diferença na resposta ao tratamento entre os pacientes soropositivos ou soronegativos para HIV. Administram-se os mesmos esquemas de medicamentos:

Paucibacilares – dapsona 100mg/dia mais rifampicina (RFM) 600mg dose mensal por nove meses.

Multibacilares – dapsona 100mg/dia mais clofazimina (CFZ) 50mg/dia, administrando uma dose mensal de CFZ 300mg mais RFM 600mg por 24 meses.

Os estados reacionais (reação de reserva e eritema nodoso), conforme a gravidade, devem ser tratados com analgésicos, antiinflamatórios não-hormonais ou talidomida 100 a 400mg/dia, observando contra-indicação da última para mulheres em idade fértil. As neurites, dependendo da gravidade, podem ser tratadas com fisioterapia, carbamazepina (200mg 12/12h), prednisona (20 a 60mg/dia), infiltrações com lidocaína mais dexametasona e/ou descompressão cirúrgica do nervo.

PROFILAXIA SECUNDÁRIA

Não há indicação.

BIBLIOGRAFIA

1. Alvar J, Cañavate C et al. Leishmania and human immunodeficiency virus coinfection: the first 10 years. Clin Micr Rev 1997; 10: 298-319.

2. Benard G, Duarte AJ. Paracoccidioidomycosis: a model for evaluation of the effects of human immunodeficiency virus infection on the natural history of endemic tropical diseases. Clin Infect Dis 2000; 31:1032-9.

3. Chandramohan D, Geenwood BM. Is There an interaction between human immunodeficiency virus and *Plasmodium falciparum*? Int J Epidemio 1998; 27:296-301.

4. Faye O, Mahe A, Jamet P et al. Anatomopathologic study of five cases of leprosy in HIV seropositive patients. Acta Leprol 1996; 10:93-9.

5. Fontanet AL, Woldemichael T et al. Epidemiology of HIV and *Schistosoma mansoni* infections among sugar-estate residents in Ethiopia. Ann Trop Med Parasitol 2000; 94:145-55.

6. Gebre S, Saunderson P, Messele T, Byass P. The effect of HIV status on the clinical picture of leprosy: a prospective study in Ethiopia. Lepr Rev 2000; 71:338-43.

7. Harmsg, Feldmeier H. The impact of HIV infection on tropical diseases. Infect Dis Clin North Am 2005; 19:121-35.

8. Karanja DM, Colley DG et al. Studies on schistosomiasis in western Kenya: I. Evidence for immune-facilitated excretion of schistosome eggs from patients with *Schistosoma mansoni* and human immunodeficiency virus coinfections. Am J Trop Med Hyg 1997; 56:515-21.

9. Korenromp EL, Willinas BG, de Vlas SJ et al. Malaria attributable to the HIV-1 epidemic, Sub-Saharan Africa. Emerging infectious diseases 2005; 11:1410-9.

10. Lindoso JAL, Posada-Vergara MP, Barbosa RN et al. HIV-Leishmaniasis Co-Infection in Brazil: Tegumentary Leishmaniasis with Diverse Clinical Features in HIV Patients. Italy: Abstract Book, III WorldLeish; 2005. p 161.

11. Ministério da Saúde – Programa Nacional de DST e AIDS. Manual de Recomendações para Diagnóstico, Tratamento e Acompanhamento da Co-infecção Leishmania-HIV. Brasília; 2004.

12. Ministério da Saúde. Fundação Nacional de Saúde. Manual de Terapêutica da Malária. Brasília, 2001.

13. Ministério da Saúde. Secretaria de Vigilância em Saúde. Departamento de Vigilância Epidemiológica. Hanseníase, Doenças Infecciosas e Parasitárias, Guia de Bolso, 3ª ed. Vol. I, Brasília; 2004.

14. Ministério da Saúde. Secretaria de Vigilância em Saúde. Departamento de Vigilância Epidemiológica. Malária, Doenças Infecciosas e Parasitárias, Guia de Bolso, 3ª ed. Vol. I e II, Brasília; 2004.

15. Ministério da Saúde. Secretaria de Vigilância em Saúde. Departamento de Vigilância Epidemiológica. Paracoccidioidomicose, Doenças Infecciosas e Parasitárias, Guia de Bolso, 3ª ed. Vol. II, Brasília; 2004.

16. Morgadomg, Barcellos C, Pina MF et al. Human immunodeficiency virus/acquired immunodeficiency syndrome and tropical diseases: a brazilian perspective. Mem Inst Oswaldo Cruz 2000; 95(Suppl.1):145-51.

17. Paniagoa AMMM, de Freitas ACC, Aguiar ESA et al. Paracoccidioidomycosis in patients with human immunodeficiency virus: review of 12 cases observed in an endemic region in Brazil. J Infect 2005; 51:248-52.

18. Rabello A, Orsini M, Disch J. *Leishmania*/HIV co-infection in Brazil: an appraisal. Ann Trop Med Parasitol 2003; 97:17-28.

19. Russo R, Nigro L, Panarello G, Montineri A. Clinical survey of *Leishmania*/HIV co-infection in Catania, Italy: the impact of highly active anti-retroviral therapy (HAART). Ann Trop Med Parasitol 2003; 97:149-55.

20. Sampaio EP, Caneshi JR, Nery JA et al. Cellular immune response to *Mycobacterium leprae* infection in human immunodeficiency virus-infected individuals. Infect Immunol 1995; 63:1848-54.

21. ShivRaj L, Patil SA, Girdhar A et al. Antibodies to HIV-1 in sera from patients with mycobacterial infections. Int J Lepr. Other Mycobact Dis 1988; 56:546-51.

22. World Health Organization. Malaria and HIV interactions and their implications for public health policy Report of a Technical Consultation, Geneva: Switzerland; 23-25 June 2004.

29. PROFILAXIA DE INFECÇÕES OPORTUNISTAS

Ivelise Maria Moreira
Rúbia Jalva da Costa Silva

A ocorrência de infecções oportunistas em pacientes HIV/aids diminuiu drasticamente após a introdução da HAART (*highly active antiretroviral therapy*). A probabilidade de que determinada infecção ocorra depende da exposição ao patógeno e da suscetibilidade do hospedeiro. A preocupação com medidas profiláticas primárias e secundárias para as mais diversas infecções em pacientes infectados pelo vírus HIV-1 deve levar em consideração: as taxas de morbimortalidade relacionadas, a eficácia da profilaxia, o impacto na sobrevida, a contagem de linfócitos T-CD4, o custo-benefício, a indução de resistência e as interações medicamentosas.

Utilizaremos neste capítulo um sistema de graduação de prioridades para as recomendações relacionadas às medidas preventivas e profiláticas, proposto pelo Departamento de Saúde Pública Norte-Americano (USPHS/IDSA). Assim sendo, as recomendações são graduadas de A a E (de favorável até contra determinada conduta) e de I a III (qualidade de evidências que suportam determinada conduta). Para melhor entendimento do texto, detalharemos a seguir esse sistema de graduação, antes de passarmos às recomendações profiláticas de acordo com os agentes infecciosos: A) fortemente recomendado e suportado por evidências clínicas e estatísticas, devendo ser oferecido; B) deve ser considerado e geralmente oferecido, discutindo com o paciente as vantagens e desvantagens da terapia; C) deve ser considerado opcional, por falta de evidências comprovadas de benefícios clínicos; D) geralmente não deve ser oferecido; E) contra-indicado: I – suportado por pelo menos um ensaio clínico controlado e randomizado; II – suportado por pelo menos um ensaio clínico bem desenhado, mas não randomizado, ou por um estudo de coorte, ou por um estudo de caso-controle; III – suportado por opinião de autoridades reconhecidas, ou por experiência clínica, ou por comitês de especialistas.

PROTOZOÁRIOS

ENCEFALITE POR *TOXOPLASMA GONDII*

Prevenção da exposição

Todo indivíduo soropositivo para o HIV-1 (vírus da imunodeficiência humana) deverá realizar sorologia para toxoplasmose, a fim de se detectar infecção latente pelo *Toxoplasma gondii* (BIII).

Orientações para pacientes com IgG (imunoglobulina G) não-reagente: 1. não ingerir carne crua ou malcozida (os cistos do toxoplasma são inativados a 65°C por 5 minutos ou a –15°C por três dias) (BIII); 2. promover boa higienização das mãos após o contato com carne crua, areia e terra (BIII); 3. evitar contato com fezes de gatos utilizando luvas (BIII); 4. lavar bem frutas e vegetais, ingerindo-os preferencialmente cozidos (BIII); gatos de domicílio deverão ingerir ração ou alimentos bem cozidos, não havendo necessidade de testá-los para toxoplasmose (EII); 5. realizar sorologia para toxoplasmose anualmente ou se a contagem de linfócitos T-CD4 declinar para < 100 células/mm³, a fim de se verificar a ocorrência de soroconversão, principalmente naqueles pacientes que não fazem profilaxia para PPC (pneumonia por *Pneumocystis jiroveci* – antigo *Pneumocystis carinii*) (AII).

Prevenção da doença

Profilaxia primária – indivíduos soropositivos para o HIV com IgG reagente para toxoplasmose, apresentando contagem de linfócitos T-CD4 inferior a 100 células/mm³ (independentemente de seu estado clínico), ou pacientes com contagem de linfócitos T-CD4 inferior a 200 células/mm³, que tenham apresentado infecção oportunista ou neoplasia maligna, deverão receber profilaxia para encefalite causada pelo *Toxoplasma gondii* (AII). Primeira escolha: sulfametoxazol-trimetoprima (SMX-TMP) 800/160mg/dia, por via oral (AII). Alternativas: SMX-TMP 400/80mg/dia (BIII) ou 800/160mg 3 vezes/semana (BI). Pacientes com intolerância ao SMX-TMP: dapsona 50mg/dia associada à pirimetamina 50mg/semana e ácido folínico 30mg/semana (por via oral) (BI); dapsona 200mg/semana mais pirimetamina 75mg/semana mais ácido folínico 30mg/semana (por via oral) (BI); atovaquone 1.500mg/dia associado ou não à pirimetamina 25mg/dia e ácido folínico 15mg/dia (por via oral) (CIII). Monoterapia com dapsona, pirimetamina, azitromicina ou claritromicina não devem ser recomendadas por falta de estudos (DII). A pentamidina inalatória não confere proteção para o *Toxoplasma gondii* e, portanto, não é recomendada (EI). Clindamicina 300-450mg por via oral a cada 6-8 horas, diariamente, associada a pirimetamina 25-50mg/dia e ácido folínico 15mg/dia, bem como azitromicina 1.200-1.500mg/dia ou claritromicina 500mg de 12/12 horas associada a pirimetamina 25-50mg/dia e ácido folínico 15mg/dia (por via oral) podem ser também uma alternativa nesses pacientes sem a disponibilidade de uso de atovaquone. Ressaltamos que esses esquemas são recomendados na profilaxia secundária e estudos franceses demonstraram menor eficácia em relação aos sulfamídicos.

Descontinuação da profilaxia primária – poderá ser suspensa a profilaxia primária nos pacientes em uso regular de HAART e com contagem de linfócitos T-CD4 superior a 200 células/mm^3 por três meses ou mais (AI).

Reintrodução da profilaxia primária – deverá ser reintroduzida a profilaxia para toxoplasmose sempre que a contagem de linfócitos T-CD4 diminuir para menos de 100-200 células/mm^3 (AIII).

Prevenção da recorrência

Profilaxia secundária – recomendada a todos os pacientes que completaram o tratamento para encefalite por toxoplasmose (AI), devendo ser mantida até a reconstituição imunológica, conseqüente à resposta à HAART. Primeira escolha: sulfadiazina 500-1.000mg 6/6 horas mais pirimetamina 25-75mg/dia mais ácido folínico 15mg/dia, por via oral (AI). Alternativas: pacientes com intolerância à sulfadiazina podem utilizar clindamicina 300-450mg por via oral a cada 6-8 horas, diariamente, associada com pirimetamina 25-75mg/dia e ácido folínico 15mg/dia (BI); atovaquone 750mg a cada 6-12 horas, diariamente, associado ou não a pirimetamina 25mg/dia e ácido folínico 15mg/dia, por via oral (CIII).

Descontinuação da profilaxia secundária – poderá ser indicada a suspensão para indivíduos que completaram adequadamente a terapia para encefalite por *Toxoplasma gondii* com melhora clínica e que apresentem aumento sustentado da contagem de linfócitos T-CD4 superior a 200 células/mm^3 após introdução de HAART por mais de seis meses (CIII). Alguns especialistas incluem uma avaliação por ressonância magnética nessa decisão.

Reintrodução da profilaxia secundária – deverá ser considerada em pacientes que apresentem contagem de linfócitos T-CD4 inferior a 200 células/ml (AIII).

Comentários

1. Esquema profilático contendo sulfadiazina associada à pirimetamina confere proteção para *Pneumocystis jiroveci*, o que não ocorre com a clindamicina e pirimetamina (AII).
2. O uso de sulfadiazina 3g/dia (1g a cada 8 horas) pode ser mais confortável para o paciente.
3. As recomendações de tratamentos alternativos contemplam ainda a pirimetamina associada ao ácido folínico mais uma das seguintes drogas: azitromicina 900 a 1.200mg/dia; claritromicina 500mg de 12/12 horas; atovaquona 1.500mg de 12/12 horas, com alimentos; dapsona 100mg/dia; minociclina 150 a 200mg, por via oral ou intravenosa, de 12/12 horas; doxiciclina 100mg, por via oral ou intravenosa, de 12/12 horas; 5-fluorouracil associado à clindamicina (CIII). Porém, as doses para profilaxia secundária desses esquemas não são padronizadas, pois existem poucos estudos comprovando a eficácia desses tratamentos.

4. As profilaxias primária e secundária para toxoplasmose poderão ser suspensas levando-se em consideração o custo-benefício: melhorar aderência à HAART, redução de possíveis efeitos adversos, evitar interações medicamentosas com as drogas da HAART ou outras drogas, evitar a seleção de patógenos resistentes e ainda para a redução de custos.

Considerações especiais

Gestantes: 1. embora a transmissão perinatal do *Toxoplasma gondii* normalmente ocorra durante a infecção aguda materna imunocompetente, há relatos de casos de transmissão materno-fetal devido à ativação de infecção latente em mulheres com imunodepressão grave; 2. exame sorológico para *Toxoplasma gondii* deve ser realizado durante a gravidez; 3. SMX-TMP poderá ser administrado como profilaxia primária para encefalite por toxoplasmose, como descrito para *Pneumocystis jiroveci* (AIII); entretanto, esquemas profiláticos contendo pirimetamina devem ser, de preferência, adiados para após o período da gestação (CIII); 4. na profilaxia para recorrência da encefalite, devem-se considerar os benefícios da terapia supressiva de manutenção e preocupar-se com os efeitos teratogênicos da pirimetamina.

CRIPTOSPORIDIOSE (*Cryptosporidium* sp.)

Prevenção da exposição

Indivíduos soropositivos para HIV-1 e com contagem de linfócitos T-CD4 inferior a 100 células/mm^3 deverão evitar o contato direto com pessoas doentes, fezes de animais infectados ou com diarréia (cachorro e gato menores de seis meses), água contaminada (incluindo águas utilizadas para recreação) e alimentos contendo o parasita (BIII).

Prevenção da doença

Profilaxia primária – recomenda-se a utilização de rifabutina ou claritromicina, utilizadas na profilaxia das micobactérias não-tuberculosas. Porém, os dados não são suficientes para confirmar a eficácia dessas drogas na profilaxia da criptosporidiose.

Prevenção da recorrência

Profilaxia secundária – não há recomendações para a profilaxia secundária. A resolução da criptosporidiose está associada à reconstituição imunológica com elevação da contagem de linfócitos T-CD4 superior a 100 células/mm^3, conseqüente ao uso da HAART.

Considerações especiais

Gestantes: a resolução e o controle da criptosporidiose estão relacionados ao uso dos anti-retrovirais com conseqüente melhora da imunidade.

MICROSPORIDIOSE

Prevenção da exposição

Não há recomendações específicas além da higiene pessoal, em particular das mãos, cuidados com água, alimentos e contato direto com pessoas portadoras de microsporidiose, principalmente indivíduos soropositivos para o HIV-1 e com contagem de linfócitos T-CD4 inferior a 100 células/mm^3, sendo a maior incidência observada em pacientes com imunossupressão grave e com contagem de linfócitos T-CD4 inferior a 30 células/mm^3.

Prevenção da doença

Profilaxia primária – não há medicações eficazes.

Prevenção da recorrência

Profilaxia secundária – não há medicação eficaz e o tratamento das manifestações oculares poderá ser continuado indefinidamente devido ao maior risco de recorrência da doença. Utiliza-se o colírio (*fumagillin bicylohexylammonium*) em solução salina (BII), porém, como a doença pode ser sistêmica, a associação do albendazol poderá ser recomendada (BIII).

Descontinuação da profilaxia secundária – poderá ser indicada a suspensão da terapia de manutenção nos pacientes que se mantenham assintomáticos, com contagem de linfócitos T-CD4 superior a 200 células/mm^3, por um período maior ou igual a seis meses, após a introdução da HAART (CIII).

Comentários

A reconstituição imunológica com o uso da HAART seria o tratamento e profilaxia tanto primários quanto secundários para a microsporidiose sistêmica e gastrintestinal.

Considerações especiais

Gestantes: o uso do albendazol não é recomendado para gestantes (DIII). *Fumagillin* colírio não demonstrou efeitos teratogênicos ou embriotóxicos, portanto poderá ser utilizado quando necessário (CIII).

ISOSPORÍASE (*Isospora belli*)

Prevenção da doença

Profilaxia primária – não há recomendação formal, porém a utilização de SMX-TMP como profilaxia para outras doenças, como pneumocistose (PPC), confere proteção contra a isosporíase.

Descontinuação da profilaxia primária – não há recomendação específica, mas considera-se a suspensão nos casos de reconstituição imunológica com a HAART, lembrando que o risco de adoecimento ocorre nos pacientes com contagem de linfócitos T-CD4 inferior a 200 células/mm³.

Prevenção da recorrência

Profilaxia secundária – a recomendação é SMX-TMP 1 a 2 comprimidos de 800/160mg/dia ou 3 vezes/semana (AII). Como alternativa, podemos utilizar a pirimetamina 25mg/semana associada à sulfadoxina 500mg/semana e ácido folínico 15mg/semana, por via oral. Para pacientes com intolerância às sulfas, a manutenção com pirimetamina 25mg/dia associada ao ácido folínico 5mg-10mg/dia poderá ser eficaz (BII).

Descontinuação da profilaxia secundária – não há recomendação específica, mas considera-se a suspensão nos casos de reconstituição imunológica com contagem de linfócitos T-CD4 superior a 200 células/mm³ sustentada por três a seis meses após o início da HAART (BIII).

FUNGOS

PNEUMONIA POR *PNEUMOCYSTIS JIROVECI (P. jiroveci)*

Prevenção da exposição

Apesar de alguns autores inferirem que possa haver risco de transmissão por via respiratória do *P. jiroveci* em indivíduos soropositivos para o HIV-1, não há dados suficientes que sustentem a recomendação de isolamento respiratório (CIII).

Prevenção da doença

Profilaxia primária – recomendada para indivíduos soropositivos para o HIV-1 com: 1. contagem de linfócitos T-CD4 inferior a 200 células/mm³ (AI); 2. história de candidíase orofaríngea (AII); 3. porcentagem de contagem de linfócitos T-CD4 inferior a 14% ou doença definidora de AIDS (BII); 4. em indivíduos com contagem de linfócitos T-CD4 entre 200 e 250 células/mm³ e que não possam realizar controle a cada três meses; 5. linfócitos totais inferiores a 1.000 células/mm³, especialmente se hemoglobina menor que 13g/dl, pela probabilidade de a contagem de linfócitos T-CD4 ser inferior a 200 células/mm³. A droga de escolha é SMX-TMP 800/160mg, por via oral, diariamente (AI) ou SMX-TMP 400/80mg diariamente (AI). Esquemas alternativos: dapsona 50mg de 12/12 horas ou 100mg/dia, por via oral (BI); dapsona 50mg/dia associada a pirimetamina 50mg/semana e ácido folínico 30mg/semana, por via oral (BI); dapsona 200mg/semana associada a pirimetamina 75mg/semana e ácido folínico 30mg/semana, por via oral (BI); pentamidina inalatória 300mg, mensal, via Respigard II (BI); atovaquone 1500mg/dia, por via oral (BI); SMX-TMP 800/160mg, por via oral, três vezes por semana (BI).

PROFILAXIA DE INFECÇÕES OPORTUNISTAS

Descontinuação da profilaxia primária – poderá ser suspensa a profilaxia primária para PPC nos pacientes em uso regular da HAART e contagem de linfócitos T-CD4 superior a 200 células/mm³ por pelo menos três meses (AI).

Reintrodução da profilaxia primária – deverá ser reintroduzida sempre que a contagem de linfócitos T-CD4 estiver menor que 200 células/mm³ (AIII).

Comentários

O risco de PPC sem profilaxia é de 60 a 70% por ano para aqueles com história de PPC e de 40 a 50% por ano para aqueles com contagem de linfócitos T-CD4 inferior a 100 células/mm³. A mortalidade dos pacientes hospitalizados com PPC e sob tratamento é de 15 a 20%. A profilaxia para PPC reduz em nove vezes o risco de doença e os pacientes que desenvolvem pneumonia, apesar da profilaxia, apresentam baixo índice de mortalidade. As principais razões para o fracasso da profilaxia da PPC são contagem de linfócitos T-CD4 inferior a 50 células/mm³ e a não-adesão ao tratamento.

Prevenção da recorrência

Profilaxia secundária – recomendada a todos os pacientes que completaram o tratamento para PPC (AI) e deverá ser mantida até a recuperação da imunidade, conseqüente à resposta à HAART. O esquema utilizado é SMX-TMP 800/160mg/dia (AI) ou 400/80mg/dia, por via oral (AI). Esquemas alternativos: dapsona 50mg de 12/12 horas ou 100mg/dia, por via oral (BI); dapsona 50mg/dia associada a pirimetamina 50mg/semana e ácido folínico 30mg/semana, por via oral (BI); dapsona 200mg/semana associada a pirimetamina 75mg/semana e ácido folínico 30mg/semana, por via oral (BI); pentamidina inalatória 300mg, mensal, via Respigard II (BI); atovaquone 1.500mg/dia, por via oral (BI); SMX-TMP 800/160mg três vezes por semana (CI).

Descontinuação da profilaxia secundária – poderá ser retirada em indivíduos com contagem de linfócitos T-CD4 superior a 200 células/ml, após introdução de HAART, por mais de três meses (BII). Se o episódio de PPC ocorreu com contagem de linfócitos T-CD4 maior que 200 células/mm³, a profilaxia secundária deverá ser mantida por toda a vida, independentemente dos níveis de contagem de linfócitos T-CD4 atingidos como conseqüência da terapia anti-retroviral (CIII).

Reintrodução da profilaxia secundária – deverá ser considerada em pacientes que apresentem contagem de linfócitos T-CD4 inferior a 200 células/mm³ (AIII) ou se ocorrer recorrência da doença com contagem de linfócitos T-CD4 superior a 200 células/mm³ (CIII).

Comentários

A descontinuação das profilaxias primária e secundária para PPC poderão ser realizadas sem prejuízo a outras profilaxias (toxoplasmose, infecções bacterianas, dentre outras) e essa medida reduz os efeitos adversos (desconforto gástrico e potencial de toxicidade medicamentosa), interação entre as drogas, seleção de patógenos resistentes e redução de custos.

Considerações especiais

Gestantes: profilaxia para a PPC pode ser administrada (AIII) e a droga de escolha é SMX-TMP, tendo como alternativa a dapsona. Devido à maior teratogenicidade das drogas no primeiro trimestre da gestação, a pentamidina inalatória poderá ser uma opção por não ser absorvida sistemicamente (CIII).

CRIPTOCOCOSE (*Cryptococcus neoformans*)

Prevenção da exposição

Não há evidências que a exposição às fezes dos pombos esteja associada ao maior risco de infecção pelo *Cryptococcus neoformans*.

Prevenção da doença

Profilaxia primária – reação imunológica para a detecção de antígenos em indivíduos assintomáticos não é recomendada para pacientes soropositivos para o HIV-1 (DIII). Fluconazol e itraconazol reduzem o risco do adoecimento, particularmente em indivíduos com contagem de linfócitos T-CD4 inferior a 50 células/mm^3 (CI), porém não há recomendação do uso rotineiro (CI) devido a relativa infreqüência da doença, pouco benefício na sobrevida, possibilidade de interação medicamentosa, desenvolvimento de resistência aos antifúngicos e custo.

Prevenção da recorrência

Profilaxia secundária – manter a terapia supressiva é recomendado a todos os pacientes que completaram o tratamento para criptococose (AI). O esquema recomendado é fluconazol 200mg/dia, por via oral (AI), ou anfotericina B 0,6 a 1mg/kg/dia, por via intravenosa, três vezes por semana (AI), ou itraconazol 200mg/dia, por via oral (BI).

Descontinuação da profilaxia secundária – o risco de recorrência da criptococose é baixo após o tratamento adequado. A descontinuação da terapia de manutenção poderá ser recomendada aos pacientes que evoluírem sem sinais ou sintomas, cultura para o *Cryptococcus neoformans* no líquido cefalorraquidiano negativa e apresentarem contagem de linfócitos T-CD4 superior a 100-200 células/mm^3, após introdução da HAART por mais de seis meses (CIII). Entretanto, os estudos realizados até o momento ainda são insuficientes para uma recomendação mais segura.

Reintrodução da profilaxia secundária – deverá ser considerada em pacientes com declínio da contagem de linfócitos T-CD4 entre 100-200 células/mm^3 (AIII).

Considerações especiais

Gestantes: profilaxia primária com fluconazol ou itraconazol não deverá ser recomendada para gestantes devido à baixa incidência da criptococose e o potencial de teratogenicidade dessas drogas durante a gravidez (DIII). Para pacientes que vinham fazendo uso de fluconazol como profilaxia secundária e engravidaram, a descontinuação da profilaxia deverá ser considerada se houver recuperação imunológica com contagem de linfócitos T-CD4 superior a 100-200 células/mm^3, com o uso da HAART. Se houver necessidade de manter a terapia supressiva de manutenção, a anfotericina B poderá ser administrada preferencialmente, inclusive no primeiro trimestre da gestação. O controle da natalidade deverá ser efetivamente orientado, principalmente para mulheres em uso de fluconazol como terapia supressiva para criptococose (AIII).

CANDIDÍASE (*Candida* sp.)

Prevenção da exposição

Candida sp. é um fungo comum em mucosas e pele. Não há medidas para prevenção da exposição.

Prevenção da doença

Profilaxia primária – não é recomendada em indivíduos soropositivos para o HIV-1 devido à efetividade que o fluconazol tem no tratamento da infecção aguda, baixa mortalidade associada à candidíase mucosa, ao desenvolvimento de resistência aos antifúngicos e à possibilidade de interação das drogas, além do custo elevado (DIII).

Prevenção da recorrência

Profilaxia secundária – os motivos para não se recomendar profilaxia secundária são os mesmos da não recomendação da profilaxia primária. Entretanto, se as recorrências forem freqüentes ou graves pode-se considerar a administração de um azol por via oral (fluconazol ou itraconazol) (CI). Outros fatores que influenciam a escolha do medicamento a ser utilizado incluem: o impacto das recorrências em pacientes e a qualidade de vida. O uso prolongado dos azóis sistêmicos, especialmente entre os pacientes com contagem de linfócitos T-CD4 inferior a 100 células/mm^3, eleva o risco de desenvolvimento de sua resistência. Adultos e adolescentes com história de candidíase esofágica recorrente, incluindo múltiplos episódios, devem ser candidatos à terapia crônica supressiva. O esquema recomendado para candidíase oral é a nistatina (4 a 6ml, bochechar quatro a cinco vezes ao dia). Como esquema alternativo, fluconazol 100mg/dia ou 200mg três vezes por semana, ou itraconazol 200mg/dia às refeições, ou cetoconazol 200mg/dia, todos por via oral. O esquema recomendado para candidíase esofágica é o fluconazol 100 a 200mg/dia. Como esquema alternativo, itraconazol 200mg/dia às refeições (preferencialmente com bebidas ácidas). A profilaxia para vaginites está indicada quando ocorrerem mais de quatro episódios ao ano. As drogas de escolha são: fluconazol 100 a 150mg/semana, ou cetoconazol 200mg/semana, ou itraconazol 100mg/semana durante seis meses.

Comentários

O melhor tratamento é a reconstituição imunológica por meio da HAART. A vantagem do fluconazol para o tratamento de manutenção é a prevenção das micoses profundas, tais como a criptococose e a esofagite por *Candida*, em pacientes com contagem de linfócitos T-CD4 inferior a 100células/mm^3, além da redução na freqüência de recidivas de candidíase oral. Porém, os problemas relacionados com o uso contínuo ou intermitente do fluconazol são: resistência aos azólicos, possibilidade de interação às drogas e custo elevado. Os riscos de infecção por *Candida* resistente são: exposição prolongada aos azóis, profilaxia de PPC com SMX-TMP e baixa contagem de linfócitos T-CD4.

Considerações especiais

Gestantes: a teratogenicidade com o uso de fluconazol e itraconazol durante a gravidez tem sido documentada, principalmente no primeiro trimestre da gestação. Portanto, a profilaxia prolongada contra a candidíase orofaríngea, esofágica ou vaginal usando azóis com absorção sistêmica deve ser evitada (DIII) e eles deverão ser suspensos em pacientes que engravidarem (DIII). Em candidíase invasiva ou refratária, a anfotericina B poderá ser a droga substituta dos azóis para o tratamento, principalmente no primeiro trimestre da gestação (BIII). Entretanto, a terapia de manutenção prolongada para esses casos ainda não foi descrita. Discute-se a respeito do menor efeito teratogênico dos azóis quando utilizados em doses menores, e como seria para o tratamento da candidíase orofaríngea. O controle de natalidade deve ser orientado para pacientes em uso dos azóis para tratamento de candidíase (AIII).

HISTOPLASMOSE (*Histoplasma capsulatum*)

Prevenção da exposição

Indivíduos soropositivos para o HIV-1, principalmente os que apresentam contagem de linfócitos T-CD4 inferior a 200 células/mm^3, devem evitar áreas e atividades de risco para infecção pelo *Histoplasma capsulatum*, tais como contato com produtos de demolição de edificações antigas ou exploração de cavernas (CIII).

Prevenção da doença

Profilaxia primária – a profilaxia primária não é habitualmente recomendada, mesmo para pacientes que habitam áreas endêmicas. Poderá ser recomendada para pessoas que vivem em áreas hiperendêmicas, isto é, ≥ 10 casos/100 pacientes-ano (CI). A droga recomendada é itraconazol 200mg/dia, por via oral.

Prevenção da recorrência

Profilaxia secundária – recomendada a todos os pacientes que completaram o tratamento para histoplasmose. A droga de escolha é itraconazol 200mg de 12/12 horas (AI). Como esquema alternativo pode-se utilizar anfotericina B 1mg/kg, por via intravenosa, uma vez por semana (AI).

Descontinuação da profilaxia secundária – embora pacientes que estejam recebendo profilaxia secundária e mantendo a contagem de linfócitos T-CD4 superior a 100 células/mm^3 em resposta à HAART tenham baixo risco de recorrência da doença, os estudos ainda não são suficientes para se recomendar a descontinuação da terapia de manutenção.

Considerações especiais

Gestantes: devido à teratogenicidade que o itraconazol e o fluconazol demonstraram nos estudos em animais, essas drogas não são recomendadas para a profilaxia primária (DIII). Em pacientes que necessitem de profilaxia secundária, a recomendação é a anfotericina B 1mg/kg, por via intravenosa, administrada uma vez por semana, principalmente no primeiro trimestre da gestação (AIII). Se houver reconstituição imunológica com contagem de linfócitos T-CD4 superior a 100 células/mm^3 em resposta à HAART, pode-se optar pela suspensão da profilaxia com azóis no primeiro trimestre de gestação. Controle de natalidade eficaz deve ser recomendado para mulheres portadoras do HIV em uso de terapia com azóis para histoplasmose (AIII).

COCCIDIODOMICOSE (*Coccidioides immitis*)

Prevenção da exposição

Evitar atividades de alto risco como escavação de terrenos áridos e limpeza de poeira em áreas endêmicas (CIII).

Prevenção da doença

Profilaxia primária – mesmo para pacientes que vivem em área endêmica não é recomendada.

Prevenção da recorrência

Profilaxia secundária – pacientes que completaram o tratamento devem receber profilaxia secundária (AII). As drogas de escolha são o fluconazol 400mg/dia ou itraconazol 200mg, por via oral, duas vezes ao dia.

Descontinuação da profilaxia secundária – embora o risco de recorrência da doença seja menor nos pacientes com contagem de linfócitos T-CD4 superior a 100 células/mm^3 em uso da HAART, o número de pacientes estudados ainda não é suficiente para que se recomende a suspensão do esquema supressivo de manutenção.

Considerações especiais

Gestantes: em pacientes que necessitem de profilaxia secundária a recomendação é anfotericina B 1mg/kg, por via intravenosa, administrada uma vez por semana, principalmente no primeiro trimestre da gestação (AIII), devido ao potencial teratogênico do fluconazol e itraconazol. Para gestantes recebendo HAART e com resposta sustentada de contagem de linfócitos T-CD4 superior a 100 células/mm^3, a descontinuação da profilaxia com azóis pode ser recomendada. O controle efetivo da natalidade deve ser orientado.

MICOBACTÉRIAS

TUBERCULOSE (*Mycobacterium tuberculosis*)

Prevenção da exposição

A tuberculose no Brasil é endêmica, sendo difícil recomendar medidas de prevenção à exposição ao *Mycobacterium tuberculosis*. Entretanto, é importante reforçar a necessidade de cuidados em indivíduos infectados pelo HIV-1 e naqueles que prestam serviços de assistência à saúde, tais como trabalhos voluntários em comunidades carentes ou em comunidades fechadas (presídios, por exemplo). Ressaltamos ainda que, nos países em desenvolvimento, 30 a 60% dos indivíduos infectados pelo HIV-1 estão co-infectados pelo *Mycobacterium tuberculosis*. Além disso, o risco de adoecimento em imunocompetentes é de 10% durante toda a vida, enquanto nos infectados pelo HIV-1 é de 8 a 10% ao ano.

Prevenção do adoecimento

Realizar prova tuberculínica (PPD) em todos os indivíduos portadores do HIV-1. Nesse grupo, a interpretação do teste é diferente em relação aos imunocompetentes: reator forte > 5mm – infecção prévia pelo *Mycobacterium tuberculosis*; e não-reator < 5mm – não infectado previamente ou sem resposta devido à linfopenia. A quimioprofilaxia para tuberculose estará indicada a pacientes sem sinais ou sintomas sugestivos de tuberculose nas seguintes situações clínico-epidemiológicas:

1. com radiografia de tórax normal associada a: reação ao PPD ≥ a 5mm; contatantes intradomiciliares ou institucionais de tuberculose bacilífera; PPD não-reator ou com enduração de 0 a 4mm, com registro documental de ter sido reator ao PPD e não submetido a tratamento ou profilaxia na ocasião;
2. com radiografia de tórax anormal associada a: presença de cicatriz radiológica de tuberculose sem tratamento anterior (afastada a possibilidade de tuberculose ativa por meio de exames de escarro e radiografias anteriores), independentemente do resultado do PPD.

A droga recomendada na quimioprofilaxia é a isoniazida, por via oral, 5 a 10mg/kg/dia (dose máxima: 300mg/dia) por seis meses consecutivos.

Comentários

1. PPD deve ser sempre realizado na avaliação inicial do paciente soropositivo para o HIV-1, independentemente do seu estado clínico ou laboratorial (contagem de contagem de linfócitos T-CD4 e carga viral), devendo ser repetido anualmente nos indivíduos não-reatores.
2. Quimioprofilaxia com isoniazida reduz o risco do adoecimento a partir da reativação endógena do bacilo, mas não protege contra exposição exógena após sua suspensão, sugerindo-se reavalição da necessidade de prolongamento ou de instauração de nova quimioprofilaxia nos casos suspeitos de reexposição ao bacilo da tuberculose.
3. Investigar com cuidado tuberculose ativa em pacientes com imunossupressão moderada/grave e PPD > 10mm antes de iniciar quimioprofilaxia.
4. Pacientes soropositivos para o HIV-1 sem uso da HAART incompatíveis com a rifampicina e que sejam contatantes de pacientes bacilíferos com tuberculose isoniazida-resistente documentada poderão usar quimioprofilaxia com esquema alternativo de rifampicina 600mg/dia associada à pirazinamida 2g/dia por dois meses, preferencialmente sob a supervisão rigorosa de um especialista.
5. Apesar dos benefícios da vacinação BCG (bacilo Calmette-Guérin), seu uso nos indivíduos soropositivos para o HIV-1 está contra-indicado, exceto em crianças soropositivas para o HIV-1 assintomáticas e filhos de mães soropositivas para o HIV-1.

Considerações especiais

Gestantes: a quimioprofilaxia para tuberculose é recomendada para gestantes portadoras do HIV-1 que tenham reação ao PPD (derivado de proteína purificada) positiva ou contato com paciente com tuberculose, desde que seja excluída a possibilidade de doença ativa (AIII). Quando não houver exposição da paciente à tuberculose resistente, a droga de escolha é isoniazida diariamente ou duas vezes por semana. Devido aos efeitos teratogênicos possíveis de algumas drogas durante o primeiro trimestre da gestação, alguns autores sugerem o início da profilaxia após esse período. A profilaxia com isoniazida deverá ser associada com piridoxina para reduzir a neurotoxicidade secundária a ela. O uso de rifampicina ou rifabutina durante a gestação ainda tem algumas limitações, apesar de a rifampicina não ter demonstrado efeitos adversos importantes nesse período. A pirazinamida deve ser evitada, principalmente no primeiro trimestre, devido à falta de informações suficientes em relação aos efeitos teratogênicos.

MYCOBACTERIUM AVIUM COMPLEX

Prevenção da exposição

Não há recomendação específica sobre a prevenção à exposição. Sua veiculação ocorre através da água e alimentos.

Prevenção da doença

Profilaxia primária – indivíduos soropositivos para o HIV-1, com contagem de linfócitos T-CD4 inferior a 50 células/mm^3 deverão receber quimioprofilaxia para doença disseminada por MAC. A droga de escolha é a claritromicina 500mg, por via oral, duas vezes ao dia (AI), ou azitromicina 1.200mg, por via oral, uma vez por semana (AI). Como alternativas podemos citar a rifabutina 300mg/dia (BI) ou a azitromicina 1.200mg/semana associada à rifabutina 300mg/dia, todas por via oral (CI). A adesão dos médicos a essa recomendação é de apenas 50%, comparada aos 80% da profilaxia para *Pneumocistis jiroveci*.

Descontinuação da profilaxia primária – poderá ser suspensa a profilaxia primária nos pacientes em uso regular da HAART com contagem de linfócitos T-CD4 superior a 100 células/mm^3, por pelo menos três meses (AI).

Reintrodução da profilaxia primária – deverá ser reintroduzida a profilaxia para o *Mycobacterium avium complex* quando a contagem de linfócitos T-CD4 for menor que 100 células/mm^3 (AIII).

Prevenção da recorrência

Profilaxia secundária – o esquema recomendado é claritromicina 500mg de 12/12 horas (AI) associada ao etambutol 15mg/kg/dia (dose máxima: 1.200mg/dia), por via oral (AII), com ou sem rifabutina 300mg/dia (CI). Como drogas alternativas pode-se utilizar azitromicina 500mg/dia (AII) associada ao etambutol 15mg/kg (dose máxima: 1.200mg/dia) uma vez ao dia (AII), com ou sem rifabutina 300mg/dia, por via oral (CI).

Descontinuação da profilaxia secundária – poderá ser indicada para indivíduos que completaram adequadamente a terapia para o complexo *Mycobacterium avium complex* por no mínimo 12 meses e sem sinais e sintomas da doença (CIII) e que apresentem aumento sustentado da contagem de linfócitos T-CD4 superior a 100 células/mm^3 após introdução da HAART por mais de seis meses. Alguns autores recomendam a realização de hemocultura para o *Mycobacterium avium complex* mesmo que o paciente esteja assintomático antes de descontinuar a profilaxia.

Reintrodução da profilaxia secundária – deverá ser considerada em pacientes que apresentem contagem de linfócitos T-CD4 inferior a 100 células/mm^3 (AIII).

Considerações especiais

Gestantes: profilaxia para o *Mycobacterium avium complex* poderá ser administrada (AIII), mas, devido à preocupação com o uso de medicamentos no primeiro trimestre de gestação, a azitromicina seria a droga de escolha (BIII). Experiência clínica com rifabutina ainda é limitada e a claritromicina tem demonstrado teratogenicidade em animais e deve ser utilizada com precaução. Como profilaxia secundária, azitromicina associada ao etambutol seria o esquema recomendado (BIII).

INFECÇÕES BACTERIANAS

INFECÇÕES BACTERIANAS DO TRATO RESPIRATÓRIO

Prevenção da exposição

Não existe recomendação efetiva, pois *Streptococcus pneumoniae* e *Haemophilus influenzae* são comuns na comunidade.

Prevenção da doença

Recomenda-se para pacientes soropositivos para o HIV-1 e com contagem de linfócitos T-CD4 maior ou igual a 200 células/mm^3 a vacina antipneumocócica (PPV – vacina pneumocócica polissacarídea), em dose única, com reforço a cada cinco anos (BII). A imunização pode ser considerada em indivíduos com contagem de linfócitos T-CD4 menor que 200 células/mm^3, embora as evidências clínicas não confirmem sua eficácia (CIII). A revacinação pode ser recomendada para os pacientes que inicialmente foram imunizados com contagem de linfócitos T-CD4 menor que 200 células/mm^3 e que apresentaram reconstituição imunológica com contagem de linfócitos T-CD4 maior que 200 células/mm^3 após o uso da HAART (CIII). A administração anual da vacina antiinfluenza pode ser benéfica contra a superinfecção do trato respiratório por pneumococo (BII). A administração de quimioprofilaxia com antibióticos a pacientes com infecções recorrentes e graves do trato respiratório poderá ser considerada (CIII). Sulfametoxazol-trimetoprima (SMX-TMP) para a profilaxia da PPC e claritromicina ou azitromicina para a profilaxia do *Mycobacterium avium complex* são apropriados para bactérias sensíveis, porém a vacinação é pertinente devido ao aumento das infecções invasivas e resistentes aos antimicrobianos usados como profilaxia para infecções recorrentes do trato respiratório, tais como SMT-TMP, macrolídeos e betalactâmicos contra o *S. pneumoniae*, além da toxicidade das drogas.

Considerações especiais

Gestantes: a vacina antipneumocócica está indicada para gestantes que não tenham ainda sido imunizadas nos últimos cinco anos. Entretanto, como ocorre uma replicação transitória do HIV-1 associada à vacinação, sendo o risco para a transmissão vertical ainda desconhecido, quando prescrita a vacina antipneumocócica em gestantes considerar o adiamento para após o início da HAART (CIII).

INFECÇÕES BACTERIANAS ENTÉRICAS

Os agentes bacterianos mais comumente responsáveis por diarréia nos portadores do HIV-1 nos países em desenvolvimento são *Salmonella* sp., *Campylobacter* sp. *e Shigella* sp.

Prevenção da exposição

1. Lavagem adequada das mãos e dos utensílios (BIII).
2. Educação alimentar, evitando-se carnes mal cozidas, ovo cru, produtos não-pasteurizados (BIII). Apesar da baixa incidência da listeriose, pacientes com imunodepressão grave devem ser orientados do risco da infecção e alguns cuidados com certos tipos de alimentos devem ser tomados (por exemplo, evitar saladas já preparadas em balcões de departamentos de alimentação, leite não-pasteurizado, patês, *hot-dogs* e alguns tipos de queijos, como o fresco) (CIII).
3. Evitar contato com animal de estimação menor de seis meses (BIII) e animais com diarréia, os quais devem ser examinados por veterinário com coleta de amostras de fezes para pesquisa de *Cryptosporidium, Salmonella* e *Campylobacter* (BIII). Evitar contato com répteis, pintos e patinhos devido ao risco de salmonelose (BIII).
4. Orientações para pacientes viajantes, principalmente para aqueles que podem expor-se a alimentos e água maltratados, o que comumente ocorre em alguns países em desenvolvimento (AII).

Prevenção da doença

Profilaxia primária – antimicrobianos como profilaxia para viajantes não são recomendados (DIII), exceto em algumas situações que dependem do grau de imunodepressão, do tempo de permanência no local e da região a ser visitada (CIII). O uso das quinolonas pode ser recomendado (por exemplo, ciprofloxacino, 500mg/dia), quando necessário (CIII); SMX-TMP poderá ser uma alternativa para crianças, gestantes e pacientes já em uso de profilaxia para pneumonia por *Pneumocystis jiroveci*, porém oferece proteção limitada contra a diarréia dos viajantes (BIII). Quinolonas podem ser administradas empiricamente antes da viagem em casos de diarréia e a droga de escolha é ciprofloxacino, 500mg 2 vezes/dia por três a sete dias, por via oral (BIII). Portadores de gastroenterite por *Salmonella* poderão ser medicados com ciprofloxacino, 750mg 2 vezes/dia durante 14 dias, considerando-se a possibilidade de disseminação extra-intestinal do patógeno (CIII), porém há controvérsias em relação a essa conduta.

Prevenção da recorrência

Profilaxia secundária – recomendada para pacientes que tiveram sepse por *Salmonella* e a droga de escolha é ciprofloxacino, 500mg 2 vezes/dia, por no mínimo dois meses, por via oral (BII). Profilaxia secundária usualmente não é recomendada para pacientes que tiveram infecção por *Campylobacter* ou *Shigella* (EIII). Contatantes domiciliares de paciente soropositivo para o HIV-1 tratado para salmonelose ou shiguelose devem ser avaliados para se descartar a possibilidade de serem portadores assintomáticos, devendo receber antimicrobiano e orientações de higiene em caso de confirmação, evitando-se com isso a transmissão recorrente da doença para o paciente (CIII).

Considerações especiais

Gestantes: devido ao aumento do risco de listeriose em gestantes portadoras do HIV-1, orientações para sua prevenção devem ser feitas (BII). Quinolonas devem ser evitadas pelo risco de artropatia fetal, sendo indicadas cefalosporinas, SMX-TMP ou azitromicina, de acordo com a sensibilidade da bactéria (CIII). Existem relatos do uso de quinolonas em gestantes sem registros de artropatias ou anomalias fetais, podendo ser recomendadas nos casos em que houver resistência bacteriana aos antibióticos citados acima (CIII). Recomenda-se ainda informar o neonatologista sobre a medicação administrada para a mãe, principalmente se for SMX-TMP, pelo risco de hiperbilirrubinemia fetal.

BARTOLENOSE
(*Bartonella henselae* e *Bartonella quintana*)

Angiomatose bacilar, febre das trincheiras, peliose hepática.

Prevenção da exposição

Pacientes com imunodepressão grave, contagem de linfócitos T-CD4 inferior a 50 células/mm^3, devem ser orientados quanto ao risco de possuir gatos (CIII), principalmente animais com idade inferior a um ano (BII).

Prevenção da doença

Profilaxia primária – não há recomendações até a presente data, porém os macrolídeos usados na profilaxia para o *Mycobacterium avium complex* conferem proteção.

Prevenção da recorrência

Recaída ou reinfecção podem algumas vezes seguir o tratamento. Portanto, não há recomendação para a profilaxia nessas situações, sendo que a infecção deve ser tratada por longo período. Eritromicina, 500mg 4 vezes/dia, ou doxiciclina, 100mg 2 vezes/dia, ou azitromicina, 250mg/dia, durante no mínimo oito semanas com ou sem rifampicina, 600mg/dia, por via oral. Como alternativa, claritromicina, 500mg 2 vezes/dia, ou ciprofloxacino, 500 a 750mg 2 vezes/dia, por via oral.

Considerações especiais

Gestantes: a gestação está associada com maior gravidade da doença, sendo maior a mortalidade, mesmo em mulheres imunocompetentes. O impacto em gestantes portadoras do HIV-1 ainda não é bem conhecido. A eritromicina é a droga de escolha para o tratamento supressivo longo durante a gestação.

VÍRUS

CITOMEGALOVÍRUS

Prevenção da exposição

Pacientes soropositivos para o HIV-1 devem realizar o teste para a detecção de anticorpos anticitomegalovírus (BIII). Adultos e adolescentes devem ser informados sobre as prováveis formas de transmissão do citomegalovírus através do contato com sêmen, secreções do cérvix uterina, saliva, urina e sangue. Algumas orientações devem ser feitas, tais como o uso de preservativo no contato sexual (AII), o maior risco de contaminação entre os profissionais que trabalham em creches (BI) e higiene pessoal adequada como a lavagem das mãos (AII). Transfusões sangüíneas, principalmente se múltiplas, aumentam o risco de transmissão do citomegalovírus, o que levou a se recomendar, em caso de transfusões não-emergenciais, o uso de sangue destituído de leucócitos e anticorpo negativo para citomegalovírus (BIII).

Prevenção da doença

Profilaxia primária – o reconhecimento das manifestações precoces da doença grave por citomegalovírus é o método preventivo mais eficaz. O diagnóstico precoce da retinite por citomegalovírus ocorre quando o paciente com contagem de linfócitos T-CD4 menor ou igual a 50 células/mm^3 é orientado pelo seu médico a realizar avaliação oftalmológica periódica, devido ao risco de desenvolvimento da doença (CIII). Ganciclovir por via oral para pacientes com imunodepressão grave é discutível (CI), pois os seguintes fatores devem ser considerados na sua indicação: ausência de evidência de eficácia e benefícios na sobrevida dos pacientes, custo elevado, desenvolvimento de resistência e efeitos adversos como neutropenia e anemia.

Prevenção da recorrência

Profilaxia secundária – após o tratamento, a terapia de manutenção deverá ser instituída até que ocorra recuperação imunológica como conseqüência do uso da HAART (AI). A droga de escolha é o ganciclovir, 5 a 6mg/kg/1 vez ao dia, por via intravenosa, cinco a sete dias por semana ou 1g 3 vezes/dia, por via oral (AI); ou foscarnet, 90 a 120mg/kg, por via intravenosa, diariamente (AI); ou, para retinite, implante de ganciclovir intravítreo a cada seis a nove meses associado ao ganciclovir 1-1,5g 3 vezes/dia, por via oral (AI); ou valganciclovir 900mg/dia, por via oral (BIII). Como alternativas, cidofovir, por via intravenosa, 5mg/kg, associado ao probenicida 2g, por via oral, 3 horas antes da dose e 1g na segunda e na oitava hora após o término da aplicação (reduzir a dose de probenicida em 50% para pacientes com peso inferior a 50kg), a cada duas semanas (AI), mais hidratação com 1 litro de solução salina, por via intravenosa, uma hora antes da infusão; outra alternativa é usar somente 2g de probenicida, por via oral, antes de cada infusão venosa do cidofovir; aplicação intravítreo de formivisen (300µg) a cada duas a quatro semanas (AI); valganciclovir, 900mg diariamente, por via oral (BI).

PROFILAXIA DE INFECÇÕES OPORTUNISTAS

Descontinuação da profilaxia secundária – poderá ser recomendada para pacientes com reconstituição imunológica em resposta a HAART e que mantenham sustentada a contagem de linfócitos T-CD4 superior a 100-150 células/mm^3 por um período de mais ou menos seis meses (BII) e em acompanhamento conjunto com oftalmologista para que se possa monitorizar a evolução das lesões oculares e a detecção da recorrência de retinite precocemente (AIII).

Reintrodução da profilaxia secundária – a recorrência da retinite por citomegalovírus ocorre entre os pacientes que tiveram a terapia de manutenção suspensa e declínio da contagem de linfócitos T-CD4 menor que 50 células/mm^3. Portanto, a reintrodução da profilaxia secundária deverá ser orientada quando houver declínio da contagem de linfócitos T-CD4 menor que 100-150 células/mm^3 (AIII). Tem sido documentada, apesar de rara, recorrência de retinite com contagem de linfócitos T-CD4 maior que 100 células/mm^3. Devido ao potencial de recorrência da retinite por citomegalovírus com o declínio da contagem de linfócitos T-CD4 por interrupção ou falha da HAART, pacientes com reconstituição imunológica, não recebendo profilaxia secundária, deverão fazer consultas periódicas com oftalmologista (BIII).

Comentários

1. Ganciclovir por via oral apresenta baixa biodisponibilidade (6% sem alimentos e 9% com alimentos) e, portanto, deve ser usado apenas na fase de manutenção, sendo a única vantagem evitar a via intravenosa por tempo prolongado.
2. A eficácia do valganciclovir, uma pró-droga oral metabolizada para ganciclovir, foi semelhante à do ganciclovir, com a vantagem do primeiro ser por via oral, apresentando biodisponibilidade de 61% e meia-vida de 4 horas e meia.
3. Foscarnet deve ser recomendado quando não há resposta ao ganciclovir ou se houver contra-indicação para o uso do ganciclovir ou valganciclovir.
4. O implante de ganciclovir intravítreo associado ao ganciclovir por via oral tem alto custo e depende de cirurgia ocular.
5. A aplicação intravítreo somente não oferece proteção ao olho contalateral ou para outros sítios.
6. O cidofovir foi aprovado exclusivamente para o tratamento e profilaxia da retinite por citomegalovírus, não sendo recomendado para a doença citomegálica em outros sítios.
7. Terapia de manutenção para citomegalovírus gastrintestinal não é recomendada, a não ser que ocorram recorrências freqüentes da doença (BII).
8. Não há consenso estabelecido sobre terapia de manutenção para pneumonia por citomegalovírus (CIII).

Considerações especiais

Gestantes: as recomendações são as mesmas para pacientes não-gestantes (AIII). Aplicações locais intravítreo ou implantes intra-oculares poderão ser considera-

231

dos, evitando-se com isso a exposição do feto às drogas sistêmicas (CIII). A droga de escolha é o ganciclovir (BIII), apesar de teratogênico e embriotóxico em animais de laboratório. O uso do ganciclovir em gestantes após transplantes tem sido documentado. Monitorização fetal freqüente e rigorosa deverá ser realizada. Ainda não se tem experiência suficiente em relação ao valganciclovir. Foscarnet está associado a anomalias esqueléticas fetais importantes em animais de laboratório e não há experiências do seu uso no início da gestação. Não há relato do uso do cidofovir em mulheres grávidas, sendo, entretanto, comprovadamente teratogênico e embriotóxico em animais de laboratório. A transmissão do citomegalovírus materno-fetal pode ocorrer intra-útero em pacientes soronegativas para o HIV-1, sendo a infecção primária materna durante a gestação a principal causa de recém-nascidos sintomáticos para o citomegalovírus. Como 90% das gestantes soropositivas para o HIV-1 têm anticorpo positivo para o citomegalovírus na maioria dos estudos, o risco para os sintomas fetais é baixo nessas pacientes. Portanto, o tratamento para a infecção materna e assintomática para o citomegalovírus, com a finalidade de prevenir o feto, não está indicada (DIII).

VÍRUS DO HERPES SIMPLES

Prevenção da exposição

O uso de preservativo nos contatos sexuais deverá sempre ser orientado para prevenir a transmissão do vírus do herpes simples e de outras doenças sexualmente transmissíveis (AII), assim como evitar o contato sexual quando as lesões herpéticas forem visíveis, tanto oralabiais como genitais (AII).

Prevenção da doença

Profilaxia primária – não há recomendação do uso de antivirais como profilaxia após exposição ou para a prevenção do primeiro episódio em indivíduos com infecção latente (DIII).

Prevenção da recorrência

Profilaxia secundária – o tratamento do vírus do herpes simples geralmente é eficaz, não sendo recomendada terapia de manutenção. Entretanto, para pacientes com recorrências graves e freqüentes da doença, o tratamento supressivo com aciclovir 200mg 3 vezes/dia ou 400mg 2 vezes/dia (por via oral) ou fanciclovir 250mg 2 vezes/dia (por via oral) ou valaciclovir 500mg, 1g 1 vez/dia (por via oral), por tempo indeterminado, poderá ser recomendado (AI). Como alternativas em casos de resistência ao aciclovir, temos o foscarnet 40mg/kg/dia, por via intravenosa, ou o cidofovir, por tempo indeterminado (AII).

Considerações especiais

Gestantes: a profilaxia secundária poderá ser recomendada apenas para as pacientes com recorrências freqüentes e graves da doença (AIII). A droga de escolha é o aciclovir, pois tem sido mais bem estudado em gestantes (AIII). Estudos com valaciclovir e fanciclovir são limitados. Devido a alta teratogenicidade e toxicidade, o foscarnet deve ser reservado somente para os casos graves de herpes mucocutâneos ou vicerais e resistentes ao aciclovir e valaciclovir. A transmissão do vírus do herpes simples de pacientes portadoras do HIV-1 para o feto e recém-nascido é considerada baixa. Em pacientes soropositivas para o HIV-1 e co-infectadas com o vírus do herpes simples, o maior risco de transmissão é observado durante o parto por via vaginal. Cesariana está indicada em pacientes com lesões genitais sugestivas de herpes ou pródromos da doença (BIII).

VÍRUS VARICELA-ZÓSTER

Prevenção da exposição

Indivíduos suscetíveis, sem história prévia de varicela ou soronegativos para o vírus varicela-zóster (VZV), devem evitar contato com pessoas com varicela ou herpes zóster (AII). Contatantes domiciliares soronegativos para o HIV-1 e que não forem imunizados para o VZV deverão ser vacinados para evitar a transmissão do vírus para os pacientes com infecção pelo HIV-1 (BIII).

Prevenção da doença

Indivíduos suscetíveis e que tiveram contato com o VZV deverão receber em período não superior a 96 horas, idealmente 48 horas, após o contato com pessoa portadora de herpes zóster ou varicela, imunoglobulina para varicela-zóster (VZIG) (AIII). Não há até a presente data dados satisfatórios sobre o uso do aciclovir para os pacientes HIV-1 expostos ao VZV.

Prevenção da recorrência

Não há droga eficaz para a prevenção da recorrência das lesões herpéticas em pacientes soropositivos para o HIV-1.

Considerações especiais

Gestantes: VZIG está recomendada para gestantes HIV-1 positivas suscetíveis até 96 horas após a exposição ao VZV (AIII), porém não há alteração em relação ao risco de síndrome da varicela congênita em gestantes com infecção primária ativa pelo VZV.

INFECÇÃO POR HERPESVÍRUS HUMANO TIPO 8

Prevenção da exposição

Pacientes devem ser orientados sobre o risco de infecção pelo herpesvírus humano tipo 8 através de beijos prolongados, relação sexual desprotegida (AII) e uso compartilhado de agulhas (BIII) com pessoas de alto risco para essa infecção, como, por exemplo, pessoas com sarcoma de Kaposi ou HIV-1 positivas (CIII).

Prevenção da doença

O uso da HAART reduz a freqüência do sarcoma de Kaposi em pacientes soropositivos para o HIV-1, sendo, portanto, a melhor forma de prevenção (BII).

Prevenção da recorrência

Supressão efetiva da replicação do HIV-1 com o uso de HAART deve impedir a progressão do sarcoma de Kaposi ou aparecimento de novas lesões (BII).

INFECÇÃO POR PAPILOMAVÍRUS HUMANO

Prevenção da exposição

O uso de preservativo deve ser recomendado, apesar de haver poucas evidências sobre a proteção conferida contra a infecção pelo papilomavírus humano (HPV).

Prevenção da doença

Infecção pelo HPV associado ao câncer genital de células epiteliais em mulheres portadoras do HIV-1 – exame ginecológico de rotina com coleta de Papanicolaou, sendo que duas amostras deverão ser obtidas no primeiro ano do diagnóstico do HIV-1 e, se o exame for normal, repeti-lo anualmente (AII).

Infecção pelo HPV associado à neoplasia anal intra-epitelial e câncer anal em homens bissexuais portadores do HIV-1 – vários estudos têm demonstrado que homens bissexuais que mantêm relações com homens e mulheres portadores do HPV apresentam maior suscetibilidade para o desenvolvimento de lesões secundárias à infecção pelo HPV dos tipos 16, 18, 31 e 33, chamados de alto risco e, conseqüentemente, predispondo ao desenvolvimento do câncer anal. Exame citológico do ânus desses pacientes e da cérvix uterina de mulheres portadoras do HIV-1 poderia ser recomendado como forma de prevenção.

Prevenção da recorrência

Seguimento cuidadoso das pacientes após o tratamento, com exame colposcópico e citológico para as lesões recorrentes (AI).

VÍRUS DA HEPATITE C

Prevenção da exposição

Recomendações gerais: 1. não usar drogas injetáveis (AIII); 2. procurar auxílio para tratamento em caso de dependência de drogas (AIII); 3. se houver reincidência do uso de drogas injetáveis, orientar a não compartilhar seringas, agulhas, água ou equipamentos para a preparação da droga e o material deverá sempre estar esterilizado; 4. informar o potencial risco de fazer tatuagens e colo-

PROFILAXIA DE INFECÇÕES OPORTUNISTAS

car *piercing* sem material estéril e adequado (BIII); 5. não compartilhar artigos de higiene pessoal, como, por exemplo, aparelhos de barbear e alicates (BIII); 6. embora a transmissão sexual do vírus da hepatite C seja baixa, o uso de preservativos deve ser recomendado (AII).

Prevenção da doença

1. Pacientes portadores do HIV-1 devem fazer sorologia para hepatite C (BIII), principalmente os usuários de drogas injetáveis e aqueles que receberam transfusão de hemoderivados, sendo esses os de maior risco para a co-infecção HIV-1/vírus da hepatite C. Poderá ser realizado exame sorológico para a detecção do anticorpo antivírus da hepatite C (imunoenzimático) (BIII) e, quando positivo, exame adicional como o *imunoblot*-recombinante (RIBA) ou a detecção do vírus pela reação em cadeia da polimerase da trancriptase reversa (PCR-RT) (CIII).
2. Evitar bebidas alcoólicas, pois não se sabe ainda o quanto aumenta o risco de cirrose nos pacientes co-infectados (CIII).
3. Recomenda-se vacinação para hepatite A após realização de sorologia em pacientes com idade superior a 40 anos, pois aparentemente há maior risco de hepatite fulminante e, embora a imunogenicidade possa estar reduzida nos pacientes com doença avançada pelo HIV-1, 66 a 75% tiveram resposta detectando-se anticorpos anti-hepatite A após a vacinação (BIII).
4. Vacinação para hepatite B também deverá ser recomendada caso o paciente seja suscetível (BIII).
5. Avaliação da possibilidade de tratamento da hepatite C em co-infectados deverá ser feita (BIII).

Certos estudos têm demonstrado elevação dos níveis das enzimas hepáticas com o uso da HAART em pacientes co-infectados pelo HCV e, portanto, monitorização cuidadosa deverá ser feita.

Prevenção da recorrência

Para pacientes co-infectados pelo HIV-1 e vírus da hepatite C, a durabilidade da resposta terapêutica e a necessidade de terapia de manutenção ainda são desconhecidas e, portanto, não há subsídios para se recomendar profilaxia secundária nesses casos.

Considerações especiais

Gestantes: sorologia para hepatite C deverá ser realizada para melhor monitorização da mãe e da criança. Orientação sobre o uso de métodos contraceptivos deverá ser feita, principalmente para mulheres que estejam em tratamento para hepatite C e até seis meses após completar o tratamento com ribavirina. Avaliação, incluindo biópsia hepática, poderá ser adiada para um período maior ou igual a três meses após o parto para avaliar as alterações possíveis do fígado durante a gestação e o grau de atividade das lesões. Vacinação para hepatites A e B poderá ser feita durante a gestação. O risco de transmissão perinatal entre as gestantes co-infectadas é consistentemente maior quando comparadas com gestantes soronegativas para o HIV-1, pois a taxa de detecção do RNA para o vírus da hepatite C em gestantes HIV-1 positivas é maior. A transmissão do HIV-1 para o feto é maior em pacientes co-infectadas com o vírus da hepatite C em relação às mulheres não portadoras. Cesariana seria a recomendação, inclusive por se tratar de co-infecção com o HIV.

HEPATITE VIRAL B

Prevenção da exposição

As recomendações aos pacientes soropositivos para o HIV-1 são semelhantes às feitas para a prevenção da exposição ao vírus C, ressaltando-se, nesse caso, a importância da transmissão sexual do vírus da hepatite B e a necessidade de os parceiros sexuais receberem vacina para hepetite B, caso não sejam imunizados ou portadores crônicos da doença.

Prevenção da doença

Todos os pacientes HIV-1 positivos deverão fazer sorologia para a detecção de anticorpos para o vírus B. Recomenda-se a vacinação para hepatite B em pacientes suscetíveis (anticorpo negativo para o vírus B), em um total de três doses (BII). Devido à maior freqüência de hepatite A fulminante em pacientes com doença hepática, pessoas suscetíveis deverão receber duas doses da vacina para hepatite A (BIII), sendo que a melhor resposta imunológica ocorre com contagem de linfócitos T-CD4 superior a 200 células/mm^3. Evitar o uso abusivo de bebidas alcoólicas é recomendado para pacientes com hepatite B crônica (AIII).

Prevenção da recorrência

Entre pacientes soronegativos para o HIV-1, HBeAg negativos, com hepatite B crônica tratados com lamivudina, os níveis séricos de TGO (transaminase glutâmico-oxalacética) e DNA (ácido desoxirribonucléico) do vírus da hepatite B podem declinar, apesar de recorrências freqüentes serem observadas quando se suspende o tratamento. Portanto, o tempo de tratamento eficaz com lamivudina para pacientes HBeAg negativo, portadores ou não do HIV-1, ainda é desconhecido (CIII) e, assim sendo, não existem meios eficazes para a prevenção das recorrências da hepatite B crônica.

Considerações especiais

Gestantes: todas as pacientes gestantes devem fazer sorologia para hepatite B. Vacinação para hepatites A e B poderá ser feita durante a gestação. Crianças nascidas de mães portadoras do HBsAg deverão receber imunoglobulina para hepatite B e vacina até 12 horas após o nascimento, sendo a segunda e terceira doses da vacina com 1 e 6 meses de idade, respectivamente (AI). Esse regime é 95% eficaz para prevenir a infecção pelo vírus da hepatite B nas crianças. O teste para a detecção de anti-HBs e HBsAg pós- vacinal poderá ser realizado aos 9-15 meses de idade, devido ao início de exposição maior ao H. Lamivudina poderá ser indicada, de preferência, apenas como parte da HAART na gestação. Não se têm ainda dados suficientes quanto ao uso do tenofovir durante a gestação.

INFECÇÕES OPORTUNISTAS EM ÁREAS ENDÊMICAS

Considerações especiais

Importante ressaltar que, em áreas endêmicas para doenças como a peniciliose, leishmaniose, paracoccidioidomicose e doença de Chagas, a imunodepressão decorrente da infecção pelo HIV-1 pode cursar com quadro clínico grave e a terapia de manutenção após o tratamento supressivo se faz necessária até que ocorra reconstituição imunológica com o uso da HAART.

BIBLIOGRAFIA

Bartlett JG, Galant JE. Tratamento das infecções. In: Bartlett JG, Galant JE, ed. Tratamento Clínico da Infecção pelo HIV. Baltimore: Johns Hopkins University, Divisão de Doenças Infecciosas e Aids; 2004. p 314-5.

Benson CA, Williams PL, Cohn DL et al. Clarithromycin or rifabutin alone or in combination for primary prophylaxis of *Mycobacterium avium* complex disease in patients with AIDS: a randomized, double-blind, placebo-controlled trial. The AIDS Clinical Trials Group 196/Terry Beirn Community Programs for Clinical Research on AIDS 009 Protocol Team. J Infect Dis 2000; 181:1289-97.

Benson CA, Kaplan JE, Masur H et al. Treating opportunistic infections among HIV-infected adults and adolescents: recommendations from CDC, the National Institutes of Health, and the Infectious Diseases Society of America. MMWR Recomm Rep 2004; 53(RR-15):1-112.

Bozzette SA, Larsen RA, Chiu J et al. A placebo-controlled trial of maintenance therapy with fluconazole after treatment of cryptococcal meningitis in the acquired immunodeficiency syndrome. California Collaborative Treatment Group. N Engl J Med 1991; 324:580-4.

Brasil. Ministério da Saúde. Atualização das recomendações para tratamento da co-infecção HIV-tuberculose em adultos e adolescentes. Coordenação Nacional de DST/AIDS, 2000. (http://www.aids.gov.br).

Brasil. Ministério da Saúde. Fundação Nacional de Saúde. Tuberculose – Guia de Vigilância Epidemiológica elaborado pelo Comitê Técnico-Científico de Assessoramento à Tuberculose e Comitê Assessor para Co-infecção HIV-Tuberculose. 1ª ed. Brasília, DF; 2000.

Brasil. Ministério da Saúde. Fundação Nacional de Saúde. Controle da tuberculose: uma proposta de integração ensino-serviço. 5ª ed. Rio de Janeiro: FUNASA/CRPHF/SBPT; 2002.

Furrer H, Egger M, Opravil M et al. Descontinuation of primary prophylaxis against *Pneumocystis carinii* pneumonia in HIV-1-infected adults treated with combination antiretroviral therapy. Swiss HIV Cohort Study. N Engl J Med 1999; 340:1301-6.

Furrer H, Opravil M, Bernasconi E et al. Stopping primary prophylaxis in HIV-1-infected patients at high risk of toxoplasma encephalitis. Swiss HIV Cohort Study. Lancet 2000; 355:2217-8.

Havlir, DV, Dube MP, Sattler FR et al. Prophylaxis against disseminated *Mycobcterium avium complex* with weekly azithromycin, daily rifabutin or both. California Collaborative Treatment Group. N Engl J Med 1996; 335:392-8.

Ioannidis JP, Cappelleri JC, Skolnik PR et al. A meta-analysis of the relative efficacy and toxicity of Pneumocystis carinii prophylactic regimens. Arch Intern Med 1996; 156: 177-88.

Kain CK, Kleystone, JS. Intestinal infection with other protozoa, including *Isospora belli*, *Blastocystis hominis*, and *Dientamoeba fragilis*. In: Blaser MJ, Smith PD, Ravdin JI et al. eds. Infections of the gastrintestinal tract. New York: Lippincott Williams & Wilkins; 2002. p 1053-66.

Kaplan JE, Masur H, Holmes KK. Guidelines for preventing opportunistic infections among HIV-infected persons-2002. Recommendations of the US Public Health Service and the Infectious Diseases Society of America. MMWR Recomm Rep 2002; 51(RR-8):1-46.

Kotler DP, Orenstein, JM. Microsporidia. In: Blaser MJ, Smith PD, Ravdin JI et al. eds. Infections of the gastrintestinal tract. New York: Lippincott Williams & Wilkins; 2002. p 1039-52.

Kovacs JA, Masur H. Prophylaxis against opportunistic infections in patients with human immunodeficiency virus infection. N Engl J Med 2000; 342:1416-29.

Powderly WG, Finkelstein D, Feinberg J et al. A randomized trial comparing fluconazole with clotrimazole troches for the prevention of fungal infections in patients with advanced human immunodeficiency virus infection. NIAID AIDS Clinical Trials Group. N Engl J Med 1995; 332:700-5.

Rachid M, Schechter M. Manifestações oftalmológicas. In: Manual de HIV/AIDS. Rio de Janeiro: Editora Revinter; 2005. p 117-20.

Saag MS, Cloud GA, Graybill JR et al. A comparision of itraconazole versus fluconazole as maintenance therapy for AIDS-associated cryptococcal meningitis. National Institute of Allergy and Infectious Diseases Mycoses Study Group. Clin Infect Dis 1999; 28:291-6.

Saah AJ, Hoover DR, Peng Y et al. Predictors for failure of Pneumocystis carinii pneumonia prophylaxis. Multicenter AIDS Cohort Study. JAMA 1995; 273:1197-202.

Soriano V, Dona C, Rodriguez-Rosado R et al. Descontinuation of secundary prophylaxis for opportunistic infections in HIV-infected patients receiving highly active anti-retroviral therapy. AIDS 2000; 14:383-6.

Stansell JD, Osmond DH, Charlebois E et al. Predictors of Pneumocystis carinii pneumonia in HIV-infected persons. Pulmonary Complications of HIV Infection Study Group. Am J Respir Crit Care Med 1997; 155:60-6.

Sterling, CR, Gerrant RL. Cryptosporidium. In: Blaser MJ, Smith PD, Ravdin JI et al. eds. Infections of the gastrintestinal tract. New York: Lippincott Williams & Wilkins; 2002. p 1007-27.

Wheat J, Hafner R, Wulfsohn M et al. Prevention of relapse of histoplasmosis with itraconazole in patients with the acquired immunodeficiency syndrome. Ann Intern Med 1993; 118:610-6.

30. IMUNIZAÇÃO EM PACIENTES COM HIV/AIDS

Francisco Vanin Pascalicchio
Tânia S. Souza Chaves

Com a introdução da terapia anti-retroviral combinada (TARV), foi possível alcançar a supressão da replicação viral do HIV, o que resultou na melhoria da expectativa e da qualidade de vida dos pacientes com HIV/aids. Esse feito revolucionou o acompanhamento desses pacientes, obrigando os profissionais envolvidos na assistência a ampliar a abordagem clínica e o conhecimento em várias áreas, sobretudo na prevenção de doenças, em que a imunização desempenha importante papel.

A indicação de vacinas em imunodeprimidos vem aumentando na atualidade. Porém, apresenta-se como assunto polêmico, sobretudo quando está em discussão pacientes com HIV/aids, pois questionamentos como redução da resposta vacinal, maior incidência e gravidade de eventos adversos ou aumento da progressão da infecção pelo HIV suscitam discussões ainda não totalmente compreendidas. Por isso, a vacinação de pacientes imunodeprimidos, em especial pacientes HIV-positivos, ocupa lugar de destaque na sua prática, no que diz respeito às indicações e às contra-indicações dos imunobiológicos disponíveis.

A importância da vacinação nesses indivíduos é prevenir infecções potencialmente graves e reduzir o número de suscetíveis a determinadas doenças, o que favorece a persistência da circulação de seus agentes infecciosos. O imunodeprimido, ao contrário da população geral, apresenta menor capacidade de responder aos diversos estímulos antigênicos, o que implica a necessidade de se utilizar esquemas de vacinação diferentes dos adotados na rotina.

O conhecimento sobre os imunobiológicos e o estágio da doença é fundamental para que o profissional de saúde tenha todo o empenho para manter a situação vacinal do paciente atualizada durante todos os atendimentos realizados, sem desperdiçar as oportunidades possíveis. Este capítulo mostra, de forma resumida e sem esgotar todas as questões implicadas nesse amplo tema, os principais imunobiológicos e suas indicações normatizadas pelo Programa Nacional de Imunizações (PNI) do Ministério da Saúde e disponíveis nos serviços de atenção à saúde dos pacientes com HIV/aids.

ASPECTOS E CUIDADOS GERAIS

Sempre que se utilizam imunobiológicos, existe risco de aparecimento de reações adversas. Ao se utilizar vacinas licenciadas em imunocompetentes, esse risco é menor. Em relação às vacinas inativadas, o risco do desenvolvimento de eventos adversos é o mesmo, tanto em imunossuprimidos como em imunodeprimidos. Assim, como regra geral, vacinas constituídas de agentes inativados ou mortos não representam risco para pessoas imunocomprometidas e, habitualmente, devem ser administradas como na rotina. Entretanto, o risco de reações adversas é potencialmente maior para as vacinas constituídas de microrganismos vivos atenuados. Portanto, o médico deve estar sempre alerta ao indicar vacinas de vírus vivos atenuados em indivíduos HIV-positivos e avaliar cuidadosamente o risco epidemiológico de ocorrência da doença em questão e o grau de comprometimento clínico e imunológico do paciente.

Crianças, adolescentes e adultos HIV-positivos sem alterações imunológicas e sem sintomas ou sinais clínicos indicativos de imunodeficiência devem receber o mais precocemente possível todas as vacinas do calendário básico de imunização e as vacinas especiais para esse grupo, de preferência antes da queda da contagem de linfócitos T-CD4. Deve-se destacar que, ao aumentar o grau de imunossupressão, eleva também a possibilidade de se obter uma resposta imunológica inadequada. Portanto, esquemas vacinais com doses maiores ou reforços (*boosters*) são preconizados; ressaltando que, mesmo com essas medidas, a resposta imune poderá se manter insuficiente.

A vacinação deverá ser adiada em pacientes sintomáticos ou com comprometimento grave da imunidade celular até a melhora da imunidade, para se obter resposta vacinal mais adequada e menor risco de eventos adversos. Caso não seja possível aguardar a reconstituição imunológica, avaliar o uso de vacinas inativadas, imunização passiva e/ou outras medidas profiláticas.

Doenças leves não contra-indicam a imunização ativa. Em casos de febre com temperatura axilar maior ou igual a 37,5°C, a vacinação deve ser adiada, a menos que o risco epidemiológico torne-a necessária. Componentes vacinais tais como antibióticos, gelatinas (usadas como estabilizantes) e os próprios antígenos vacinais podem causar reação de hipersensibilidade do tipo imediato ou tardio. Os dados disponíveis mostram que não se recomenda a realização prévia de testes cutâneos antes da vacinação. Reações de hipersensibilidade mediada por células (24 a 72 horas após o estímulo vacinal) não contra-indicam a prescrição de vacinas. Observa-se que produtos que contêm mercúrio (timerosal) não provocam reações graves de hipersensibilidade, não contra-indicando a vacinação.

Como regra geral, vacinas vivas não devem ser aplicadas às gestantes. Durante a amamentação, não existem restrições formais ao uso de imunobiológicos. Recém-nascidos prematuros ou de baixo peso podem ter seu esquema modificado, conforme recomendações específicas. O mesmo cuidado deve ser adotado em casos de síndromes hemorrágicas, devendo-se aguardar a melhora do quadro após o uso de fatores de coagulação específicos a cada caso e indicar a via subcutânea sempre que possível.

Os eventos adversos ocorridos após a vacinação devem ser notificados e encaminhados aos serviços especializados para avaliação médica do caso. Em relação à alergia à proteína do ovo, o único imunobiológico especial que pode conter traços dessa substância é a vacina inativada contra influenza. Portanto, essa vacina deve ser administrada com precauções diante da história pregressa de reação anafilática após ingestão de ovo.

Deve-se destacar que o uso rotineiro ou eventual de imunoglobulinas humanas em indivíduos portadores de HIV/aids pode reduzir a resposta imune às vacinas vivas atenuadas. Imunoglobulinas não devem ser administradas durante os primeiros 14 dias após a aplicação das vacinas contra o sarampo ou tríplice viral ou por 21 dias no caso da vacina contra a varicela. Caso contrário, a vacina deve ser reaplicada depois de transcorrido o período estimado de inibição pelo produto utilizado, observando que o mesmo cuidado deve ser tomado quando há indicação de transfusão sangüínea e hemoderivados (Tabela 2.9).

Tabela 2.9 – Intervalos sugeridos entre a administração de produtos contendo imunoglobulinas e vacinas virais vivas injetáveis.

Produto	Intervalo (meses)
Imunoglobulina humana antitetânica	3
Imunoglobulina humana anti-hepatite B	3
Imunoglobulina humana anti-rábica	4
Imunoglobulina humana antivaricela-zóster	5
Hemácias lavadas	0
Concentrado de hemácias	5
Sangue total	6
Plasma ou plaquetas	7

Adaptado de American Academy of Pediatrics, 2003.

VACINAS E CALENDÁRIOS DE ROTINA

O Ministério da Saúde do Brasil, por meio do Programa Nacional de Imunização (PNI), responde pela aquisição dos imunobiológicos para a rede pública de saúde, sendo que alguns estão disponíveis apenas em centros especializados – os Centros de Referência de Imunobiológicos Especiais/CRIE (endereços em todo o Brasil disponíveis em http://www.saude.gov.br/svs). Na tabela 2.10 apresentamos o calendário de vacinação adotado pelo PNI de forma resumida, para crianças HIV-positivas.

Atenção: crianças nascidas de mãe HIV-positiva devem receber esse mesmo calendário até a definição do diagnóstico.

Na tabela 2.11 descrevemos as categorias imunológicas por idade conforme contagem de linfócitos T-CD4.

Orientações para as vacinas descritas:

1. BCG
- Administrar ao nascimento ou o mais precocemente possível.
- Para a criança ainda não-vacinada, a vacina BCG será indicada para as assintomáticas e sem imunodepressão (N1) (Quadro 2.10 e tabela 2.11).
- Não se indica a revacinação.
- Está contra-indicada para os recém-nascidos com peso inferior a 2kg.

Tabela 2.10 – Calendário de vacinação para crianças menores de 13 anos com HIV.

Idade (meses)	Vacina (nº da dose)
0 (RN)	BCG, HB
1	HB
2	VIP (ou VOP), TETRA, VORH, Pnc7, MncC
4	VIP (ou VOP), TETRA, VORH, Pnc7, MncC
6	VIP (ou VOP), TETRA, HB, Pnc7, MncC, INF
12	HB, HA, VZ, SCR, Pnc7
15	TETRA, VIP (ou VOP), VZ
18	HA
24	Pn23
48	SCR
60	DTP, VIP (ou VOP), Pn23

Fonte: Recomendações para vacinação em pessoas infectadas pelo HIV. Brasília: Ministério da Saúde, Fundação Nacional de Saúde, Brasil, 2006.

Tabela 2.11 – Classificação da infecção pelo HIV na criança menor de 13 anos de idade.

Alteração imunológica	Contagem de linfócitos T-CD4 em células por mm³		
	Idade < 12 meses	Idade 1 a 5 anos	Idade 6 a 12 anos
Ausente (1)	$\geq$ 1.500 ($\geq$ 25%)	$\geq$ 1.000 ($\geq$ 25%)	$\geq$ 500 ($\geq$ 25%)
Moderada (2)	750-1.499 (15-24%)	500-999 (15-24%)	200-499 (15-24%)
Grave (3)	< 750 (< 15%)	< 500 (< 15%)	< 200 (< 15%)

Fonte: Recomendações para vacinação em pessoas infectadas pelo HIV. Brasília: Ministério da Saúde, Fundação Nacional de Saúde, Brasil; 2002.

Quadro 2.10 – Classificação da infecção pelo HIV para crianças menores de 13 anos.

Classificação conforme alteração imunológica e sinais e sintomas clínicos				
Alteração imunológica	N = Ausência de sinais e/ou sintomas clínicos	A = Sinais e/ou sintomas clínicos leves	B = Sinais e/ou sintomas clínicos moderados	C = Sinais e/ou sintomas clínicos graves
Ausente (1)	N1	A1	B1	C1
Moderada (2)	N2	A2	B2	C2
Grave (3)	N3	A3	B3	C3

Fonte: Recomendações para vacinação em pessoas infectadas pelo HIV. Brasília: Ministério da Saúde, Fundação Nacional de Saúde, Brasil, 2002.

2. Vacina contra hepatite B (HB)

- Iniciar ao nascimento, preferencialmente nas primeiras 12 horas de vida.
- Se a mãe for portadora do vírus da hepatite B (HBsAg positivo), aplicar simultaneamente a vacina HB e a imunoglobulina humana anti-hepatite B (IGHAHB), preferencialmente nas primeiras 12 a 24 horas de vida para recém-nascidos de qualquer peso ou idade gestacional. A dose da imuno-globulina é de 0,5ml e deve ser administrada por via intramuscular em sítio diferente da vacina.
- O esquema da vacina da HB deve ser de 0, 1, 2 e 6 a 12 meses com dose dobrada.

- Recomenda-se a realização de sorologia um mês após o término do esquema.
- A resposta imune da vacina contra hepatite B em pacientes HIV-positivos encontra-se prejudicada (a eficácia varia de 44 a 54%).

3. Vacina contra poliomielite: VOP (VIP)

- Dar preferência para a vacina inativada (VIP): três doses (2, 4, 6 meses), com dois reforços (aos 15 meses e entre 4 e 5 anos de idade).
- Caso não esteja disponível a vacina inativada, as doses da série primária podem ser feitas com a vacina oral atenuada (VOP), no esquema de três doses no primeiro ano de vida e quarta dose aos 15 meses.
- Criança imunocompetente que convive com pessoa imunodeprimida também deve receber a vacina inativada (VIP).
- No Brasil, não se indica, rotineiramente, vacina oral ou inativada para crianças com idade superior a 5 anos.
- Filhos de mãe HIV-positiva, mesmo antes da definição diagnóstica, também devem receber a VIP. Administrar a VOP somente quando a vacina inativada contra poliomielite não estiver disponível.

4. TETRA ou DTP/Hib: vacina tetravalente

- Vacina celular combinada contra coqueluche, difteria, tétano e *Haemophilus influenzae* tipo b (Hib) conjugada. Indicada no mesmo calendário e doses ao das crianças imunocompetentes (2, 4, 6 e 15 meses de idade).
- A indicação da vacina tríplice acelular (DTPa) ao paciente HIV-positivo restringe-se, igualmente à população geral, em caso de eventos adversos graves após o uso da vacina tetravalente.
- A imunoglobulina humana antitetânica (IGHT) está indicada a indivíduos imunodeprimidos, nas indicações de imunoprofilaxia contra o tétano, mesmo que vacinados. Os imunodeprimidos deverão receber a IGHT no lugar do soro antitetânico (SAT), devido à meia-vida maior dos anticorpos.
- De modo geral, é boa a resposta a essa vacina, embora alguns estudos mostrem menor imunogenicidade ao toxóide tetânico.

5. Vacina oral contra rotavírus humano (VORH)

- Filhos de mãe HIV-positiva podem ser vacinados desde que estejam assintomáticos e sem imunossupressão. A vacina também está indicada para crianças que convivem com imunodeprimidos.
- A primeira dose deve ser aplicada entre 1 mês e 15 dias a 3 meses e 7 dias de idade; a segunda entre 3 meses e 7 dias a 5 meses e 15 dias. A **vacina não deve, de forma alguma, ser aplicada fora desses prazos**, por não haver estudos concluídos nessa faixa etária.
- Pode ser administrada simultaneamente com outras vacinas, como DTP, DTPa, Hep B, pneumococo 7 valente e Salk, sem prejuízo das respostas delas. Pode ser administrada simultaneamente com a VOP sem prejuízo da resposta. Quando não for possível a administração simultânea da VOP e VORH, deve-se respeitar o intervalo de 15 dias entre as doses. Até o momento, não há experiência acumulada com a aplicação simultânea de vacina contra o meningococo.

6. Vacina contra pneumococo conjugada 7 valente (Pnc7)

- Contém polissacarídeos dos sorotipos 4, 6B, 9V, 14, 18C, 19F e 23F.
- Esquema de vacinação contra pneumococo conjugada 7 valente (Quadro 2.11).

Quadro 2.11 – Vacinação contra pneumococo conjugada 7 valente.

Faixa etária de início	Esquema primário Pnc7	Reforços Pnc7	Reforços Pn23
2-6 meses	3 doses (0/2/4 meses)	Com 12-15 meses de idade	A partir de 2 anos de idade:
7-11 meses	2 doses (0/2 meses)	Com 12-15 meses de idade	1ª dose, pelo menos 6 a 8 semanas após a última dose da Pnc7
12-23 meses	2 doses (0/2 meses)	Nenhum	2ª dose, 5 anos após a 1ª dose de Pn23
≥ 24 meses	2 doses (0/2 meses)	Nenhum	

- Esquema de vacinação contra pneumococo para crianças com esquema de vacinação incompleto ou sem vacinação prévia contra pneumococo, nas idades entre 2 e < 5 anos (adaptado do Manual CRIEs, 2006, SVS/MS) (Fig. 2.9).
- A resposta é diminuída e mais curta em pacientes imunodeprimidos, variando conforme o grau de imunodepressão.

7. Vacina conjugada contra o meningococo C (MncC)

- Crianças menores até 12 meses de idade, o esquema vacinal deve ser de três doses, iniciando aos 3 meses de idade com intervalo de 60 dias.
- Aplicar dose única da vacina em crianças maiores de 12 meses e menores de 13 anos de idade.

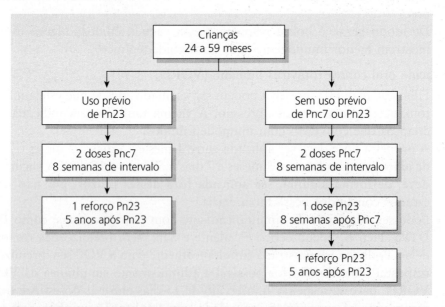

Figura 2.9 – Vacinação contra pneumococo para crianças com esquema de vacinação prévia contra pneumococo.

- Sua eficácia é maior que 95%. Estudos ingleses revelaram efeito de proteção em não vacinados, quando se obtêm elevadas taxas de cobertura vacinal.

8. Vacina inativada contra influenza (INF)

- Deve ser aplicada a partir dos 6 meses de idade e repetida em dose única anual, levando em conta a sazonalidade da infecção (Tabela 2.12).
- Baixa contagem de linfócitos T-CD4 correlaciona-se com baixa resposta à vacinação. Doses de reforço não têm mostrado aumento da resposta imune a esses indivíduos.

Atenção: cuidadores e pessoas que convivem com pacientes HIV-positivos também devem ser vacinados contra influenza anualmente.

Tabela 2.12 – Vacinação contra influenza em crianças.

Idade	Dose (ml)	Nº de doses
6 meses a < 3 anos	0,25	1-2*
3-8 anos	0,5	1-2*
> 9 anos e adultos	0,5	1

* Crianças < 9 anos, ao receberem a vacina pela primeira vez, requerem duas doses com intervalo de quatro a seis semanas. Apenas uma dose anual é suficiente nas vacinações subseqüentes.

9. Vacina contra hepatite A (HA)

- Indicada a partir de 12 meses de idade, em duas doses, com intervalo entre 6 e 12 meses. Algumas apresentações comerciais só estão recomendadas a partir dos 2 anos de idade – consultar a bula do fabricante.
- Nas apresentações combinadas com hepatite B, o esquema vacinal é de três doses: 0, 1 e 6 meses.
- A soroconversão é mais baixa em pacientes HIV-positivos e pode variar de 52 a 94%, sendo a melhor resposta observada em pacientes com contagem de linfócitos T-CD4 acima de 300 (abaixo de 200 deve-se, sempre que possível, aguardar a reconstituição do sistema imunológico).

10. Vacina contra varicela (VZ)

- Deve ser aplicada em crianças nas categorias N1 e A1 (Quadro 2.10 e Tabela 2.11).
- O esquema deve ser de duas doses a partir de 12 meses de idade, sendo a segunda dose com intervalo mínimo de um mês, independente da faixa etária.
- A imunoglobulina humana antivaricela-zóster (IGHVZ) deve ser administrada ao imunodeprimido sem história bem definida de varicela e/ou vacinação anterior, e ao imunodeprimido com risco de varicela grave, caso tenha mantido contato domiciliar ou hospitalar significativo (contato direto ou permanência no mesmo quarto ou em ambiente fechado junto ao doente com varicela durante pelo menos 1 hora). Deve ser aplicada o mais rápido possível (no máximo até 96 horas), na dose de 125UI a cada 10kg (dose mínima 125UI e máxima de 625UI).

11. Vacina tríplice viral: sarampo, caxumba e rubéola (SCR)

- Esquema aos 12 meses e reforço aos 4 anos de idade.
- Não deve ser aplicada em criança com sintomatologia grave (categoria clínica C) ou imunodepressão grave (C3) (ver Quadro 2.10 e Tabela 2.11).
- Para as demais categorias, se já recebidas duas doses, não há necessidade de doses adicionais.
- Pacientes gravemente imunocomprometidos ou sintomáticos, caso expostos a pessoas com sarampo, devem receber imunoglobulina (IG) independente da situação vacinal prévia (observar que a imunogenicidade da vacina contra o sarampo será menor se a vacina for administrada até seis meses depois da IG).

12. Vacina contra pneumococo polissacarídica 23 valente (Pn23)

- Contém polissacarídeos dos sorotipos 1, 2, 3, 4, 5, 6B, 7F, 8, 9N, 9V, 10A, 11A, 12F, 14, 15B, 17F, 18C, 19A, 19F, 20, 22F, 23F e 33F.
- A resposta é diminuída e mais curta em pacientes imunodeprimidos, variando conforme o grau de imunodepressão.
- Deve ser utilizada a partir de 2 anos de idade, conforme esquema descrito na observação 6.

13. Vacina contra febre amarela (FA)

- Avaliar risco/benefício individual conforme situação epidemiológica da região a ser visitada e situação imunológica do paciente. Aplicar conforme quadro 2.12.
- Além de eventos adversos graves, a resposta poderá ser diminuída nos pacientes HIV-positivos, de acordo com o grau de imunodepressão.

Quadro 2.12 – Recomendações para vacinação contra febre amarela em crianças com menos de 13 anos de idade HIV-positivas, de acordo com o grau de alteração imunológica e regiões de risco.

Alteração imunológica (Tabela 2.11)	Risco da região		
	Alto risco	Médio risco	Baixo risco
Ausente	Indicar vacinação	Oferecer vacinação*	Não vacinar
Moderada	Oferecer vacinação*	Não vacinar	Não vacinar
Grave	Não vacinar	Não vacinar	Não vacinar

Fonte: Recomendações para vacinação em pessoas infectadas pelo HIV. Brasília: Ministério da Saúde, Fundação Nacional de Saúde, Brasil; 2002.

* Avaliar junto ao paciente o risco/benefício, levando em conta a possibilidade de não-resposta à vacina, a possibilidade de eventos adversos e o risco epidemiológico local da infecção pelo vírus da febre amarela.

VACINAS E CALENDÁRIOS DE ROTINA PARA ADOLESCENTES E ADULTOS

No quadro 2.13 apresentamos o esquema vacinal para adolescentes e adultos HIV-positivo.

Quadro 2.13 – Esquema vacinal para adolescentes com 13 anos ou mais e adultos HIV-positivos.

Vacina	Esquema
Hib[1]	2 doses (0, 2 meses) em menores de 19 anos não-vacinados
Pn23	2 doses com intervalo de 5 anos, independente da idade
HB	4 doses (0, 1, 2, 6 a 12 meses) com o dobro da dose
SCR*	Aplicar conforme tabela 2.13
VZ*	Não há dados que respaldem seu uso de rotina em adultos e adolescentes HIV-positivos suscetíveis à varicela. Avaliar risco/benefício individual conforme situação imunológica e, se necessário, aplicar conforme tabela 2.13
FA*	Avaliar risco/benefício individual conforme situação epidemiológica da região imunológica do paciente e, se necessário, aplicar conforme tabela 2.14
INF	Vacinar anualmente, de acordo com as indicações do Ministério da Saúde
HA	Aplicar 2 doses (0,6-12 meses) nos portadores de vírus de hepatite B ou C ou nos hepatopatas crônicos
dT[2]	3 doses (0, 2, 4 meses) e reforço a cada 10 anos; gestantes devem seguir o calendário habitual

* Contra-indicada em gestantes.

Fonte: Recomendações para vacinação em pessoas infectadas pelo HIV. Brasília: Ministério da Saúde, Fundação Nacional de Saúde, Brasil; 2002.

Orientações para as vacinas descritas:

1. Vacina contra *Haemophilus influenzae* tipo b (Hib)

- Indicada para menores de 19 anos, nunca vacinados. Aplicar duas doses com intervalo de dois meses.
- A resposta imune pode ser diminuída em pacientes imunodeprimidos.

2. Dupla adulto (dT)

- Vacina combinada contra difteria e tétano.
- Observar que a imunoglobulina humana antitetânica (IGHT) é indicada a indivíduos imunodeprimidos, nas indicações de imunoprofilaxia contra o tétano, mesmo que vacinados. Os imunodeprimidos deverão receber a IGHT no lugar do soro antitetânico (SAT), devido à meia-vida maior dos anticorpos.

3. Hepatite B (HB)

- Em caso de não ocorrer soroconversão com o esquema de quatro doses com o dobro da dose, oferece-se um novo esquema semelhante. Caso ainda não haja soroconversão, considera-se o indivíduo não-respondedor.
- Observar que a imunoglobulina humana anti-hepatite B (IGHAHB) pode ser indicada para indivíduos suscetíveis, além das recomendações dispostas no manual dos CRIEs, para imunodeprimido após exposição de risco, mesmo que previamente vacinado.

4. Poliomielite: vacina inativada contra poliomielite (VIP)

- Adultos HIV-positivos não-vacinados, se expostos a uma situação de risco ao poliovírus, devem receber uma série primária (0, 2 e 4 meses) com vacina inativada contra poliomielite (VIP) ou uma dose de reforço, também com VIP, caso previamente vacinados.

5. Raiva

- Usar vacina de cultivo celular em pacientes imunodeprimidos.
- Vacinar conforme esquema do PNI (pode ser indicada a via intramuscular na dose completa em vez de doses menores por via intradérmica).
- Observar que a imunoglobulina humana anti-rábica (IGHR) é indicada a indivíduos imunodeprimidos, na situação de pós-exposição, sempre que houver indicação de vacinação anti-rábica.

6. Febre tifóide (FT)

- Vacina indicada somente a pessoas com riscos de exposição excepcional, em decorrência de sua ocupação (profissionais de laboratório com contato habitual com *Salmonella typhi*) ou a viajantes a áreas endêmicas.
- A vacina atenuada (forma oral, TY21a) não deve ser administrada ao paciente HIV-positivo, independente do grau de alteração imunológica. Vacinas inativadas (forma parenteral), teoricamente, é uma alternativa mais segura para esse grupo.
- Caso necessário, deve ser realizada uma dose de reforço a cada três anos.

7. BCG

- Não está recomendada a vacinação com BCG em adultos HIV-positivos, por não haver dados seguros disponíveis sobre seus efeitos nessa população.

Observações para tabelas 2.13, 2.14 e quadro 2.12

Tabela 2.13 – Parâmetros imunológicos para a tomada de decisão em imunizações com vacinas vivas em pacientes HIV-positivos, com 13 anos de idade ou mais.

Contagem de linfócitos T-CD4 (células/mm³)	Recomendação para o uso de vacinas com agentes vivos
≥ 350 (≥ 20%)	Indicar uso
200-350 (15-19%)	Avaliar parâmetros clínicos e risco epidemiológico para decisão
< 200 (< 15%)	Não vacinar

Fonte: Recomendações para vacinação em pessoas infectadas pelo HIV. Brasília: Ministério da Saúde, Fundação Nacional de Saúde, Brasil; 2002.

Tabela 2.14 – Recomendações para vacinação contra febre amarela em adultos e adolescentes com 13 anos de idade ou mais HIV-positivos, de acordo com contagem de linfócitos T-CD4 e regiões de risco.

Contagem de linfócitos T-CD4 (células/mm³)	Risco da região		
	Alto risco	Médio risco	Baixo risco
≥ 350 (≥ 20%)	Indicar vacinação	Oferecer vacinação*	Não vacinar
200-350 (15-19%)	Oferecer vacinação*	Não vacinar	Não vacinar
< 200 (< 15%)	Não vacinar	Não vacinar	Não vacinar

Fonte: Recomendações para vacinação em pessoas infectadas pelo HIV. Brasília: Ministério da Saúde, Fundação Nacional de Saúde, Brasil; 2002.

* Avaliar junto ao paciente o risco/benefício, levando em conta a possibilidade de não-resposta à vacina, a possibilidade de eventos adversos e o risco epidemiológico local da infecção pelo vírus da febre amarela.

1. Em relação à contagem de linfócitos T-CD4:
   a) Considerar os dois exames mais recentes, realizados no máximo há 12 meses, sendo o segundo no máximo há três meses e sem manifestação clínica de imunodeficiência atual (com ou sem uso de terapia antiretroviral).
   b) Em crianças menores de 13 anos valorizar, preferencialmente, o percentual de contagem de linfócitos T-CD4, pois o número absoluto é passível de variações.
   c) Pacientes com 13 anos de idade ou mais com contagem de linfócitos T-CD4 abaixo de 200 células/mm^3, ou crianças menores de 13 anos com alteração imunológica grave, que desejam viajar para áreas de alto risco devem ser, preferencialmente, aconselhados a não viajarem e, caso não seja possível evitar, recomendar o uso de medidas contra a exposição ao mosquito transmissor.
   d) As vacinas vivas podem apresentar maior risco de evento adverso grave, além da resposta à vacinação não ser satisfatória nos imunodeprimidos.
2. Todo indivíduo HIV-positivo e vacinado contra febre amarela deve ser acompanhado para monitorizar possíveis eventos adversos.

BIBLIOGRAFIA

American Academy of Pediatrics, 1997 Red Book: Report of the Committee on Infectious Disease. 24th ed. Elke Grove Village, IL: American Academy of Pediatrics, 1997. Disponível em http://www.aap.org/healthtopics/immunizations.cfm.

Moss WJ, Clements CJ, Halsey NA. Immunization of children at risk of infection with human immunodeficiency virus. Bull World Health Org 2003; 81:61-70.

Centers for Disease Control and Prevention. Recommendations of the Advisory Committee on Immunization Practices (ACIP): use of vaccines and immune globulins for persons with altered immunocompetence. MMWR Recomm Rep 1993; 42(RR-4):1-18. Disponível em http://www.cdc.gov/nip/publications/acip-list.htm.

Atinkson WL, Pickering LK, Schwartz B et al. General recommendations on immunization. Recommendations of the Advisory Committee on Immunization Practices (ACIP) and the American Academy of Family Physicians (AAFP). MMWR Recomm Rep 2002; 51(RR-2):1-35. Disponível em http://www.cdc.gov/nip/publications/acip-list.htm.

Divisão de Imunizações. CVE/Secretaria Estadual da Saúde de São Paulo: disponível em http://www.cve.saude.sp.gov.br.

Norma Técnica do Programa Estadual de Imunização, 2ª ed. 2000.

Relação dos CRIEs e indicações para imunobiológicos especiais.

Fundação Nacional de Saúde. Disponível em http://www.saude.gov.br/svs.

Manual de Normas de Vacinação. Brasília: FUNASA/SVS/MS; 2001.

Manual dos Centros de Referência de Imunobiológicos Especiais (CRIEs). Brasília: FUNASA/SVS/MS; 3ª ed. 2006.

Recomendações para vacinação em pessoas infectadas pelo HIV. Brasília: FUNASA/SVS/MS; 2002.

Manual de Vigilância Epidemiológica dos Eventos Adversos Pós-Vacinação. Brasília: FUNASA/SVS/MS; 1998.

Manual de Procedimentos para vacinação. Brasília: FUNASA/SVS/MS; 2001.

Instituto Pasteur. Profilaxia da Raiva Humana. Manual Técnico, 2ª ed. Secretaria de Estado da Saúde de São Paulo, São Paulo, 2000. Disponível em http://www.pasteur.saude.sp.gov.br.

Obaro SK, Pugatch D, Luzuriaga K. Immunogenicity and efficacy of childhood vaccines in HIV-1-infected children. Lancet Infect Dis 2004; 4:510-8.

Observação: como é provável que haja alterações periódicas nos imunobiológicos utilizados, é importante a consulta rotineira à bibliografia recomendada.

31. ADESÃO À TERAPIA ANTI-RETROVIRAL

Ana Carla Carvalho de Mello e Silva

Com o amplo uso de HAART (*highly active antiretroviral therapy*) desde 1996, tem-se verificado redução ou estabilização nas taxas de morbidade e mortalidade por aids (síndrome da imunodeficiência adquirida). Esse fato deve-se ao impacto que essas drogas apresentam no curso clínico da doença, alterando a história natural, reduzindo a ocorrência de doenças oportunistas e melhorando a qualidade de vida dos pacientes. Contudo, a HAART pode implicar esquemas complexos com dificuldades que, a curto e longo prazo, podem comprometer a eficácia e o sucesso dos esquemas terapêuticos.

Uma vez que o principal objetivo da HAART é a redução ao máximo e por maior período possível a carga do HIV circulante no plasma, é fundamental a adesão do paciente ao tratamento, pois o contrário (não-adesão) pode estar diretamente relacionado ao desenvolvimento de resistência viral, falência terapêutica e surgimento de cepas virais multirresistentes, reduzindo ou mesmo deixando o paciente sem opções de futuros esquemas terapêuticos.

DEFINIÇÃO

No que se refere diretamente ao tratamento anti-retroviral, deve-se deixar claro que a adesão consiste em um fator que envolve o ato de tomar as medicações prescritas, na dose certa, horário correto, diariamente, conforme as recomendações médicas e por tempo indeterminado. Todavia, além do uso dos medicamentos *per si*, a adesão ao tratamento ainda envolve o vínculo criado com o médico responsável pelo paciente, com os demais profissionais de saúde, com o serviço de saúde e suas rotinas de atendimento, além do próprio conhecimento da doença por parte do paciente, compreendendo sua participação ativa e contínua para atingir a meta do sucesso terapêutico.

Vários métodos são utilizados para medir a adesão dos pacientes ao tratamento anti-retroviral, mas, apesar dos inúmeros trabalhos, ainda não se tem uma definição precisa do nível de adesão ideal. De forma geral, a maioria dos estudos estima que seja necessária a tomada de 80% ou mais do total de comprimidos e/ou cápsulas prescritos para que se adquira resposta adequada ao tratamento, associado a parâmetros clínicos e laboratoriais. Quanto maior a adesão, melhor a resposta com supressão viral máxima, conforme já apresentado em estudo que demonstrou que níveis de adesão acima de 95% atingiram supressão viral em mais de 80% dos pacientes em uso de tratamento.

Pesquisa recentemente realizada avaliando pacientes atendidos nos serviços públicos do Estado de São Paulo demonstrou taxa de adesão de 69%. Outros estudos feitos em países do Primeiro Mundo apresentaram taxas de adesão similares entre 60% (EUA) e 75% (Inglaterra).

FATORES RELACIONADOS À ADESÃO

Existem evidências que, tanto para pacientes com HIV/aids como para pessoas com outras doenças crônicas (diabetes, hipertensão arterial, câncer), a adesão aos medicamentos freqüentemente diminui com o tempo. Com o tempo de uso prolongado, tomadas diárias, esquemas complexos, diferentes restrições, mudanças sociais e físicas, os pacientes experimentam uma "fadiga ao tratamento", perdem a motivação ou simplesmente se tornam complacentes diante da perspectiva de uso de medicações por tempo indeterminado, o que os levam ao relaxamento ou à interrupção do tratamento.

De acordo com os vários estudos que avaliam a capacidade de adesão dos pacientes com infecção pelo vírus da imunodeficiência humana (HIV) em uso de esquemas anti-retrovirais, diversos são os fatores que podem influenciar na adesão ao tratamento. Alguns deles, já citados acima, são considerados como principais fatores que podem afetar a adesão:

Complexidade do esquema – diferentes drogas (esquemas com três ou mais anti-retrovirais, além das profilaxias ou outras medicações necessárias), número de cápsulas e/ou comprimidos, número de doses ao dia (até três vezes ao dia), tempo de uso prolongado.

Interferência nos hábitos alimentares – necessidade de tomar algumas medicações em jejum e outras com alimentos.

Conveniência e adequação ao estilo de vida/rotina diária – interferência nas atividades diárias de trabalho, estudo, sociais, sono, constrangimentos em tomar medicações em público.

Efeitos colaterais – o aparecimento de efeitos colaterais a curto prazo, que podem ser triviais, porém persistentes, como por exemplo a diarréia, que interfere na qualidade de vida; ou efeitos a mais longo prazo, como a síndrome lipodistrófica, que afeta fortemente a aparência e a auto-estima e pode levar a riscos de doenças cardiovasculares e metabólicas; as toxicidades que podem ser originárias de interações medicamentosas sérias ou resultantes de disfunções mitocondriais como a acidose láctica.

Fatores sociais, psicológicos e comportamentais – alguns aspectos devem ser considerados no decorrer do tratamento, ou mesmo na decisão de iniciar o esquema anti-retroviral, pois são fatores preditores importantes de baixa adesão: não aceitação do diagnóstico, depressão, ansiedade, baixa auto-estima, uso abusivo de álcool, uso de drogas lícitas ou ilícitas, injetáveis ou inalatórias, baixo suporte econômico, social e familiar, situação de moradia instável, baixo grau de escolaridade (analfabeto ou até três anos de estudo) e de entendimento da doença, início de HAART após internação hospitalar, histórico de tratamento psiquiátrico, adultos jovens (entre 25 e 34 anos).

MÉTODOS PARA MEDIR A ADESÃO

Os trabalhos sobre adesão têm adotado vários tipos de abordagens para sua estimativa, contudo todos esses métodos apresentam vantagens e desvantagens. Os principais métodos existentes são os seguintes:

Relato do paciente – por meio da aplicação de instrumentos como questionários estruturados, entrevistas ou chamadas telefônicas feita pelo médico ou outro integrante da equipe que atende o paciente. Faz-se um recordatório das falhas no uso das medicações nos últimos três a sete dias que antecederam a entrevista. Considera-se que esse método tende a superestimar o real nível de adesão, uma vez que o paciente pode omitir informações verdadeiras quanto ao uso das medicações. Apesar dessa dificuldade, o relato direto é um dos métodos mais utilizados na medida da adesão, pode produzir bons indicadores da adesão real e ser útil na identificação de pacientes em risco de não-adesão.

Terapia diretamente observada – esse método, no qual o tratamento é supervisionado com monitorização das doses de medicações que devem ser tomadas pelos pacientes, apresenta bons resultados para pacientes em tratamento para tuberculose. Em pacientes HIV-positivos parece ser menos exeqüível, uma vez que as medicações da terapia anti-retroviral são dadas na maioria mais de uma vez ao dia e por tempo indeterminado, diferente do que acontece com o tratamento para tuberculose. Entretanto, alguns estudos que têm adotado essa modalidade de medida de adesão de forma modificada, com supervisão não de todas as doses, mas de pelo menos uma ou duas delas diariamente por um breve período de tempo (dois a três meses iniciais), têm demonstrado que tal intervenção pode ser útil para aqueles pacientes com risco de não-adesão inicial.

Monitorização eletrônica – esse método consiste na utilização de frascos de medicações com chipes nas tampas capazes de monitorizar o momento da abertura de cada frasco e assim identificar possível tomada das medicações. É considerado um dos melhores métodos, mas, por outro lado, inviabiliza a retirada dos anti-retrovirais uma vez ao dia para uso posterior, prática comum quando se retira as pílulas para serem armazenadas em organizadores menores para uso durante o dia.

Contagem de pílulas – essa medida é freqüentemente utilizada para avaliar a adesão em ensaios clínicos controlados, em que as sobras das medicações são conferidas após períodos determinados. Não é um método que confira fidedignidade, já que as pílulas podem ser descartadas antes da conferência, superestimando a adesão.

Relato do médico ou enfermeira – apesar de ser essa a principal forma de avaliar a adesão na prática diária, estudos mostram que essa medida costuma ser super ou subestimada.

Níveis séricos, marcadores biológicos e metabólitos das drogas anti-retrovirais – apesar de serem considerados como critérios mais fidedignos para medir a adesão às medicações, existem algumas dificuldades de avaliação baseando-se nesse tipo de aferição. Uma das mais importantes é a variabilidade inter e intra-individual nos níveis das drogas e a falta de padronização dos níveis aceitáveis de cada medicação, associada à necessidade de definir o momento exato do uso da última dose. Esse método também sofre interferência de outros fatores como alterações na absorção e interações medicamentosas. A quantificação da carga viral é um indicador indireto da adesão, porém, mesmo em estudo clínicos controlados, certa parcela de pacientes não atinge os níveis desejados com menos de 50 cópias/ml de plasma, sendo que, transportando para a prática diária, a obtenção de valores indetectáveis ainda é menor que nos ensaios clínicos.

Visitas agendadas à farmácia – avaliação da freqüência do paciente às visitas previamente agendadas à farmácia de dispensação de anti-retrovirais para aferir a interrupção ao tratamento. Contudo, pode levar a uma subestimação do nível de adesão, já que não se tem garantia de que os medicamentos foram utilizados conforme prescrição (doses e horários).

Acredita-se que não exista um método padrão-ouro para medir o nível de adesão ao tratamento anti-retroviral, mas sim que a combinação entre eles seja a melhor estratégia para quantificá-la.

ESTRATÉGIAS PARA AUMENTAR A ADESÃO

É de amplo conhecimento que o sucesso do tratamento com HAART requer do paciente a manutenção consistente da adesão às medicações prescritas. Para que os médicos e demais profissionais que assistem os pacientes com infecção pelo HIV/aids atinjam um aumento e otimização da adesão ao tratamento, é necessário ter ciência de alguns aspectos fundamentais:

Avaliar se o paciente está pronto e disposto a iniciar e aderir ao tratamento – antes de começar a terapia, deve ser explicado em termos práticos e linguagem simples a necessidade do início das medicações naquele momento da infecção com seus riscos e benefícios. É importante que o paciente entenda os objetivos do tratamento, a possibilidade de progressão da doença caso ele fique sem tratamento, como também as possibilidades de desenvolvimento de efeitos colaterais a curto, médio e longo prazo. É fundamental que ele esteja ciente de que, para o tratamento dar certo, será necessária uma adesão de pelo menos 80% das medicações prescritas, obedecendo a doses e horários. Além disso, torna-se extremamente importante identificar alguns fatores ditos como preditores de baixa adesão, tais como não-aceitação do diagnóstico, depressão, ansiedade, baixa autoestima, uso abusivo de álcool, uso de drogas injetáveis ou inalatórias, baixo suporte econômico, social e familiar, situação de moradia instável, baixo grau de escolaridade e de entendimento da doença. Esses pontos precisam ser bem avaliados e monitorizados desde que se decida pelo início da terapia, lançando-se mão do apoio de uma equipe multidisciplinar.

Escolha do esquema anti-retroviral – a elaboração de um esquema terapêutico potente e ao mesmo tempo simplificado, com redução do número de comprimidos/cápsulas e doses ao dia (uma a duas vezes ao dia), é uma importante estratégia para otimizar a adesão ao tratamento. Por vezes essa medida fica limitada diante das características farmacocinéticas das drogas disponíveis. As orientações do uso das medicações devem ser feitas de forma clara e precisa e sempre reforçadas a cada consulta pelo médico. A orientação na pós-consulta de enfermagem reforça ainda mais o entendimento do paciente. Indicações e esclarecimentos quanto a restrições alimentares, hidratação, efeitos colaterais e interações medicamentosas devem ser enfatizadas. As consultas de retorno logo após o começo de novos regimes de medicações devem ser feitas em intervalos de tempo menores, de acordo com a necessidade (semanais ou quinzenais). Outro fator essencial é adequar, sempre que possível, o esquema terapêutico ao estilo de vida do paciente, incorporando as tomadas das medicações dentro das atividades de rotina do paciente. As opções de trocas (*switch*) de classes de anti-retrovirais naqueles casos em que se atingiu o objetivo do tratamento com supressão da replicação viral e melhora imunológica, na tentativa de simplificar o regime e evitar a "fadiga ao tratamento", devem ser discutidas de forma individualizada.

Intervenções para melhorar a adesão – devem ser efetivas, individualizadas, multifacetadas, repetitivas, criativas e usar do bom senso sempre. A utilização de instruções com fotos, desenhos ou amostras dos medicamentos, tabelas de horários, organizadores de medicamentos (caixas plásticas com subdivisões), recomendação do uso de alarmes de relógio são medidas criativas que auxiliam os pacientes principalmente no início do tratamento, bem como aqueles que vivem sozinhos ou passam boa parte do dia fora de casa. A informação dada para os cuidadores (parceiros, familiares, amigos, empregados) também é essencial, principalmente para aqueles pacientes que dependem de outras pessoas para tomar suas medicações. Outras estratégias de grande impacto positivo na adesão são as intervenções educacionais como oficinas de adesão e palestras ministradas por profissionais das diversas áreas que assistem os pacientes. A formação de grupos de pacientes para compartilhar experiências vividas a partir do uso de medicações ou de situações que direta ou indiretamente estejam influenciando na adesão ou não-adesão ao tratamento também tem demonstrado ser uma estratégia de intervenção positiva.

Informação ao paciente sobre sua evolução – manter o paciente sempre bem informado sobre os progressos do seu tratamento, dos resultados dos exames laboratoriais e seu significado. Essa informação serve de motivação e estímulo para que se mantenha em uso correto as medicações, sempre reforçando que esses resultados foram atingidos devido à boa adesão aos remédios. É sempre bom rever a cada consulta o esquema como um todo e esclarecer as dúvidas que surgirem.

Medidas coadjuvantes – muito importante para auxiliar na adesão ao tratamento é estimular o paciente a manter uma boa qualidade de vida, respeitando as características socioculturais e econômicas de cada um, além de tomar as medicações de forma correta, a consciência em manter boa alimentação, atividade física regular, bom convívio social e familiar, continuar a fazer planos de trabalho, de estudo, afetivos e de lazer. Manter uma vida normal dentro das limitações que a infecção pelo HIV, como qualquer outra doença crônica, impõe ao seu portador.

Apoio de um grupo de adesão multiprofissional – todo serviço de saúde que atende pacientes com infecção pelo HIV/aids deve mobilizar-se para a formação de uma equipe multiprofissional para trabalhar em conjunto para oferecer assistência geral e específica no que diz respeito à adesão a esses indivíduos. Essa equipe deve ser constituída de profissionais principalmente das seguintes áreas: médica, enfermagem, serviço social, psicologia, farmácia, educação e nutrição. Embora com as atribuições específicas de cada área, esses profissionais devem trabalhar paralelamente entrelaçando suas tarefas para estimular a adesão dentro do seu foco de trabalho e transpondo isso para uma atividade em grupo, passando a ser esse objetivo um compromisso de todos, inclusive do paciente.

A falta de adesão ao tratamento constitui um dos principais fatores que impedem o sucesso da terapia anti-retroviral. A forma mais efetiva de se atingir a adesão adequada ao tratamento é motivar e estimular os pacientes no seu próprio tratamento, contando com o compromisso e comprometimento de todos os profissionais que trabalham diretamente com esses indivíduos para abordar os diversos aspectos envolvidos no manejo da adesão.

BIBLIOGRAFIA

Adherence to potent anti-retroviral therapy: guidelines for the use of anti-retroviral agents in HIV-infected adults and adolecents. Department of Health and Human Services and Henry J. Kaiser Family Foundation, December 1, 1998. http://hivatis.org/trtgdlns.html.

Castilho EA, Szwarcwald CL, Brito AM. Fatores associados à interrupção de tratamento anti-retroviral em adultos com aids. Rio Grande do Norte, Brasil, 1999-2002. Rev Assoc Med Bras 2006; 52:86-92.

Centers for Diseases Control and Prevention – Update: Trend in AIDS Incidence – United State, 1996. MMWR 1997; 46(Suppl 37): 862-7.

Cinti SK. Adherence to anti-retrovirals in HIV disease. The AIDS Reader 2000; 10: 709-17.

Demasi R, Tolson J, Pham S et al. Self-reported adherence to HAART and correlation with HIV RNA: initial results with the patients medication adherence questionnaire. In: 6th Conference on Retroviruses and Opportunistic Infections, 1999. Abstracts. n. 94.

Eldred LJ. Adherence in the era of protease inhibitors. John Hopkins AIDS SERVICE 1998. Available from: http://www.hopkins-aids.edu/jhas_htlmcode/jhas_outres/jhas_outres_therapy.htm.

Gifford AL, Bormann JE, Shively MJ et al. Predictors of self-reported adhrerence and plasma HIV concentrations in patients on multidrug antiretrovial regimens. JAIDS 2000; 23:386-95.

Haubrich R, Little S, Dube M et al. Self-reported treatment adherence and drug/alcohol use are associated with virologic outcomes in CCTG 570: a clinical strategy trial of HIV RNA anti-retroviral (ARV) monitoring. In: 12th World AIDS Conference, Geneva; 1998. Abstracts. n. 32379.

Hecht FM, Colfax G, Swanson M, Chesney

MA. Adherence and effectiveness of protease inhibitors in clinical practice. In: 5th Conference on Retroviruses and Opportunistic Infections, San Francisco; 1998. Abstracts. n. 151.

Mehta S, Moore RD, Graham NMH. Potential factors affecting adherence with HIV therapy. AIDS 1997; 11:1665-70.

Mitty JA, Stone VE, Sands M et al. Directly observed therapy for the treatment of people with human immunodeficiency virus infection: a work in progress. Clin Infect Dis 2002; 34:984-90.

Nemes MIB, Souza MFM, Kalichman AO et al. Avaliação da aderência ao tratamento por anti-retrovirais em usuários de ambulatórios do sistema público de assistência à aids no Estado de São Paulo, Brasil. Prevalência da aderência e fatores associados. Coordenação de DST e AIDS. Ministério da Saúde – Brasil; 2000.

Palella FJJ, Delaney, KM, Moorman AC et al. Declining morbidity and mortality among patients with advanced Human Immunodeficiency Virus infection. N Engl J Med 1998; 338(Suppl 13):853-60.

Patterson DL, Swindells S, Mohr J et al. Adherence to protease inhibitor therapy and outcomes in patients with HIV infection. Ann Intern Med 2000; 133:21-30.

Stone VE. Strategies for optimizing adherence to highly active anti-retroviral therapy: lessons from research and clinical practice. Clin Infect Dis 2001; 33:865-72.

Stone VE, Clarke J, Lovell J. HIV/AIDS patients perspectives on adhering to regimens conteining protease inhibitors. J Gen Intern Med 1998; 13:586-93.

US Department of Health and Human Services and and Henry J. Kaiser Family Foundation, Panel on Clinical Practices for treatment of HIV infection. Guidelines for the use of anti-retroviral agents in HIV-infected adults and adolecents. February 4, 2002. http://hivatis.org.

Walsh J, Dalton M, Gill J et al. Adherence to proteinase inhibitor based highty effective anti-retroviral therapy (HAART). In: 12th World AIDS Conference, Geveva; 1998. Abstracts n. 12298.

Williams A, Freindland G. Adherence, compliance and HAART. Aids Clin Care 1997; 9:51-4.

MÓDULO 3

ABORDAGEM AMBULATORIAL DE PACIENTES COM OUTRAS DOENÇAS INFECCIOSAS

- Infecção pelo HTLV-I e HTLV-II
- Vírus das Hepatites B e C
- Doença de Chagas
- Outras Infecções de Transmissão Vertical (TORCH)
- Doenças Sexualmente Transmissíveis
- Manejo de Acidentes Ocupacionais com Material Biológico

32. INFECÇÃO PELO HTLV-I E HTLV-II

Jorge Casseb
Augusto César Penalva de Oliveira
Jerusa Smid
Maria Paulina Posada Vergara
Paula Yurie Tanaka

Os vírus linfotrópicos de células T humanas tipos I e II (HTLV-I e II) são de baixa virulência e estima-se que 10-20 milhões pessoas estão infectadas pelo HTLV-I ou II em todo o mundo. No Brasil, considerando a prevalência de um caso positivo em 200 pessoas testadas em banco de sangue nas grandes cidades, cerca de um milhão de pessoas são portadoras do HTLV.

As condutas adotadas neste livro são baseadas na experiência dos autores no ambulatório HTLV, criado em 1997, com a finalidade de acompanhamento clínico-laboratorial, aconselhamento e tratamento das doenças associadas ao HTLV. Outros objetivos incluem a promoção do ensino para médicos (infectologistas e neurologistas), nutrição e fisioterapia, além da pesquisa científica.

CONCEITO, DEFINIÇÃO E CLASSIFICAÇÃO

Os vírus HTLV-I e II são, quanto à forma, classificados como retrovírus do tipo C, compartilhando aspectos estruturais e biológicos entre si. O HTLV-I está constituído de partículas virais esféricas ou vírions, cujo tamanho é de, aproximadamente, 100 nanômetros de diâmetro. Sua organização genômica é composta por um *core* central eletrodenso, que contém duas cópias de ácido ribonucléico (RNA) de fita única com 8,8 e 9 quilobases de tamanho, enzima transcriptase reversa, proteínas da matriz viral e capsídio protéico, além de um envelope externo composto de glicoproteínas.

As pessoas infectadas pelo HTLV-I são geralmente assintomáticas e raramente irão desenvolver alguma doença associada. Apesar dos poucos indivíduos infectados pelo HTLV-I (menos de 1-5%) desenvolverem a paraparesia espástica tropical/mielopatia associada ao HTLV-I (TSP/HAM) ou a leucemia de célula T do adulto (ATL), esses processos são altamente incapacitantes ou potencialmente letais. A TSP/HAM, relatada por pesquisadores japoneses, é uma doença neurológica desenvolvida em 14 de 1.464 indivíduos HTLV-I infectados após um longo período de incubação, com idade aproximada de 43 anos.

DIAGNÓSTICO DA INFECÇÃO PELO HTLV-I E II

O Ministério da Saúde, por meio da portaria 1.376 de 19 novembro de 1993 para normas técnicas de coleta, processamento e transfusão de sangue, componentes e derivados, determina que as amostras de soro devem ser testadas para anticorpo anti-HTLV-I. Espécimes reagentes devem ser confirmados pelo Western blot (WB) para HTLV-I e II (Western blot HTLV-2.4, Genelabs, EUA) que utiliza proteínas recombinantes específicas da região do envelope do HTLV-I (RGP46-I) e HTLV-II (RGP46-II) e da porção recombinante gp21 (RGD21), além de proteínas (p) comuns aos dois vírus. Assim, o critério de positividade é a presença de pelo menos uma proteína do *core* (p19 ou p24), uma região transmembrana (RGD21), e da recombinante específica do HTLV-I (RGP46-I) ou a recombinante específica do HTLV-II (RGP46-II). Qualquer outro padrão de bandas é considerado inconclusivo ou, quando não reage para a RG46-I ou RG46-II, mas há presença da RGD21, é considerado como HTLV-I e II. As amostras soro-indeterminadas ou em locais em que o Western blot não está disponível devem ser testadas para a detecção de DNA pró-viral com uso de PCR, usando *primers* genéricos do HTLV-I e II. Em nossa experiência, soros indeterminados no Western blot podem ser infecções pelo HTLV-II, principalmente entre usuários de drogas intravenosas. Entretanto, em pessoas de baixo risco de contaminação, a maioria dos casos indeterminados é negativa em PCR.

ACOMPANHAMENTO DE INDIVÍDUOS ASSINTOMÁTICOS INFECTADOS PELO HTLV-I

A maioria dos indivíduos infectados pelos HTLV-I e II não desenvolverá doença relacionada a esses vírus, permanecendo assintomática pelo resto das suas vidas. Esse fato tem importantes implicações no aconselhamento e avaliação prospectiva dessa população. Uma vez identificados portadores dos vírus, deve-se realizar anamnese e exame clínico geral, objetivando a identificação de manifestações precoces de doença e prováveis vias de aquisição da infecção, devendo ser avaliados periodicamente a cada 6-12 meses. Nos usuários de drogas intravenosas, recomenda-se a testagem para outros patógenos comuns a essa população, como hepatites B e C, HIV etc. Nos indivíduos com vida sexualmente ativa, recomenda-se a testagem para HTLV dos parceiros. Em mulheres infectadas pelo HTLV-I, os filhos deveriam ser testados a partir do segundo ano de vida.

EXAMES LABORATORIAIS PERIÓDICOS ACONSELHADOS NO SEGUIMENTO

Hemograma completo com pesquisa de atipia linfocitária e contagem de plaquetas, exame parasitológico de fezes (pesquisa de estrongilóides), exame de urina e sedimento (infecção urinária) a cada 6-12 meses. A carga pró-viral de HTLV-I está em avaliação para sua validação, porém existem alguns estudos que recomendam a quantificação anual.

SITUAÇÕES ESPECIAIS

- Nos casos assintomáticos que apresentem algum indício de doença sistêmica, relacionada ao HTLV, como alteração dermatológica, hiper-reflexia, clono e/ou sinal de Babinski.
- Dosagem de cálcio sérico, imunofenotipagem de contagem de linfócitos T (contagem de linfócitos T-CD3, CD4 e CD8), deidrogenase láctica, creatinofosfoquinase, dosagem de folatos e vitamina B_{12}, T_4 livre e TSH.

Portadores de HTLV-I saudáveis devem ser aconselhados quanto aos mecanismos de transmissão da infecção e assegurados quanto à probabilidade reduzida de virem a desenvolver doença no futuro. Se necessário, devem ser encaminhados para acompanhamento psicológico especializado.

No momento não há nenhuma indicação – com base em evidências científicas – de que determinado tipo de intervenção farmacológica específica anti-HTLV-I desempenhe algum papel na profilaxia do desenvolvimento de doenças associadas aos HTLV. Desse modo, não há nenhuma indicação para o uso de drogas imunomoduladoras, imunossupressoras ou anti-retrovirais nos portadores assintomáticos infectados pelo HTLV.

Indivíduos que apresentarem alteração dermatológica, acrescentar análise hematológica (linfocitose, leucocitose, linfadenopatias ou visceromegalias), visto que como lesão dermatológica principal seria a infiltração da leucemia/linfoma na pele e outras causas seriam dermatite infecciosa, dermatopolimiosite, e que nos casos suspeitos de comprometimento hematológico, como na leucemina/linfomas de células T do adulto (ATLL), esfregaço de sangue periférico, imunofenotipagem de sangue e biópsia de pele e linfonodos quando comprometidos.

DOENÇAS ASSOCIADAS AO HTLV-I

LEUCEMIA/LINFOMA DE CÉLULAS T DO ADULTO

A leucemia/linfoma de células T do adulto (ATLL) foi inicialmente descrita no Japão em 1977, por Takatsuki et al., como entidade clínica distinta. A relação entre a ATLL e HTLV-I foi descrita por Hinuma et al., demonstrando a presença de anticorpos contra HTLV-I no soro desses pacientes.

No Japão, estima-se que aproximadamente 1,2 milhão de indivíduos estejam infectados e que mais de 800 casos de ATLL sejam diagnosticados a cada ano. O risco cumulativo de ATLL na população de soropositivos foi estimado em aproximadamente 6,6% para homens e 2,1% para mulheres, o que demonstra que a maiora dos portadores será assintomática por toda a vida.

Outros estudos demonstram que 1 a 5% dos portadores poderão desenvolver ATLL, sendo que o maior risco se aplica aos indivíduos infectados na infância (transmissão vertical). No Brasil, os casos descritos de ATLL mostram não haver diferença entre gêneros, com idade mediana de 43 anos.

Patogênese

Em indivíduos infectados pelo HTLV-I, não há demonstração de vírions livres *in vivo*. A presença de anticorpos e pró-vírus são evidências da infecção pelo HTLV-I. Após a transmissão, há aumento do número de cópias virais por infecção de novo ou proliferação clonal. Dentre as proteínas virais, a *Tax* tem papel principal no desenvolvimento da ATLL. Essa proteína pode ativar a transcrição de genes de citocinas (como por exemplo IL-2, IL-6 e IL-15), assim como genes de receptores de citocinas (IL-2R alfa), o que poderia causar proliferação celular. *Tax* poderia reprimir a transcrição de certos genes necessários para a reparação de DNA (DNA polimerase beta), além de influenciar as funções de fatores celulares, como por exemplo o TGF-β (fator transformador do crescimento beta), que normalmente suprime o crescimento de tumores. Todas estas alterações promovidas pelo vírus teriam como conseqüência a proliferação clonal das células infectadas. *Tax* também poderia interagir com fatores celulares e ativar vias de sinalização como ativação de NF-κβ (fator nuclear kappa β), que induz a transcrição de várias citocinas e receptores de genes, assim como genes antiapoptóticos. As células ATLL apresentam anormalidades cromossômicas refletindo instabilidade, o que também poderia contribuir para a oncogênese.

A ATLL caracteriza-se principalmente por ser uma neoplasia agressiva. Com maior freqüência, o paciente pode apresentar linfadenopatia, hepatomegalia, esplenomegalia, lesões de pele. Os pacientes apresentam imunodeficiência importante, resultando em infecções oportunistas por vários patógenos, devido à alteração de função das células T. Pode ser classificada em quatro formas:

Smouldering – lesões de pele, com ou sem linfadenopatias, contagem de leucócitos normal com poucas células atípicas, paciente assintomático.

Crônica – com ou sem lesões de pele, linfocitose com predomínio de células T.

Linfomatosa – assemelha-se a outros tipos de linfoma não-Hodgkin, apresentando mau prognóstico.

Aguda – caracterizada pela sua agressividade, em que o paciente apresenta leucocitose importante, hipercalcemia, lesões de pele e presença no sangue periférico de células atípicas, com núcleo lobulado, denominadas *flower cells*.

As formas *smouldering* e crônica podem evoluir para a forma aguda.

Diagnóstico laboratorial da ATLL

- Sorologia para HTLV: (ELISA e Western blot).
- Bioquímica: (cálcio* e deidrogenase láctica elevados).
- Análise do sangue periférico: presença de *flower cells*.

---

*Nos pacientes com cálcio elevado há aumento do número de osteoclastos; as células da ATLL, através de RANK-ligante, induzem a diferenciação de células progenitoras hematopoéticas em osteoclastos e o nível de peptídeo relacionado ao hormônio da paratireóide está elevado na maioria dos pacientes.

- Biópsia de medula óssea: presença de linfócitos atípicos e proliferação de osteoclastos.
- Análise histológica (pele, linfonodos).
- Imunofenotipagem de células T.

Para o diagnóstico de ATLL, foram descritos métodos de pontuação, por meio de critérios clínicos e laboratoriais, levando em conta os achados mais característicos da doença: hipercalcemia, atipia linfocitária do sangue periférico (*flower cells*), fenótipo de contagem de linfócitos T-CD4/CD25, sendo a sorologia imprescindível para a confirmação pela presença de anticorpos anti-HTLV-I; a análise de DNA, mostrando integração clonal do DNA pró-viral nas células da ATLL, deve ser realizada nos casos de dúvida diagnóstica.

Diagnóstico diferencial

O diagnóstico diferencial da ATLL inclui as doenças linfoproliferativas de células T maturas, principalmente os linfomas cutâneos (micose fungóide/síndrome de Sézary), leucemia pró-linfocítica de células T.

Tratamento

O prognóstico dos pacientes com ATLL não é favorável. Trabalhos recentes mostram sobrevida mediana menor que um ano, apesar dos avanços no tratamento quimioterápico. Entre os esquemas de tratamento, além de quimioterapia, são descritos o uso de interferon e zidovudina, algumas medicações que levariam à inibição de NF-κβ, anticorpos monoclonais (anti-CD25). O transplante de medula óssea ou de células progenitoras periféricas alogênicas é descrito com resultados de sobrevida livre satisfatória de doença. Os principais obstáculos nessa modalidade de tratamento são os quadros infecciosos e as complicações relacionadas ao procedimento.

Muitos pacientes com a forma crônica e *smouldering* são assintomáticos e apresentam curso clínico lento, sendo questionado o benefício de tratamento quimioterápico até evolução para a forma aguda.

MANIFESTAÇÃO NEUROLÓGICA DO HTLV-I

O HTLV-I pode acometer o sistema nervoso, como uma alteração neurodegenerativa crônica, chamada paraparesia espástica tropical (TSP) e como uma mielopatia associada ao HTLV-I (HAM), respectivamente. Em 1988, um encontro científico no Japão definiu critérios para o diagnóstico da TSP/HAM, tomando como base aspectos clínicos e laboratoriais. A TSP/HAM foi caracterizada por uma paraparesia espástica que se inicia nos membros inferiores, evoluindo com graus variáveis de disfunção vesical, além de distúrbios das sensações propriossensitivas. Possivelmente, o mecanismo envolvido é uma reação inflamatória induzida ou não por antígenos do HTLV-I na medula. De fato, a carga de DNA pró-viral parece ter um papel crucial na patogênese, assim como a presença de certos tipo de HLA que influenciam a lesão inflamatória e o processo de desmielinização na medula toracolombar. As alterações no líquido cefalorraquidiano são representadas por linfocitose e pleocitose. A confirmação laboratorial se faz pela presença de antígenos ou anticorpos para HTLV-I no sangue e/ou líquido cefalorraquidiano e pelo isolamento viral a partir de espécimes obtidas do sangue ou líquido cefalorraquidiano.

Exames complementares deverão ser solicitados de acordo com o quadro clínico apresentado pelo paciente, a saber:

1. Síndrome medular:
   - ressonância magnética ou mielografia de todo o canal medular;
   - exame do líquido cefalorraquiano com, no mínimo, testagem para a presença de anticorpos anti-HTLV, celularidade global e específica, dosagem de proteínas totais.
2. Síndrome neuropática periférica – eletroneuromiografia dos membros superiores e inferiores.
3. Síndrome muscular:
   - eletroneuromiografia dos membros superiores e inferiores;
   - dosagem de creatinofosfoquinase sérica – CPK.
4. Síndrome autonômica:
   - pesquisa de hipotensão postural com manobras desarmadas ou teste da mesa de inclinação (*tilt-table test*);
   - ultra-sonografia de vias urinárias;
   - estudo urodinâmico.

Critérios para o diagnóstico de doenças neurológicas associadas ao HTLV

1. Infecção pelo HTLV, comprovada por métodos sorológicos e/ou moleculares no sangue periférico.
2. Indivíduos que apresentem uma ou mais das síndromes mencionadas no item anterior (comprovadas clínica e laboratorialmente), tendo-se o cuidado de investigar outras doenças com quadro clínico similar:
   - mielopatias traumáticas ou compressivas;
   - tumores medulares;
   - esclerose múltipla;
   - doenças do neurônio motor;
   - deficiência de vitamina B_{12} ou folato;
   - neurossífilis;
   - mielopatia em pacientes co-infectados pelo HIV-1;
   - neuroesquistossomose;
   - colagenoses;
   - doenças neurológicas geneticamente determinadas (por exemplo, adrenomieloneuropatias, paraparesia espástica familiar, doença de Charcot-Marie-Tooth etc.);
   - etilismo crônico, uremia, *diabetes mellitus*, disfunções tireoidianas, intoxicações exógenas e paraneoplasias.

Tratamento das manifestações neurológicas

Os pacientes com manifestações neurológicas comprovadamente associadas ao HTLV deverão ser, idealmente, acompanhados em serviço médico que disponha de neurologista clínico.

Pessoas com sintomas e/ou suspeitas de TSP/HAM e com queixas ou história de sintomas relacionados à TSP/HAM deverão ser seguidas mais amiúde. O diagnóstico diferencial deverá ser estabelecido e, somente após a exclusão de diversas enfermidades que podem apresentar quadro semelhante à TSP/HAM, o diagnóstico de TSP/HAM poderá ser considerado. Os principais quadros estão descritos no Manual sobre HTLV do Ministério da Saúde e/ou no site www.htlv.com.br.

Os principais exames complementares são: dosagem de TSH, T_4 livre e total, folatos, vitamina B_{12}, B_6; coleta de líquido cefalorraquidiano (com pesquisa de anticorpos anti-HTLV-I e II), tomografia computadorizada e ressonância magnética de coluna toracolombar.

Os pacientes com TSP/HAM deverão ser consultados a cada dois a três meses, conforme a necessidade de cada caso. As escalas neurológicas deverão ser aplicadas em cada paciente. Essas escalas são: DSS, Incapacidade, Osame, Berg e IPEC, a cada visita ou mudança de terapia.

Os pacientes com TSP/HAM com indicação de pulsoterapia deverão realizar exames previamente à internação, como urina tipo I e urocultura, exame protoparasitológico, bioquímica de rotina e hemograma em até duas semanas anteriores ao procedimento. O paciente deverá ter urina tipo I normal assim como ausência de patógenos na fezes, como *Strongiloides stercoralis*, por exemplo.

Naquele caso, que existe indicação de pulsoterapia com corticóides, esta será realizada por três dias consecutivos, com administração de 1g de solumedrol, por via intravenosa, diluído em 500ml de soro fisiológico a 0,9%, em 1 hora. Esse procedimento poderá ser feito, preferencialmente, em regime de internação hospitalar no Instituto de Infectologia Emílio Ribas ou serviço privado. Os pacientes que receberam pulsoterapia prévia e não apresentaram intercorrências poderão realizar o procedimento em hospital-dia.

Durante a pulsoterapia, o paciente deverá ser monitorizado para efeitos adversos ao uso de corticóides, como sinais de imunossupressão, aumento da glicemia (um exame com dextro fita deve ser realizado após o término de cada infusão); sinais de alterações psiquiátricas, como depressão, mania, deverão ser monitorizados atentamente pela equipe de enfermagem e médico. Durante a internação, caso necessário, um membro da equipe HTLV deverá avaliar o paciente. Após alta, o paciente deverá ser reavaliado em 30-45 dias no ambulatório de HTLV para a aplicação das escalas neurológicas e identificar a resposta ao tratamento. Aqueles em que a resposta à pulsoterapia foi insatisfatória (pelo menos três pulsos nos últimos 12 meses), ou que apresentaram contra-indicação a essa terapia (diabéticos, infecção crônica pelo vírus da hepatite C crônica etc.), ou tiveram efeitos colaterais graus 3-4, deverão ser convidados, se possível, a participar de protocolos clínicos específicos.

Todos os pacientes com TSP/HAM deverão ser avaliados e acompanhados pelo fisioterapeuta, que deverá verificar se as escalas estão preenchidas e fará uma avaliação das dificuldades encontradas em cada paciente. Assim, um plano terapêutico fisioterápico deverá ser estabelecido, com metas a serem atingidas para cada paciente em seguimento.

Tratamento geral e sintomático

Em relação ao tratamento sintomático da **paresia**, para melhorar a força, manter a musculatura ativa, evitando a atrofia e contraturas, é sugerido:

Fisioterapia – fortalecimento dos membros superiores e do tronco; treinamento de equilíbrio estático e dinâmico; manobras de relaxamento muscular (alongamento de isquiotibiais e adutores); melhora da amplitude articular; treinamento de marcha; uso de órteses, quando necessário; nos cadeirantes: terapia ocupacional.

Quanto ao tratamento sintomático da **espasticidade**, com a finalidade de melhorar a mobilidade, sugere-se o uso de:

Baclofeno, por via oral, 10-80mg/dia e/ou tizanidina, por via oral, 4-16mg/dia e/ou diazepam, por via oral, 5-40mg/dia e/ou toxina botulínica por via intramuscular nos membros inferiores (particularmente nos músculos adutores).

O tratamento sintomático da **bexiga neurogênica** inclui:

Cateterização vesical intermitente de 4/4 ou de 6/6 horas, objetivando um volume residual inferior a 500ml; oxibutinina 5-15mg/dia, por via oral ou imipramina 10-75mg/dia, por via oral, idealmente os pacientes devem ser submetidos a estudo urodinâmico e avaliação urológica.

Profilaxia de infecções urinárias: nitrofurantoína 100mg/dia, por via oral ou norfloxacina 400mg/dia, por via oral, dentre outros.

O tratamento para os sintomas decorrentes da **constipação intestinal** crônica inclui:

Avaliação nutricional, objetivando uma dieta anticonstipante, rica em fibras e com elevado teor hídrico; mucilóide *psyllium* ou óleo mineral por via oral, uma a três vezes ao dia, dentre outros.

Dores neuropáticas de origem medular, radicular ou neural periférica:

Amitriptilina, nortriptilina ou imipramina 25-150mg/dia, gabapentina 900-1.800mg/dia, carbamazepina 400-1.200mg/dia, hidantoína 200-300mg/dia, todas por via oral.

POSSÍVEIS ALTERAÇÕES DERMATOLÓGICAS NO PACIENTE INFECTADO PELO HTLV-I

Os indivíduos com queixas dermatológicas e portadores de infecção pelo HTLV-I deveriam ser avaliados por um especialista em dermatologia. As manifestações dermatológicas mais freqüentes são xerose, xerostomia e xeroftalmia.

Xerose – creme de uréia a 10% 1-2 vezes/dia.
Xerostomia – manter ingestão hídrica elevada, saliva artificial.
Xeroftalmia – colírios de lágrima artificial.

Vale ressaltar que a pele pode ser um dos primeiros sítios de aparecimento de um quadro de ATLL.

CO-INFECÇÃO HTLV COM OUTRAS VIROSES (HIV E VÍRUS DA HEPATITE C)

No Brasil, a co-infecção foi inicialmente documentada em 1989, onde 10% dos pacientes com aids de São Paulo estavam infectados pelo HTLV-I e II. Da mesma forma, em Salvador – BA, elevados índices de infecção pelo HTLV-I foram observados em pacientes com tuberculose pulmonar (11%) e em casos com aids (20%). No Rio de Janeiro, foi notado que 6% dos casos de pacientes infectados pelo HIV-1 estavam co-infectados pelo HTLV-I. Nesse mesmo estudo, foi evidenciado que essa co-infecção estava presente em um número significativamente maior de casos com aids, quando comparados aos indivíduos assintomáticos. Parece existir a possibilidade de que essa co-infecção possa acarretar um aumento da taxa de ataque de doenças associadas ao HTLV-I, como a TSP, passando para menos de 1% entre indivíduos não co-infectados ao longo da vida para aproximadamente 20-25% naqueles co-infectados. Dessa forma, fica recomendado que pacientes infectados pelo vírus da hepatite C ou HIV deveriam ser testados para a presença de anticorpos anti-HTLV-I e II no início de seu acompanhamento.

PREVENÇÃO

Os doadores de sangue reativos repetidamente para o ELISA HTLV-I e II e confirmados como soropositivos para HTLV-I e II pelos testes específicos adicionais discutidos acima são notificados e permanentemente impedidos de doar sangue. As pessoas repetidamante reativas na triagem sorológica para HTLV-I e II, mas não confirmadas como soropositivas, não devem ser informadas que são infectadas com HTLV-I ou II. Além disso, deveriam ser seguidas as recomendações do Ministério da Saúde do Brasil, relativas ao uso de componentes de sangue. O aconselhamento deveria ser vírus específico. O que chama a atenção sobre esse assunto é que o HTLV-I e II são dois retrovírus diferentes e discrepantes na epidemiologia e nas associações de doença.

Portadores de HTLV-I ou II deveriam ser informados do seu *status* sorológico. Deveriam ser esclarecidos de que o HTLV-I ou II não é o vírus de aids, que não causam aids, e que a aids é causada por um vírus diferente, chamado HIV. Deve ser relatado que HTLV-I ou II é um estado de portador por toda a vida e informados em relação aos modos e eficiência da transmissão, associações de doença e que, devido à baixa probabilidade de desenvolvimento de doença associada, não existe indicação para o tratamento específico dos portadores assintomáticos.

Em particular, pessoas infectadas com HTLV-I deveriam ser aconselhadas a:

- a dividir essa informação com o seu médico ou cirurgião-dentista;
- não doar sangue, leite materno, sêmen, órgãos do corpo ou outros tecidos;
- não compartilhar agulhas ou seringas;
- não amamentar;
- considerar o uso de preservativos de látex para prevenir transmissão sexual.

A recomendação ideal para pacientes portadores de HTLV-I seria, de preferência, por relacionamentos sexuais monogâmicos, indicando-se listagem sorológica para o(a) parceiro(a), exceto se já for sabidamente positivo. Se o parceiro sexual for negativo, deve-se aconselhar o uso de preservativos de látex, o que pode ajudar a prevenir a transmissão de HTLV-I ao parceiro negativo, homem ou mulher. O uso de preservativos de látex é recomendado fortemente para pessoas HTLV-I positivas com múltiplos parceiros sexuais, ou quando em relações sexuais que não são mutuamente monogâmicas. Essas pessoas deveriam ser lembradas do risco de adquirir outras infecções sexualmente transmissíveis, inclusive o HIV.

Nas figuras 3.1 a 3.3 apresentamos uma proposta para diagnóstico laboratorial da infecção pelo HTLV-I e II, além de sugestões para o manejo clínico-laboratorial desses pacientes.

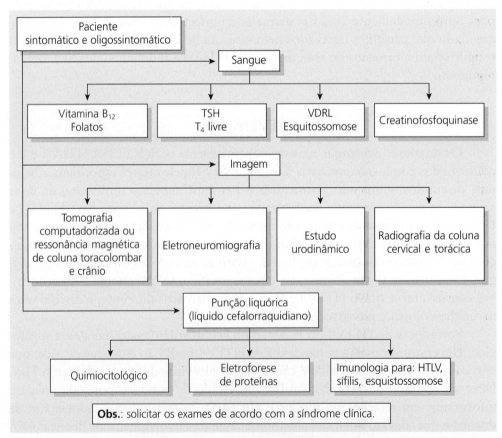

Figura 3.1 – Exames complementares para o diagnóstico diferencial em paciente com sintomatologia neurológica.

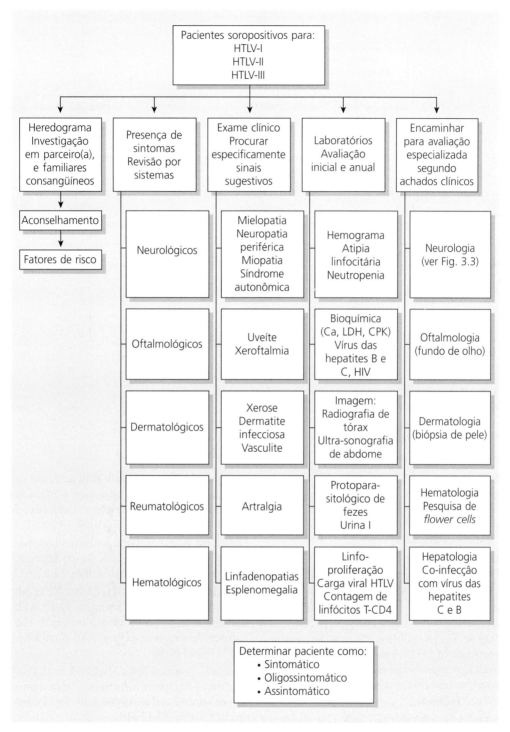

Figura 3.2 – Rotina de avaliação inicial e anual para todos os pacientes infectados pelo HTLV-I.

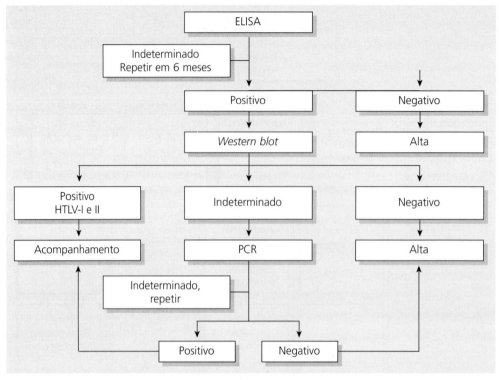

Figura 3.3 – Fluxograma para o diagnóstico da infecção pelo HTLV-I e II.

BIBLIOGRAFIA

Arisawa K, Soda M, Endo S et al. Evaluation of adult T-cell leukemia/lymphoma incidence and its impact on non-Hodgkin lymphoma incidence in southwestern Japan Int J Cancer 2000; 85:319-24.

Blattner WA, Gibbs WN, Saxinger C et al. The humam type C retrovirus HTLV in blacks from the Caribbean region and relationship to adult T-cell leukemia/lymphoma. Int J Cancer 1982; 30:257-64.

Borg A, Yin JA, Johnson PR et al. Successful treatment of HTLV-I-associated acute adult T-cell leukaemia lymphoma by allogenic bone marrow transplantation. Br J Haematol 1996; 94:713-5.

Bunn PA Jr, Schechter GP, Jaffe E et al. Clinical course of retrovirus-associated adult T-cell lymphoma in the United States. N Engl J Med 1983; 309:257-64

Cabrera ME, Gray AM, Cartier L et al.. Simultaneous adult T-cell leukemia/lymphoma and sub-acute polyneuropathy in a patient from Chile. Leukemia 1991; 5:350-3.

Cleghorn F, Manns A, Falk R et al. Effect of human-T-lymphotropic virus type-I infection on non-Hodgkin's lymphoma incidence. J Natl Cancer Inst 1995; 87:1009-14.

Hanchard B. Adult T-cell leukemia/lymphoma in Jamaica: 1986-1995. J Acq Immune Defic Syndr Hum Retrovir 1996; 13:S20-5.

Hinuma Y, Nagata K, Hanaoka M et al. Adult T-cell leukemia: antingen in an ATL cell line and detection of antibodies to the antigen in human seia. Proc Natl Acad USA 1981; 78:6476-80.

Honda S, Yamaguchi K, Miyake Y et al. Production of parathyroid hormone-related protein in adult T-cell leukemia cells. Jap J Cancer Res 1988; 79:1264-8.

Kawai H, Nishida Y, Takagi M et al. HTLV-I-associated myelopathy with adult T-cell leukemia. Neurology 1989; 39:1129-31.

Levine PH, Cleghorn F, Manns A et al. Adult T cell leukemia/lymphoma a working pint score classification for epidemiologic studies. Int J Cancer 1994; 59:491-3.

Manns A, Cleghorn FR, Faik RT et al. Role of HTLV-I in development of non-Hodgkin's lymphoma in Jamaica and Trinidad and Tobago. Lancet 1993; 342:1448-50.

Matsuoka M. Human T-cell leukemia virus type I and adult T-cell leukemia. Oncogene 2003; 22:5131-40.

Matutes E, Catovsky D. ATL of Caribbean origin. In: Takatsuki K ed. Adult T-Cell Leukaemia. Oxford: Oxford University Press; 1992. p 113-38.

Matutes E, Taylor GP, Cavenagh J et al. Interferon alpha and zidovudine therapy in adult T-cell leukaemia lymphoma: response and outcome in 15 patients. Br J Haematol 2001; 113:779-84.

Oliveira P, Loureiro P, Bittencourt A et al. Geographic diversity of adult T-cell leukemia/lymphoma in Brazil. Int J cancer 1998; 83:291-8.

Shimoyama M. Diagnostic criteria and classification of clinical subtypes of adult T-cell leukaemia-lymphoma. A report from the Lymphoma Study Group (1984-87). Br J Haematol 1991; 79:428-37.

Tajima K. The T and B cell malignancy study group and co-authors. The 4th nation wide study of adult T-cell leukemia/lymphoma in Japan: estimates of risk of ATL and its geographical and clinical features. Int J Cancer 1990; 45:237-43.

Tajima K, Amakawa R, Uehira K et al. Adult T-cell leukemia successfully treated with allogenic bone marrow transplantation. Int J Hematol 2000; 71:290-3.

Tajima K, Inoue M, Takezaki T et al. Adult T-Cell Leukemia. In: Takatsuki K ed. New York: Oxford University Press; 1994. p 9-11.

Takatsuki K, Uchiyama T, Sagawa K, Yodoi J. Adult T-cell leukemia in Japan. In: Seno S, Takaku F, Irino S eds. Topics in Haematology. Amsterdam: Exerpta Medica; 1977. p 73-7.

Tan C, Waldmann TA. Proteasome inhibitor PS-341, a potential therapeutic agent for adult T-cell leukemia. Cancer Res 2002; 62:1083-6.

Waldmann TA, White JD, Goldman CK et al. The interleukin-2 receptor: a target for monoclonal antibody treatment of human T-cell lymphotrophic virus I-induced adult T-cell leukemia. Blood 1993; 82:1701-12.

33. VÍRUS DAS HEPATITES B E C

Caio Rosenthal

Décio Diament

Edgar de Bortholi Santos

Eloisa Helena Dias Quintela

Heloísa M. S. de Araújo Berg

Kleber Dias do Prado

Lucas Alberto Medeiros

Mário Peribanez Gonzalez

Roberto Focaccia

Umbeliana Barbosa de Oliveira

DIRETRIZES PARA O TRATAMENTO DA HEPATITE B NO INSTITUTO DE INFECTOLOGIA EMÍLIO RIBAS

QUANDO INVESTIGAR HEPATITE B

- Alanina aminotransferase (ALT) elevada.
- Hepatomegalia a esclarecer.
- Icterícia a esclarecer.
- Nascidos ou procedentes de áreas hiperendêmicas.
- Homem que faz sexo com homem.
- História de transfusão de sangue e/ou derivados realizados há muitos anos ou em hemocentros de baixa confiabilidade técnica.
- Usuários de drogas ilícitas.
- Hemodialisados.
- Infecção pelo HIV.
- Gravidez.
- Familiares, contatos domiciliares e parceiros sexuais de HBV (vírus da hepatite B) infectados.
- Acidentes com materiais orgânicos.

Na investigação inicial, solicitar marcadores virais HBsAg, anti-HBc e anti-HBs:

- pacientes soronegativos devem ser vacinados.
- pacientes HBsAg positivos devem ser avaliados para confirmar a atividade de doença hepática e necessidade de terapêutica antiviral.

DEFINIÇÃO DE SITUAÇÕES CLÍNICAS

Hepatite B crônica

- HBsAg (+) > 6 meses.
- DNA/HBV > 10^5 cópias/ml (~ 20.000UI/ml).
- ALT elevada duas vezes o limite superior de normalidade, de forma intermitente ou persistente.
- Biópsia hepática mostrando atividade necroinflamatória portal 2 ou periportal 1 pela classificação de Metavir, quando houver indicação.

Estado de portador inativo do HBsAg

- HBsAg (+) > 6 meses.
- HBeAg (–) e anti-HBe (+).
- DNA/HBV < 10^4 cópias/ml (~ 2.000UI/ml).
- ALT persistentemente normal.
- Opcional: biópsia hepática confirmando a ausência de atividade necroinflamatória significativa (A < 2, classificação de Metavir).

Hepatite resolvida

- HBsAg (–).
- Anti-HBc (+).
- DNA/HBV sérico indetectável – opcional.
- ALT normal.

HBV recidivante

- ALT elevando-se novamente.
- Reaparecimento do HBeAg sérico ou elevação da carga viral.
- Eventualmente *flare* clínico.

HBV crônica mutante pré-*core*

- HBsAg (+).
- HBeAg (–).
- Anti-HBe (+).
- ALT elevada.
- DNA/HBV > 10^4 cópias/ml.
- Casos familiares transmitidos por via não-sexual.
- Estudo genômico mostrando a mutação na região pré-*core* (quando disponível).

Resistência à lamivudina (YMDD ou em outros sítios genômicos)

- ALT elevando-se durante o tratamento com lamivudina.
- Retorno da elevação do DNA/HBV (> 10^5 cópias/ml).

- Teste de resistência à lamivudina positivo, quando disponível.
- Eventualmente reagudização ou piora clínica da doença hepática.

Infecção oculta pelo HBV

- HBsAg, anti-HBs (–), e em alguns casos de anti-HBc positivo.
- DNA/HBV sérico positivo.
- Achado de marcadores virais em tecido hepático.

QUANTIFICAÇÃO DO DNA-HBV – INDICAÇÕES E INTERPRETAÇÃO

A quantificação da carga viral pode apresentar dificuldades de ordem técnica pela própria característica da metodologia ou de padronização dos controles internos, subestimando resultados (falso-negativos). A contaminação viral no laboratório pode levar a falso-positivos. É necessário o uso da mesma metodologia empregada para o seguimento de um paciente. Não confiar em testes realizados *in house*.

Deve-se repetir a carga viral após seis meses do início do tratamento e, a seguir, anualmente, até a indetectabilidade, sendo que a dosagem pode ser antecipada na ocorrência de uma elevação dos níveis de ALT.

A tabela 3.1 indica os valores séricos do DNA/HBV que devem ser considerados para efeito de indicação de terapia.

Tabela 3.1 – Indicação terapêutica conforme níveis de DNA/HBV.

Condição clínica/sorológica	Limite mínimo para terapia
HBeAg+	≥ 20.000UI/ml $\sim 10^5$ cópias/ml*
HBeAg–	≥ 2.000UI/ml $\sim 10^4$ cópias/ml*
Cirrótico compensado	≥ 2.000UI/ml $\sim 10^4$ cópias/ml*
Cirrótico em lista de transplante	Qualquer valor/detecção
Co-infecção HIV	≥ 2.000UI/ml $\sim 10^4$ cópias/ml*

* UI equivale a 5,6 cópias/ml.

DEFINIÇÃO DE RESPOSTA AO TRATAMENTO ANTIVIRAL

Bioquímica

- Normalização da ALT.

Virológica

- Redução do DNA/HBV sérico a níveis indetectáveis por PCR ou pelo menos $< 10^3$ cópias/ml por teste não amplificado – opcional.
- Perda do HBeAg, quando inicialmente positivo.
- Redução do cccDNA, se disponível.

Histológica

- Redução de dois graus das lesões histoptológicas.

Completa

- Quando preenche os critérios bioquímicos, virológicos, eventualmente histológicos e a perda do HBsAg.

Não-respondedores

- Ausência de qualquer resposta em relação aos critérios acima.

Recidivantes

- Pacientes que responderam parcial ou completamente aos critérios acima e tiveram recrudescência da infecção.

CRITÉRIOS DE INCLUSÃO PARA O TRATAMENTO COM ANÁLOGOS DE NUCLEOSÍDEOS/NUCLEOTÍDEOS OU INTERFERONS

Idade entre 12 e 70 anos para tratamento com lamivudina, adefovir e/ou entecavir e entre 12 e 65 anos para o tratamento com interferons. Acima de 60 anos deve-se avaliar a existência de co-morbidades antes de indicar a terapia (ver item Presença de co-morbidade).

a) HBsAg positivo no soro por mais de seis meses.

b) HBeAg positivo com DNA/HBV sérico $\geq 10^5$ cópias/ml por PCR.

c) HBeAg negativo com DNA/HBV sérico $\geq 10^4$ cópias/ml (mutante pré-*core*).

d) ALT maior que duas vezes o limite superior da normalidade (persistente ou intermitente).

e) Biópsia hepática mostrando hepatite crônica.

f) Quando a carga viral não está disponível, a ALT elevada e a presença de lesões necroinflamatórias e/ou fibróticas hepáticas passam a ser definidoras de tratamento.

g) Anuência do paciente com assinatura do termo de consentimento quando houver opção terapêutica para a utilização de interferon.

CRITÉRIOS DE EXCLUSÃO PARA O TRATAMENTO COM INTERFERONS

a) Contagem de plaquetas séricas < 75.000/ml.

b) Contagem de neutrófilos séricos < 1.500/ml.

c) Alfafetoproteínas séricas acima de 100ng/ml ou em níveis de ascensão e/ou imagens sugestivas de neoplasia.

d) Crises convulsivas de difícil controle.

e) Consumo regular de drogas ilícitas.

f) Dependência de bebidas alcoólicas.

g) Gravidez ou lactação.

h) Cardiopatia grave.

PRESENÇA DE CO-MORBIDADES

Na presença das co-morbidades, os pacientes deverão submeter-se à avaliação especializada à medida que o médico assistente julgar necessário.

- Doença cerebrovascular ou seqüelas.
- Endocrinopatias de difícil controle.
- Doença isquêmica miocárdica.
- Doenças degenerativas do sistema nervoso central e/ou periférico.
- Presença de osteoporose avançada.
- Tratamento prévio ou atual de neoplasias malignas.
- Doença reumatológica de difícil controle.
- Depressão grave (ou refratária ao tratamento) e/ou psicoses.
- Insuficiência renal.
- Tireoidite de Hashimoto.
- Crioglobulinemia mista.

SITUAÇÕES ESPECIAIS

- Pacientes pediátricos: encaminhar para centro de referência em pediatria.
- Co-infecção HIV/HBV. Ver capítulo específico.
- Co-infecção HTLV/HBV: os casos serão analisados individualmente caso a caso.
- Pacientes com cirrose hepática descompensada: HBeAg positivo ou negativo com DNA/HBV $\geq 10^3$ por PCR. Individualizar caso a caso. Somente utilizar adefovir ou entecavir.

FÁRMACOS E APRESENTAÇÕES

- Interferon-alfa-2a, na formulação convencional (INF): frasco-ampola de 3.000.000UI, 4.500.000UI, 5.000.000UI e 9.000.000UI para uso subcutâneo.
- Interferon-alfa-2b, na formulação convencional (INF): frasco-ampola com 3.000.000UI, 5.000.000UI e 10.000.000UI para uso subcutâneo.
- Interferon peguilado alfa-2a – Pegasys® (se disponibilizado pela Secretaria de Estado da Saúde): 180µg para uso subcutâneo, semanal.
- Interferon-alfa-2b – Peg-Intron® (se disponibilizado pela Secretaria de Estado da Saúde): 1,5µg/kg, para uso subcutâneo, semanal.
- Lamivudina: comprimidos de 150mg.
- Adefovir: comprimidos de 10mg (consultar condições de disponibilização pela Secretaria de Estado da Saúde).
- Entecavir: comprimidos de 1mg (ainda não disponível na rede pública).

INDICAÇÕES DE TRATAMENTO

- **HBV crônica em pacientes HBeAg positivos**

  ALT > 1,3 vez o limite superior de normalidade ou oscilantes.

ALT = 1,3 vez o limite superior de normalidade. Considerar a biópsia hepática e indicar tratamento se houver pelo menos atividade necroinflamatória moderada.

- Se pacientes jovens, com baixa carga viral, scm co-morbidades e sem cirrose – iniciar com interferon-alfa ou peguilado ou análogos nucleos (t)ídeos. Não-respondedores aos interferons, considerar os antivirais.
- Se pacientes idosos, com alta carga viral, co-morbidades e/ou cirrose – iniciar com antivirais (preferencialmente com adefovir ou entecavir, se disponíveis).

- **HBV crônica em pacientes HBeAg negativos**

Considerar para tratamento pacientes com DNA/HBV > 10^4 cópias/ml, ALT > 1,3 vez o limite superior de normalidade ou lesões pelo menos com atividade necroinflamatória moderada à biópsia. Iniciar com interferon peguilado ou antiviral (preferencialmente adefovir ou entecavir).

- **Resistência à lamivudina**

Introduzir adefovir ou entecavir (ETV) se disponíveis, mantendo a lamivudina associada por pelo menos seis meses. Nunca suspender abruptamente a lamivudina.

- **HBV recorrente pós-transplante**

Individualizar caso a caso. Administrar interferons ou análogos de nucleosídeos/nucleotídeos, na dosagem máxima tolerada até a posologia utilizada em não-transplantados.

- **Cirrose hepática compensada (CHILD A)**

Iniciar tratamento com análogos de nucleosídeos/nucleotídeos.

- **Pacientes com cirrose descompensada (CHILD B/C)**
  - Indicação de transplante hepático.
  - Individualizar caso a caso. Indicação de adefovir ou entecavir, se disponíveis.

DOSE E DURAÇÃO DO TRATAMENTO COM ALFA (INF) OU INTERFERON PEGUILADO (Peg-INF)

- Interferon-alfa: 4.500.000 a 6.000.000UI diários, por via subcutânea, durante 16 semanas consecutivas. Como alternativa terapêutica, pode-se sugerir 9.000.000 a 10.000.000UI, por via subcutânea, três vezes por semana durante 24 semanas.
- Interferon peguilado-alfa (ainda não liberado no Brasil para uso em HBV). Segundo a literatura mundial na mesma posologia indicada para HCV, durante um ano.

DOSE E DURAÇÃO DO TRATAMENTO COM ANÁLOGOS DE NUCLEOSÍDEOS/NUCLEOTÍDEOS

- Dose única diária contínua.
- Não há estudos longitudinais que permitam estabelecer consensualmente o tempo necessário de tratamento. Têm-se administrado até resolução da infecção (ideal) ou quando atingir ao menos resposta bioquímica e virológica.
- Quando ocorrer resposta bioquímica e virológica, confirmada em um segundo exame com intervalo mínimo de 30 dias, o tratamento deve ser mantido por mais seis meses para reduzir recidivas.

MONITORIZAÇÃO E ACOMPANHAMENTO

No quadro 3.1 apresentamos os exames pré-tratamento para os pacientes com infecção crônica pelo vírus da hepatite B.

Quadro 3.1 – Exames pré-tratamento da hepatite B.

Exame	Pré-tratamento	1º mês 15/15 dias	Mensal	6º mês	12º mês	Seis meses pós-tratamento	Um ano pós-tratamento
ALT	X	X	X		X	X	X
AST	X		X		X	X	X
γ-GT	X		X		X	X	X
Hemograma	X	X	X		X	X	X
Fosfatase alcalina	X			X	X	X	X
TSH/T$_4$ livre	X			X	X		
TP/INR	X		X SE F3/F4	X	X	X	X
Bilirrubinas	X			X		X	X
Fator antinuclear	X			X	X		
Crioglobulinas	X						
Eletroforese de proteínas	X						
Albumina/ globulina	X		X SE F3/F4		X	X	X
Uréia	X		X		X	X	
Creatinina	X		X Se adefovir		X	X	
Glicemia	X			X	X	X	X
Alfafetoproteína	X			X	X	X	X
Ultra-sonografia de abdome	X			X	X	X	X
Endoscopia digestiva alta	Se cirrose X				X		
Carga viral	X			X		X	X
HBeAg/anti-HBe	X			X	X	X	X
HBsAg	X				X		X

ANTI-HBc ISOLADAMENTE POSITIVO

- Repetir o anti-HBc e HBsAg, verificando se o DO/*cut-off* é maior que 10.
- Vacinação em dose única para a obtenção do *efeito booster* (elevação do anti-HBs em sete dias após a dose da vacina).

INFECÇÃO OCULTA PELO HBV

- Pesquisar DNA/HVB sérico, em especial na co-infecção com o HIV, co-infecção com o HCV, em politransfundidos, antes de um transplante de órgão, populações de maior risco de contágio e imunossuprimidos em geral.
- Pesquisa positiva de marcadores virais em tecido hepático (imunoistoquímica).

RASTREAMENTO DO CARCINOMA HEPATOCELULAR

- Pacientes infectados por transmissão vertical mãe-concepto, cirróticos e de etnia japonesa são os de maior risco para o desenvolvimento de carcinoma hepatocelular.
- Dosar alfafetoproteínas e realizar ultra-sonografia hepática a cada seis meses. O diagnóstico de carcinoma hepatocelular é confirmado se alfafetoproteína superior a 400ng/ml na ausência de um nódulo, ou acima de 200ng/ml na presença de um nódulo.
- Presença de nódulos requer exame por imagem (tomografia computadorizada tridimensional ou ressonância magnética).
- Na suspeita de carcinoma hepatocelular, encaminhar a um centro de referência de hepatologia cirúrgica para a destruição do nódulo e transplante hepático. Nunca biopsiar o nódulo.

DIRETRIZES PARA O TRATAMENTO DA HEPATITE C NO INSTITUTO DE INFECTOLOGIA EMÍLIO RIBAS

CRITÉRIOS DIAGNÓSTICOS

- Sorologia pelo método de ELISA.
- Pesquisa qualitativa RNA viral por PCR.
- Biópsia hepática e exame histopatológico completo sempre que possível. Pacientes em situações em que haja risco evidente para o procedimento de biópsia hepática, essa poderá ser dispensada para o início do tratamento (fortes evidências clínicas e laboratoriais de cirrose, hemofílicos etc.).

CRITÉRIOS DE INCLUSÃO AO TRATAMENTO MEDICAMENTOSO COM INTERFERON-ALFA RECOMBINANTE CONVENCIONAL (INF) OU PEGUILADO (Peg-INF) + RIBAVIRINA (RBV)

- Idade entre 12 e 70 anos. Acima de 60 anos deve-se avaliar a existência de co-morbidades antes de indicar a terapia.
- Genótipo 1 (ou sorotipo viral), se disponível.

- Caracterização histopatológica de atividade necroinflamatória ≥ a F2, pela classificação de Metavir, até 12 meses antes do início do tratamento. Casos com F1 e A2-3 deverão ser considerados caso a caso.
- Paciente não-respondedor, ou seja, que já tenha realizado tratamento anterior com interferon convencional associado à ribavirina sem nenhuma resposta virológica e:
  - portador do genótipo 1 e fibrose hepática ≥ F3;
  - portador de outros genótipos com fibrose hepática ≥ F2 (Normas da Secretaria de Estado da Saúde – SES).
- Pacientes recidivantes com fibrose hepática ≥ F2.
- Pacientes em pré ou pós-transplante hepático com avaliação caso a caso e conduta consensual por pelo menos dois médicos do grupo de hepatites.
- Eletrocardiograma dentro de padrões normais em pacientes com idade superior ou igual a 45 anos.
- Laudo oftalmológico por meio de fundoscopia para afastar retinopatias.
- Anuência do paciente com assinatura do termo de consentimento. Livre e esclarecido.
- Considerar o valor preditivo positivo de resposta virológica sustentada quando PCR-HCV negativo na 12ª e 24ª semanas de tratamento. Interromper o tratamento se PCR positivo na 12ª semana (Normas do Ministério da Saúde – Portaria MS nº 863 de 2002). Há, entretanto, racional científico para prolongar até a 24ª semana sem interrupção do tratamento devido à existência de respondedores lentos.

CRITÉRIOS DE EXCLUSÃO AO TRATAMENTO MEDICAMENTOSO COM INTERFERON-ALFA RECOMBINANTE CONVENCIONAL (INF) OU PEGUILADO (Peg-INF) + RIBAVIRINA (RBV)

- Níveis de alfafetoproteínas séricas em ascensão ou em cirróticos menores que 100ng/ml e/ou imagens sugestivas de neoplasia.
- Contagem de plaquetas abaixo de 75.000/ml para a indicação do INF e de 90.000 para o Peg-INF (os valores discretamente inferiores podem ser avaliados individualmente).
- Contagem de neutrófilos inferior a 1.500 células/ml.
- Crises convulsivas de difícil controle.
- Consumo regular de drogas ilícitas.
- Dependência de bebidas alcoólicas a menos de seis meses.
- Gravidez ou lactação, e homens e mulheres em idade fértil que não concordarem com a utilização de métodos contraceptivos durante e até seis meses após o término da terapêutica medicamentosa.
- Hepatopatia descompensada.
- Cardiopatia grave.

PRESENÇA DE CO-MORBIDADES

Pacientes com as co-morbidades relacionadas a seguir deverão submeter-se à avaliação especializada, à medida que o médico assistente do paciente achar necessário:

- Doenças cerebrovascular ou seqüelas.
- Endocrinopatias de difícil controle.
- Doença isquêmica miocárdica.
- Doenças degenerativas do sistema nervoso central e/ou periférico.
- Presença de osteoporose avançada.
- Tratamento prévio ou atual de neoplasias.
- Doença reumática de difícil controle, ou alterações laboratoriais sugestivas de doença auto-imune.
- Transtornos psiquiátricos.
- Doenças metabólicas.
- Doenças hematológicas.

SITUAÇÕES ESPECIAIS

- Pacientes pediátricos: encaminhar para centro de referência em pediatria.
- Co-infecção HIV-HCV. Ver capítulo específico.
- Pacientes com insuficiência renal crônica: monoterapia com interferon convencional, 3MU três vezes por semana, por via subcutânea, após cada sessão de hemodiálise, para todos os genótipos, com fibrose hepática $\geq$ F1 e FA/AP $\geq$ 2, por 12 meses.

HEPATITE C AGUDA

- Considerar tratamento com interferon convencional 5.000.000UI por dia durante quatro semanas e após 3.000.000UI por dia por 20 semanas, para pacientes com icterícia quando o exame de detecção qualitativa do RNA-HCV se mantiver reagente após três meses do início do sintoma (Normas da SES).
- Esquemas alternativos propostos por pelo menos dois médicos do grupo e com aval da Divisão de Hepatites da SES.

PACIENTES COM ACIDENTES PERCUTÂNEOS BIOLÓGICOS

Devem realizar anti-HCV no momento do acidente e se este for:

- Reagente: indica que a infecção é anterior ao acidente; deve-se dar continuidade à investigação da doença.
- Não-reagente: deve-se realizar exame de biologia molecular qualitativa após 30 dias do acidente e acompanhar durante três meses com a realização mensal de ALT. No final do terceiro mês realizar novo exame sorológico e de detecção qualitativa do RNA-HCV. Se esses forem não-reagentes, indica que não houve contaminação. Se o exame de detecção qualitativa do RNA-HCV for reagente, tratar com interferon convencional, 5.000.000UI por dia durante quatro semanas e após 3.000.000UI por dia por 20 semanas (Normas da SES).

ESQUEMAS TERAPÊUTICOS

- Genótipo 1 – Peg-INF + RBV:
  - Peg-INF-alfa-2a: frasco-ampola de 180µg, por via subcutânea, dose semanal, durante 12 meses.
  - Peg-INF-alfa-2b: frasco-ampola de 50, 80 (atualmente disponível), 100 e 120µg, na dose de 1,5µg/kg, por via subcutânea, dose semanal, durante 12 meses. Nessa apresentação, pode-se reduzir a dose para 1µg/kg, após o terceiro mês de terapêutica, se não for possível controlar intolerâncias ou alterações hematológicas graves.
  - RBV: dosagem de 1 a 1,25g para genótipo1 e 800 a 1.000mg para outros genótipos, diárias, divididas em duas tomadas, por via oral pós-alimentação, durante 12 meses.
    Em situação de queda da taxa de hemoglobina sérica > 3,5g% e abaixo de 10g%, administrar 4.000UI de eritropoetina, por via subcutânea, três a cinco vezes por semana, repetindo-se o hemograma. A repetição de novas doses de eritropoetina dependerá da resposta individual.
- Genótipos 2 e 3 – INF-alfa recombinante convencional: frasco-ampola de 3.000.000UI, por via subcutânea, três vezes por semana, com intervalos mínimos de 48 horas, associado a RBV nas posologias citadas acima.
- Genótipo 4 – Peg-INF + RBV, durante 12 meses, na posologia idêntica ao genótipo 1.
- Genótipo 5 – INF + RBV, durante seis meses, na posologia idêntica aos genótipos 2 e 3.
- Genótipo 6 – deverão ser analisados pelo Grupo de Hepatites, quando surgir algum caso.
- Pacientes tratados com INF + RBV, em que a resposta virológica sustentada não possa ser constatada por indisponibilidade da pesquisa quantitativa ou qualitativa do RNA viral por PCR e na ausência de redução histológica das lesões hepáticas poderão ser tratados com Peg-INF + RBV, sempre após 12 meses do término do tratamento.

CONDUTA DIANTE DOS EFEITOS HEMATOLÓGICOS ADVERSOS

- Neutropenia – valores inferiores a 500 células/ml medicar com filgrastima (G-CSF), frasco de 300mg (30UI), por via subcutânea ou intramuscular, em doses individualizadas. Repetir o hemograma um dia antes de nova dose de INF ou Peg-INF. A repetição de nova (s) dose (s) de filgrastima dependerá da resposta individual.
- Anemia – valores inferiores a 10g% de hemoglobina e queda superior a 3,5g% em relação à dosagem pré-tratamento deverão receber três doses de eritropoetina humana na posologia de 300UI/kg, por via subcutânea, a cada dois dias. Repetir o hemograma após o sétimo dia. Novas doses de eritropoetina dependerão da resposta e da evolução clínica e laboratorial individualizada.

MONITORIZAÇÃO LABORATORIAL

No quadro 3.2 apresentamos a monitorização laboratorial recomendada para os pacientes com infecção crônica pelo vírus da hepatite C.

Quadro 3.2 – Monitorização laboratorial da hepatite C.

Exame	Pré-tratamento	12ª semana	1º mês 15/15dias	Mensal	6º mês	12º mês	Seis meses pós-tratamento
ALT	X			X		X	X
AST	X			X		X	X
γ-GT	X			X		X	X
Fosfatase alcalina	X				X	X	X
PCR-HCV quantitativo	X	X					
PCR-HCV qualitativo					X	X	X
Genotipagem	X						
Hemograma	X		X		X	X	X
TSH + T$_4$ livre	X	X			X	X	X
TP/INR	X			X Se F3/F4	X	X	X
Bilirrubinas	X				X		
Fator antinuclear e látex	X				X		
Crioglobulinas	X						
Eletroforese de proteínas	X						
Albumina/ globulina		X			X	X	X
Ultra-sonografia de abdome	X				X	X	X
Ferritina e ferro sérico	X						
Perfil lipídico	X				X	X	X
Glicemia	X			X		X	X
Alfafetoproteína	X				X	X	
Endoscopia digestiva alta	X Se F3/F4						X Se F3/F4

ANÁLISES E PARECERES

As análises e pareceres de demandas judiciais devidas à Liminares de Mandatos de Segurança serão avaliadas por médicos previamente designados para tal. Os laudos deverão receber assinaturas de dois membros constituintes. Caso haja divergência no parecer técnico, os médicos deverão justificar seu desacordo.

NORMAS DA SECRETARIA DO ESTADO DA SAÚDE

Em atenção às normas da SES, o tipo de Peg-INF prescrito dependerá do peso corpóreo da cada paciente, ou seja, até 76,9kg: Peg-Intron® (alfa-2b) e > 76,9kg: Pegasys® (alfa-2a). A farmácia somente irá liberar o medicamento quando à receita inicial do tratamento estiver anexada uma etiqueta do ambulatório contendo o peso do paciente e assinada pela enfermagem.

BIÓPSIA HEPÁTICA: VALOR, INDICAÇÕES E UTILIZAÇÃO DOS MARCADORES TECIDUAIS

A biópsia hepática possui a finalidade de: a) fazer diagnóstico histopatológico; b) graduar e estadiar as lesões; c) confirmar outras co-morbidades hepáticas, tais como esteato-hepatite, hemocromatose, hemossiderose, grau de esteatose etc.; d) pesquisas imunoistoquímicas.

O grau de lesão hepática pode estar falseado se o paciente é co-infectado com HIV ou em qualquer outra condição de imunossupressão.

A biópsia hepática é sempre desejável, quando possível. Entretanto, pode ser dispensada em pacientes com evidências clínico-laboratoriais bastante claras de cirrose hepática, ou quando existam critérios de exclusão (ver as Diretrizes de Tratamento de HBV, HCV e co-infecções).

Na hepatite B crônica, a indicação de biópsia é particularmente importante quando a definição de tratamento não está clara e o procedimento possa acrescentar subsídios para tal fim. A pesquisa de marcadores teciduais é sempre recomendável. A presença do HBsAg possui 100% de sensibilidade. Quando encontrado no citoplasma celular indica infecção, e na membrana celular intensa replicação. O antígeno *core* possui 70% de sensibilidade. Quando no núcleo da célula representa replicação e se no citoplasma indica elevada atividade necroinflamatória. O antígeno X está em fase de validação e aparentemente se correlaciona com o risco de evolução para carcinoma hepatocelular.

Na hepatite C crônica, a biópsia é essencial para definir conduta. Ainda que alguns centros mundiais estejam eliminando a biópsia em HCV genótipos 2 e 3, o grupo do Instituto de Infectologia Emílio Ribas ainda recomenda formalmente.

Na Co-infecção HIV-HBV/HCV, a indicação de biópsia hepática deve ser individualizada, analisando-se o risco-benefício.

CRITÉRIOS DE ADMISSÃO NO AMBULATÓRIO PRÉ-BIÓPSIAS

- Serão cadastrados pacientes com hepatite viral que necessitem de avaliação anatomopatológica para o diagnóstico, e definição do estadiamento do dano hepático para fins terapêuticos.
- Portadores de co-infecção com o HIV com contagem de linfócitos T-CD4 superior a 250 células/mm³, RNA-HIV plasmático indetectável e ausência de manifestação clínica há pelo menos seis meses, para fins terapêuticos.

- Portadores de tumor primário do fígado e de outras hepatopatias que possam evoluir com necessidade de acompanhamento clínico ou cirúrgico.

EXAMES DIAGNÓSTICOS NECESSÁRIOS
PARA A AVALIAÇÃO PRÉ-BIÓPSIA HEPÁTICA

Laboratoriais – hemograma com plaquetas; tempo de protombina; dosagem sérica de glicose, sódio, potássio, uréia, creatinina; eletroforese de proteínas; perfil bioquímico hepático; perfil lipídico; sorologias para HBV ou HCV; PCR qualitativo e/ou quantitativo; genotipagem do HCV.

Radiológicos e imagem – ultra-sonografia de abdome superior ou tomografia de abdome.

Endoscópicos – endoscopia digestiva alta para o diagnóstico de varizes esofágicas.

BIBLIOGRAFIA

Chang TT, Gish RG, de Man R et al. A comparison of entecavir and lamivudine for HBeAg-positive chronic hepatite B. N Engl J Med 2006; 354:1001-10.

Cheinquer H, Focaccia R. Tratamento das formas crônicas de hepatite B. In: Focaccia R. Tratado de Hepatites Virais. 2ª ed. Rio de Janeiro: Atheneu; 2007. p 493-514.

Dientag JL, McHutchison J. American Gastroenterol Association Technical review on the management of hepatitis C. Gartroenterology 2006; 130:231-364.

EASL. EASL International Consensus Conference on Hepatitis B. J Hepatol 2002; 38:533-40.

Focaccia R, Oliveira UB et al. Abordagem atual do tratamento da hepatite C. In: Focaccia R. Tratado de Hepatites Virais. 2ª ed. Rio de Janeiro: Atheneu; 2007. p 515-9.

Fried MW, Shiffman ML, Redady KR et al. Peg-interferon alpha 2a plus ribavirin for chronic hepatitis C virus infection. N Engl J Med 2002; 347:975-82.

Hoofnagle JH, Doo E, Liang TJ et al. Management of hepatitis B: Summary of a clinical research workshop. Hepatology 2007; 45:1053-75.

Keeffe EB, Dieterich DT, Han SH et al. A treatment algorithm for the management of chronic hepatitis B virus infection in the United States: an update. Clin Gastroenterol Hepatol 2006; 4:936-62.

Keeffe EB, Marcellin P. New and emerging treatment of chronic hepatitis. Clin Gastroenterol Hepatol 2007; 5:285-94.

Lok AS, McMahon BJ. Practicie Guidelines Committee, American Association for the Study of Liver Disease (AASLD). Chronic hepatitis B: update of recommendations. Hepatology 2004; 39:857-61.

Manns MP, McHutchison JG, Gordon SC et al. Peginterferon alpha-2b plus ribavirin compared with interferon alpha-2b plus ribavirin for initial treatment of chronic hepatitis C: a randomised trial. Lancet 2001; 358:958-65.

Ministério da Saúde. Hepatite viral crônica C. Portaria SAS/MS nº 863, 2002. Disponível em: http://www.portal.saude.gov.br.

National Institutes of Health. "Consensus Development Conference Statement Management of hepatitis C: 2002".

Pinto PTA. Interferon α peguilado e os fatores implicados na resposta clínica. In: Focaccia R, Tratado de Hepatites Virais. 2ª ed. Rio de Janeiro: Atheneu; 2007. p 520-33.

Secretaria de Estado da Saúde de São Paulo – Divisão de Hepatites. "Manual de condutas nas hepatites B e C". São Paulo, 2003, disponível no site: http://www.cve.saude.sp.gov.br.

Secretaria de Estado da Saúde de São Paulo – Divisão de Hepatites. Norma Técnica relativa às diretrizes para tratamento da hepatite viral crônica. Resolução SS Nº 39 DE 31 de Março de 2006. Publicada no Diário Oficial do Governo do Estado de São Paulo.

Sociedade Brasileira de Hepatologia. "Consenso sobre condutas nas hepatites virais B e C". Ged 2005; 24(Suppl 1):S1-16.

Sociedade Brasileira de Infectologia. "I Consenso da Sociedade Brasileira de Infectologia para o diagnóstico e manuseio da hepatite B. Braz J Infect Dis 2006; 10(Suppl 1):1-76.

Sociedade Paulista de Infectologia. "II Consenso da Sociedade de Infectologia para manuseio e terapia da hepatite C". São Paulo; 2004.

Tan J, Lok ASF. Update on viral hepatitis. Curr Opin Gastroenterol 2007; 23:263-7.

34. DOENÇA DE CHAGAS

Magali Butenas
Ana Angélica Bulcão Portela Lindoso

A doença de Chagas foi descoberta por Carlos Chagas no início do século XX em Minas Gerais. Doença causada pelo protozoário *Trypanosoma cruzi* que durante muito tempo foi um problema de saúde pública, sendo que diretrizes foram tomadas a fim de interromper sua transmissão. Atualmente existem aproximadamente 18 milhões de pessoas infectadas no continente americano, com 60% vivendo em centros urbanos, sendo potentes doadores de sangue e, portanto, potenciais transmissores do agente. Muito embora a transmissão vetorial seja relevante, a transmissão por derivados sangüíneos vem tornando-se uma preocupação nos centros urbanos. Schmunis et al. demonstraram que o risco de transmissão estimado de cada unidade de sangue contaminada é de 14 a 49%. Recentemente também vem se percebendo o aumento da transmissão por via oral. Atualmente, o risco da transmissão depende de persistência de focos residuais.

AGENTE ETIOLÓGICO

A doença de Chagas é uma antropozoonose causada por um protozoário flagelado, *Trypanosoma cruzi*, tendo como vetor o triatomíneo.

VIAS DE TRANSMISSÃO

Vetorial – vem sendo controlada de forma que eventuais focos ainda podem ocorrer. A população com idade mais avançada teve essa via como a principal forma de aquisição da doença.

Transfusão sangüínea – o emprego do teste ELISA nas triagens sorológicas gerou grande redução da transmissão por esse meio, porém, em alguns bancos de sangue do País, existem problemas com as técnicas empregadas na triagem. É importante a atenção para que não ocorra esse tipo de transmissão.

Vertical – a transmissão placentária ocorre de forma rara. Os recém-nascidos têm formas graves com meningoencefalite ou miocardite.

Oral – com a persistência de focos e o avanço em áreas ainda infestadas, essa via começou a se destacar. Freqüentemente ocorrem surtos graves que levam a óbitos. Conhecer a procedência de alimentos é uma forma de controle dessa via de infecção.

Acidentes – o manejo de meios de cultura com epimastigota, ou com triatomíneos infectados, deve ser feito com cuidado pelos profissionais da área de pesquisa. Medidas de proteção para imunobiológicos devem ser instituídas para que o risco de acidentes se reduzam para o mínimo possível.

FORMAS DA DOENÇA

Forma aguda – síndrome *monolike*, muitas vezes passa despercebida pela família e pelo médico. Essa fase pode cursar com febre, hepatoesplenomegalia, mal-estar. A presença de um chagoma de inoculação ou o sinal de Romanã é comum e deve ser investigado. Essa fase da doença está mais presente em crianças e indivíduos procedentes das áreas em que ainda estão presentes os triatomíneos.

Forma indeterminada (60% dos casos) – nessa forma não há manifestação clínica presente ou alguma alteração em exames auxiliares (eletrocardiograma, estudo do esôfago e do cólon, radiografia do tórax apresentam-se normais). Deve-se pensar nessa forma quando excluídas as outras formas clínicas. Além de ser a de maior prevalência, também apresenta caráter benigno e de baixo poder evolutivo. A prática de atividades físicas não está contra-indicada, mas o paciente deve primeiro ser avaliado. A avaliação de risco cirúrgico para essa população é semelhante à da população geral.

Forma cardíaca (30% dos casos) – o paciente apresenta uma grande variedade de manifestações cardiológicas. Podem ser silenciosas, encontradas apenas em exames complementares ou chegar até à insuficiência cardíaca congestiva grave ou à morte súbita. Quando o eletrocardiograma é normal no paciente com essa forma clínica, o prognóstico desse paciente é o mesmo que o da população geral. O fator prognóstico mais importante para essa forma é a disfunção sistólica global do ventrículo esquerdo.

Forma digestiva (menos de 10% dos casos) – as formações de megas (esôfago, intestino) geram as manifestações clínicas como disfagia, que é o principal sintoma do megaesôfago, e a obstipação do megacólon. A evolução é insidiosa e o paciente muitas vezes só percebe quando há um grau mais avançado.

Forma neurológica – freqüente em imunossuprimidos e transplantados, tem aumentado a incidência na era HIV/aids. Quadro grave com alta letalidade, manifestando-se como convulsão e paresias. Exames de imagem e de líquor são de grande contribuição para o diagnóstico.

DIAGNÓSTICO

FASE AGUDA

Critérios parasitológicos diretos – gota espessa, esfregaço, creme leucocitário são exames que podem ser empregados para o encontro do parasita de forma direta no sangue.

Critérios parasitológicos indiretos – a hemocultura e o xenodiagnóstico são exames também de alta positividade nesta fase, porém o tempo de espera chega até 90 dias para que haja um resultado final.

Critério sorológico – a presença de anticorpos IgM no sangue periférico pode ser pesquisado. A associação de alterações clínicas e história epidemiológica podem contribuir para fortalecer o diagnóstico.

FASE CRÔNICA

Critérios parasitológicos diretos e indiretos – são exames de baixa positividade nessa fase, pois há pouca circulação de parasitas no sangue. Nos exames indiretos, pode haver mais probabilidade de positividade devido à multiplicação dos parasitas.

Critérios sorológicos – faz-se o diagnóstico com pelo menos duas reações sorológicas positivas em uma mesma amostra de sangue. O diagnóstico na fase crônica é feito essencialmente por meio desses testes. O ELISA e a IFI (imunofluorecência indireta) são os mais empregados, seguidos da hemaglutinação indireta (HAI). A reação de Machado Guerreiro, ou fixação de complemento, foi de certa forma muito empregada em triagens no passado, mas tem sido realizada com menos freqüência na atualidade. Se o paciente apresentar apenas uma técnica positiva, o diagnóstico deverá ser considerado inconclusivo e um teste Western blot deverá ser realizado para confirmação.

FORMA REATIVADA

Nessa situação, a visualização do parasita no sangue ocorre facilmente, sendo os métodos parasitológicos diretos os de escolha para o diagnóstico imediato. A reação de polimerase em cadeia no líquor é uma opção.

FORMA VERTICAL

As crianças devem realizar exames diretos e sorologia para a detecção de IgG. Caso seja negativa, descarta-se a infecção; se positiva, deve ser instituído o tratamento, pois a taxa de cura é alta. A realização de IgM e IgA não é recomendada devido ao alto número de exames falso-positivos.

EXAMES COMPLEMENTARES

FORMA DIGESTIVA

- Radiografia de esôfago com contraste para avaliar o grau da lesão (I a IV).
- Endoscopia digestiva alta para avaliar doenças associadas e estase de alimentos.
- Exame manométrico em casos selecionados.
- Enema opaco e estudo de trânsito intestinal para avaliação de megas.
- Colonoscopia.

FORMA CARDÍACA

- Eletrocardiograma para diagnosticar as apresentações da forma cardíaca.
- Radiografia de tórax para verificar a área cardíaca.
- Ecocardiograma a depender da avaliação médica em relação a sua necessidade.
- Holter a depender da necessidade.

MANEJO TERAPÊUTICO

ABORDAGEM TERAPÊUTICA ESPECÍFICA

Na fase aguda, o tratamento deve ser realizado em todos os casos e de forma imediata. Na infecção congênita, como os anticorpos maternos ficam na circulação da criança até 6-9 meses, é necessário repetir o teste após essa data para confirmação e tratamento. Deve-se também tratar toda criança com idade igual ou inferior a 12 anos com sorologia positiva. Em pacientes imunossuprimidos com HIV/aids, ainda não há um concenso, pórem naqueles com parasitemia persistentemente elevada alguns autores têm introduzido a medicação mesmo sem a apresentação de sintomas. A profilaxia com 2,5-5mg/kg/dia de benzonidazol três vezes por semana está indicada nos pacientes que foram tratados da reativação e tiveram a remissão clínica e parasitológica, quando o nível de contagem de linfócitos T-CD4 estiver abaixo de 200 células/mm^3.

Na doença de Chagas, faltam evidências que garantam o sucesso do tratamento, porém a forma indeterminada ou de pouco tempo de aquisição podem ser tratadas. Já a doença avançada não tem garantias de benefícios nem indicação de tratamento. Também não há regressão das lesões já instaladas com o emprego do tratamento. O consenso não indica o tratamento em grande escala para adultos de fase crônica.

DROGAS

- Bezonidazol (comprimidos de 100mg):
  Adulto: 5mg/kg/dia por via oral, 2-3 vezes/dia, durante 60 dias. Efeitos adversos são *rash*, granulocitopenia e neuropatia periférica.
  Criança: 5-10mg/kg/dia por via oral, 2-3 vezes/dia, durante 60 dias.
- Nifurtimox (comprimidos de 120mg):
  Adulto: 8-10mg/kg/dia por via oral, 3 vezes/dia, durante 60 a 90 dias.
  Criança: 15mg/kg/dia por via oral, 3 vezes/dia, durante 60 a 90 dias.

Contra-indicação: mulheres grávidas ou com a possibilidade de engravidarem.

Critério de cura: a negativação da sorologia vem sendo considerada o único meio para controle de cura, sendo variável seu tempo de negativação.

FORMA CARDÍACA

- Orientações clínicas: dieta adequada com restrição hídrica e de sal quando necessária; não-ingestão de bebidas alcoólicas; eliminação de fatores agravantes como tabagismo, estresse, ingestão inadequada de alimentos; atividade física individualizada; vacinação para influenza e pneumonia pneumocócica.

- Tratamento medicamentoso: seguirá a recomendação da Sociedade Brasileira de Cardiologia.
- Tratamento cirúrgico: quando indicado.
- Tratamento do tromboembolismo: arritmias e bradiarritmias – pacientes com essa forma devem ser bem avaliados, sendo necessária a interconsulta de um especialista.

No caso da insuficiência cardíaca devem ser tomadas medidas gerais e as medidas medicamentosas e cirúrgicas devem ser avaliadas por um especialista.

FORMA DIGESTIVA

- Orientações clínicas: mastigar bem os alimentos; utilizar mais alimentos pastosos e líquidos; evitar ingerir alimentos ou comprimidos e deitar-se; restrição de alimentos constipantes; ingestão de água em abundância; aumento de ingestão de alimentos que favoreçem o funcionamento intestinal; laxantes osmóticos ou óleo mineral; lavagem intestinal com solução glicerinada; evitar uso de medicamentos obstipantes.
- Tratamento medicamentoso: nifedipina 10mg, por via oral, 45 minutos antes do almoço e jantar; dinitrato de isossorbitol 2,5 a 5mg, por via sublingual, 5 minutos antes do almoço e jantar.
- Tratamento cirúrgico: quando indicado, deve ser por via videolaparoscopia com ressecção do segmento redundante; a dilatação por sonda é indicada para grau I de megaesôfago, e dilatação por balão, para grau II e III.
- Tratamento de fecaloma: remoção manual ou por meio de lavagens sistemáticas com solução glicerinada.
- Tratamento de volvo do sigmóide ou perfuração: redução do volvo – cirurgia.

AVALIAÇÃO MÉDICO-TRABALHISTA

A cardiopatia constitui um problema de incapacidade laboriosa. É necessário que haja exame clínico minucioso e avaliação com exames complementares para que se possa definir o paciente. A idade e a atividade exercida são também elementos que devem ser associados, a fim de que o paciente possa ser relocado ou afastado.

ABORDAGEM DIAGNÓSTICA FEITA NA PRIMEIRA CONSULTA NO INSTITUTO DE INFECTOLOGIA EMÍLIO RIBAS

História clínica – anamnese habitual, sendo relevante: a procedência do paciente, se há outras pessoas com a doença na família e se o paciente é portador de infecção pelo HIV.

Reações sorológicas – tem que haver pelo menos duas sorologias positivas em uma mesma amostra de sangue. As reações realizadas no Instituto de Infectologia Emílio Ribas são o ELISA, IFI, HAI. Se o paciente tiver apenas uma técnica positiva, o diagnóstico deverá ser considerado inconclusivo e o teste Western blot deve ser realizado para confirmação.

Parasitológicos indiretos – hemocultura e xenodiagnóstico não são realizados na instituição.

Parasitológicos diretos – são solicitados somente na fase aguda da doença.

Exames complementares – hemograma; exame bioquímico; eletrocardiograma para diagnosticar forma cardíaca; radiografia de tórax para verificar a área cardíaca; ecocardiograma a depender da avaliação médica em relação a sua necessidade; estudo do esôfago; estudo do cólon, quando houver queixa digestiva baixa.

Retorno ambulatorial – para paciente da forma indeterminada ou dos demais que têm manifestações brandas: a cada 11-12 meses para exames de controle; pacientes com quadro avançado de doença de Chagas, com a forma cardiológica ou que necessitem de avaliação cirúrgica dos megas devem ser encaminhados para unidades com mais suporte dessa área.

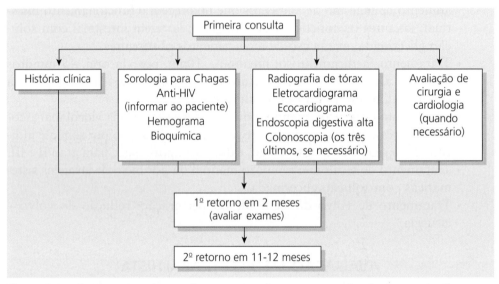

Figura 3.4 – Organograma de atendimento ao paciente com suspeita de doença de Chagas no Instituto de Infectologia Emílio Ribas.

BIBLIOGRAFIA

Andrade AL, Zicker F, de Oliveira RM. Randomised trial of efficacy of benzonidazol in treatment of early Trypanosoma cruzi infection. Lancet 1996; 348:1407-13.

Consenso BRA. Doença de Chagas. Rev Br Med Trop 2005; 38(III).

Kirchhoff LV, Bacchi CJ, Wittner M, Tanowitz HB. American Trypanosomiasis. Curr Treat Opt Infect Dis 2000; 2:59-65.

Moncayo A. Chagas disease: epidemiology and prospects for interruption in the americas. World Health Stat 1992; Q45:276-9.

Moraes-Souza H, Bordim J. Strategies for prevention of transfusion associated Chagas disease. Transf Med Rev 1996; 10:1-11.

Schumunis GA, Zicker F, Pinheiro F. Risc for transfusion transmitted infections diseases in Central ans South America. Emer Inf Dis 1998; 4:5-11.

35. OUTRAS INFECÇÕES DE TRANSMISSÃO VERTICAL (TORCH)

Irene Walter de Freitas
Rosely Muller Bossolan

As infecções maternas durante a gestação têm sua importância no fato de, na maioria dos casos, não serem reconhecidas devido a apresentações clínicas pouco específicas, mas principalmente pela possibilidade de acometimento do feto.

A denominação TORCH inclui toxoplasmose, sífilis, varicela-zóster, parvovírus B19, rubéola, citomegalovírus e herpes simples, embora outras infecções devam ser lembradas: hepatites B e C, HTLV-I e II, HIV, *Listeria monocytogenes* e estreptococo do grupo B. Este capítulo se deterá a apresentar: toxoplasmose, rubéola, citomegalovírus e sífilis.

As infecções do feto e do recém-nascido podem ser adquiridas durante a gestação (congênita), durante o trabalho de parto através do contato com secreções vaginais e sangue contaminados (intraparto ou perinatal) ou no período neonatal (pós-parto) por meio da amamentação. A idade gestacional em que ocorre a infecção tem importância no risco de infecção fetal e conseqüências pósnatais, assim como se é primoinfecção materna ou recorrência dela, já que infecção primária durante a gestação está associada a maiores danos ao feto do que nas recorrências.

A inclusão de testes para o diagnóstico na triagem do pré-natal deve ser baseada na prevalência de determinada infecção na população de gestantes, no risco de transmissão para o filho, no modo de transmissão, na idade gestacional em que ocorre a infecção e no risco de anormalidades para o feto; deve ser um teste de alta sensibilidade e especificidade com altos valores preditivos positivo e negativo.

TOXOPLASMOSE

A mulher que foi infectada pelo *T. gondii* antes da concepção raramente transmite o parasita para o feto, porém, se há infecção aguda ou reativação dela durante a gestação, pode haver transmissão ao feto por via transplacentária. O risco de infecção congênita é mais baixo quando a infecção materna ocorre durante o primeiro trimestre (10 a 25%), aumentando para 30 a 45% se ocorrer no segundo trimestre e 60 a 65% no terceiro trimestre. A doença congênita ocorre com lesões mais graves observadas se a infecção materna se dá no primeiro ou segundo trimestre.

Situações em que há imunossupressão, como na infecção pelo HIV, quimioterapia ou pós-transplante de órgãos, podem resultar em reativação do parasita e sua transmissão via transplacentária.

FATORES DE RISCO PARA A INFECÇÃO

Presença de gatos em domicílio e manipulação de caixas com seus dejetos, propiciando contato com oocistos do parasita; ingestão de carnes malcozidas (suína, carneiro, bovina); práticas de jardinagem; ingestão de frutas e vegetais crus mal higienizados; ingestão de água proveniente de reservatórios contaminados; ingestão de leite cru não-pasteurizado (principalmente de cabra).

As vias de transmissão variam com diferenças regionais, climáticas, práticas culturais e padrões de higiene. A contaminação se dá por ingestão ou inalação de oocistos eliminados nas fezes de gatos. A infecção é subclínica em 60 a 80% dos casos, incluindo gestantes e recém-nascidos.

TOXOPLASMOSE CONGÊNITA

A tríade clássica da toxoplasmose congênita é coriorretinite, calcificação intracraniana e hidrocefalia.

As quatro formas clínicas de apresentação da toxoplasmose congênita são:

Doença neonatal sintomática – principalmente coriorretinite, além de *rash* cutâneo maculopapular, linfadenopatia generalizada, hepatomegalia, esplenomegalia, anemia, icterícia e trombocitopenia, hidrocefalia, crises convulsivas.

Doença no primeiro mês de vida – variando de leve a grave.

Seqüela na infância ou adolescência de infecção congênita – não diagnosticada por ser assintomática ao nascimento, é grande causa de coriorretinite de reativação tardia, surdez, estrabismo, cegueira e epilepsia.

Infecção subclínica – ocorre na maioria dos casos, pode não ter seqüelas de infecção ou desenvolver retinocoroidite (em 20% e aumentando ao longo dos anos para 85% dos casos), estrabismo, atraso de desenvolvimento neuropsicomotor, hidrocefalia, convulsões e surdez, meses ou anos após o nascimento.

Diagnóstico laboratorial

Os métodos laboratoriais disponíveis para diagnóstico de toxoplasmose são:

- Teste de Sabin-Feldman (*dye test*): detecção de IgG.
- Reação de imunofluorescência indireta (IgG e IgM): detecção de IgG em dois meses da infecção aguda.
- Teste de aglutinação: detecção de IgG em quatro meses após a infecção aguda.
- Reação de ELISA (IgG e IgM) ou ISAGA (IgM).

- Reação de ELISA ou ISAGA (*immunosorbent agglutination assay*) para IgA.
- Reação de ELISA para IgE.
- PCR para DNA do *T. gondii* em fluidos corpóreos e tecidos: útil no diagnóstico de toxoplasmose ocular, congênita e cerebral, disseminada e principalmente no de infecção fetal em líquido amniótico.
- Diagnóstico histológico com demonstração de taquizoítos em tecidos e fluidos (líquor, líquido amniótico, lavado broncoalveolar), demonstrando infecção aguda.
- Isolamento do *T. gondii* em sangue e fluidos por inoculação em camundongos ou culturas de células.

O ideal é ter-se o perfil sorológico materno (IgG e IgM) pré-conceptual, que indicará a mulher de risco; deve ser pedido na primeira consulta de pré-natal, em geral no primeiro trimestre de gestação, com repetições posteriores, na dependência dos resultados encontrados.

Na infecção adquirida durante a gestação há soroconversão ou aumento em até quatro títulos na concentração de IgG específica ou presença de IgM e IgG, com baixa avidez de IgG ($\leq$ 30%). Presença de anticorpos da classe IgG indica infecção passada, sem indicar, porém, quando ela ocorreu.

Anticorpos IgM podem surgir uma a duas semanas após ocorrer a infecção, persistindo por anos; assim, um resultado negativo pode afastar infecção aguda, mas um resultado positivo deve ser criteriosamente interpretado.

Com o teste de avidez de IgG, é possível determinar se a infecção é recente ou não: baixa avidez significa infecção recente, avidez intermediária (30 a 60%) não permite definir a época da infecção e alta avidez (mais de 60%) mostra que a infecção ocorreu há mais de três meses.

Anticorpos da classe IgA presentes na fase aguda de adultos ou recém-nascidos infectados podem persistir por meses ou anos, como a IgM, porém, a maior sensibilidade dos testes para IgA sobre os para IgM no diagnóstico de infecção congênita representa uma vantagem para o diagnóstico em fetos e recém-nascidos. Anticorpos IgE podem ser detectados no soro de adultos com infecção aguda, recém-nascidos com infecção congênita e crianças com coriorretinite congênita; não é útil no diagnóstico fetal e de recém-nascidos, se comparado com os testes para a detecção de IgA. A duração da soropositividade da IgE é mais breve que a de IgM e IgA.

O diagnóstico pré-natal por PCR de líquido amniótico deve ser feito se a infecção materna aguda foi detectada ou se há alterações ultra-sonográficas sugestivas no feto. São elas: ventriculomegalia, calcificações intracranianas, microcefalia, hepatoesplenomegalia, ascite, calcificações parenquimatosas, placentomegalia, hidropisia fetal, restrição de crescimento intra-uterino. A sensibilidade da ultra-sonografia para qualquer anormalidade é de 49% e especificidade de 99%, com valor preditivo positivo de 98% e negativo de 89%. A realização de amniocentese após a 18ª semana de gestação e PCR no líquido amniótico para a detecção de DNA do parasita está indicada para identificar infecção fetal, tem sensibilidade de 64% e valor preditivo negativo estimado de 87,8%, especificidade e valor preditivo positivo de 100%. Esse procedimento está contra-indicado em mulheres HIV-positivas.

O diagnóstico do recém-nascido de mãe com evidência de ter tido toxoplasmose (infecção primária) na gestação ou de mulher portadora do HIV é baseado na presença de anticorpos IgM ou IgA nos primeiros 6 meses de vida ou persistência de IgG em títulos elevados nos primeiros 12 meses de vida. Anticorpos IgG transferidos por via transplacentária geralmente estarão indetectáveis entre 6 e 12 meses. Detecção de IgA é mais sensível que a de anticorpos IgM para estabelecer infecção congênita. A presença de anticorpos IgA deve ser confirmada em segunda amostra com mais ou menos 10 dias de intervalo da primeira, para afastar a possibilidade de amostra contendo anticorpos maternos.

Avaliação do recém-nascido com suspeita de toxoplasmose congênita

Deve sempre incluir, ainda no berçário, além de sorologia, hemograma e função hepática, os seguintes exames:

- Oftalmológico.
- Radiografia de crânio e/ou ultra-sonografia transfontanela e/ou tomografia computadorizada de crânio, na busca de calcificações ou hidrocefalia.
- Liquórico: presença de pleiocitose persistente e elevação de proteínas.
- Histopatológico de placenta: sempre que possível.

Tratamento

Materno e fetal – indicado para infecção aguda da gestante (IgM reagente e IgG não-reagente ou aumentado em quatro vezes em uma segunda amostra); e na infecção recente (IgM reagente, IgG reagente com baixa avidez).

Drogas – 1. espiramicina: concentra-se em tecidos, incluindo a placenta, e diminui a transmissão do parasita para o feto, mas não trata o concepto já infectado; 2. associação de pirimetamina e sulfadiazina: diminui o número de recém-nascidos infectados e determina um desvio de formas menos graves para subclínicas.

Esquemas – espiramicina (1g, por via oral, 8/8 horas) deve ser administrada desde o momento do diagnóstico de infecção aguda materna, até que se estabeleça o diagnóstico fetal: se o feto não estiver contaminado, mantê-la até o final da gestação; se o feto estiver contaminado são feitos ciclos de um mês de pirimetamina (100mg/dia, divididos em duas doses por dois dias, seguidos de 50mg/dia 1 vez ao dia) e sulfadiazina (75mg/kg/dia, no máximo 4g/dia, em 2 vezes ao dia por dois dias, seguidos de 100mg/kg/dia, no máximo 4g/dia, 2 vezes ao dia) e um mês de espiramicina, a partir do segundo trimestre, devido aos efeitos teratogênicos da pirimetamina, até o final da gestação. Utilizar também ácido folínico (10 a 20mg/dia) em dias alternados, durante terapia com pirimetamina e até uma semana de sua interrupção.

Neonatal – iniciar precocemente; pode eliminar parasitas transmitidos da placenta durante o parto e reduzir parasitas em tecidos nobres, reduzindo seu potencial de inflamação. Eficácia baixa quando criança tem sinais e sintomas antes do início do tratamento.

Toxoplasmose congênita confirmada – pirimetamina 1 a 2mg/kg/dia 1 a 2 vezes ao dia, sulfadiazina 80 a 100mg/kg/dia em 2 a 4 vezes ao dia, ácido folínico 5 a 10mg/dia em dias alternados. Duração: por seis meses, seguidos de seis meses de espiramicina. Prednisona 1 a 2mg/kg/dia, se há coriorretinite ativa ou proteínas no líquor (≥ 1g/dl), até melhora dessas condições.

Toxoplasmose congênita subclínica – pirimetamina, sulfadiazina e ácido folínico (doses, idem acima), por quatro semanas, alternados com espiramicina quatro semanas, durante o primeiro ano de vida.

Recém-nascido sádio sem sorologia definida e mãe com doença adquirida na gestação – enquanto se aguarda sorologia, pirimetamina + sulfadiazina + ácido folínico por quatro semanas. Reavaliação laboratorial em um mês, e manter primeiro esquema se necessário.

Recém-nascido sem sorologia definida e mãe com época de infecção não determinada – enquanto se aguarda sorologia, espiramicina por quatro semanas; reavaliar após um mês. Manter tratamento até que se exclua hipótese de infecção.

Acompanhamento ambulatorial

- Acompanhamento pediátrico mensal de rotina; seguimento de desenvolvimento.
- Exame oftalmológico, o primeiro no berçário, trimestral no primeiro ano de vida e anual após o primeiro ano.
- Avaliação neurológica no berçário ou na primeira consulta após alta e a cada três a seis meses no primeiro ano de vida ou de acordo com necessidade.
- Dosagem de IgG e IgM específicas trimestralmente até 18 meses de vida. O tratamento interfere com níveis de IgG: quando sua produção está bem estabelecida, o tratamento não tem efeito aparente e os títulos mantém-se altos. Se a produção não iniciou ou a síntese é pequena, o tratamento pode "prevenir" o aumento na produção de IgG, porque mata taquizoítos. Se após um ano há volta de aumento de produção de IgG e IgM, significa que os taquizoítos permaneceram viáveis, mesmo após tratamento.

Profilaxia

Primária – para gestantes negativas ou sorologia desconhecida:

- Evitar contato com fezes de gatos e jardinagem sem proteção das mãos.
- Evitar ingestão de carnes cruas ou malcozidas.
- Lavar e higienizar frutas e verduras; preferir ingerir verduras cozidas.
- Lavar mãos após manipulação de terra, carnes cruas e verduras não-higienizadas, assim como bancadas e utensílios onde foram preparados.
- Ingerir leite pasteurizado.

Secundária:

- Identificar as mulheres de risco por testes sorológicos: primeira sorologia entre 10 e 122 semanas; as negativas devem ser testadas novamente com 20 a 30 semanas e a terceira sorologia próxima ao parto.
- Tratamento durante a gestação, que reduz em cerca de 50% a incidência de infecção em lactentes.

RUBÉOLA

A rubéola benigna, adquirida na gestação (viremia aguda), tem grande importância pelo alto risco para malformações no feto, podendo evoluir para a síndrome da rubéola congênita, aborto espontâneo, óbito fetal ou não haver transmissão.

O risco de infecção é maior nos extremos da gestação: 90% com 11 semanas de idade gestacional, diminuindo ao longo da gestação e podendo chegar a 100% por volta da 36ª semana. O maior risco para malformações ocorre nas primeiras 11 semanas.

As manifestações mais comuns na síndrome da rubéola congênita são: surdez (75%), catarata congênita (20 a 33%), retardo mental (39%) e glaucoma (34%) e manifestações transitórias decorrentes da viremia, como hepatoesplenomegalia, icterícia, hepatite, trombocitopenia e miocardite. Quando a infecção ocorre entre 8 a 10 semanas de gestação, a malformação mais freqüente é a persistência de canal arterial. A restrição de crescimento intra-uterino ocorre em cerca de 50% dos casos, quando a infecção ocorreu entre 16 e 20 semanas. Podem ainda ocorrer alterações ósseas com rarefação metafisária e estrias corticais.

DIAGNÓSTICO

A avaliação laboratorial da gestante para rubéola deve ser solicitada na primeira consulta de pré-natal. O diagnóstico da rubéola, se suspeitado em uma gestante, é obrigatoriamente laboratorial, feito pela realização de testes sorológicos: o teste de ELISA para a detecção de IgG e IgM específicas anti-rubéola é o mais utilizado, tem boa sensibilidade (99,8%) e especificidade (99,3%). O diagnóstico de infecção fetal pode ser feito a partir de punção de vilo corial, de sangue de cordão e líquido amniótico com a realização de PCR (100% de especificidade).

Perfis sorológicos na gestante

- IgM e IgG negativas: ausência de infecção, mas risco para infecção congênita (ausência de imunidade).
- IgM positiva e IgG negativa: infecção aguda e risco para infecção congênita.
- IgM e IgG positivas: infecção aguda e risco de infecção congênita.
- IgM negativa e IgG positiva: infecção pregressa, perfil sorológico mais freqüente, sem risco de infecção congênita.

Em geral, são colhidas duas amostras de sangue para a realização dos exames, uma na fase aguda e outra com intervalos de duas a três semanas, para evidenciar possível soroconversão e/ou aumento dos títulos de anticorpos em quatro vezes ou mais.

No período neonatal, o diagnóstico da síndrome da rubéola congênita pode ser confirmado pela detecção da presença de anticorpos da classe IgM ou por títulos persistentes ou ascendentes de IgG, por meio do ELISA. A presença de títulos de IgG quatro vezes ou mais acima do nível de anticorpos maternos sugere infecção; a presença isolada de IgG representa a transferência de anticorpos maternos que podem persistir por 6 a 12 meses, diminuindo progressivamente. O diagnóstico também pode ser confirmado pelo isolamento do vírus em secreções: em nasofaringe, urina, líquor, sangue e cristalino.

A síndrome da rubéola congênita é doença de notificação compulsória e deve ser investigada em até 48 horas da notificação para que as medidas de controle pertinentes sejam desencadeadas. A definição do diagnóstico é importante para posterior seguimento.

Síndrome da rubéola congênita confirmada – presença de malformações e de um ou mais dos critérios: isolamento do vírus da rubéola, presença de IgM específica para rubéola, títulos de anticorpos para rubéola persistentemente altos, além do esperado pela transferência materna.

Síndrome da rubéola congênita compatível – dados laboratoriais insuficientes para a confirmação e duas das complicações de (a) ou uma do item (a) associada ao item (b):

a) catarata ou glaucoma congênito, cardiopatia congênita, perda auditiva ou retinopatia pigmentar;
b) púrpura, esplenomegalia, icterícia, microcefalia, retardo mental, meningoencefalite e doença óssea confirmada por alteração radiológica.

Síndrome da rubéola congênita possível – dados clínicos insuficientes para preencher o critério de caso compatível e dados laboratoriais não permitem confirmação.

Caso de infecção congênita por rubéola – sem malformações, mas com evidência laboratorial de infecção.

Abortamento ou natimorto – secundário a infecção materna por rubéola, independente da confirmação laboratorial no feto.

Síndrome da rubéola congênita ausente – criança com os seguintes achados laboratoriais:

a) títulos de IgM e IgG ausentes em criança com menos de 24 meses;
b) título de IgG ausente na mãe;
c) queda de títulos iniciais de IgG compatíveis com transferência transplacentária passiva; queda de pelo menos duas diluições dos títulos detectados por hemaglutinação indireta, a partir do nascimento.

Caso suspeito:

a) todo recém-nascido cuja mãe foi caso suspeito ou confirmado de rubéola durante a gestação;

b) toda criança de até 12 meses que apresente sinais clínicos compatíveis com infecção congênita por rubéola, independentemente da história materna.

Não há tratamento específico para rubéola. O acompanhamento da criança com infecção congênita envolve seguimento de rotina com pediatra, além de acompanhamento com oftalmologista, otorrinolaringologista, cardiologista e neurologista.

PROFILAXIA

O Programa de controle da síndrome da rubéola congênita foi instituído em São Paulo em 1992 pela Secretaria de Estado da Saúde, visando reduzir sua incidência.

Uma grande arma para o combate à ocorrência da síndrome da rubéola congênita é a vacinação de adolescentes de ambos os gêneros, puérperas suscetíveis (quando da alta da maternidade ou após alta na primeira consulta com o recém-nascido) e a manutenção da vacina no calendário vacinal tradicional.

A vacina contém vírus vivo atenuado e dentro do calendário oficial do Ministério da Saúde é aplicado em crianças aos 12 meses com reforço, conforme calendário no Estado de São Paulo, entre 4 e 6 anos. O risco teórico para a ocorrência de malformação congênita pós-vacina contra a rubéola aplicada na gestação varia de zero a 1,3%, que é consideravelmente menor que o risco da síndrome da rubéola congênita em recém-nascidos de gestantes infectadas no primeiro trimestre (cerca de 20%). Porém, como precaução, o Programa Nacional de Imunização do Ministério da Saúde recomenda que as mulheres grávidas que ainda não foram vacinadas contra a rubéola não o sejam durante a gestação, mas sim logo após o parto. Recomenda-se também que as mulheres vacinadas evitem a gravidez por um mês após a vacinação.

Crianças e adultos com a doença são fontes de infecção e deverão ser afastados de creches, escolas e/ou locais de trabalho durante o período de transmissibilidade (até sétimo dia de exantema).

Pais de crianças com síndrome da rubéola congênita devem ser orientados quanto à persistência da eliminação do vírus em secreções por até um a dois anos após o nascimento. A partir do quarto mês de vida, deve haver pesquisa de excreção viral na urina e secreção nasofaríngea que, se negativa, justifica a liberação da criança para a freqüência de creche ou similares. Além disso, deve haver investigação rigorosa de todos os funcionários da creche, quanto à imunidade à rubéola, além de identificar entre eles possíveis gestantes, que também devem ser investigadas: somente liberar o ingresso da criança assim que todas essas situações forem investigadas.

OUTRAS INFECÇÕES DE TRANSMISSÃO VERTICAL (TORCH)

CITOMEGALOVÍRUS

O citomegalovírus, assim como outros vírus do grupo herpes, tem como grande característica a possibilidade de infecção latente estabelecida no hospedeiro após infecção primária, com reativações periódicas. A reinfecção não é freqüente, mas pode ocorrer uma vez que existem várias espécies diferentes de citomegalovírus.

O vírus pode ser transmitido pelo contato direto pessoa a pessoa (por meio de secreções contaminadas), vertical (da mãe para o feto), por transfusão sangüínea ou por transplante de órgãos de indivíduos soropositivos. O vírus pode ser excretado de pessoas infectadas pela saliva, sangue, secreções cervicais, sêmen e urina.

Crianças geralmente se infectam durante a freqüência à escola e podem disseminá-lo entre membros da família suscetíveis, pois eliminam o vírus na urina por períodos prolongados. Entre profissionais de creches, as taxas de soroconversão anuais são de cerca de 11% contra 2,2% na população geral, decorrente de exposição a crianças infectadas e manuseio de objetos como brinquedos, chupetas e outros que podem estar contaminados com o vírus. Não se conhece o período de incubação quando ocorre transmissão horizontal; após transfusão sangüínea pode ocorrer infecção em 3 a 12 semanas e após um a quatro meses em casos de transplantes de órgãos.

A transmissão vertical pode ocorrer intra-útero pela disseminação viral hematogênica transplacentária; ao nascimento, pelo contato com secreções cervicais contaminadas; ou após o nascimento, pela ingestão de leite materno contendo vírus. A transmissão intra-útero pode ocorrer em qualquer fase da gestação, porém infecções graves com seqüelas decorrentes de malformações geralmente ocorrem quando a infecção materna se deu no primeiro trimestre de gestação. As taxas de infecção fetal após infecção primária materna são de 40 a 50%.

A presença de anticorpos maternos não previne a infecção no feto quando há recorrência da infecção materna durante a gestação; nesses casos, em 1% pode haver infecção fetal que tende a ser branda. Como a prevalência de soropositividade é grande entre as mulheres, principalmente entre as de menor nível socioeconômico, a transmissão de vírus reativado é a principal causa de infecção congênita.

QUADRO CLÍNICO DA INFECÇÃO CONGÊNITA

A apresentação clínica da infecção primária pelo citomegalovírus pode variar de quadros assintomáticos a sintomas semelhantes à mononucleose, com febre, mialgia, fadiga extrema, faringite, tosse, náuseas, diarréia, cefaléia, linfadenopatia cervical e generalizada, que ocorrem na dependência do estado imunológico do hospedeiro e sua idade, persistindo por vários dias a semanas. Em imunocomprometidos, a apresentação tende a ser mais grave, com pneumonia, colite e retinite.

A infecção congênita é na sua maioria assintomática; em 10% dos casos em que ocorreu infecção primária materna, as manifestações mais freqüentes são: restrição de crescimento intra-uterino, microcefalia, ventriculomegalia, calcificações intracranianas periventriculares, coriorretinite, microftalmia, icterícia, hepatoesplenomegalia, petéquias ou púrpura trombocitopênica. Nos casos de infecção fetal após reativação de infecção materna, a doença é aparente no feto em 0 a 1%.

Na infecção que ocorre logo após o nascimento, por contato com secreções cervicais ou aleitamento materno, o quadro clínico varia do assintomático a infecção leve, podendo ocorrer pneumonite nos primeiros dias de vida, quadro este que tende a ser mais grave no recém-nascido pré-termo.

DIAGNÓSTICO DA INFECÇÃO MATERNA

Em 90% das mulheres a apresentação da infecção primária na gestação é assintomática. O diagnóstico pode ser feito pela detecção do vírus em diferentes fluidos (urina, saliva, secreção cervicovaginal, líquido amniótico, sangue e leite) ou pela detecção de anticorpos específicos por hemaglutinação indireta, imunofluorescência, neutralização, fixação de complemento, detectando anticorpos totais (IgG e IgM) e ELISA, que quantifica anticorpos IgM com 73% de sensibilidade.

Perfis sorológicos na gestante

Infecção primária – IgG e IgM reagentes ou aumento em quatro vezes no título inicial de IgG.

Infecção recorrente – somente em 10% há IgM reagente.

Infecção aguda – soroconversão de IgG ou aumento em quatro vezes nos títulos de IgG.

Avidez de IgG

Infecção primária – baixa avidez (menos de 30%).

Infecção passada ou recorrente – alta avidez (mais de 60%)

Também podem estar alterados os níveis séricos de transaminases (levemente elevadas) e hemograma, com linfocitose e atipia linfocitária ou linfopenia.

DIAGNÓSTICO DE INFECÇÃO FETAL

Na maioria das mulheres, a infecção aguda é assintomática e a suspeita de infecção congênita é feita a partir da observação de alterações ultra-sonográficas: restrição de crescimento intra-uterino, microcefalia, ventriculopatia, calcificações periventriculares, ascite fetal, hepatoesplenomegalia, calcificações hepáticas, oligoâmnio, poliidrâmnio.

A confirmação do diagnóstico é feita por meio de cultura do vírus ou detecção de DNA viral por PCR no líquido amniótico e dosagem de anticorpos IgM. A amniocentese não é indicada de rotina, uma vez que sua realização antes da

OUTRAS INFECÇÕES DE TRANSMISSÃO VERTICAL (TORCH)

20ª semana de gestação é tecnicamente difícil e a resposta imune do feto pode não estar totalmente desenvolvida antes de 22 semanas. O achado de cultura negativa de líquido amniótico não afasta a possibilidade de ocorrência de infecção em fase mais avançada da gestação, enquanto um resultado positivo não pode predizer, isoladamente, o padrão de lesão fetal.

Pela baixa sensibilidade dos métodos de diagnóstico fetal antes de 21 semanas, o papel da amniocentese em mães que demonstraram evidência de infecção é discutível, uma vez que a maioria das crianças é assintomática. Pelos riscos inerentes do procedimento, a amniocentese na primeira metade da gestação ficaria reservada para os casos em que se encontraram alterações ultra-sonográficas, e em um consenso entre pais e médico.

DIAGNÓSTICO NO PERÍODO NEONATAL

O método mais sensível e específico para o diagnóstico de recém-nascidos sintomáticos ou filhos de mães que apresentaram quadro clínico sugestivo durante a gestação, seguido de soroconversão, é o isolamento do vírus em cultura de urina, saliva ou outros tecidos como pulmões e fígado (fragmentos para biópsia), em fibroblastos humanos.

A detecção de DNA viral por técnica de PCR pode oferecer resultados semelhantes à cultura, com a vantagem de poder ser feita a partir de menor quantidade de amostra sem necessitar de vírus infectante, possibilitando assim o diagnóstico retrospectivo de infecção.

O diagnóstico de infecção congênita é feito quando há isolamento do vírus a partir de amostras colhidas nas duas primeiras semanas de vida, após o que se caracteriza infecção adquirida no parto ou pós-natal. A presença de anticorpos IgM anticitomegalovírus em sangue de cordão ou sangue periférico caracteriza infecção congênita, com possibilidades de resultados falso-positivos e negativos. A presença de anticorpos IgG não indica infecção congênita obrigatoriamente, podendo nos primeiros 6 a 12 meses de vida demonstrar a transferência passiva de anticorpos maternos; se colhidos após duas semanas de vida, pode significar infecção adquirida no período perinatal.

Outras alterações laboratoriais observadas na infecção congênita pelo citomegalovírus: linfocitose atípica, elevação de enzimas hepáticas, trombocitopenia, hiperbilirrubinemia à custa da fração conjugada e níveis elevados de proteínas em líquido cefalorraquidiano. A presença de calcificações intracranianas periventriculares observadas por ultra-sonografia transfontanela, tomografia computadorizada ou por ressonância magnética de crânio sugere infecção pelo citomegalovírus.

SEGUIMENTO CLÍNICO E PROGNÓSTICO

Crianças com infecção congênita ou perinatal pelo citomegalovírus devem ser seguidas pelo pediatra, de acordo com a rotina; deve haver avaliação audiológica ao nascimento e periodicamente a cada seis meses até 2 anos de idade, uma vez que o déficit auditivo pode estar presente ao nascimento ou ocorrer mais tardiamente.

Crianças que adquiriram a infecção congênita evoluem em 10 a 20% com retardo mental ou surdez neurossensorial na infância. Nas crianças assintomáticas ao nascimento, seqüelas tardias mais freqüentes são distúrbios de aprendizado e surdez neurossensorial. Nas crianças com apresentação clínica grave da infecção ao nascimento, 20 a 30% evoluem para óbito e, dos que sobrevivem, 90% terão seqüelas graves: retardo mental, convulsões, cegueira, alterações auditivas, defeitos dentários e oculares e distúrbios de linguagem e aprendizado.

Crianças que nasceram de mães que apresentaram recorrência da infecção durante a gestação são assintomáticas na grande maioria e podem apresentar desenvolvimento normal, embora possam excretar o vírus em urina, em 90% dos casos, por vários meses ou anos após o nascimento.

Microcefalia, graus variados de retardo mental e alterações neuromusculares ocorrem em 2 a 7% das crianças com infecção assintomática, com risco de 1% de coriorretinite e alterações dentárias: coloração dentária amarelada, esmalte opaco, hipocalcificação ou ausência de dentes.

PROFILAXIA

Não há recomendação de triagem para citomegalovírus durante a gestação pelas evidências a seguir:

- Não há confiabilidade plena aos exames laboratoriais sorológicos disponíveis.
- Em mães com infecção confirmada, não se pode prever o comprometimento fetal.
- Não há tratamento disponível.
- Não há vacina disponível comercialmente.
- Não há proteção ao feto pelos anticorpos maternos em caso de reativação.
- Não há como prevenir a doença na mãe soronegativa.
- Em 90% as crianças infectadas são assintomáticas.
- Mulheres soropositivas têm risco de infecção recorrente, que não pode ser prevista pelo conhecimento do estado imunológico prévio.

Mulheres que trabalham em locais de risco (creches, berçários e em centros de cuidados de imunodeprimidos) poderiam beneficiar-se pelo conhecimento prévio de seu estado imunológico previamente à concepção. Mulheres soronegativas devem ser orientadas a práticas de higiene rigorosas (de mãos, brinquedos, utensílios domésticos e superfícies do ambiente, e no contato com saliva e secreções), para reduzir riscos de infecção primária. O risco parece ser maior entre mulheres que cuidam de crianças menores de 2 anos de idade, mas não há recomendação para triagem laboratorial dessas crianças institucionalizadas na busca de eliminadoras de vírus.

A pasteurização de leito humano proveniente de bancos de leite elimina a transmissão do citomegalovírus. A utilização de sangue de doadores soronegativos pode evitar a transmissão da infecção por via transfusional, assim como a remoção do creme leucocitário ou filtração para a retirada de leucócitos antes da transfusão.

SÍFILIS

A sífilis é designada como uma doença sexualmente transmissível, considerada uma doença universal, estimando-se cerca de um milhão de casos novos a cada ano na América Latina e Caribe.

O número de casos de sífilis congênita confirmados nas várias regiões do Brasil é extremamente alto: foram 4.067 casos em 2000, segundo dados do Ministério da Saúde. A subnotificação ainda é um sério problema e a mortalidade por sífilis congênita é elevada.

Tanto nos países desenvolvidos como nos países em desenvolvimento, os fatores de risco para a aquisição de sífilis por uma mulher em idade fértil são: baixo nível socioeconômico, promiscuidade sexual, falta de acesso ao serviço de saúde, uso de drogas ilícitas e abandono da escola. Em relação à sífilis congênita, acrescentam-se os seguintes fatores de risco: ausência de assistência pré-natal e ocorrência de gestação entre adolescentes e/ou entre mulheres sem parceiro fixo. Dados de literatura apontam que o principal fator de risco para a sífilis congênita consiste no acompanhamento pré-natal inadequado, com anamnese materna inadequada, sorologia para sífilis não realizada nos períodos preconizados (primeiro e terceiro trimestres gestacionais), interpretação inadequada desses resultados e falta do tratamento do parceiro.

A transmissão do *Treponema pallidum* para o concepto ocorre em qualquer fase da gestação, sendo maior nas fases iniciais, basicamente por via transplacentária. A transmissão para o feto varia conforme a fase de evolução da sífilis, na qual a gestante se encontra:

- 70-100% na fase primária (75% das mães VDRL – *venereal disease research laboratory* – positivo).
- 90-100% na fase secundária (100% das mães VDRL positivo, em geral com títulos altos).
- 40-80% na fase de latência precoce.
- 10-30% na fase de latência tardia e terciária (VDRL baixo ou negativo).

QUADRO CLÍNICO

A sífilis congênita é uma doença de amplo espectro clínico, podendo levar a abortamento, óbito fetal e neonatal, fetos hidrópicos e formas subclínicas ao nascimento que poderão apresentar alterações nas fases subseqüentes da vida. Atualmente há predominância das formas com poucos sintomas ou assintomáticas.

Classifica-se a sífilis congênita em precoce ou tardia, conforme as alterações clínicas tenham aparecido antes ou depois de 2 anos de vida, sendo que as alterações na fase tardia são, em geral, seqüelas das iniciadas na fase precoce e que não foram tratadas adequadamente.

Alterações clínicas em vários sistemas podem ser encontradas na sífilis congênita precoce, como:

- Alterações mucocutâneas: exantema maculopapular, pênfigo palmoplantar rico em treponemas, condiloma plano e rinite piossanguinolenta.

- Sistema reticuloendotelial: hepatomegalia em cerca de 90% dos recém-nascidos infectados e esplenomegalia em cerca de 50% dos casos.
- Sistema hematológico: anemia, trombocitopenia e linfocitose.
- Sistema esquelético: osteocondrite, periostite e osteomielite em ossos longos, costelas e alguns ossos do crânio.
- Sistema nervoso central: a maioria dos casos tem envolvimento assintomático do sistema nervoso central, sendo obrigatória a coleta de líquido cefalorraquidiano nos casos suspeitos. Os casos sintomáticos ou os não tratados adequadamente apresentam-se com meningite aguda ou comprometimento meningovascular crônico progressivo. Como o VDRL no líquor apresenta baixa sensibilidade (20-70%), as alterações bioquímicas ou celulares também definem a ocorrência de neurossífilis.
- Outras alterações: renais – síndrome nefrótica; oculares – coriorretinite com lesão em "sal e pimenta" ao fundo de olho, glaucoma e uveíte; pneumonia alba com insuficiência respiratória grave e síndrome de má absorção.

A sífilis congênita tardia apresenta um grupo de alterações permanentes, como tíbia em sabre, ceratite intersticial, surdez por acometimento de oitavo par craniano, retardo mental, hidrocefalia, problemas motores, entre outros.

DIAGNÓSTICO

Os exames para a detecção das lesões são: hemograma, líquor (quando plaquetas acima de 50.000/mm³), transaminases, bilirrubinas, uréia, creatinina, radiografia de ossos longos, ultra-sonografia de fontanela e fundo de olho.

O diagnóstico etiológico da infecção ocorrerá definitivamente quando da visualização da bactéria (espiroqueta) em microscopia de campo escuro, por meio da análise de material obtido de lesões.

Para a detecção de anticorpos não-treponêmicos da classe IgG, o teste-padrão é o VDRL, com boa sensibilidade, mas baixa especificidade, podendo ocorrer resultados falso-positivos com infecções por protozoários, em doença exantemática viral, mononucleose ou micoplasma. Por ser um teste pouco dispendioso e relativamente simples do ponto de vista técnico, é utilizado para triagem sorológica na gestante e no recém-nascido e para acompanhamento desse. Como detecta anticorpos da classe IgG, que atravessam a barreira placentária, é necessário comparar os títulos do recém-nascido com os da mãe, sendo que títulos quatro vezes maiores no recém-nascido em relação ao materno confirmam o diagnóstico de sífilis congênita.

Para a confirmação sorológica da infecção realizam-se os testes treponêmicos, que são testes qualitativos para a detecção de anticorpos antitreponêmicos específicos. Os mais utilizados são o *fluorescent treponemal antibody absorption test* (FTA-Abs) e a microaglutinação para o *Treponema pallidum* (MHA-TP).

A detecção de anticorpos da classe IgM (que não atravessam a barreira placentária) pelo FTA-Abs IgM apresenta aproximadamente 20 a 40% de resultado falso-negativo. Quando é realizado o FTA-Abs na fração 19S da IgM, a sensibilidade e especificidade são maiores, porém esse exame não está disponível de rotina em nosso meio.

DEFINIÇÃO DO DIAGNÓSTICO DE SÍFILIS CONGÊNITA QUE INDICA TRATAMENTO DO RECÉM-NASCIDO

- Sífilis congênita confirmada: quando ocorre o isolamento do *Treponema pallidum* em material de lesão, placenta e cordão umbilical.
- Sífilis congênita provável:
  a) Recém-nascido de mãe soropositiva para sífilis, independente da clínica do recém-nascido, com tratamento materno inadequado na gestação.
  b) Recém-nascido com VDRL ou prova treponêmica positiva e qualquer uma das alterações:
    – qualquer sinal clínico de sífilis;
    – títulos de VDRL quatro vezes maiores que o materno;
    – sorologia ainda positiva após o sexto mês de vida;
    – FTA-Abs IgM 19S positiva.

TRATAMENTO PRECONIZADO PELO MINISTÉRIO DA SAÚDE DO BRASIL (2005) PARA O RECÉM-NASCIDO

- Sífilis congênita confirmada ou provável:
  – Penicilina G cristalina: 50.000UI/kg/dose, de 12/12 horas na primeira semana de vida e 8/8 horas na segunda semana de vida, por via intravenosa, por 10 dias; ou
  – Penicilina G procaína: 50.000UI/kg/dia, 1 vez ao dia, por via intramuscular, por 10 dias.
- Neurossífilis congênita ou recém-nascido de mãe com sorologia positiva para sífilis e HIV:
  – Penicilina G cristalina: 50.000UI/kg/dose, de 12/12 horas na primeira semana de vida e 8/8 horas na segunda semana de vida, por via intravenosa, por 10 dias. Existem evidências atuais que demonstram não haver necessidade de aumentar a dose e o tempo de tratamento da penicilina em recém-nascido com neurossífilis.
- Nos recém-nascidos de mãe com sífilis adequadamente tratada: realizar VDRL de sangue periférico do recém-nascido e caso ele tenha evidência clínica ou laboratorial de infecção, tratar conforme preconizado acima. Caso não tenha evidência de infecção, pode-se proceder apenas ao seguimento ambulatorial. Diante da impossibilidade de garantir o seguimento ambulatorial, recomenda-se a utilização penicilina benzatina na dose única de 50.000U/kg por via intramuscular.

ACOMPANHAMENTO DO RN COM SÍFILIS CONGÊNITA

- VDRL com 3, 6, 12, 18 e 24 meses de vida.
- Exame liquórico a cada seis meses, até normalização.
- Avaliação neurológica com 6 e 12 meses de vida.
- Avaliação auditiva com 6 e 24 meses de vida.
- Exame oftalmológico com 1 e 2 anos de vida.

- Se VDRL caindo até três meses e negativo até seis meses, considera-se criança tratada corretamente.
- O título de VDRL no líquor deve estar negativo com 6 meses.

CONSIDERAÇÕES SOBRE O TRATAMENTO MATERNO

Tratamento adequado

Todo tratamento completo feito com penicilina, finalizado pelo menos 30 dias antes do parto e com parceiro tratado concomitantemente.

Tratamento inadequado

- Realizado com outro medicamento, que não seja a penicilina.
- Incompleto, mesmo que tenha sido realizado com penicilina.
- Instituição do tratamento em 30 dias antes do parto.
- Ausência de documentação de tratamento anterior.
- Ausência de queda dos títulos de VDRL após tratamento adequado.
- Parceiro não tratado ou inadequadamente tratado, ou quando não se tem a informação disponível sobre seu tratamento.
- Inadequado para a fase clínica da doença.

ESQUEMA TERAPÊUTICO PARA SÍFILIS EM ADULTOS E GESTANTES (MODIFICADO DO CDC 1998 E MINISTÉRIO DA SAÚDE 2005)

- Sífilis primária: penicilina benzatina 2,4 milhões de unidades (uma dose).
- Sífilis secundária: penicilina benzatina duas doses de 2,4 milhões de unidades (uma dose/semana).
- Latência precoce (menor que 1 ano): penicilina benzatina duas doses de 2,4 milhões de unidades (uma dose/semana).
- Latência tardia (maior que 1 ano): penicilina benzatina três doses de 2,4 milhões de unidades (uma dose/semana).
- Fase desconhecida: penicilina benzatina três doses de 2,4 milhões (uma dose/semana).
- Neurossífilis: penicilina cristalina 3-4 milhões de unidades 4/4 horas por 10 a 14 dias ou penicilina procaína 2,4 milhões de unidades/dia, por via intramuscular durante 10 a 14 dias.

Observação: comentários sobre a sífilis congênita tardia são descritos no capítulo de 36.

BIBLIOGRAFIA

Guinsburg R. Departamento Científico de Neonatologia da Sociedade Brasileira de Pediatria. Documento Científico. Medidas para a erradicação da Sífilis Congênita.

www.sbp.com.br/show_item 2. 02/09/2006.

Kopelman B et al. Diagnóstico e Tratamento em Neonatologia. São Paulo: Atheneu; 2004.

36. DOENÇAS SEXUALMENTE TRANSMISSÍVEIS

Luiz Jorge Fagundes

A presença de lesões ulceradas é a principal e mais significativa queixa de manifestação de doenças sexualmente transmissíveis (DST) relatada por pacientes que tiveram relações sexuais desprotegidas, incluindo-se não somente o coito como fonte de aquisição, como também sexo oral e anal.

Diante de um relato de relação sexual, oral e/ou anal, desprotegida e na presença de lesão ulcerada de genital, de mucosa anal e/ou oral, deve-se proceder da seguinte maneira:

1) Atender o(a) portador(a) de DST em ambiente de consultório onde se possa ouvir e examinar o paciente dentro de um local de respeito e adequado à situação. Lembrar que os portadores de DST carregam uma mescla de culpa e medo que devem ser bem gerenciados pelo profissional de saúde.

2) Uma boa anamnese, buscando detalhes da história da moléstia atual que acrescentem a sua conclusão diagnóstica e não somente à sua curiosidade pessoal.

3) Tendo os dados da anamnese como período de incubação, tipo de relacionamento sexual, tipo de prática sexual, número de parceiros envolvidos, uso de preservativo, portador ou não de outras DST, como infecção pelo HIV e hepatites, inicia-se a coleta de material do conteúdo da úlcera.

4) Seqüência da coleta de material de secreção da úlcera genital:
   a) colhe-se a secreção purulenta da lesão, e por meio do método de coloração de Gram podem-se visualizar os agentes etiológicos do cancro mole e da gonorréia;
   b) colhe-se o esfregaço de três a seis pontos difentes da úlcera, faz-se a coloração pelos métodos de Leishmann ou Giemsa, para a visualização do agente etiológico da donovanose. Esse mesmo material colhido do esfregaço da úlcera pode ser utilizado para o exame de imunofluorescência para a confirmação da presença do agente etiológico do linfogranuloma venéreo;
   c) limpa-se a lesão com éter, provocando irritação da base da lesão, com saída de linfa que deve ser retirada com alça embebida em soro para a obtenção do agente etiológico da sífilis, observado em microscópio com condensador de campo escuro;

d) uma última coleta é feita, junto à borda da lesão, para a obtenção de material, que, após a coloração por Leishmann ou Giemsa, pode indicar a presença de inclusões virais, sugestivas de herpes.

CANCRO MOLE

O cancro mole (*Ulcus molle*), também conhecido como cancróide, cancrela, cancro venéreo simples, úlcera de Ducreyi e, pela denominação popular, de "cavalo". Seu agente etiológico é o *Haemophilus ducreyi,* um bacilo gram-negativo, intracelular anaeróbio facultativo. Considerado a doença "mais venérea das venéreas", pois sua transmissão por contatos acidentais é excepcional.

Epidemiologia – o cancro mole é uma enfermidade cosmopolita, podendo ocorrer em países industrializados, porém, com maior prevalência na África, Ásia e em regiões tropicais e subtropicais da América Latina. O homem é o reservatório natural da doença, a qual apresenta alta infectividade e baixa patogenicidade. Sua virulência é baixa, pois trata-se de infecção limitada à pele e às mucosas, não ocorrendo comprometimento sistêmico.

Manifestações clínicas – após a inoculação, o bacilo prolifera rapidamente, dando origem ao aparecimento de uma pápulo-pústula que se transforma em úlcera. O período de incubação é de dois a quatro dias. As manifestações clínicas do cancróide traduzem-se por múltiplas úlceras, devido à característica de auto-inoculação do microrganismo, de bordas solapadas, com fundo purulento, base mole e úmida, dolorosas e com odor fétido, podendo ter características clínicas do tipo herpético, vesicobolhoso, folicular, ragadiforme e ulcerocrostoso. No genital masculino, as lesões localizam-se junto ao frênulo, sulco coronal, face interna do prepúcio, glande, meato uretral, haste do pênis, escroto, região perianal e mucosa intra-anal. No genital feminino, as lesões de cancro mole podem surgir na fúrcula, nos grandes e pequenos lábios bilateralmente, configurando as lesões em "beijo" ou "em página de livro", devido à caracteristica de auto-inoculação. As lesões podem ocorrer ainda na parede vaginal e no colo do útero. Raramente ocorre o comprometimento de áreas extragenitais, como a mucosa oral e labial, devido à prática de sexo oral.

Nos pacientes não tratados, as úlceras podem coalescer e levar à formação de lesões ulcerativas gigantes, comprometendo os planos teciduais profundos, dando origem às fístulas. A linfadenopatia inguinal uni ou bilateral ocorre em cerca de 50% dos casos de pacientes masculinos, uma vez que a drenagem linfática dos genitais femininos é ilíaca profunda e pararretal. Em dois terços dos casos, os gânglios evoluem com flutuação e fistulização, com drenagem do material purulento, através de uma única fístula, o que pode auxiliar no diagnóstico diferencial de linfogranuloma venéreo, no qual a fistulização ocorre através de múltiplos orifícios.

Diagnóstico diferencial – o principal diagnóstico diferencial do cancro mole é com o cancro duro (lesão primária da sífilis). Além da sífilis, a gonorréia cutânea, o linfogranuloma venéreo, a donovanose e o herpes genital infectado devem ser pesquisados.

Diagnóstico laboratorial – a bacterioscopia da secreção da úlcera é o método eletivo para o diagnóstico laboratorial para a pesquisa do bacilo gram-negativo, o qual pode ser encontrado em quase todos os casos. Os bacilos podem apresentar-se em arranjos do tipo: "fila indiana", "trilho de ferrovia" ou em "paliçadas", lembrando cardume de peixes. Outros exames como a cultura em meio de Nairobi ou de Johannsburg, a histopatologia e a reação de fixação de complemento podem ser realizados, porém a bacterioscopia, aliada à anamnese e à observação clínica permitem a realização do diagnóstico e a indicação da terapêutica adequada.

Tratamento – a terapia clássica do cancróide enfocava o uso de sulfas e estreptomicina. Atualmente, utilizam-se os seguintes esquemas terapêuticos:

1. Tianfenicol granulado (envelope 2,5g): dose única, por via oral, de 5g (dois envelopes).
2. Doxaciclina: 100mg, por via oral, de 12/12 horas, durante 10 dias.
3. Ceftriaxona: dose única de 1g, por via intramuscular.
4. Azitromicina: dose única de 1g, por via oral.
5. Eritomicina: 500mg, por via oral, de 6/6 horas, durante 10 dias.

Aconselha-se, como parte dos cuidados locais com as lesões, o uso de solução fisiológica, ou simples limpeza com água e sabonete anti-séptico, além do uso de cremes com antibiótico como garamicina, ácido fusídico e mupiracina.

Orientações – devem-se, além dos exames de bacterioscopia, realizar as sorologias para sífilis (uma prova treponêmica – FTA-Abs, ELISA ou TPHA, e uma prova não-treponêmica – VDRL ou RPR), e sorologias para HIV, hepatites B e C. É de fundamental importância o exame do(s) parceiro(os) sexual(ais).

SÍFILIS

A sífilis, conhecida também por lues venérea, mal napolitano ou mal gálico, é uma doença crônica, infecto-contagiosa, causada por uma bactéria espiralada denominada *Treponema pallidum*, comumente adquirida pelo contato sexual e, às vezes, pela transmissão pré-natal, que pode estar presente praticamente em todo o organismo, provocando manifestações na pele, mucosas e alterações patológicas em diversos órgãos, destacando-se os sistemas cardiovascular e nervoso central.

Epidemiologia – a infecção pela sífilis ocorre logo após o contato sexual com o infectado. As espiroquetas multiplicam-se localmente e penetram nas correntes sangüínea e linfática, onde também se multiplicam. A interação agente-hospedeiro representa uma luta biológica entre a agressão do treponema e a resistência do hospedeiro. Essa luta biológica pode, com o passar dos anos, resultar em uma relação de simbiose entre esses dois seres vivo, sendo que, em grandes proporções dos casos, a saúde do homem não é prejudicada.

O homem é o único reservatório e hospedeiro obrigatório da infecção sifilítica, não posssuindo imunidade natural contra a moléstia. O *Treponema palli-*

dum interage diretamente com as células do hospedeiro pela fixação ou aderência celular e, por esse motivo, persiste até hoje a dificuldade do cultivo do microrganismo *in vitro*. No sangue total ou no plasma, conservados a 4 graus centígrados, os microrganismos permanecem vivos, pelo menos 24 horas, propriedade potencialmente importante e perigosa nas transfusões de sangue.

Manifestações clínicas – a sífilis ocorre em todas as idades e está dividida em forma congênita, adquirida da mãe por via transplacentária e a forma adquirida, na qual o intercurso sexual tem uma participação ativa na sua aquisição.

Com base em critérios clínicos e epidemiológicos, porém ainda com características arbitrárias, a sífilis adquirida está subdividida em sífilis adquirida recente, com menos de um ano de duração, e sífilis adquirida tardia, com mais de um ano de evolução. A sífilis adquirida recente pode apresentar os estágios primário e secundário, além da expressão da chamada forma latente recente, sem sinais ou sintomas da doença, reconhecida somente pela reatividade das provas laboratoriais específicas e não-específicas.

SÍFILIS PRIMÁRIA

A primeira manifestação clínica da sífilis é o chamado cancro duro ou protossifiloma, lesão ulcerada que surge no local onde ocorreu a primeira invasão cutaneomucosa do treponema, após um período de incubação que varia de 10 a 90 dias, em média de 21 dias. A princípio, ocorre uma pápula inflamatória que evolui para exulceração e úlcera. Essa lesão geralmente é única, indolor com fundo limpo e sua borda pode ser discretamente elevada e, algumas vezes, emoldurada, aprentando-se com consistência endurecida à palpação, daí o nome de cancro duro.

O cancro duro pode ser ainda múltiplo, dolorido e com secreção purulenta, principalmente quando associado com outras DST como cancro mole, gonorréia cutânea, linfogranuloma venéreo, donovanose e herpes genital infectado. O cancro duro localiza-se, geralmente na genitália externa, sendo a região do frênulo nos homens, e da fúrcula, nas mulheres, as localizações de maior incidência. Podem ocorrer cancros duros de localização intra-uretral, parede vaginal, cévix uterina, além de localizações extragenitais como região cervical, mucosa bucal, lábios, língua, gengiva, reto e quirodáctilos.

A adenopatia satélite faz parte do quadro da sífilis primária. Esta adenopatia regional pode ser uni ou bilateral, indolor, não supurativa, sem sinais inflamatórios e sem tendência à fistulização, exceto se houver superposição de infecções como cancro mole, donovanose e linfogranuloma venéreo.

Diagnóstico – uma boa anamnese e o encontro do *Treponema pallidum* no material da lesão de cancro duro, observado em microscópio com condensador de campo escuro, selam o diagnóstico da doença. As principais reações sorológicas realizadas são: VDRL (*venereal disease research laboratories*), RPR (*rapid plasm reagin*), que representam reações de floculação não-treponêmica (antígenos utilizados: cardolipina, lecitina e colesterol). As reações treponêmicas (utilizam como antígeno o *Treponema pallidum*, cepa Nichols) são representadas pela reação de imunofluorescência (FTA-Abs), imunoenzimáticas (ELISA) e as que utilizam hemácias de carneiro em seu substrato e microscópio comum para sua leitura. A reação FTA-Abs IgM torna-se reagente, em média, sete dias após a lesão do cancro duro, enquanto o VDRL leva de 15 a 20 dias para se tornar reagente. Porém, pode ocorrer positividade na reação de VDRL, antes do FTA-Abs. Todo paciente diagnosticado com sífilis deve realizar o exame de líquido cefalorraquidiano, além de anti-HIV e anti-hepatites B e C.

Diagnóstico diferencial – pode ser feito com outras DST, como cancro mole, linfogranuloma venéreo, donovanose, gonorréia cutânea e escabiose infectada, além de outras doenças como erupção medicamentosa, lesões da síndrome de Behçet, líquen plano, psoríase, doença de Reiter, vulvites, balanites, lesões traumáticas e até carcinoma espinocelular.

Tratamento – penicilina benzatina 2.400.000UI, por via intramuscular, dose única, divididas em duas doses de 1.200.000UI em cada nádega. Pode-se utilizar o dobro dessa dosagem (4.800.000UI), divididas em duas doses semanais de 2.400.000UI, com a finalidade de se diminuir o tempo de cicatrização das lesões clínicas.

Esquemas alternativos – eritromicina 500mg, por via oral, de 6/6 horas, durante 15 dias; ou tetraciclina 500mg, por via oral, de 6/6 horas, durante 15 dias; ou ceftriaxona 1gdia, por via intramuscular, durante 10 dias.

Mulheres grávidas – pode-se utilizar o esquema com penicilina benzatina, porém utilizando-se a dose total de 9.600.000 UI, divididas em quatro doses semanais de 2.400.000UI, por via intramuscular, para se dar proteção ao feto. Se a grávida apresentar algum impedimento para o uso de penicilina, pode-se utilizar: ceftriaxona, 1g, por via intramuscular, durante 15 dias. Porém, pode-se internar a grávida e fazer esquema de dessensibilização com a penicilina e posteriormente utilizá-la.

SÍFILIS SECUNDÁRIA

Caracterizada pela disseminação dos treponemas pelo organismo, a sífilis secundária manifesta-se de seis a oito semanas após a lesão do cancro duro, que pode ainda estar presente quando da manifestação do secundarismo. Esta é a fase da sífilis mais infecciosa, devido à multiplicidade de lesões infectadas que são polimorfas e que representam a reação dos tecidos à presença dos inúmeros microrganismos existentes nas lesões. A intensidade das reações teciduais será função do estado imune do hospedeiro, podendo surgir variados quadros clínicos, em função da variação da imunidade.

Manifestações clínicas – as lesões cutâneas do secundarismo sifilítico, denominadas sifílides, podem ser: eritematomaculosas (roséola sifilítica), papulosas, foliculares, pustulosas, psoriasiformes, líquenóides, entre outras localizadas em todo o tegumento, incluindo-se as regiões palmares e plantares, sendo sinal de grande valia para a conclusão diagnóstica. Os achados do exame anatomopatológico dessa fase envolvem os vasos sangüíneos que podem apresentar-se dilatados, espessados e com a presença de grandes células endoteliais. O infiltrado inflamatório é de distribuição perivascular, com muitos plasmócitos, formando a imagem em "manguito".

Podem ocorrer lesões de alopecia em clareira no couro cabeludo e lesões exulceradas em palato duro, língua e de orofaringe. O condiloma plano é representado por lesões papulosas das regiões genitais e perianais e que sofrem maceração de sua superfície devido à umidade local, transformando-se em lesões papuloerosivas hipertróficas, de superfície macerada, extremamente contagiosas devido ao grande número de treponemas nelas presentes. Os condilomas planos podem ser vistos em outros locais úmidos, como comissuras labiais, axilas e espaços interdigitais (pés e mãos). Acompanhando o quadro clínico de sífilis secundária, observa-se microadenopatia generalizada, distribuída nas regiões occipitais, submandibulares, axilares, epitrocleares e inguinocrurais. As lesões cutaneomucosas podem ser precedidas ou acompanhadas de sintomas sistêmicos como cefaléia, mal-estar geral, dor de garganta, rouquidão, artralgias, mialgias, emagrecimento e até meningismo. Podem ocorrer ainda alterações gástricas, hepáticas, pulmonares, além de síndrome nefrótica transitória, glomerulonefrite, miosite, neurite do nervo auditivo, labirintite sifilítica e neurossífilis sintomática com comprometimento ocular e de pares cranianos.

A sífilis maligna precoce representa uma variante do secundarismo em pacientes com comprometimento da imunidade como transplantados, diabéticos, portadores de colagenoses e infectados pelo HIV. As lesões são ulceronecróticas, localizadas nos mesmos sítios dos portadores de secundarismo imunocompetentes.

Diagnóstico – nesse estágio da doença, as reações sorológicas treponêmicas e não-treponêmicas são reagentes, exceto nos portadores do HIV, que, devido à queda na imunidade humoral, podem apresentar reações sorológicas específicas e não-específicas não-reagentes. Nesses casos, o exame anatomopatológico elucidará o diagnóstico.

Diagnóstico diferencial – deve ser feito com erupção medicamentosa, rubéola, sarampo, pitiríase rósea de Gilbert, psoríase, líquen plano, hanseníase, paracoccidioidomicose, condiloma acuminado, *alopecia areata*, leucoplasia e linfoma. Ao desaparecerem os sinais e sintomas da sífilis secundária, o paciente entra na fase denominada latência recente, durante o primeiro ano de infecção, e, após esse período, latência tardia. Para se estabelecer o diagnóstico de sífilis latente, há necessidade de se observar os seguintes critérios: ausência de sinais clínicos evidentes de sífilis recente, tardia e congênita, ausência de alterações da artéria aorta, observadas pela radiografia de tórax e reações sorológicas treponêmicas e não-treponêmicas reagentes, na ausência de doenças concomitantes que determinem reações sorológicas falso-positivas, como hanseníase, colagenoses, hepatites, entre outras.

Tratamento – penicilina benzatina 4.800.000UI, por via intramuscular, divididas em duas doses semanais (esquema OMS/MS/Secretaria da Saúde, utiliza-se 2.400.000UI em dose única). Há um consenso para a utilização de corticóide de depósito injetável (por via intramuscular), antecedendo a utilização da penicilina, nos casos de sífilis secundária com a finalidade de se amenizar os efeitos da reação de Jarish-Herxheimer (dores nas articulações, mialgia, febre e mal-estar geral e exacerbação das lesões cutâneas), comum nesses casos.

Esquemas alternativos – eritromicina ou tetraciclina nos esquemas referidos para a sífilis primária. Outra alternativa é a utilização de ceftriaxona, na dose de 1g/dia, por via intramucular, durante 10 dias.

SÍFILIS ADQUIRIDA TARDIA

As lesões tardias representam uma resposta tecidual a novos microrganismos em doentes sensibilizados ao *Treponema pallidum*. Essas lesões podem ocorrer nos pacientes imunocompetentes entre 20 e 30 anos após a lesão inicial. Porém, nos pacientes imuocomprometidos, em especial os portadores de HIV, as manifestações de sífilis cutânea tardia com comprometimento dos sistemas cardiovascular e nervoso central podem ocorrer concomitantemente ao quadro cutâneo primário. As lesões cutâneas tardias podem ser circinadas (em forma de ferradura), nodulares, noduloulceradas e gomas, podendo ocorrer ainda formas intermediárias entre elas. As localizações mais comuns são face, dorso do nariz, queixo, membros superiores e inferiores.

A goma sifilítica é uma massa tumoral de tecido de granulação, formada a partir de nódulos que sofrem o processo de necrose, podendo evoluir para ulcerações extensas e destrutivas. Inicialmente, surgem as gomas no tecido subcutâneo, crescendo em todas as direções, podendo atingir a derme, a epiderme, além dos tecidos profundos. Os diagnósticos diferenciais mais importantes dessa fase são: granuloma anular, psoríase e tumores. Além da pele, a sífilis adquirida tardia pode acometer os ossos (face, tíbia, clavícula, vértebras e fêmur). As lesões ósseas podem ser proliferativas, destrutivas ou ambas.

Nos olhos podem ocorrer irites, coroidites, coriorretinites com distúrbios visuais, além da possibilidade de atrofia óptica. A sífilis cardiovascular ocorre em 10% dos portadores de sífilis tadia. Há comprometimento da artéria aorta, da coronária e dos vasos periféricos com lesões que vão desde uma aortite assintomática até à dilatação da aorta ascendente, além dos aneurismas fusiformes da artéria.

O envolvimento meníngeo é o ponto de partida para as diversas formas de neurossífilis. Dois tipos de quadros histopatológicos podem ocorrer no sistema nervoso central devido à agressão do microrganismo: a) meningite pouco intensa e crônica com infiltrado linfocitário e plasmocitário; b) endoarterite de pequenos vasos do cérebro e da medula espinhal. A neurossífilis pode ser classificada em assintomática e sintomática. A manifestação sintomática é subdividida nas formas meningovascular (encefálica, medular e encefalomedular) e parenquimatosa (paralisia geral progressiva, tabe dorsal, taboparalisia e atrofia óptica).

Tratamento – para sífilis adquirida tardia, penicilina benzatina, 9.600.000UI, por via intramuscular, dose total, divididas em quatro doses semanais de 2.400.000UI, por via intramuscular.

Esquemas alternativos – eritromicina 500mg, por via oral, de 6/6 horas, durante 30 dias; ou tetraciclina 500mg, por via oral, de 6/6 horas, durante 30 dias; ou ceftriaxona 1g/dia, por via intramuscular, durante 20 dias.

Os pacientes com sífilis e com manifestações de neurossífilis devem ser internados e assistidos pela equipe de neurologia, que administrará o esquema específico para essas situações à base de penicilina cristalina, por via intravenosa.

SÍFILIS CONGÊNITA

Esse tema é abordado no capítulo de TORCH, mas comentários sobre a sífilis congênita tardia são descritos a seguir.

SÍFILIS CONGÊNITA TARDIA

As manifestações da sífilis congênita tardia são semelhantes às da sífilis adquirida tardia com sifílides nodulares, gomas e periostites. Essas alterações podem surgir a partir do segundo ano de vida. Existem, porém, algumas lesões que são características e de grande importância, surgindo na criança após os 6 anos de idade.

Manifestações clínicas – a queratite intersticial é a mais comum e mais séria das lesões tardias. Freqüentemente surge na idade escolar com pequenas manchas ou uma mácula difusa na córnea. A visão é precocemente afetada e o paciente queixa-se de fotofobia e dor. A doença inicia-se por um olho, mas ambos podem ser acometidos. Pode haver iridociclites e coroidorretinites. A presença de atrofia óptica em jovem sugere sífilis congênita tardia.

Também conhecida como neurolabirintite, a surdez por agressão ao oitavo par craniano é uma alteração característica, porém rara. Inicialmente, há perda da audição para altas freqüências e, gradualmente, evolui para surdez total. A doença é geralmente bilateral.

Um dos estigmas mais comuns e característicos da sífilis congênita tardia é representado pela deformidade dos dentes incisivos centrais superiores, conhecidos como dentes de Hutchinson. Esses dentes apresentam o aspecto de "chave de fenda", com entalhe semilunar, dispostos irregularmente, havendo um espaço grande entre eles. Essa alteração é devida à deficiência na implantação dos dentes definitivos, associada às anomalias do desenvolvimento do maxilar superior, além de alterações no esmalte dos dentes. Os dentes molares podem apresentar alterações em suas cúspides, originando os molares com aspecto de amoras, denominados de molares moriformes, ou molares de Moon. A queratite intersticial, a surdez do oitavo par e os dentes de Hutchinson constituem a tríade de Hutchinson, característica da sífilis congênita tardia.

Os portadores de sífilis congênita tardia podem apresentar alguns estigmas da doença como a tíbia em lâmina de sabre, o palato em ogiva, juntas de Clutton, nariz em sela, fronte olímpica, além do comprometimento do sistema nervoso central representado por alterações cerebroespinhais como a tabe juvenil e a paralisia geral progressiva.

Diagnóstico – o diagnóstico da sífilis congênita tardia é feito por meio da anamnese, confirmando-se a presença de sífilis na gravidez da mãe, das evidências clínicas descritas anteriormente e utilizando-se as provas sorológicas já mencionadas como VDRL, FTA-Abs (ou ELISA, ou TPHA). Além dessas provas, deve-se realizar o exame anti-HIV.

Diagnóstico diferencial – as manifestações clínicas bem características da sífilis congênita tardia dificilmente são confundidas com as de outras doenças, exceto nos casos de atrofia óptica, que devem ser diferenciadas das alterações oculares que ocorrem em jovens portadores de diabetes juvenil.

Tratamento – penicilina benzatina, na dose de 50.000UI/kg, por via intramuscular, semanalmente, durante três semanas. Nos casos com comprometimento auditivo ou ocular, podem ser utilizados os corticosteróides. Os esquemas alternativos com eritromicina e tetraciclina são os mesmos utilizados no caso de sífilis adquirida tardia.

Orientações – os portadores de sífilis adquirida ou congênita devem refazer as reações sorológicas não-treponêmicas (VDRL ou RPR) com 1, 3, 6, 9, 12 e 24 meses após o término do esquema terapêutico. O VDRL deve cair, em média, quatro diluições após os três primeiros meses pós-terapêutica e oito diluições após seis meses do término do tratamento. Caso esse fato não ocorra, há grande probabilidade de estar ocorrendo comprometimento da imunidade do paciente que merece investigação específica. Os exames do líquido cefalorraquidiano devem ser refeitos com intervalos de seis meses entre os exames (realizados no sexto e no 12º mês após término de esquema terapêutico). Se persistirem as alterações no líquido cefalorraquidiano que signifiquem atividade treponêmica, deve-se refazer o esquema terapêutico para o tratamento de neurossífilis.

DONOVANOSE

A donovanose, também conhecida como granuloma venéreo, granuloma tropical, úlcera serpiginosa, úlcera venérea crônica, é uma enfermidade de evolução progressiva e crônica da pele e do tecido celular subcutâneo, podendo ocasionar lesões granulomatosas e destrutivas em regiões genital e anal. A transmissão sexual da donovanose é assunto controvertido, porém observa-se que as lesões da moléstia se encontram localizadas em genital, com o aparecimento ocorrendo após exposição sexual desprotegida e, além disso, essas úlceras genitais apresentam maior incidência em grupos de maior atividade sexual. O agente etiológico é um cocobacilo gram-negativo, encapsulado, denominado *Calymmatobacterium granulomatis (Klebsiella granulomatis, Donovanis granulomatis)*.

Epidemiologia – apresenta maior prevalência nas regiões tropicais e sub-tropicais como África do Sul, Austrália (comunidade aborígene de Darwin), Nova Guiné (Papua) e Brasil (Penambuco).

Manifestações clínicas – é uma infecção aguda ou crônica que se manifesta por lesões ulceradas e necróticas da pele e do subcutâneo, principalmente na região anogenital. Após um período de incubação que varia de oito a 80 dias, pode surgir uma pápula ou nódulo, única ou múltiplas, de localização subcutânea, que erode a superfície cutânea, formando úlceras bem definidas com crescimento progressivo em superfície (úlceras fagedênicas) e que sangram com facilidade. As lesões tardias são formadas por tecido de granulação hipertrófico endurecido. As lesões localizam-se preferencialmente em glande, frênulo, haste do pênis e folheto interno do prepúcio, no genital masculino; e na fúrcula e face interna dos grandes lábios, no genital feminino. As lesões progridem por extensão na pele adjacente e disseminam-se por auto-inoculação ou por via linfática, podendo ocorrer até mesmo lesões viscerais por via hematogênica.

Em 1987, Jardim propôs a seguinte classificação para a donovanose:

Lesões genitais e perigenitais – lesões ulcerosas (com bordas hipertróficas e com bordas planas), ulcerovegetantes, vegetantes e elefantiásicas.

Lesões extragenitais (couro cabeludo, face, gengiva, axila e abdome).

Lesões sistêmicas (ossos, articulação, baço, pulmão e útero).

O HIV atua como um fator de risco importante para a transmissão da donovanose. Nos portadores de HIV, as lesões da donovanose assumem evolução clínica atípica com maior número de lesões que sangram com facilidade, além do período de cicatrização superior ao das lesões dos imunocompetentes, com persistência da positividade bacteriológica, mesmo em vigência de tratamento específico de comprovada ação terapêutica.

Diagnóstico – o diagnóstico definitivo faz-se pela demonstração dos corpúsculos de Donovan em esfregaços de material provenientes de lesões suspeitas ou cortes teciduais. O material para a realização dos esfregaços deve ser obtido de locais livres de infecção secundária e em áreas de granulação ativa, utilizando-se os corantes de Giemsa, Wright, Leishmann e Warthin-Starry. Os corpúsculos de Donovan aparecem no interior dos macrófagos. O exame anatomopatológico é importante não só para selar o diagnóstico de donovanose, como também pode afastar outras DST, além de neoplasias malignas. Pode-se utilizar ainda o PCR, com o material genético retirado das lesões clínicas.

Diagnóstico diferencial – faz-se com algumas formas da sífilis secundária, com o cancróide, na sua forma fagedênica, com o condiloma acuminado gigante de localização vulvar, com o linfogranuloma venéreo e com lesões malignas como o carcinoma espinocelular, principalmente quando as lesões clínicas são exofíticas e necróticas. A incidência de carcinoma genital é maior em regiões onde a donovanose é endêmica. O carcinoma espinocelular ocorre nas áreas de hipopigmentação da donovanose. Quando ocorre o acometimento dos anexos uterinos, pode haver ainda mais confusão diagnóstica entre a donovanose, o linfogranuloma venéreo,o câncer de vulva e o câncer da cérvix uterina.

Tratamento – tianfenicol (granulado) 5g, por via oral, no primeiro dia e 500mg, por via oral, 6/6 horas, durante 15 dias; ou doxaciclina 100mg, por via oral, 12/12 horas, durante 21 dias; ou azitromicina 1g/semana, por via oral, durante quatro semanas; ou ceftriaxona 1g/dia, por via intramuscular, durante 15 dias;

ou ácido tricloroacético a 90%; e crioterapia com nitrogênio líquido, utilizado para destruir as lesões vegetantes e facilitar o tratamento sistêmico. Os métodos cirúrgicos são destinados às correções de lesões cicatriciais ou de estenoses.

– os portadores de donovanose devem ser submetidos a todos os exames de rotina em DST, tais como as reações sorológicas para a sífilis e os exames anti-HIV e anti-hepatites B e C. As mulheres com lesões genitais devem ser submetidas aos exames ginecológicos (como colposcopia e exame proctológico).

LINFOGRANULOMA VENÉREO

O linfogranuloma venéreo, também conhecido como quarta moléstia venérea, doença de Nicolas-Durand-Favre, linfadenopatia venérea, bubão climático, bubão tropical, poroadenite e popularmente pelo nome de "mula", é uma doença infecto-contagiosa, transmitida pelo contato sexual, ainda que, excepcionalmente, possa ocorrer inoculação acidental com localização extragenital, cujo agente etiológico é a *Chlamydia trachomatis*, sorotipos L1, L2 e L3.

Epidemiologia – é uma DST de distribuição universal, mais comum em climas tropicais e subtropicais, como Sudeste Asiático (Vietnã) e África (Zâmbia e Nigéria). No Brasil, sua freqüência vem diminuindo progressivamente. A doença atinge predominantemente a população sexualmente ativa, na faixa etária de 20 a 35 anos, mostrando em alguns relatos a maior incidência no gênero masculino, sem que haja, contudo, confirmação desses dados.

Manifestações clínicas – apresenta três fases clínicas:

Primeira fase – após o contato sexual, dentro de um período de incubação entre 7 e 30 dias, pode surgir uma lesão primária, indolor, transitória e que, na maioria das vezes, passa despercebida. Essa lesão primária pode apresentar-se como pápula ou como uma erosão, ou ainda ser herpetiforme. No homem, a lesão primária localiza-se com maior freqüência no frênulo, podendo ocorrer no sulco coronal, na haste do pênis, no folheto interno do prepúcio e no escroto. No genital feminino, pode ocorrer a lesão primária na região da fúrcula, na parede posterior da vagina e na cérvix uterina. Se localizada em região intra-uretral, pode haver manifestação semelhante à uretrite.

Segunda fase – a bactéria agride o tecido linfático, ocasionando linfangite com disseminação do processo inflamatório para os tecidos vizinhos. Os gânglios comprometidos aumentam de volume, podendo ocorrer abscessos necrotizantes, que se coalescem, rompem e formam fístulas que drenam secreção purulenta (material importante para a investigação laboratorial do agente etiológico). Como conseqüência dessa seqüência de linfangite, abscesso e necrose, podem ocorrer fibrose, cicatrizes, isquemia, ulceração e elefantíase. No homem, em decorrência do padrão da drenagem linfática, os gânglios comprometidos são principalmente os inguinais uni ou bilateralmente. Na mulher, a drenagem linfática do genital, parede vaginal e cérvix uterina faz-se respectivamente, para gânglios inguinais, pélvicos e gânglios localizados entre as artérias ilíacas internas e o reto. Os gânglios inguinais comprometidos, a princípio, são dolorosos e móveis. Posteriormente, eles coalescem e aderem à pele que se torna eritematoedematosa. Essa massa volumosa resultante da coalisão e aderência dos gânglios inflamatórios denomina-se bubão ou plastrão inguinal. Pode ocorrer ruptura dos linfonodos, através de vários pontos de drenagem, com a saída de secreção purulenta, conferindo ao bubão o aspecto de bico de regador, também conhecido como sinal da "escumadeira". Quando ocorre acometimento e enfartamento dos gânglios inguinais e dos gânglios femorais e, pelo fato de eles estarem separados pelo ligamento de Poupart, surge um sulco entre as duas cadeias de gânglios, muito característico do linfogranuloma veméreo, que é chamado de sinal do "sulco" ou da "canaleta". Se os gânglios atingidos pelo processo inflamatório são os retroperitoneais, além da dor à evacuação, pode-se observar drenagem de sangue, muco ou pus através do reto pela ruptura do gânglio. Durante a fase aguda da doença, denominada fase bacteriêmica, podem ocorrer manifestações sistêmicas como febre, mal-estar, anorexia, cefaléia, artralgias, emagrecimento, vômitos, sudorese noturna, hepatoesplenomegalia, comprometimento do testículo e epidídimo, além de meningoencefalite com isolamento da *Chlamydia* no líquido cefalorraquidiano. As manifestações dermatológicas dessa fase são urticária e exantema maculopapular, eritema nodoso e eritema polimorfo.

Terceira fase – há uma grande variedade de quadros clínicos resultantes de lesões progressivas hipertróficas e necróticas. Inicialmente, pode ocorrer proctite leve, com saída de sangue, muco e pus nas fezes, além da sensação de tenesmo, acompanhada de febre, emagrecimento e dor. As complicações tardias são representadas por fibroses que levam ao quadro de estenose retal, fístulas reto e anovaginais, compressão vesical, abscessos perianais e elefantíase do genital externo, podendo ocorrer, ainda, ulcerações, fístulas e estenose uretral.

Devido à drenagem linfática, essa terceira fase ocorre mais freqüentemente em mulheres, em um total de 90% dos casos. Porém, são descritos casos de proctite e proctocolite com estenose do reto em pacientes homossexuais masculinos pela prática do sexo anal, onde o agente etiológico seria inoculado diretamente na mucosa anal.

Diagnóstico – o diagnóstico pode ser realizado de maneira direta, por reações de anticorpos, por detecção do DNA ou cultura da bactéria.

- No *exame direto*, faz-se a pesquisa de corpúsculos de inclusão da *Chlamydia trachomatis* em tecido ou material aspirado do bubão. Não se deve drenar de forma cirúrgica o bubão, uma vez que pode ocorrer a formação de trajetos fistulosos contínuos e, nos casos extremos, pode-se estabelecer um quadro de síndrome de Fournier.
- *Imunofluorescência direta*: a detecção antigênica da infecção por *Chlamydia trachomatis* faz-se com um ou mais anticorpos monoclonais contra antígenos específicos de espécies, subespécies e gêneros (lipopolissacarídeos) conjugados com moléculas fluorescentes.
- *Microimunofluorescência*: um dos testes mais importantes no diagnóstico de *Chlamydia trachomatis* usa antígenos do microrganismos que foram purificados, fixados, colocados em lâminas de vidro e reagiram com o soro do paciente.

- *Testes de DNA amplificado*: *polymerase chain reaction* (PCR) e *ligase chain reaction* (LCR), este último com a vantagem de ser realizado em urina.
- *Cultura*: os meios de cultura mais utilizados são células de MacCoy tratadas com cicloeximide e Hela-229.
- São citados, ainda, os *exames de fixação de complemento* e o *ensaio imunoenzimático*. Esse último baseia-se na reatividade de anti-soros polivalentes contra lipopolissacarídeos do microrganismo marcados com uma enzima.

Diagnóstico diferencial – os principais são: sífilis, cancro mole, herpes genital e donovanose, no âmbito das DST, além de tuberculose, paracoccidioidomicose, doença da arranhadura do gato, enterocolite ulcerativa, doença de Crohn, diverticulite e câncer de reto.

Tratamento – doxaciclina 100mg, por via oral de 12/12 horas, durante 21 dias; ou tianfenicol 5g, por via oral, no primeiro dia e 500mg, por via oral, de 8/8 horas, durante cinco dias; ou ceftriaxona 1g/dia, por via intramuscular, durante 15 dias; ou azitromicina 1g, por via oral, durante três dias; ou eritromicina ou tetraciclina 500mg, por via oral, de 6/6 horas, durante 21 dias.

Orientações – quando houver citação de prática de sexo oral, pode ocorrer aparecimento de lesão primária em língua ou gengiva e posterior adenopatia cervical, que pode drenar lembrando escrofuloderma. Todo paciente portador de linfogranuloma venéreo deve fazer as reações sorológicas para a sífilis e os exames anti-HIV e anti-hepatites B e C.

CONDILOMA ACUMINADO

Além das úlceras, o genital pode exibir outros tipos de lesões decorrentes de DST, como verrugas, vesículas, bolhas, pápulas, pústulas e lesões com alterações da pigmentação. Dentre as lesões com manifestações verrucosas destacam-se condiloma acuminado e infecção pelo papilomavírus humano (HPV).

O HPV infecta a pele e as mucosas, replicando-se nos núcleos das células epiteliais infectadas. A expressão final do gene viral, a síntese protéica do capsídeo, a replicação do DNA viral e a montagem de vírions ocorrem quase exclusivamente em células epiteliais na fase terminal de diferenciação. As papilomaviroses humanas são estritamente epifeliotróficas e, durante o curso natural da infecção, não induzem inflamação no tecido infectado. Já foram isolados mais de 100 diferentes genótipos de HPV, sendo que pelos menos 25 diferentes tipos de HPV são encontrados no trato genital. Três grupos clínico-patológicos são descritos:

HPV cutaneotrópico, que afeta regiões não-genitais, associado a lesões verrucosas benignas, incluindo os tipos 1 a 4 e 10.

HPV cutaneotrópico, que produz lesões clínicas em pacientes com epidermodisplasia verruciforme.

HPV mucosogenitotrópico, que infecta a genitália externa ou a mucosa da genitália, boca e laringe.

Epidemiologia – a infecção genital pelo HPV é a DST viral mais freqüente no mundo atualmente. A prevalência do DNA/HPV, segundo a técnica de PCR, tem variado entre 30 e 50% nas populações femininas do mundo. A incidência da infecção pelo HPV diminui com a idade, observando-se seu pico ao redor dos 20 anos de idade. Cerca de 80% das mulheres infectadas não apresentam sintomas clínicos e, em cerca de 60 a 70% dos casos, a infecção regride espontaneamente e somente 14% progridem até lesões displásicas. Entre 5 e 10% das mulheres com mais de 35 anos apresentam infecção persistente por vírus de alto risco oncogênico. O número de casos novos de câncer de colo do útero esperados para o Brasil em 2005 era de 20.690, com um risco estimado de 22 casos a cada 100.000 mulheres. Sem se considerar os tumores de pele não-melanoma, o câncer de colo de útero pelo HPV é o mais incidente na Região Norte (23/100.000). Nas Regiões Sul (31/100.000), Centro-Oeste (23/100.000), Sudeste (22/100.000) e Nordeste (18/100.000), representa o segundo tumor mais incidente. A estimativa de 2003 do Instituto Nacional do Câncer (INCA) para a incidência e mortalidade por câncer do colo uterino era de 16.480 casos novos e cerca de 4.110 óbitos. Esses números correspondiam às taxas brutas de incidência e mortalidade de 18,32/100.000 e de 4,58/100.000, respectivamente.

Manifestações clínicas – o quadro clínico é variável, indo desde uma simples verruga a um câncer invasivo. A forma mais comum da expressão clínica do HPV é o condiloma acuminado (alusivo à imagem de cume), representado por lesão papilomatosa e com expressões digitiformes na superfície, por isso as denominações populares de "crista de galo" ou "cavalo de crista". A coloração da lesão varia desde lesões cor da pele até o castanho-escuro. As lesões condilomatosas podem ser únicas, isoladas ou múltiplas, agrupadas, formando massas vegetantes com aspecto de couve-flor. As localizações do condiloma acuminado no genital masculino são: glande, meato uretral (denominada lesão sentinela), sulco coronal, frênulo, folhetos interno e externo do prepúcio, haste do pênis, base do pênis, escroto e dobra inguinal. No genital feminino, as localizações mais comuns são: superfície de grandes e pequenos lábios, região do clitóris, fúrcula, região suprapúbica, região inguinal, mucosa vaginal (com sintomas de corrimento e queixas de prurido, ardência e dispaurenia). Pode-se observar ainda, em ambos os gêneros, as lesões na região perineal, perianal e intra-anal, gengiva e língua.

O HPV, reconhecido como fator importante na gênese do câncer cervical, mostra-se também importante na gênese do carcinoma peniano e de reto, ao agir de forma sinérgica com outros fatores como sexo anal, fimose, hábito de fumar e balanites. As lesões podem adquirir dimensões enormes como é o caso do condiloma gigante de Buschke-Löwenstein, que se comporta clínica e histologicamente como um carcinoma verrucoso (carcinoma espinocelular *in situ*), podendo ocorrer nos genitais masculino e feminino e no ânus. Nos portadores de condiloma acuminado e co-infectados pelo HIV, as lesões tendem a disseminar-se, sangram facilmente e só respondem aos tratamentos instituídos com melhora clínica, sempre que associada ao aumento do número da contagem de linfócitos T-CD4.

Deve-se recordar que 70% das infecções genitais pelo HPV são subclínicas e que há necessidade de pesquisá-las com a utilização de ácido acético a 5%, em procedimentos como peniscopia, vulvo, vagino e colposcopia. Clinicamente, 85% das lesões de condiloma acuminado genital contêm os HPV tipos 6 e 11, ou ambos. As lesões genitais subclínicas contêm os tipos 16 e 18, ou ambos em 75% dos casos. Os padrões de riscos relativos dos tipos de HPV implicados nas neoplasias do genital estão assim distribuídos:

- Categoria de baixo risco – HPV 6, 11, 42, 43, 44.
- Categoria de risco intermediário – HPV 31, 33, 35, 51, 52, 58.
- Categoria de alto risco – HPV 16,18, 45, 56.

Diagnóstico – o diagnóstico do condiloma acuminado típico é primariamente clínico, confirmado por citologia, histopatologia e identificação do vírus por meio dos métodos de biologia molecular como hibridização *in situ*, captura híbrida e PCR, este último mais completo e utilizado em pacientes vítimas de abuso sexual. Na forma subclínica da doença, o diagnóstico só é possível com a aplicação de ácido acético a 5% nas regiões genitais, pênis, escroto, ou vulva e vagina, além da cérvix uterina, cujo exame é feito por meio da colposcopia. Na forma latente, o diagnóstico só é factível pela pesquisa do DNA do HPV.

Diagnóstico diferencial – as pápulas peroladas penianas são projeções filiformes de superfície lisa, situadas ao longo do sulco coronal, distribuídas em fileiras paralelas e representam um diagnóstico diferencial importante com o condiloma acuminado. Sob o ponto de vista anatomopatológico, elas mostram uma proliferação fibrovascular na derme (angiofibromas), diferentes das características do condiloma acuminado. Outro diagnóstico diferencial importante é feito com as pápulas de Tyson (pápulas amareladas), que são glândulas sebáceas ectópicas, localizadas junto ao folheto interno do prepúcio. Os condilomas acuminados localizados em região perianal e intra-anal, devido às condiçoes de umidade dessa região, podem sofrer maceração e assemelham-se aos condilomas planos da sífilis, exigindo, para seu diagnóstico diferencial a realização das sorologias específicas e do exame anatomopatológico. Outras doenças que fazem parte do quadro de diagnósticos diferenciais de condiloma acuminado são: líquen plano, líquen nítido, psoríase, neurodermite e lesões papuloerosivas de Jacquet.

Tratamento – a maioria dos pacientes responde bem com a destruição química e/ou os métodos cirúrgicos. Parece não existir nenhuma terapia que tenha ação em todos os casos, além disso, há uma parcela de pacientes que não responde a nenhum dos métodos citados. A razão para essa diferença nas respostas terapêuticas pode estar associada a mecanismos imunomoduladores que, até o momento, não estão totalmente esclarecidos. Os principais métodos de tratamento são:

Podofilina – é uma resina vegetal que atua sobre os microtúbulos, interrompendo as mitoses, e na destruição das células queratinizadas. Utilizada na concentração de 25% em tintura de benjoim. Sua aplicação é feita semanalmente pelo profissional médico. Está contra-indicada na gravidez, devido ao poder neurotóxico sobre o feto.

Podofilinotoxina – possui várias atividades biológicas, como a interrupção das mitoses, inibição do transporte de nucleosídeos, lesão do endotélio de pequenos vasos, inibição das respostas dos linfócitos diante das mitoses, aumento dos macrófagos, proliferação e supressão da resposta imune. Utilizada a 0,5% em tintura de benjoim, a droga pode ser aplicada até duas vezes na semana pelo paciente ou pelo profissional médico. Como a podofilina, está contra-indicada na gravidez.

5-Fluorouracil – essa é uma droga antimetabólica que atua na síntese do DNA/RNA. O creme de fluoracil a 5% pode ser utilizado em homens e mulheres. Embora a absorção sistêmica seja mínima, seu uso está contra-indicado na gravidez. A aplicação do 5-fluoracil é feito pelo médico, com intervalos semanais. Sua melhor indicação é no condiloma de meato uretral (lesão sentinela), podendo ocorrer erosões dolorosas no local da aplicação.

Ácido tricloroácético – é um cáustico queratolítico que reage rapidamente destruindo o epitélio por desnaturação de proteínas celulares e que pode ser aplicado semanalmente pelo médico, na concentração de 90%, sem restrições de uso na gravidez.

Interferons – são moléculas imunomoduladoras, constituídas por um grupo de glocoproteínas que atuam inibindo a replicação viral e o crescimento de tumores (antiproliferativas), além de possuírem a propriedade de imunoestimulação. Estão indicados no tratamento do HPV de laringe, genital e cutâneo. Podem ser injetados diretamente na lesão e ser usada em forma de creme ou por via sistêmica. A dor no local da aplicação, a toxicidade sistêmica (febre, cefaléia, mialgias, astenia, náuseas, leucopenia e alterações da função hepática) e o alto custo do produto limitam o uso dos interferons.

Imiquimódio – é um imunomodulador, indutor de citocinas que tem-se mostrado efetivo no tratamento de verrugas genitais e perianais externas. Aplicado topicamente, na concentração de 5%, em forma de gel, três vezes/semana, durante 16 semanas, tem demonstrado cura clínica completa das lesões em dois terços das mulheres e em um terço dos homens. Os efeitos colaterais mais importantes são: eritema, formação de vesículas e bolhas com ulceração.

Criocirurgia – nesse procedimento, utiliza-se o nitrogênio líquido, principalmente em situações nas quais possa haver a possibilidade de toxicidade medicamentosa, como em lesões extensas, nas mucosas e em grávidas. Indicada para o tratamento de lesões de meato uretral. Fazem-se aplicações semanais com dois ciclos de congelamento e descongelamento com intervalos de 15 segundos cada. Efeitos colaterais: dor, bolhas, edema e até necrose.

Cirurgia – a diatermocoagulação é um tratamento alternativo do condiloma acuminado localizado em qualquer área. O eletrocautério permite controle da profundidade, intensidade da corrente e regulação do efeito coagulador. Embora se remova imediatamente as lesões, trata-se de um método traumático, que não oferece taxas menores de recidivas que os outros métodos e que pode deixar cicatrizes. Nos casos de condiloma gigante, pode-se associar a criocirurgia para a dimunição da massa tumoral verrucosa, seguida da cirurgia tradicional.

Laser – utiliza-se o laser com luz contínua ou pulsada de CO_2 que é mais preciso no controle da profundidade da destruição tecidual, diminuindo o risco de cicatrizes inestéticas. Adaptado ao colposcópio, permite a destruição de lesões vulvares, vaginais e da cérvix uterina, de acordo com a periferia e a profundidade das lesões. Deve-se ter precauções com o manuseio do laser, pois a fumaça liberada no processo contém *debris* celulares e partículas virais que são eliminados do campo de tratamento e podem ser aspirados.

Vacina profilática contra HPV (quadrivalente) – atualmente está indicada para meninas a partir dos 9 anos de idade, para imunizá-las antes do início da vida sexual. Contudo, a indicação estende-se a mulheres até 26 anos. Protege contra quatro tipos de vírus – 6, 11, 16 e 18 –, que são responsáveis por 70% dos casos de câncer de colo de útero e por 90% das verrugas genitais. Deve ser tomada em três doses, sendo a segunda dose dois meses após a primeira e a terceira seis meses após a primeira. A eficácia das vacinas terapêuticas contra HPV está sendo testada em pacientes com carcinomas avançados de colo uterino. Até o momento, os resultados indicam uma resposta imune específica precária aos antígenos virais, provavelmente devido ao fato de essas pacientes estarem, na sua maioria, imunodeprimidas diante do estágio avançado da doença.

Orientações – as mulheres portadoras de condiloma acuminado do genital devem ser submetidas a exame anatomopatológico de suas lesões e provas de biologia molecular, em especial o PCR, a fim de se identificar o(s) tipo(s) de HPV presente(s) nessas lesões. Com esse resultado, pode-se estabelecer os prazos para o controle da paciente. Essas pacientes devem ser submetidas à vulvo, vagino e colposcopia e, além disso, está indicado um exame proctológico, uma vez que há crescimento do número de casos de câncer de reto, provocados por HPV 16, em mulheres que negaram a prática de sexo anal. Nos homens, portadores de condiloma de meato uretral, há necessidade de acompanhamento, por meio de exames específicos, com o urologista. Crianças, a partir do primeiro ano de vida, com presença de condiloma acuminado genital, perianal e intra-anal, devem ser investigadas com exames anatomopatológicos e provas de biologia molecular (PCR) que irão auxiliar nos casos de essas crianças serem vítimas de abuso sexual. Lembrar ainda que o HPV pode ser transmitido através do beijo, portanto o exame da cavidade oral é importante nos casos em que há referência de sexo oral.

HERPES GENITAL
(ÚLCERAS GENITAIS CAUSADAS POR VÍRUS)

Existem oito diferentes tipos de vírus da família Herpesviridae que podem causar lesões em humannos: *Herpes simplex* tipos 1 e 2 (HSV 1 e HSV 2), *Varicellovirus* (VZV), Epstein-Barr (EBV), Citomegalovírus (CMV) e *Herpesvirus hominis* 6, 7 e 8 (HVH 6, HVH 7 e HVH 8).

Epidemiologia – o homem é o único reservatório natural da infecção pelo HSV, que ocorre no mundo inteiro, não havendo vetores animais conhecidos na transmissão. O contato direto, pela saliva, epitélio traumatizado ou outras secreções infectadas, é o principal modo de transmissão. Pacientes assintomáticos, previamente infectados, podem excretar o vírus em até 15% dos casos. Levantamentos realizados nas décadas de 1940, 1950, 1980 e 1990 revelaram que 90% da população, em geral na quarta década de vida, possui anticorpos contra o HSV. O HSV é de distribuição mundial, incluindo populações isoladas como a tribo Tiriyo, no Amazonas. A prevalência da infecção pelo HSV 2 é maior nos EUA (52%) do que na Europa (27%) e bastante elevada na África (superior a 63%). A mortalidade devido à infecção pelo HSV ocorre em três tipos de hospedeiros: recém-nascidos, idosos com encefalite e imunocomprometidos, ou ainda com má nutrição.

Manifestações clínicas – a infecção do genital pode ser sexualmente transmitida ou não. No genital feminino, após um período de incubação de aproximadamente 12 dias, a mucosa vaginal pode apresentar-se congesta e edemaciada, extremamente dolorosa, com presença de vesículas em forma de buquê sobre uma base eritematosa e erosões, muitas vezes com exulcerações. As lesões do genital podem estender-se à pele adjacente (períneo e coxa), tornando-se uma úlcera fagedênica. Esse quadro é acompanhado de febre, corrimento intenso e adenopatia inguinal bilateral e dolorosa. Pode ocorrer ainda uma quadro de cervicite com inflamação difusa, edema e sangramento aos mínimos traumatismos. Úlceras rasas na cérvix podem ser acompanhadas de vesículas na mucosa vaginal adjacente. No genital masculino, a presença do vírus pode provocar manifestações de uretrite com disúria e secreção hialina ou purulenta. Finas vesículas podem ser vistas no meato uretral. Para fins diagnósticos, é importante a coleta de material uretral, com posterior coloração específica (Leishman ou Giemsa), para a visualização de células com inclusão viral.

Podem ocorrer úlceras na glande, prepúcio e haste do pênis, com adenopatia inguinal bilateral. A infecção do pênis pode ser acompanhada de estomatite herpética aguda, além de meningite asséptica. A regressão das lesões genitais herpéticas faz-se em duas semanas. Radiculoneuropatia é vista, às vezes, em infecção anogenital em mulheres e, excepcionalmente, em doença perianal de homens que fazem sexo com homens. Pode ocorrer paresia sacral, retenção urinária, constipação e, no gênero masculino, impotência. As recidivas podem ser desencadeadas por um leve traumatismo, pós-relação sexual, por determinados processos febris e não-febris, após cirurgia e, em algumas mulheres, no período pré-menstrual, ou mesmo estresse emocional. A sensação de ardor e prurido, devido ao tropismo neural do vírus, antecede o aparecimento das vesículas, que normalmente desaparecem entre 7 e 10 dias.

Estudos *in vitro* têm demonstrado que vários herpesvírus podem ativar a expressão do gene do HIV ou alterar seu tropismo celular por vários mecanismos como apresentação de antígenos, liberação de citocinas, transativação e formação de receptor Fc, entre outros. As úlceras do herpes genital em imunocomprometidos podem progredir envolvendo extensas áreas da superfície cutânea, além de atingir tecidos profundos. Existem estudos que associam o carcinoma espinocelular cervical ao HSV 2, principalmente por se observar que o local onde o câncer se instalava era o mesmo que o HSV 2 infectava. É possível que a infecção pelo HSV 2 talvez seja só um marcador de comportamento que predispõe à infecção pelo papilomavírus, causa mais significativa de carcinoma cervical.

Diagnóstico – o diagnóstico da infecção herpética, seja primária ou recorrente, é possível só com o apoio de bases clínicas. Porém, se houver necessidade de identificação, isolamento, tipagem do vírus e sorologia, pode-se recorrer aos seguintes recursos laboratoriais:

1. Citologia – citodiagnóstico de Tzanck, com material obtido de vesícula recente.
2. Microscopia eletrônica.
3. Exame anatomopatológico (importante para se afastar neoplasias ou a associação herpes-citomegalovirose, comum em imunocomprometidos).
4. Isolamento, identificação e inoculação por titulação.
5. Imunofluorescência direta.
6. Sorologia (neutralização, fixação de complemento, Imunofluorescência indireta, ELISA, hemaglutinação passiva, Western blot e Immunodot).
7. Biologia molecular (REA – *restriction endonuclease analyses* – e PCR).

Diagnóstico diferencial – quando localizado em uretra, o vírus provoca sintomatologia semelhante às demais uretrites (gonocócicas e não-gonocócicas). As lesões herpéticas exulceradas e as úlceras genitais devem ser diferenciadas da sífilis, do cancróide, do linfogranuloma venéreo e da gonorréia cutânea. As úlceras fagedênicas, presentes em imunocomprometidos, devem ser diferenciadas do carcinoma espinocelular.

Tratamento – aciclovir 200mg, por via oral, 5 vezes ao dia, durante 10 dias; ou aciclovir parenteral (casos de maior gravidade com disseminação, encefalite) 5 a 10mg/kg, por via intravenosa, 8/8 horas, durante 14 a 21 dias (recomenda-se que infusão seja lenta, com duração superior a 1 hora e que o paciente esteja hidratado).

Esquemas alternativos – fanciclovir 500mg, por via oral, de 8/8 horas, durante sete dias; ou valaciclovir 500mg, por via oral, de 8/8 horas, durante sete dias; ou foscarnet – terapêutica de indução: 20 a 30mg/kg/dia, por via intravenosa, seguida de infusão contínua de 30mg/kg/dia, durante duas a quatro semanas; ou penciclovir creme a 1% para casos de herpes labial a cada 2 horas durante 4 dias. Nas lesões ulceradas, aconselha-se o uso de antibióticos locais à base de garamicina, neomicina, ácido fusídico ou mupiracina.

Nenhuma das vacinas atuais está apta a induzir uma imunidade específica, que possa impedir a replicação viral na superfície mucosa. A vacina ideal deverá prevenir o desenvolvimento do herpes genital sintomático e reduzir ou prevenir a infecção latente, conferindo proteção ao paciente imunizado.

Orientações – há necessidade de acompanhamento da gestante portadora de herpes genital, uma vez que o quadro do herpes congênito é grave, podendo levar ao óbito do recém-nascido, havendo necessidade de se fazer o diagnóstico diferencial com outras enfermidades como toxoplasmose congênita, rubéola congênita, doença de Chagas congênita e principalmente sífilis congênita.

Além das lesões acima descritas, as DST podem manifestar-se por meio de secreções. Nesse grupo de doenças, destacam as uretrites gonocócicas e não-gonocócicas.

GONORRÉIA

A inflamação comprometendo a uretra, denominada uretrite, pode ter causas infecciosas, entre as quais as gonocócicas, e as não-gonocócicas, inflamatórias não-infecciosas, associadas a traumatismos ou a doenças sistêmicas, como a síndrome de Reiter, ou ainda de etiologia idiopática ou por agentes infecciosos incomuns. A gonorréia é causada pela *Neisseria gonorrhoeae*, um diplococo gram-negativo cujo período de incubação varia de 3 a 10 dias, existindo casos cujos sintomas apareceram 12 horas após o contato sexual, e outros, somente após 90 dias. A *Neisseria gonorrhoeae* produz reação inflamatória intensa, com destruição das células epiteliais e exsudação de leucócitos, podendo ser encontrada no epitélio da orofaringe e do canal anal, devido ao comportamento sexual dos hospedeiros.

Epidemiologia – o homem é o hospedeiro natural e único de seu agente etiológico. Após um único contato sexual com mulher infectada, ele apresenta risco de contágio de 20%. Na reexposição, esse risco eleva-se para mais de 80%. Na mulher, o risco tem sido estimado em 50%, elevando-se na reexposição para cerca de 90%. Aproximadamente 60% da mulheres infectadas não apresentam sintomas, sendo que no homem infectado, cerca de 3% são assintomáticos, fato esse que interfere sobremaneira na epidemiologia da doença.

Manifestações clínicas – o sinal mais comum da gonorréia no gênero masculino é o corrimento uretral devido à agressão ao epitélio anterior da uretra. Esse corrimento, que varia desde escasso e transparente até abundante e purulento, surge após um período de incubação médio de três dias. Além da secreção, pode ocorrer edema e sinais flogísticos no escroto. Os sintomas mais comuns são: disúria e polaciúria e, em alguns casos, pode ocorrer dor nos testículos. Pode ocorrer infecção assintomática, com risco maior de desenvolver complicações como epididimite, com obstrução de ductos seminíferos, levando à infertilidade. A presença de bactérias no líquido seminal, considerado estéril, pode contribuir para a diminuição da contagem e motilidade dos espermatozóides, aumento do número de formas anormais, diminuição da capacidade de penetração no muco cervical e mudanças nas características bioquímicas do plasma seminal. Especula-se ainda que outra possível causa de infertilidade nos homens que tiveram epididimite por gonorréia seria devido à produção de anticorpos antiespermatozóides. Nas mulheres, as infecções cervicais, cujo exame específico pode mostrar o óstio do colo uterino normal ou eritematoso, friável e com exsudato purulento, podem ser acompanhadas de corrimento vaginal, sangramento vaginal anormal e disúria. As complicações locais incluem abscessos das glândulas de Skene e Bartholin. A infecção cervical não tratada pode causar endometrite, salpingite, complexo de sinais e sintomas da moléstia inflamatória pélvica aguda, que pode levar a sepse e óbito.

As infecções retais, que ocorrem em 30% das mulheres com gonorréia cervical, provavelmente representam colonização a partir do corrimento cervical e são sintomáticas em menos de 5% das mulheres. As infecções em homossexuais masculinos, todavia, resultam de coito anal. Os sinais e sintomas da gonorréia

DOENÇAS SEXUALMENTE TRANSMISSÍVEIS

anal variam desde a queimação leve à evacuação e prurido até a tenesmo intenso com corrimento mucopurulento e fezes sanguinolentas. As infecções oculares ocorrem em recém-nascidos expostos a secreções infectadas no canal do parto. Ocasionalmente, encontra-se ceratoconjuntivite no adulto. A infecção conjuntival com lacrimejamento e edema de pálpebras ocorre precocemente, seguida pelo aparecimento de exsudato purulento. O diagnóstico precoce e o tratamento imediato são importantes porque a doença pode levar à opacificação e à perfuração da córnea. As infecções faríngeas são diagnosticadas mais freqüentemente em mulheres e homossexuais masculinos com história de felação.

A infecção gonocócica disseminada é o resultado da bacteriemia gonocócica. As infecções, muitas vezes assintomáticas, da faringe, uretra, canal anal e cervical, podem ser fontes de infecção gonocócica disseminada. Na síndrome dermatite-artrite, o paciente apresenta febre, calafrios, lesões cutâneas caracterizadas como máculas ou pústulas com centro necrótico ou hemorrágico na face extensora dos membros e região inguinocrural, além de artralgias acometendo cotovelos, mãos, tornozelos e pés durante alguns dias. Na maioria dos casos, ocorre artrite séptica com derrame articular. Em cerca de 50% dos casos, o gonococo pode ser isolado do líquido sinovial, enquanto as hemoculturas são positivas em menos de 50% dos casos de infecção gonocócica disseminada. A meningite e a endocardite são raras.

Diagnóstico

- Observação direta: bacterioscópico de secreção uretral por meio da coloração pelo método de Gram – presença de diplococos (grãos de café) gram-negativos intra e extracelulares.
- Cultura: meio de Thayer Martin modificado.
- Testes de amplificação do DNA: PCR e LCR – *ligase chain reaction* (esse último realizado na urina).

Diagnóstico diferencial – no gênero masculino, faz-se com a tricomoníase e, ainda, com as uretrites por *Chlamydia trachomatis*. Na mulher, o diagnóstico diferencial na gonorréia é a cistite, além de outras causas de moléstia inflamatória pélvica.

Tratamento

Uretrite gonocócica – tianfenicol granulado (envelopes de 2,5g) 5g, por via oral, em dose única; ou azitromicina 1g, por via oral, em dose única; ou doxaciclina 100mg, por via oral, 12/12h durante sete dias; ou ceftriaxona 250mg, por via intramuscular, dose única; ou espectinomicina 2g, por via intramuscular, em dose única.

Infecção gonocócica disseminada – ceftriaxona 1g, por via intramuscular ou intravenosa, cada 24 horas, durante 48 horas, e manutenção com ciprofloxacino 500mg, por via oral, de 12/12h, durante sete dias; ou espectinomicina 2g, por via intramuscular, de 12/12 horas, durante 48 horas, e manutenção com ciprofloxacino 500mg, de 12/12h, durante sete dias.

Oftalmia gonocócica neonatal – ceftriaxona 25-50mg/kg, por via intravenosa, dose única, não devendo ultrapassar 125mg, pois há risco de perfuração ocular e cegueira.

Orientações – o tratamento da parceira sexual de portador de gonorréia sintomático é feito, nos esquemas referidos, independente da realização dos exames específicos para a confirmação diagnóstica. As mulheres grávidas podem ser tratadas da infecção gonocócica com ceftriaxona, 125mg, por via intramuscular, dose única.

URETRITES NÃO-GONOCÓCICAS

Diversos agentes etiológicos são responsáveis pelo quadro de uretrite não-gonocócica. Esse tipo de uretrite pode provocar doenças graves como a moléstia inflamatória pélvica aguda na mulher e epididimite no homem, com possibilidade da ocorrência de esterelidade. A *Chlamydia trachomatis* é o agente mais comum das uretrites não-gonocócicas e pode estar presente em cerca de 30 a 50% das uretrites. Outros agentes etiológicos são: *Trichomonas vaginalis, Gardnerella vaginalis, Candida albicans, Mycoplasma hominis, Haemophilus, Herpes simplex, Humanpapilloma virus, adenovirus* e um grupo de agentes, ainda não identificados, que representam 5% dessas uretrites.

Epidemiologia – a morbidade das infecções causadas pelos agentes da uretrite não-gonocócica pode ser igual ou maior que a da uretrite gonocócica. Após o contato com uma parceira com cervicite por *Chlamydia*, o risco de infecção do homem é de 50%, sendo comum ocorrer infecção assintomática. A partir da década de 1970, as uretrites não-gonocócicas passaram a ser mais freqüentes que as gonocócicas, porém não se tem uma medida exata da prevalência dessas uretrites, pois a confirmação diagnóstica é onerosa. Por outro lado, essas doenças não são de notificação compulsória e as parceiras dos pacientes infectados nem sempre são tratadas, fazendo com que a incidência continue crescendo.

Manifestações clínicas – os sintomas usuais das uretrites não-gonocócicas são disúria e secreção uretral, que na maioria das vezes é escassa e pode estar ausente. No homem, podem ocorrer uretrite, epidedimite, prostatite, síndrome uretral, proctite, síndrome de Reiter, além de uretrite assintomática. O grau de associação do microrganismo implicado na etiologia infecciosa da infertilidade masculina é considerado especulativo. Na mulher, a transmissão da infecção pelo homem pode causar bartolinite, salpingite, compondo o quadro de moléstia inflamatória pélvica aguda, gravidez ectópica, infertilidade, abortamento espontâneo e dor pélvica crônica. Recém-nascidos expostos à *Chlmaydia trachomatis* também estão em risco, pois 15% podem desenvolver pneumonia e 50% podem adquirir conjuntivite.

Diagnóstico
- Reação de fixação de complemento.
- Imunofluorescência direta.
- Cultura (células da linhagem McCoy).
- ELISA.

- Microimunofluorescência: é um método de grande valor no diagnóstico de infecções profundas, tais como linfogranuloma venéreo, tracoma, conjuntivite de inclusão, salpingite, peri-hepatite, síndrome de Reiter e pneumonia do recém-nascido.
- Método de amplificação do DNA: PCR e LCR (*ligase chain reaction*). O PCR é sensível e específico na detecção da infecção pela *Chlamydia trachomatis* em homens, mas verificou-se que moléculas inibidoras da amplificação genômica podem reduzir sua sensibilidade no diagnóstico de infecções cervicais. O uso do LCR para a detecção da *Chlamydia trachomatis* tem demonstrado bons resultados, quando testado na urina, sendo um teste não-invasivo não só em homens como também em mulheres, com sensibilidade semelhante ao do padrão-ouro (cultura) expandido de 93,8%.

Diagnóstico diferencial – as uretrites não-gonocócicas devem ser diferenciadas das uretrites causadas pela *Neisseria gonorrhoeae*. Exceto nos casos de tricomoníase, cujo período de incubação é curto e pode haver secreção purulenta abundante com disúria e polaciúria, os demais agentes etiológicos que são responsáveis pela uretrite não-gonocócica apresentam, de maneira geral, período de incubação acima de 10 dias, discreta disúria e secreção hialina. A história clínica e os exames laboratoriais, na grande maioria das vezes, definem o agente causal da uretrite.

Tratamento – doxaciclina 100mg, por via oral, de 12/12h, durante 15 dias; ou azitromicina 1g, por via oral, dose única; ou ofloxacina 300mg, por via oral, de 12/12h, durante sete dias; ou tetraciclina 500mg, por via oral, de 6/6h, durante sete dias.

Orientações – aconselhar ao portador de uretrite, em particular os homens, para que não comprima o trajeto da uretra, na tentativa de "testar" a eficácia do tratamento, verificando com essa prática, conhecida como "ordenha", a saída ou não de secreção do pênis. Em decorrência desse traumatismo, pode haver a saída de células epiteliais, dando a sensação da persistência da doença. Diante de um quadro de uretrite, principalmente do genital masculino, deve-se solicitar ao laboratório a realização do exame "perfil de uretrites", que é um conjunto de exames específicos para cada possível agente etiológico implicado na doença.

VULVOVAGINITES

As vulvovaginites constituem um problema comum no atendimento rotineiro de ginecologia, correspondendo de 50 a 70% das queixas em consultas médicas. Estima-se que 10 milhões de consultas por ano sejam decorrentes de sintomas relacionados às vulvovagnites, com corrimento vaginal, prurido vulvar, odor acentuado das secreções vaginais e disúria. As vulvovaginites revestem-se de especial importância, devido às conseqüências inerentes à infecção, como a ascensão dos agentes para o trato genital superior, determinando moléstia inflamatória pélvica aguda, esterilidade, infertilidade, complicações no pós-operatório e aumento da morbidade perinatal.

Os processos infecciosos vaginais de maior ocorrência são: tricomoníase, vaginose bacteriana e candidose vulvovaginal.

TRICOMONÍASE

Infecção causada por um protozoário, *Trichomonas vaginalis*. O homem é ainda colonizado por duas outras espécies de tricomonas que são: *Trichomonas tenax*, presente na cavidade oral, e *Pentatrichomonas hominis,* encontrada no intestino grosso.

Epidemiologia – a tricomoníase é a infecção mais prevalente das DST não-virais, estimando-se que cerca de três milhões de mulheres americanas sejam contaminadas anualmente por esse protozoário. Em nosso meio, 20,7% dos casos de corrimento vaginal são representados por tricomoníase. Vários fatores de risco para a aquisição do protozoário têm sido identificados, entre eles: troca e multiplicidade de parceiros sexuais, raça negra, vaginose bacteriana, coexistência de infecção por *Neisseria gonorrhoeae* e a não utilização de contraceptivos hormonais e de preservativos. Deve-se destacar ainda a associação da tricomoníase com o aumento da incidência da transmissão do HIV, por meio das ulcerações do epitélio inflamado.

Manifestações clínicas – o período de incubação da infecção sintomática varia de três a oito dias. A principal queixa da mulher, em vigência da infecção aguda, é um corrimento vaginal intenso, amarelado ou esverdeado, as vezes mostrando "borbulhas" e com odor fétido na maioria dos casos. Pode ocorrer ardor vaginal, prurido, disúria, dispaurenia, sendo o início da sintomatologia mais comum no final ou logo após a menstruação. Há envolvimento multifocal do epitélio vaginal, glândulas de Skene e de Bartholin, além da uretra. Cerca de 10 a 20% das pacientes em período reprodutivo (menacme) e até 80% das mulheres grávidas podem ser assintomáticas. O exame de colposcopia mostra o colo do útero com focos de hemorragia puntiformes e dilatação capilar, quadro esse denominado "cérvix em morango". A maioria dos homens infectados pelo protozoário é assintomática. Pode ocorrer, entretanto, a presença de descarga uretral discreta ou abundante, hialina ou purulenta, com disúria e polaciúria. Cerca de 5 a 10% dos homens com gonorréia são infectados pela *Trichomonas vaginalis*. O microrganismo tem sido isolado do sêmen em associação com a reação inflamatória, mas é discutível que o protozoário possa causar prostatite.

Diagnóstico
- Observação direta: exame a fresco ou bacterioscópico com coloração da secreção pelo método de Gram.
- Cultura: meio de Diamond (mais recomendado).

Diagnóstico diferencial – outras causas de vulvovaginites são: agressões por agentes químicos e físicos, traumatismos, diabetes, sífilis, herpes, condiloma acuminado, cancróide, alergia e agressão por oxiúrus. No homem devem-se investigar outros agentes etiológicos envolvidos no processo de urerites por meio do exame de perfil de uretrites.

Tratamento – metronidazol 250mg, por via oral, de 12/12h, durante sete dias; ou metronidazol 2g, por via oral, em dose única; ou secnidazol 2g, por via oral, em dose única; ou tinidazol 2g, por via oral, em dose única.

Orientações – na gravidez, alguma melhora pode ser obtida com o uso do clotrimazol por via vaginal, durante seis dias, uma vez que o metronidazol não é isento de riscos teratogênicos na gravidez.

VAGINOSE BACTERIANA

A vaginose bacteriana é uma entidade polimicrobiana representada por um desequilíbrio no ecossistema vaginal, no qual ocorre diminuição ou ausência dos lactobacilos de Döderlein e aumento na concentração de bactérias anaeróbias, cuja manifestação clínica é o corrimento vaginal, acompanhado de odor fétido que se exacerba após a relação sexual. As principais bactérias anaeróbias envolvidas na etiologia da vaginose bacteriana são: *Gardnerella vaginalis, Bacteroides* sp., *Mobiluncus mulieris* e *Mobiluncus curtisii,* além da possibilidade de encontro de micoplasmas.

Epidemiologia – a vaginose bacteriana é, atualmente, a causa mais freqüente de corrimento genital. Sua prevalência em clínicas de DST pode variar de 34 a 64%. Pelo fato de ocorrer com maior freqüência em mulheres na menacme, foi sugerido um possível papel dos hormônios sexuais nesse quadro clínico, sendo vários os fatores que podem estar associados à maior prevalência da doença, como o uso de DIU, número de parceiros sexuais e história pregressa de DST.

Manifestações clínicas – o corrimento vaginal está presente em 50 a 70% dos casos de vaginose bacteriana e costuma ser esbranquiçado, acinzentado ou amarelado, fluido em pequena ou moderada quantidade, sem sinais ou sintomas irritativos locais como prurido e eritema, entretanto, esses sintomas podem estar ausentes em metade ou mais das mulheres portadoras da bactéria. O odor fétido é mais acentuado após as relações sexuais e ao final da menstruação, pois a alcalinização da vagina pelo sêmen ou sangue menstrual reage com substâncias produzidas pelos anaeróbios, liberando aminas alifáticas, como a putrescina e a cadaverina, com odor comparado ao do "peixe podre". A vaginose bacteriana pode associar-se a moléstia inflamatória pélvica aguda, endometrite puerperal, infecção do trato urinário, abscessos pélvicos, infecção da cúpula vaginal, após histerectomia abdominal, trabalho de parto prematuro, amniorrexe prematura e corioamnioite. No homem, existem dúvidas sobre a manifestação de uretrites ou úlceras genitais, cuja etiologia seria atribuída à *Gardnerella vaginalis*, em decorrência do intercurso sexual com a parceira portadora de vaginose bacteriana.

Diagnóstico

- Exame direto do conteúdo vaginal, medida do pH (superior a 4,7), teste das aminas positivo (uso de KOH a 10% e liberação das aminas alifáticas) e presença das *clue cells*, células-guia, após a coloração pelo método de Gram. As *clue cells* são células do epitélio vaginal que têm sua superfície coberta por bactérias, conferindo um contorno irregular ou granular escuro ao citoplasma. É o sinal mais sensível e específico da vaginose bacteriana.
- Cultura (pouco utilizada).

Diagnóstico diferencial – deve ser feito com as demais entidades que causam as vulvovaginites (tricomoníase e *Candida* vaginal).

Tratamento – tianfenicol 5g, por via oral, em dose única; ou metronidazol 250mg, por via oral, de 12/12h, durante sete dias; ou secnidazol 2g, por via oral, em dose única; ou tinidazol 2g, por via oral, em dose única; ou nimorazol 2g, por via oral, dose única; clindamicina 300mg, por via oral, de 12/12h, durante sete dias.

Orientações – mulheres submetidas a cirurgia pélvica, procedimentos durante a gestação ou em trabalho de parto devem ser rigorosamente avaliadas quanto à possível presença da vaginose bacteriana, afim de serem evitadas complicações posteriores.

CANDIDOSE VAGINAL

A *Candida albicans* é responsável por 85 a 90% das candidoses vulvovaginais. Outras espécies como *C. glabrata, C. tropicalis, C. pseudotropicalis, C. stellatoidea, C. krusei* e *C. guilhermondi* podem determinar quadros clínicos semelhantes e tendem a ser mais prevalentes nos casos crônicos, como também apresentar resistência aos tratamentos habituais.

Epidemiologia – estima-se que 75% das mulheres terão ao menos um episódio de candidose vaginal ao longo de sua vida, sendo que 40 a 50% teriam uma segunda infecção e, em 5% das mulheres, a doença adquire um padrão crônico com recorrências freqüentes, com quatro ou mais episódios/ano. Os principais fatores prdisponentes à candidose vaginal são: gravidez, contraceptivos hormonais, diabetes, traumatismos da mucosa após relações sexuais, hábitos incorretos de higiene, fatores locais como roupas justas e de tecido sintético, principalmente em obesas, agentes irritativos locais como duchas, perfumes íntimos, papel higiênico tingido e/ou perfumado, além da imunodepressão secundária ao uso de medicamentos como glicocorticóides, imunossupressores ou outras doenças, principalmente infecção pelo HIV.

Manifestações clínicas – nas mulheres, o sintoma mais freqüente é o prurido vulvar intenso, acompanhado de ardor vaginal, disúria e dispaurenia. O corrimento vaginal é geralmente escasso e tem aspecto espesso e esbranquiçado, semelhante ao leite talhado, podendo ser aquoso e branco amarelado com pouco odor. Os grandes e pequenos lábios podem revelar hiperemia, fissuras e edema, além de sinais de escarificação decorrentes do prurido. O pH vaginal situa-se abaixo de 4,5. Os sintomas exacerbam-se na semana que antecede a menstruação. No homem, a candidose balanoprepucial caracteriza-se por lesões eritematosas ou eritematoerosivas na glande, recobertas ou não por induto esbranquiçado. No prepúcio, há eritema e edema e, nos casos mais graves, como em idosos, obesos e diabéticos, pode haver dificuldade de exposição da glande. Pode ocorrer ardor, prurido e secreção purulenta por infecção secundária. A transmissão sexual pode ocorrer de parceira com candidose vulvovaginal.

DOENÇAS SEXUALMENTE TRANSMISSÍVEIS

Diagnóstico

- Exame direto: exame a fresco do conteúdo vaginal ou do prepúcio (folheto interno), glande e sulco coronal, com soro fisiológico ou hidróxido de potássio a 10%. O exame pode ter maior sensibilidade se corado pelo método de Gram, com presença de pseudo-hifas e brotamento em mais de 85% dos casos.
- Cultura (meio de Sabouraud).

Diagnóstico diferencial – quando as lesões de candidose dos genitais se exulceram e se contaminam, o diagnóstico diferencial inclui todas as DST que causam úlceras genitais, como sífilis, cancróide, herpes, linfogranuloma venéreo, gonorréia cutânea. Quando a lesão genital torna-se macerada, deve-se afastar a hipótese de erupção medicamentosa.

Tratamento – fluconazol 150mg, por via oral, em dose única; ou itraconazol 200mg, por via oral, de 12/12h, durante um dia; ou itraconazol 100mg, por via oral, de 12/12h, durante três dias; ou cetoconazol 400mg/dia, por via oral, durante cinco dias.

Orientações – a candidose vulvovaginal recorrente parece não ser resultado do desenvolvimento de fungos resistentes, porém, em casos raros, podem ser causadas por espécies não-*albicans* como *C. glabrata* e *C. tropicalis*, resistentes aos imidazólicos. Nesses casos, o fungigrama é indispensável para a orientação terpêutica. O tratamento do parceiro é conduta inquestionável nas recidivas.

PEDICULOSE PUBIANA (FTIRÍASE)

O *Phtirus pubis* é o responsável pela ftiríase ou pediculose pubiana e tem a denominação popular de "chato". Localiza-se, quase que exclusivamente, nos pêlos pubianos e perianais podendo, entretanto, atingir os pêlos axilares, do tronco, coxas e sobrancelhas.

Epidemiologia – a transmissão do agente etiológico se dá por contato físico íntimo, principalmente nas relações sexuais, podendo, eventualmente, ser transmitido por fômites. São raros os casos novos observados nos serviços de DST.

Manifestações clínicas – o sintoma principal é o prurido de intensidade variável, com a presença de escoriações e crostas nas regiões acometidas. Pode-se observar: a) presença do artrópode na pele, freqüentemente com a cabeça parcialmente introduzida em folículo piloso; e b) lêndeas aderentes às hastes dos pêlos. Os fragmentos das lêndeas muitas vezes podem ser vistos junto à roupa íntima dos pacientes. Pode ocorrer, em conseqüência do prurido, eczematização e impetiginização com enfartamento ganglionar regional. Em crianças pequenas, pode ocorrer comprometimento dos cílios, sem apresentar comprometimento pubiano. Manchas azuladas ou acinzentadas, denominadas de *maculae caerulae*, podem estar presentes nas áreas cutâneas comprometidas, em especial de pacientes com pele clara.

Diagnóstico – é clínico; tanto o parasita como suas lêndeas podem ser vistos a olho nu.

337

Diagnóstico diferencial – deve-se afastar sempre a possibilidade de comprometimento da região pubiana por carrapatos. Nas lesões infectadas deve-se afastar as demais DST.

Tratamento – ivermectina 200µg/kg, por via oral, no primeiro dia, e repetir a dose após uma semana; ou lindano a 1% (tópico). Aplicar à noite na região afetada e removido na manhã seguinte, durante três dias consecutivos, repetindo-se o processo após uma semana.

Nos casos de eczematização e impetinigização, são utilizados corticóides tópicos e antibióticos sistêmicos, respectivamente. O uso de anti-histamínicos fica a critério do médico, fundamentado na queixa e intensidade do prurido.

Orientações – é fundamental o exame do parceiro sexual que, na maioria das vezes, apresenta os mesmos sintomas, sendo possível o encontro do artrópode ou de suas lêndeas nos pêlos pubianos ou junto ao tecido de suas roupas íntimas. Lembrar de pedir todas as sorologias de rotina de DST (sífilis, anti-hepatites B e C e anti-HIV).

MOLUSCO CONTAGIOSO

O molusco contagioso é uma afecção freqüente, causada por um *Parapoxvirus* que atinge exclusivamente a pele e excepcionalmente as mucosas.

Epidemiologia – o molusco contagioso é uma doença universal e mais comum nas crianças. Transmitida pelo contato individual, quando presente na área genital de adultos, em geral é por transmissão sexual. As lesões são mais freqüentes em crianças atópicas, sendo mais abundantes e maiores nos imunossuprimidos.

Manifestações clínicas – a lesão do molusco contagioso é uma pápula semi-esférica, séssil, geralmente umbilicada ou com discreta depressão central. Ocorre em qualquer região da pele, sendo mais comum no tronco, membros e genitália. O molusco pode ser encontrado intra ou perioral, intra ou periocular, sendo que, nessa última localização, pode provocar quadros de tracoma ou conjuntivite crônica. As pápulas têm dimensões diversas, desde puntiformes até as típicas lesões umbilicadas, podendo atingir grandes dimensões e com aspecto verrucoso nos pacientes submetidos à terapêutica imunossupressora ou co-infectados pelo HIV. As lesões são geralmente assintomáticas, exceto quando infectadas, tornando-se dolorosas.

Diagnóstico – o quadro clínico e dermatológico é característico, porém pode-se fazer os seguintes exames:

- Exame direto: obtém-se o material do interior do molusco, cora-se pelos métodos de Leishman e Giemsa e observam-se células com inclusões citoplasmáticas.
- Anatomopatológico: nas células epidérmicas são observados grandes corpúsculos de inclusão citoplasmáticos, denominados "corpúsculos de molusco" ou "corpos de Henderson-Paterson".

Diagnóstico diferencial – as lesões de moluco contagioso quando adquirem grandes dimensões, principalmente no imunocomprometido e com aspecto verrucoso, deve-se fazer o diagnóstico diferencial com carcinoma verrucoso, carcinoma basocelular, queratoacantoma e linfoma.

Tratamento – curetagem e aplicação de tintura de iodo (tratamento clássico); ou ácido tricloroacético a 90% em aplicação semanal; ou criocirurgia (nitrogênio líquido – 2 ciclos de congelação e descongelação de 10 segundos); ou hidróxido de potássio a 5% em solução aquosa, com aplicações em dias alternados realizadas pelo próprio paciente, se for adulto, e pelos responsáveis, nos casos de crianças.

Orientações – os pacientes imunocomprometidos, em particular os portadores de infecção pelo HIV, apresentam lesões atípicas, de grandes dimensões e que merecem ser submetidas ao exame anatomopatológico. Confirmado o diagnóstico de molusco contagioso, evitar a curetagem dessa grande quantidade de lesões, pois haverá grande risco de ocorrer infecção secundária de difícil controle. Assim, recomenda-se a criocirugia, com a utilização de nitrogênio líquido em 2 ciclos de congela/descongela de 10 segundos cada, por área de atuação, em dias alternados e em áreas alternadas. Evitar a formação de bolhas. Todo adulto portador de lesão de molusco contagioso no genital, pós-relação sexual desprotegida, deve ser investigado da mesma forma que se investiga as demais DST.

ESCABIOSE

A escabiose ou sarna é uma afecção contagiosa bem característica causada por um ácaro, o *Sarcoptes scabiei,* var. *hominis*. É transmitida através do contato pessoal com pacientes com escabiose, sem preferência pela idade, gênero ou raça. A possibilidade de transmissão pelas roupas é excepcional.

A sarna ou escabiose nodular pode surgir em alguns pacientes tratados de escabiose de forma inadequada. As características dessa forma da escabiose são as pápulas e os nódulos eritêmato-acastanhados pruriginosos, localizados nas axilas, genitais, região perianal e crural. Essa manifestação clínica é decorrente de uma hipersensibilidade do paciente ao ácaro, sendo essas lesões desabitadas. As lesões papulosas e nodulares da glande, haste do pênis e do escroto podem, devido ao traumatismo físico provocado pelo prurido, sofrer contaminação secundária, exulceram, transformando-se em úlceras.

Epidemiologia – o período de incubação da doença pode variar desde poucos dias até um mês ou mais. O parasita completa todo o ciclo biológico no homem, pois, fora do hospedeiro, morre em menos de uma semana. A infectividade parece ser maior quanto maior o número de parasitas.

Manifestações clínicas – o principal sintoma clínico da escabiose é o prurido, em geral intenso durante a noite. O início é insidioso e as lesões são representadas por pápulas ou nódulos eritematosos, algumas vezes encimados por microcrostas hemáticas ou vesículas. As localizações preferenciais, cuja distribuição também é uma característica importante da doença, são: interdigitais das mãos, faces, flexoras dos punhos, linhas axilares anteriores, mamas, nas mulheres, região abdominal, próxima à cicatriz umbilical, nádegas, genitais (pênis e escroto no homem), faces laterais dos pés, superfícies extensoras dos joelhos e cotovelos. Em crianças, as lesões podem estar localizadas em couro cabeludo, pescoço e regiões palmoplantares. As lesões secundárias são escoriações e piodermite, como impetigo, foliculite, furúnculo e ectima. Em crianças são encontradas urticas e áreas de eczematização. No idoso, as lesões são pouco visíveis e o quadro clínico caracteriza-se pelo prurido, eventualmente intenso e escoriações.

Diagnóstico – como regra, as pessoas da mesma casa estão atingidas pela parasitose. O prurido e as lesões típicas em localizações características complementam a impressão diagnóstica. Entretanto, nas lesões clínicas cutâneas, em que houver a presença de sulcos, com vesículas em sua extremidade, cabe uma escarificação e pesquisa direta do ácaro (fêmea adulto), ovos ou cíbalos (fezes), colocados em lâmina com óleo mineral e uma lâminula cobrindo o material. A leitura é realizada em microscópio óptico comum. Lembrar que o exame negativo não invalida o diagnóstico.

Diagnóstico diferencial – deve ser feito com estrófulo, prurigo simples do adulto, neurodermite circunscrita, dermatite atópica, dermatite de contato, líquen plano, dermatite herpetiforme e, eventualmente, penfigóide bolhoso. Quando as lesões se ulceram, devem-se afastar as hipóteses de cancro duro, sífilis, linfogranuloma venéreo, herpes genital, gonorréia cutânea e donovanose.

Tratamento – ivermectina 200µg/kg, por via oral, para adultos e crianças com idade superior a 5 anos em dose única e que deve ser repetida após uma semana; ou lindano, loção a 1%, para uso tópico. Deve-se evitar o contato com as mucosas e a ingestão do produto. Passa-se nas lesões (exceto as dos genitais) após o banho, durante três dias seguidos, e repetir a mesma seqüência de uso do medicamento por mais três dias, na semana seguinte; enxofre precipitado a 20% em pasta d'água. Usar da mesma forma que o lindano; ou monossulfirano a 25%. Há necessidade de se diluir o produto antes do uso, o qual é semelhante aos dois produtos citados anteriormente; ou benzoato de benzila a 25% em solução alcoólica. Uso semelhante aos demais produtos tópicos.

Orientações – a infecção secundária na escabiose pode surgir na forma de foliculites ou piodermites. O quadro pode ser extenso, havendo necessidade da utilização de antibioticoterapia sistêmica à base de eritromicina ou cefalosporina. O prurido pós-escabiótico surge nos casos em que a doença perdurou por longo período, sem o diagnóstico, sendo atribuído a uma memória do prurido ou sensibilidade a antígenos parasitários. Nesses casos, devem-se utilizar corticóides tópicos e sistêmicos e anti-histamínicos. Deve-se evitar o tratamento repetido e, sobretudo, o uso de sabonetes escabicidas que, além de inúteis para a cura da parasitose, ainda são responsáveis por dermatoses eczematosas por irritação primária ou sensibilização.

BIBLIOGRAFIA

Adam E, Rawls WE, Melnick JL. The association of herpesvirus type-2 infection and cervical cancer. Prev Med 1974; 3:122-41.

Al Tawfiq JA, Palmr KL, Chen CY et al. Experimental infection of humanvolunteers with *Haemophilus ducreyi* does not confer protection against subsequent challenge. J Infect Dis 1999; 179:1283-7.

Antilla T, Saiku P, Koskela P et al. Serotypes of *Chlamydia trachomatis* and the risk for development of cervical squamous carcinoma. J Am Med Acad 2001; 285:47-51.

Banerjee K. Donovanosis in a child of six mouths. J Indian Med Assoc 1972:59-293.

Bazzo ML. Avaliação do uso do teste treponêmico imunoenzimático competitivo na triagem sorológica da sífilis em 23.531 soros de uma população de baixa prevalência em São Paulo. Dissertação (Mestrado). Faculdade de Ciências Farmacêuticas da Universidade de São Paulo, 1999.

Belda Jr W, Siqueira LFG, Fagundes LJ. Thianphenicol in the treatment of chancroide, a study of 1,128 cases. Rev Inst Med Trop 2000; 42:133-5.

Belda Jr W. *Neisseria gonorrhoeae:* resistência plasmidial e cromossômica à tetraciclina em São Paulo – Brasil. Tese de Doutorado. São Paulo: Faculdade de Medicina da USP, 1992.

Bernstein DI, Lovett MA, Bryson YJ. The effects of acyclovir on antibody response to herpes simplex virus in primary genital herpetic infections. J Infect Dis 1984; 150:7-13.

Berry CD, Hooton TM, Collier AC, Lukehart AS. Neurologic relapse after benzatine penicillin therapy for secondary syphilis in a patient with HIV infection. N Engl J Med 1987; 316:1589-91.

Bouchet LD, James PAC, MacGregor A et al. A pilot study of metronidazole vaginal gel versus oral metronidazole for treatment of *Trichomonas vaginalis.*vaginites. Sex Transm Dis 1997; 25:176-9.

Brinton LA, Hamman R, Huggins GR. Sexual and reproductive risk factors for invasive squamous cell cervical cancer. J Natl Cancer Inst 1987; 79:23-30.

Buimer M, Van Doornum GJ, Ching S et al. Detection of *Chlamydia trachomatis* and *Neisseria gonorrhoeae* by ligase chain reaction-based assay with a clinical specimens from various sites: implications for diagnostic testing and screening. J Clin Microbiol 1966; 34:2395-400.

Carter JS, Bowden FJ, Sriprakash KS et al. Diagnostic polymerase chain reaction for donovanosis. Clin Infect Dis 1999; 28:1168-9.

Cattapan A. Vaginose bacteriana com especial atenção ao *Mobiluncus* sp. Rev Bras Doenças Sex Transm 1966; 1:23-32.

Dubin G, Frank I, Friedmann HM. Herpes simplex virus type-1 encodes two Fc receptors which have different binding characteristics for monomeric immunoglobuling (IgG) and IgG complexes. J Virol 1990; 64:2725-31.

Fagundes LJ. Sífilis congênita. Tese (Doutorado). Faculdade de Medicina da Universidade de São Paulo, 1992.

Fiumara NJ. Reinfection primary, secondary and latent syphilis: the sorologic response after treatment. Sex Transmit Dis 1980; 7: 111-5.

Fredricsson B, Englund K, Weintraub L et al. Ecological treatment of bacterial vaginosis. Lancet 1987; 1:276.

Guth T. Failure to control gonorrhea. Bull WHO 1961; 24:297-306.

Harro CD, Pang YYS, Roden RBS et al. Safety and immunogenicity trial in adult volunteers of a Human Papillomavirus 16 L1 Virus-Like Particle Vaccine. J Nat Cancer Inst 2001; 93:284-92.

Hilliens S, Arko R. Infecções vaginais. Tricomoníase. In: Atlas de Doenças sexualmente Trannsmissíveis e AIDS, 2ª ed. São Paulo: Editora Artes Médicas; 1997. p 158-9.

Hurley R, De Louvois J. Candida vaginitis. Postgrad Med J 1979; 55:645-7.

Jardim ML. Donovanose. In: Doenças Sexualmente Transmissíveis. 1ª ed. São Paulo: Atheneu; 1999. p 71-6.

Lever WF, Lever GS. Mollucum contagiosum. In: Histopatologia da Pele, 7ª ed. São Paulo: Manole; 1991. p 171-2.

Linhares IM, Miranda SD, Vergolino RVD et al. Vaginose bacteriana. In: Doenças Sexualmente Transmissíveis. 1ª ed. São Paulo: Atheneu; 1999. p 173-7.

Mann SL, Meyers JD, Holmes K et al. Prevalence and incidence of herpesvirus infection among homosexually active men. J Infect Dis 1984; 149:1026-7.

Monif GRB. Classification and pathogenesis of vulvovaginal candidiasis. Am J Obstet Gynecol 1985; 52(7Pt2):935-9.

Palefsky JM, Holly EA, Ralstonml et al. Prevalence and risk factors for anal human papillomavirus infection in human immunodeficiency virus HIV-positive and high-risk in HIV-negative women. J Infect Dis 2001; 183:383-91.

Petrin D, Delgaty K, Bhatt R et al. Clinical and microbiological aspects of Trichomonas vaginalis. Clin Microbiol 1998; 11:300-17.

Robbins JB. Vaccines for prevention of encapsulated bacterial diseases: current status, problems and prospects for future. Immunochemistry 1978; 15:839-54.

Rossi P, Neme RM, Ribeiro RM. Vulvovaginites. Rev Bras Med 2001; 58:319-23.

Sampaio SAP, Rivitti EA. Candidose. In: Dermatologia. 2ª ed. Saõ Paulo: Artes Médicas; 2000. p 530-4.

Sampaio SAP, Rivitti EA. Escabiose. In: Dermatologia. 2ª ed. São Paulo: Artes Médicas; 2000. p 575-7.

Sampaio SAP, Rivitti EA. Linfogranuloma venéreo. In: Dermatologia. 2ª ed. São Paulo: Artes Médicas; 2000. p 506-8.

Sampaio SAP, Rivitti EA. Molusco contagioso. In: Dermatologia. 2ª ed. São Paulo: Artes Médicas; 2000. 425-6.

Sampaio SAP, Rivitti EA. Pediculose pubiana. In: Dermatologia. 2ª ed. São Paulo: Artes Médicas; 2000. p 580.

Santi CG, Maruta C, Belda Jr W. Escabiose. In: Doenças Sexualmente Transmissíveis. 1ª ed. São Paulo: Atheneu; 1999. p 199-202.

Santi CG, Maruta C, Belda Jr W. Molusco contagioso. In: Doenças Sexualmente Transmissíveis. 1ª ed. São Paulo: Atheneu; 1999. p 202-5.

Santi CG, Maruta C, Belda Jr W. Pediculose pubiana. In: Doenças Sexualmente Transmissíveis. 1ª ed. São Paulo: Atheneu; 1999. p 205-6.

Schater J, Barnes R. Infecções causadas por *Chlamydia trachomatis*. In: Atlas de Doenças Sexualmente Transmissíveis e AIDS. 2ª ed. São Paulo: Artes Médicas; 1997. p 66-86.

Siqueira LFG. O Laboratório nas Doenças Sexualmente Transmissíveis. Bol Union 1984; 9:3-4.

Siqueira LFG. Aspectos fenotípicos e epidemiológicos de cepas de *Neisseria gonorrhoeae* produtora de penicilinase (NGPP), isoladas na cidade de São Paulo. Tese. São Paulo. Faculdade de Saúde Pública da USP, 1993.

Siqueira LFG. Uretrites gonocócicas e nãogonocócicas – diagnóstico laboratorial. In: Doenças Sexualmente Transmissíveis. 1ª ed. São Paulo: Atheneu; 1999. p 59-69.

Sobel JD. Vaginitis and vaginal flora: controversies abound. Curr Opin Infect Dis 1996; 9:745-52.

Torezan LA. In: Doenças Sexualmente Transmissíveis. 1ª ed. São Paulo: Atheneu; 1999. p 77-83.

Villa LL, Sichero L, Rahal P et al. Molecular variants of Human Papillomavirus types 16 and 18 preferentially associated with cervical neoplasia. J Gen Virol 2000; 81:2959-68.

37. MANEJO DE ACIDENTES OCUPACIONAIS COM MATERIAL BIOLÓGICO

Adriana Maria Costa e Silva
Christiane Nicoletti
Esperança dos Santos Abreu
Marta de Oliveira Ramalho

Francisco Ivanildo de Oliveira Júnior
Regia Damous Fontenele Feijó
Rosana Richtmann
Fábio Gaudenzi de Faria

Desde o início da epidemia de aids, na década de 1980, já havia preocupação com os acidentes ocupacionais envolvendo fluidos biológicos que pudessem transmitir esse vírus para o profissional da área da saúde. Essa preocupação estendeu-se para os vírus das hepatites B e C. Em instituições de saúde, esses patógenos são transmitidos basicamente através de exposição percutâneas ou da mucosa com sangue ou fluidos contendo sangue de pacientes infectados com um ou mais desses vírus. Outros agentes também têm sido estudados, como da sífilis, malária, doença de Chagas e HTLV-I e II. Entretanto, o risco de aquisição desses patógenos nessas situações é desconhecido.

Os fluidos considerados de maior risco de transmissão do HIV e vírus das hepatites B e C são sangue, fluidos contendo sangue, sêmen e secreções vaginais. Outros fluidos considerados infectantes são líquor, fluido sinovial, líquido pleural, líquido peritoneal, líquido pericárdico, entretanto o risco de transmissão de HIV, vírus das hepatites B e C é desconhecido. Fezes, secreções nasais, escarro, suor, lágrimas, urina e vômitos não são considerados infectantes.

Após a exposição, são recomendados os seguintes cuidados locais: lavar a área atingida com água e sabão (em caso de lesão percutânea, pele íntegra ou não-íntegra) e, em caso de mucosa, utilizar água ou solução salina, abundantemente. Não provocar sangramento no caso de lesão percutânea, nem utilizar substâncias abrasivas.

No Brasil, não há estimativas acerca da ocorrência de exposições ocupacionais pelo fato de não existir um sistema de vigilância unificado. Existem programas municipais e estaduais em São Paulo e no Rio de Janeiro que reúnem os dados enviados pelas instituições de saúde locais, assim como há muitos estudos de hospitais universitários e instituições de saúde que avaliam o perfil epidemiológico dos acidentes notificados.

O Programa de Notificação de Acidentes Biológicos com Profissionais de Saúde (SINABIO), que faz parte do Programa Estadual DST/aids do Estado de

São Paulo, entre 1999 e 2003, recebeu 5.735 notificações de 138 municípios. Dentre os 5.391 acidentes analisados, 60% eram profissionais da enfermagem, a maioria das exposições foram percutâneas, com agulha com lúmen e o material biológico envolvido foi principalmente sangue.

No município do Rio de Janeiro, entre 1997 e 2000, foram notificadas 5.830 exposições ocupacionais de 368 instituições de saúde ao Programa da Secretaria Municipal de Saúde. A maioria das notificações era de exposição percutânea envolvendo sangue, os procedimentos de maior risco foram reencape de agulhas e manipulação de resíduos em serviço de saúde.

Um estudo no Instituto de Infectologia Emílio Ribas compreendeu dois períodos (junho de 1985 a setembro de 1999 – 922 acidentes – e outubro de 1999 a dezembro de 2001 – 1.024 acidentes). Nesse estudo houve predomínio de profissionais do gênero feminino nos dois períodos. A categoria que notificou o maior número de acidentes foi a de auxiliares de enfermagem nos dois períodos. Os acidentes perfurocortantes, envolvendo sangue, representaram os mais importantes nos dois períodos. O descarte inadequado como causa de acidente foi 15% do total de acidentes e o reencape de agulhas representou 3% do total das causas.

PATÓGENOS DE IMPORTÂNCIA NOS ACIDENTES OCUPACIONAIS COM MATERIAL BIOLÓGICO

VÍRUS DA IMUNODEFICIÊNCIA ADQUIRIDA HUMANA (HIV)

Riscos – o risco estimado de aquisição do HIV após contato com sangue varia conforme o tipo de exposição: 0,3% (IC 95% 0,2-0,5%) após exposição percutânea, 0,09% (IC 95% 0,06-0,5%) após exposição de mucosa e estima-se menos de 0,09% após exposição de pele não-íntegra. A maior parte dos casos documentados de aquisição ocupacional do HIV envolve acidentes percutâneos com exposição a sangue. O risco da exposição a outros materiais biológicos não está quantificado. Os seguintes fatores estão relacionados a um maior risco de transmissão: presença de sangue visível no dispositivo que causou o acidente; ferimento com agulha utilizada em procedimento vascular, isto é, retirada diretamente de veia ou artéria; lesão profunda; paciente em estágio terminal (marcador de carga viral elevada); e, por fim, ausência de profilaxia pós-exposição com zidovudina (AZT).

Determinação do *status* sorológico da fonte – a coleta de sangue do paciente-fonte do acidente está indicada em qualquer categoria de exposição, independente da identificação de comportamentos de risco da fonte, e deve ser precedida da autorização para o exame pelo paciente ou seu responsável. Nesse contexto, o uso do teste rápido – que tem especificidade e sensibilidade próximas de 100% – é altamente vantajoso, pois reduz o número de profissionais que recebe profilaxia pós-exposição, diminui o tempo de uso desnecessário de anti-retroviral e risco de efeitos adversos por essa classe de medicamentos, reduzindo o custo com medicação.

MANEJO DE ACIDENTES OCUPACIONAIS COM MATERIAL BIOLÓGICO

Uso profilático de anti-retrovirais – a indicação da profilaxia pós-exposição deve ser avaliada criteriosamente, pois não se constitui em intervenção absolutamente segura em caso de exposição ao HIV. Deve-se levar em consideração a situação sorológica do paciente-fonte ou o risco de o paciente estar infectado pelo HIV, a gravidade do acidente e o benefício potencial do anti-retroviral.

Início e duração da profilaxia – quando indicada, a profilaxia pós-exposição deve ser iniciada o mais rapidamente possível, preferencialmente nas primeiras horas e no máximo até 72 horas. Em situações de risco muito elevado, a profilaxia pós-exposição deve ser considerada mesmo depois de ultrapassado esse período. O tempo recomendado para a duração da profilaxia é de quatro semanas.

Quando indicar e quais drogas usar – sempre deve ser levado em conta o risco de transmissão do acidente (características da exposição e da fonte) e o risco de toxicidade das drogas. A decisão de iniciar a profilaxia anti-retroviral deverá levar em consideração a figura 3.5 e a escolha das drogas deverá ser feita conforme o quadro 3.3. A escolha do esquema mais adequado deve considerar as drogas que o paciente-fonte está usando e sua resposta ao tratamento. Esquemas diferentes daqueles que constam no quadro 3.3 podem ser utilizados quando há exposição a fluidos biológicos de pacientes multiexperimentados, nos quais há alto risco de existência de cepas virais resistentes. No entanto, a falta desse tipo de informação não deve atrasar o início da profilaxia. Deve ser utilizado o esquema indicado na figura 3.5 e, caso necessário, posteriormente fazer a troca do esquema.

Eficácia da profilaxia anti-retroviral – diversos fatores podem estar envolvidos e influenciar o risco de falência da profilaxia pós-exposição: cepa viral resistente ao anti-retroviral, exposição a inóculo elevado, atraso no início da profilaxia, interrupção da profilaxia, características imunológicas do hospedeiro e, por fim, características do vírus. Deve-se suspeitar de resistência quando a fonte tem progressão da doença, má resposta virológica ou imunológica e má adesão. Como os testes para avaliar os padrões de resistência não estão disponíveis em tempo hábil, não se deve atrasar o início da profilaxia para aguardar o resultado de teste de resistência ou informação clínica do paciente-fonte.

Seguimento clínico e sorológico de profissionais de saúde expostos ao HIV – quadro 3.3.

VÍRUS DA HEPATITE B

Riscos – o vírus da hepatite B transmite-se de forma mais eficiente através do sangue, porém outros, como leite materno, bile, líquor, fezes, saliva, sêmen, suor, sinovial, parecem também ser envolvidos na transmissão. Entre os principais fatores de risco associados estão a exposição percutânea, envolvendo sangue, e a presença do antígeno HBeAg.

Riscos de acordo com a presença do antígeno HBe:

- HBeAg (positivo): o risco de hepatite clínica varia entre 22 e 31% e evidência sorológica de infecção em 37 a 62%.
- HBeAg (negativo): o risco de infecção clínica é de 1 a 6% e soroconversão entre 23 e 37%.

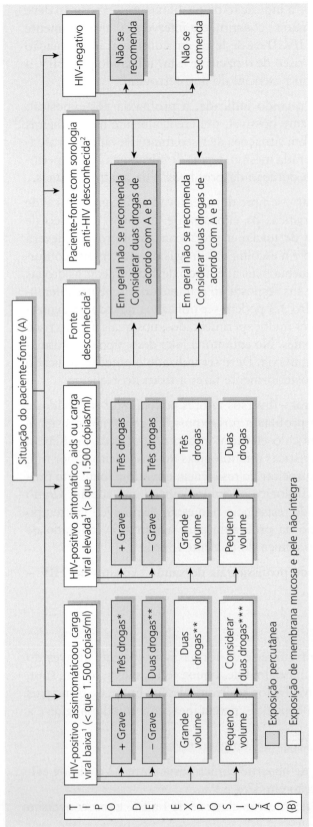

Figura 3.5 – Profilaxia anti-retroviral após exposição ocupacional a material biológico com risco* para transmissão do HIV.

+ Grave – agulhas com lúmen/grosso calibre, lesão profunda, sangue visível no dispositivo usado ou agulha usada recentemente em artéria ou veia do paciente.
− Grave – lesão superficial, agulha sem lúmen.
Pequeno volume – poucas gotas de material biológico de risco, curta duração.
Grande volume – contato prolongado ou grande quantidade de material biológico de risco.
[1] Estudos em exposição sexual e transmissão vertical sugerem que indivíduos com carga viral < 1.500 cópias/ml apresentam um risco muito reduzido de transmissão do HIV.
[2] Quando a condição sorológica do paciente-fonte não é conhecida ou o paciente-fonte é desconhecido, o uso de profilaxia pós-exposição deve ser decidido em função da possibilidade da transmissão do HIV que depende da gravidade do acidente e da probabilidade de infecção pelo HIV desse paciente (locais com alta prevalência de indivíduos HIV-positivos ou história epidemiológica para HIV e outras DST). Quando indicada, a profilaxia pós-exposição deve ser iniciada e reavaliada sua manutenção de acordo com o resultado da sorologia do paciente-fonte (nos casos que envolverem pacientes-fonte conhecidos).
* Três drogas = esquema de duas drogas + inclusão I IP (geralmente IND/r ou LPV/r ou NFV).
** Duas drogas = 2 ITRN (geralmente AZT + 3TC). Considerar naqueles indivíduos assintomáticos e sem nenhuma informação complementar laboratorial a possibilidade de utilizar três drogas.
*** Considerar – indica que a profilaxia pós-exposição é opcional e deve ser baseada na análise individualizada da exposição e decisão entre o acidentado e o médico assistente.

MANEJO DE ACIDENTES OCUPACIONAIS COM MATERIAL BIOLÓGICO

Quadro 3.3 – Esquemas anti-retrovirais indicados.

Esquema	Duas drogas	Três drogas
1ª escolha:	AZT + 3TC	AZT + 3TC + EFZ[1] AZT + 3TC + IDV/r AZT + 3TC + LPV/r AZT + 3TC + NFV[2]
2ª escolha: (contra-indicação ao AZT[3])	d4T + 3TC	dt4 + 3TC + EFZ[1] dt4 + 3TC + IDV/r dt4 + 3TC + LPV/r dt4 + 3TC + NFV[2]
Alternativa: (contra-indicação ao AZT e d4T[4])	TDF[5] + 3TC	TDF + 3TC + EFZ[1] TDF + 3TC + IDV/r TDF + 3TC + LPV/r Considerar outros esquemas anti-retrovirais em função da possibilidade de exposição ao vírus resistente quando o paciente-fonte for multi-experimentado em terapia anti-retroviral

Fonte: Ministério da Saúde, 2006.

[1] O EFZ *não deve ser utilizado em mulheres grávidas* ou com possibilidade de gravidez durante o período de quimioprofilaxia, pela possibilidade de efeito teratogênico.

[2] A dose do NFV é de 9 ou 10 comprimidos/dia, entretanto pode ser o medicamento de escolha para gestantes.

[3] Contra-indicação ao AZT entendido como: hemoglobina < 8g% e/ou contagem de nentrófilos < 500/mm^3.

[4] Contra-indicação ao d4T entendido como: pancreatite e/ou neuropatia periférica.

[5] O TDF pode ser indicado em casos de intolerância ou resistência presumida ao AZT e ao d4T para maiores de 18 anos e que não tenham lesão renal prévia, embora haja menor experiência clínica de seu uso em situações de profilaxia pós-exposição ocupacional ao HIV (em relação ao uso de AZT). Para seu uso, devem-se considerar também a dificuldade logística e o incremento potencial no custo.

O vírus parece ser viável no ambiente por até sete dias em temperatura ambiente, podendo contaminar superfícies, e o profissional da saúde, no contato com pele não-íntegra, queimaduras e mucosas.

Profilaxias pré e pós-exposição – são importantes ferramentas pré-exposição a adoção das precauções-padrão e o uso da vacina contra o vírus da hepatite B. Essa vacina é recomendada pela OMS e está presente no calendário vacinal de mais de 140 países, pela sua segurança e alta eficácia (90 e 95% de soroconversão). É recomendada para grupos com risco de exposição ao vírus da hepatite B, tais como profissionais da saúde, pacientes em hemodiálise, contatantes de pacientes com vírus da hepatite B, viajantes que percorrerão áreas endêmicas para este patógeno, homens que fazem sexo com homens, usuários de drogas intravenosas, entre outros. A proteção ocorre com dosagem do anti-HBsAg ≥ 10 mUI/ml, devendo esta ser realizada um a dois meses após a terceira dose. Gestação e lactação não contra-indicam a vacina. Os fatores de risco associados à não-resposta são: gênero masculino, idade avançada, tabagismo, obesidade, insuficiência renal, doenças crônicas, imunodeficiências.

A necessidade de imunoglobulina humana anti-HBs (HBIG) deve ser avaliada individualmente (Quadro 3.5). Ela deve ser aplicada por via intramuscular, dan-

ABORDAGEM AMBULATORIAL DE PACIENTES COM OUTRAS DOENÇAS INFECCIOSAS

Quadro 3.5 – Manejo inicial da exposição ocupacional em relação ao vírus da hepatite B.

Situação vacinal e sorológica do profissional exposto	Paciente-fonte		
	HBsAg positivo e HBsAg desconhecido de alto risco[1]	HBsAg negativo	HBsAg desconhecido ou não-testado
Não-vacinado	HBIG e iniciar vacinação	Iniciar vacinação	Iniciar vacinação
Com vacinação incompleta	HBIG e completar vacinação	Completar vacinação	Completar vacinação
Previamente vacinado			
Com resposta vacinal conhecida e adequada (> 10mUI/ml)	Nenhuma medida específica	Nenhuma medida específica	Nenhuma medida específica
Sem resposta vacinal após a primeira série (três doses)	HBIG + uma dose da vacina contra hepatite B	Iniciar nova série de vacina (três doses)	Iniciar nova série de vacina (três doses)[2]
Sem resposta vacinal após a segunda série (seis doses)	HBIG (duas vezes)[2,3]	Nenhuma medida específica	HBIG (duas vezes)[2,3]
Resposta vacinal desconhecida	Testar o profissional de saúde: Se resposta vacinal adequada, nenhuma medida específica Se resposta vacinal inadequada ou não foi possível realizar o anti-HBs em tempo hábil, HBIG e uma dose da vacina contra hepatite B	Testar o profissional de saúde: Se resposta vacinal adequada, nenhuma medida específica Se resposta vacinal inadequada, fazer nova série de vacinação	Testar o profissional de saúde: Se resposta vacinal adequada, nenhuma medida específica Se resposta vacinal inadequada, fazer nova série de vacinação

[1] A definição de paciente-fonte de alto risco para infecção pelo vírus da hepatite B são os seguintes: usuários de drogas injetáveis, pacientes em programas de diálise, contatantes domiciliares e sexuais de portadores de HBsAg positivo, homens que fazem sexo com homens, heterossexuais com vários parceiros e relações sexuais desprotegidas, história prévia de doenças sexualmente transmissíveis, pacientes provenientes de áreas geográficas de alta endemicidade para hepatite B, pacientes provenientes de prisões e de instituições de atendimento a pacientes com deficiência mental.

[2] HBIG (duas vezes) = duas doses de imunoglobulina hiperimune para hepatite B com intervalo de um mês entre as doses. Essa opção deve ser indicada para aqueles que já fizeram duas séries de três doses da vacina mas não apresentaram resposta vacinal ou apresentem alergia grave à vacina.

[3] Considerar estratégias alternativas como administração intradérmica de vacina para hepatite B.

do imunidade provisória por três a seis meses. Está recomendada até sete dias da exposição ocupacional, entretanto, sua maior eficácia ocorre quando administrada nas primeiras 24 a 48 horas após o acidente. A dose recomendada é de 0,06ml/kg (máximo 5ml). A vacina e a HBIG podem ser aplicadas concomitantemente, em locais separados. Como efeitos adversos, podem ocorrer febre, dor no local da aplicação e raramente reações anafiláticas.

Acompanhamento clínico/alta – ver quadro 3.4

VÍRUS DA HEPATITE C

Riscos – estima-se uma taxa de soroconversão após exposição acidental percutânea com paciente-fonte portador de hepatite C de 1,8% (variando entre 0 e 7%). A probabilidade de aquisição desse patógeno depende do tipo de exposição, sendo que há maior risco em acidentes percutâneos, com sangue, por agulha oca, quando há sangue visível no dispositivo e elevada carga viral do paciente (> 6 $\log^{10}$). A transmissão por contato com as mucosas é muito rara e com a pele, íntegra ou não, é insignificante. A exposição ambiental também parece não ser importante, com exceção em clínicas de diálise sem práticas adequadas de controle de infecção.

Profilaxias pré e pós-exposição – a prevenção primária da transmissão de hepatite C baseia-se principalmente na aplicação das precauções-padrão, diminuindo o risco de exposição. Outras estratégias conhecidas são programas educativos sobre os riscos associados à exposição ocupacional, as modificações de planos de trabalho e o uso de dispositivos de segurança. Atualmente, não há vacina disponível contra o vírus da hepatite C. Também não há benefício comprovado no uso de imunoglobulina hiperimune ou mesmo de antivirais utilizados no tratamento da hepatite C crônica, para profilaxia secundária.

Acompanhamento clínico/alta – a importância do acompanhamento pós-exposição ao vírus da hepatite C está relacionada com a possibilidade de tratamento precoce dos casos de soroconversão (hepatite C aguda). Cada vez mais, os especialistas em hepatites virais recomendam o tratamento nessa fase da doença (a partir de 12 semanas após o contato), tendo em vista a boa resposta terapêutica, com taxas em torno de 90%. Daí a importância da detecção da soroconversão da hepatite C utilizando-se métodos imunoenzimáticos de terceira geração, que apresentam alta sensibilidade e especificidade, com uma "janela imunológica" variando entre três e oito semanas, sendo incomuns resultados falso-negativos, mesmo em pacientes co-infectados com HIV e contagem de linfócitos T-CD4 baixa, sendo, portanto, um bom método na avaliação pós-acidente com material biológico (Figura 3.6, ver Quadro 3.4).

PLASMODIUM FALCIPARUM

Riscos – o risco de transmissão ocupacional é desconhecido. Há 22 casos de infecções ocupacionais por *Plasmodium falciparum* pós-exposição acidental a sangue, havendo um caso de óbito. O tempo entre a inoculação e o início dos sintomas foi de 11,6 dias. Nenhum caso de infecção foi descrito no Brasil. Dos acidentes relatados, 66% foram perfurocortantes com agulha e 28% em mucosa ou pele não-íntegra. Apesar de o risco de infecção ocupacional pelo *P. falciparum* ser muito baixo, ele existe. Uma importante porcentagem dos casos de infecção ocupacional documentada por *P. falciparum* ocorreram após exposição de mucosa e pele não-íntegra. Entretanto, como não existe uma sistemática de acompanhamento de acidentes pós-exposição com *P. falciparum*, não pode-se estimar qual o risco numérico de infecção desse agente pós-exposição acidental.

ABORDAGEM AMBULATORIAL DE PACIENTES COM OUTRAS DOENÇAS INFECCIOSAS

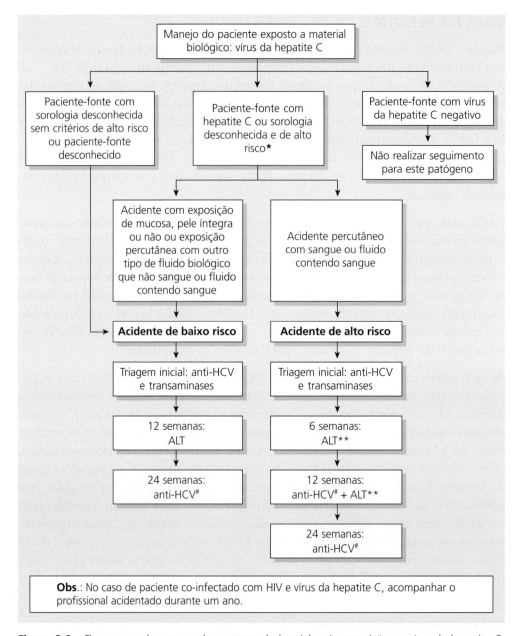

Figura 3.6 – Fluxograma de acompanhamento ambulatorial após exposição ao vírus da hepatite C.
* **Fonte com alto risco:** co-infectado com vírus da hepatite C e HIV; e/ou com carga viral > 6 $\log^{10}$. Ou no caso de fonte conhecida com sorologia desconhecida, sendo portador de HIV ou usuários de drogas intravenosas ou ex-presidiário e outras situações de alto risco
# Se anti-HCV positivo, solicitar RNA-HCV (PCR qualitativo)
** Se ALT ou superior a 2 vezes o valor de referência do laboratório, considerar a possibilidade de anti-HCV. Se anti-HCV positivo, considerar a possibilidade de realizar RNA-HCV (PCR qualitativo)

MANEJO DE ACIDENTES OCUPACIONAIS COM MATERIAL BIOLÓGICO

Quadro 3.4 – Seguimento do profissional da área de saúde acidentado no ambulatório da Comissão de Controle de Infecção Hospitalar do Instituto de Infectologia Emílio Ribas.

Tipo de acidente conforme sorologia do paciente-fonte	Momento do acidente	15 dias	Entre a 4ª e a 6ª semana	3 meses	6 meses	12 meses
Paciente-fonte desconhecido ou sorologias não testáveis	Sorologias HIV, HBV e HCV		Anti-HIV e ALT	Sorologias HIV, HBV, HCV e ALT	Sorologias HIV, HBV e HCV	
Paciente-fonte com sorologias negativas	Sorologias HIV, HBV e HCV	Alta do acompanhamento				
Paciente-fonte HIV-positivo	Sorologias HIV, HBV, HCV e exames* laboratoriais quando indicada profilaxia anti-retroviral	Exames* laboratoriais quando indicada profilaxia anti-retroviral	Sorologia HIV e exames* laboratoriais quando indicado profilaxia anti-retroviral	Sorologia HIV	Sorologia HIV	Sorologia HIV (nos casos suspeitos de infecção aguda e se paciente com co-infecção HIV e HCV)
Paciente-fonte HBV-positivo e acidentado não-imune	Sorologias HIV, HBV e HCV				Sorologia HBV	
Paciente-fonte HCV-positivo	Sorologias HIV, HBV, HCV e ALT		ALT	Sorologia HCV + ALT	Sorologia HCV	Sorologia HCV (se paciente-fonte com co-infecção HIV e HCV)

*Exames laboratoriais quando indicado profilaxia anti-retroviral: hemograma completo, transaminases (ALT), bilirrubina total e frações, uréia, creatinina e glicemia.

Profilaxia pós-exposição – em relação à profilaxia pós-exposição, deve-se levar em conta os seguintes aspectos: acidente mais grave e o fato de ser infecção prevenível por administração precoce de drogas preventivas bem toleradas.

Nos casos de acidente de alto risco em paciente com malária, a profilaxia com drogas antimaláricas poderá ser iniciada imediatamente, e essa profilaxia deverá estar de acordo com a sensibilidade local da região de onde o paciente-fonte adquiriu a malária. Apenas em um caso foi tentada a profilaxia pós-exposição com dois regimes de doses de cloroquina, sem sucesso (*P. falciparum* resistente *in vitro*). Outra opção, que é mais adequada, seria avisar o profissional da saúde sobre o aparecimento dos sintomas e sinais da doença e fazer o seguimento sem tratamento imediato. Se o profissional da saúde apresentar quadro clínico de malária, seria iniciado o tratamento imediato.

Situações nas quais está indicada a quimioprofilaxia: paciente-fonte com malária presumida ou documentada, paciente com malária não-tratada, ou que apresente elevado grau de parasitemia, ter malária por *P. falciparum*, acidente com agulha de elevado calibre, elevada possibilidade de perda de seguimento, qualquer condição de base cuja malária iria deteriorar muito sua saúde. Recomenda-se acompanhar esse profissional por até quatro semanas, observando o aparecimento de sinais ou sintomas da doença que indique tratamento clínico.

Acompanhamento clínico/alta – não está indicado rotineiramente, apenas quando houver exposição ao paciente-fonte com malária no momento do acidente. Uma sugestão de conduta seria avaliar aparecimentos de sintomas, realizar exame de gota espessa e, se exame positivo, iniciar tratamento.

HTLV-I E II

Riscos – o risco de transmissão ocupacional é desconhecido. Foi publicado pela primeira vez em 2006, na cidade de Porto Alegre (RS), um caso de transmissão ocupacional com HTLV-I e II em um profissional da área de saúde, trabalhador de laboratório, que sofreu acidente perfurocortante com agulha contendo sangue, em 1995. O paciente-fonte era um descendente afro-brasileiro, infectado pelo HTLV-II por uso de droga por via intravenosa, e provavelmente também infectado pelo vírus da hepatite C. As sorologias iniciais do profissional da área de saúde eram todas negativas. Novas sorologias só foram repetidas 18 meses depois, quando o ELISA do vírus da hepatite C permanecia negativo, porém o HTLV-I e II tornou-se positivo, sendo confirmado por Western blot e PCR. Nenhum outro fator de risco foi documentado. Outro caso de transmissão de HTLV-I por acidente profissional foi publicado envolvendo um médico japonês.

No Brasil a prevalência de HTLV-I e II em doadores de sangue varia de 0,08 a 1,35%. A distribuição viral no Brasil é bem distinta, sendo a menor soroprevalência em Florianópolis (SC) e a maior soroprevalência em São Luís (MA). O HTLV-I corresponde a 83% dos indivíduos infectados, e o HTLV-II, cerca de 17%. Estima-se que a soroconversão após exposição ao HTLV-I e II ocorra em média de 59 dias. Estudos brasileiros revelam que a soroprevalência do HTLV-I e II de pacientes de serviços de emergência é cinco vezes maior que a soroprevalência da população geral.

Profilaxia pré e pós-exposição – os profissionais expostos deverão ser orientados em relação à adoção de precauções-padrão e às precauções de transmissão secundária, como evitar sexo não-seguro, aleitamento materno e compartilhamento de dispositivos. Não há vacina nem medicação específica que possa ser utilizada como profilaxia pós-exposição.

Acompanhamento clínico/alta – o ambulatório de acidentes da Comissão de Controle de Infecção Hospitalar não realiza acompanhamento específico em relação ao HTLV-I e II e há questionamentos sobre a mudança de nossa rotina.

Sugestão de manejo da exposição ocupacional:

- Teste de triagem anti-HTLV-I e II do prossisional da área de saúde exposto.
- Seguimento: não definido (6 a 12 meses após a exposição).
- Paciente-fonte de risco: acidentes com paciente-fonte HIV-positivo, usuário de droga ilícita e antecedente de transfusão sangüínea.

TRYPANOSOMA CRUZI

Riscos – a transmissão de *Trypanosoma cruzi* constitui um evento raro no âmbito da assistência à saúde. Os trabalhadores de laboratórios de pesquisa são os profissionais mais freqüentemente envolvidos em casos de aquisição de doença de Chagas, tendo sido descritos 65 casos de transmissão do *T. cruzi* até 2001 entre esses profissionais. Os casos foram descritos desde a década de 1930 e variaram desde casos assintomáticos (3%) até graves (14%); houve um caso fatal (1,5%).

Profilaxia pós-exposição – no Consenso Brasileiro em Doenças de Chagas, recomenda-se que seja iniciado tratamento imediatamente após o acidente, em casos de risco elevado de aquisição do *T. cruzi*. Nesse documento, os acidentes de alto risco são os perfurocortantes ou de contato com mucosas, ocorridos durante a manipulação de amostras para cultivo, vetores e animais de laboratório infectados, amostras de pacientes suspeitos de elevada parasitemia e material de necropsia. Nesses casos, o tratamento deverá ser realizado com benzonidazol (7 a 10mg/kg) durante 10 dias; casos envolvendo alta carga parasitária devem ser medicados por 30 dias.

Acompanhamento clínico/alta – recomenda-se o monitoramento cuidadoso do acidentado após exposição ao *T. cruzi*, independentemente da administração de medicamentos. Além disso, deve ser feito o monitoramento clínico, com avaliação de eritema ou edema junto ao local da inoculação, medida diária de temperatura por quatro semanas após o acidente e avaliação de qualquer quadro febril no período de seis meses após a exposição. A avaliação sorológica deve envolver coleta logo após a exposição, coletas semanais por oito semanas e coletas mensais a partir daí pelos próximos quatro meses. Sugere-se ainda o monitoramento da parasitemia pelo menos duas vezes por semana por, pelo menos, quatro semanas e na evidência de sintomas sugestivos de doença de Chagas aguda.

TREPONEMA PALLIDUM

Riscos – desconhecidos.

Profilaxia pós-exposição – embora existam serviços que recomendem o uso de penicilina como profilaxia pós-exposição a profissionais acidentados com contato com sangue de pacientes com sorologia positiva, tal conduta não é apoiada em evidências científicas. A literatura é escassa em casos de aquisição de sífilis por profissionais de saúde por acidentes ocupacionais.

Acompanhamento clínico/alta – não está indicado rotineiramente. O seguimento do acidentado está indicado apenas quando houver informação sobre a positividade da sorologia do paciente-fonte para sífilis (junto com os prazos usados para a sorologia de HIV).

PREVENÇÃO

O profissional deve procurar integrar-se ao máximo com os programas de prevenção de acidentes de sua instituição, avaliá-los e fazer sugestões que possam trazer melhorias. Deve-se realizar o esquema vacinal completo contra a hepatite B e demais vacinas indicadas devem ser de responsabilidade da empresa, segundo norma NR 32 (Segurança e Saúde no Trabalho em Estabelecimentos de Saúde).

Precauções-padrão – medidas simples, como a adesão às precauções-padrão, realização dos procedimentos com segurança, utilização adequada dos equipamentos de proteção individual e evitar a manipulação desnecessária de materiais perfurocortantes e material biológico, podem tornar as atividades diárias mais seguras.

Quando os profissionais da área de saúde aderem às precauções-padrão, o risco de lesões acidentais pode ser reduzido. Entretanto, alguns acidentes podem continuar acontecendo, sobretudo aqueles percutâneos durante a realização de procedimentos.

Os fatores apontados como positivos em relação ao aumento da adesão às precauções-padrão são fatores organizacionais como clima de segurança no trabalho, freqüência de treinamento e educação em precauções-padrão e tempo de trabalho em controle de infecção.

Dispositivos de segurança – a implantação de dispositivos seguros parece ser uma estratégia eficaz na redução de acidentes ocupacionais, como parte de um programa de prevenção.

As características desejáveis de um dispositivo que o tornam seguro são: o dispositivo não deve conter agulhas; a característica de segurança deve ser uma parte integrante do dispositivo; deve ser ativado passivamente, não devendo ser ativado pelo profissional da área de saúde; o usuário deve reconhecer facilmente a segurança do dispositivo quando acionado e deve ser confiável, fácil e prático de utilizar; além de ser seguro e efetivo para o paciente.

Na figura 3.7 apresentamos o fluxo de atendimento proposto para profissionais de saúde que tiveram acidente com material biológico.

MANEJO DE ACIDENTES OCUPACIONAIS COM MATERIAL BIOLÓGICO

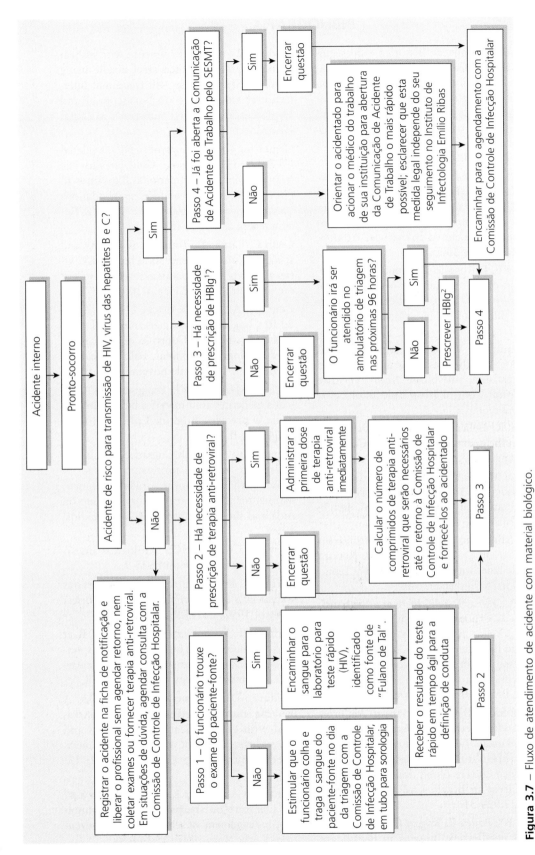

Figura 3.7 – Fluxo de atendimento de acidente com material biológico.
[1] Isto é, fonte sabidamente HBsAg positivo ou com sorologia desconhecida mas de alto risco (usuário de drogas intravenosas, HIV-positivo etc.) e funcionário não-vacinado com três doses contra vírus da hepatite B ou sabidamente vacinado e sem resposta.
[2] HBIg: dose de 0,06mg/kg, por via intramuscular (dose máxima 5ml).

BIBLIOGRAFIA

Abreu ESA. Avaliação histórica e do seguimento dos profissionais da saúde com exposição acidental a materiais biológicos atendidos no Instituto de Infectologia Emílio Ribas no período de 1985 a 2001. [Dissertação] São Paulo (SP): Coordenadoria do Controle de Doenças da Secretaria de Estado da Saúde de São Paulo, 2005.

Alvarado F, Panlilio A, Cardo D. NaSH Surveillance Group. Percutaneous injury reporting in US hospitals, 1998. 4th Decennial International Conference on Nosocomial and Healthcare-Associated Infections. Atlanta, GA. March 5-9, 2000.

Alweis RL, DiRosario K, Cpnidi G et al. Serial nosocomial transmission of *Plasmodium falciparum* malaria from patient to nurse to patient. Infect Control Hosp Epidemiol 2004; 25:55-9.

Beekmann SE, Vlahow D et al. Hospital bloodborne pathogens programs: program characteristics and blood fluid exposure rates. Infect Control Hosp Epidemiol 2001; 22:73-82.

Berguer R, Heller PJ. Preventing sharps injuries in the operating room. J Am Coll Surg 2004; 199:462-7.

Bonacini M, Lin HJ, Hollinger FB. Effect of Coexisting HIV-1 infection on the diagnosis an evaluation of hepatitis C virus. JAIDS 2001; 26:340-4.

Brasil. Ministério da Saúde. SVS. Consenso Brasileiro em Doenças de Chagas. Revista da Sociedade Brasileira de Medicina Tropical 2005; 38 (Suplemento III).

Brito VC, El-Far F, Feijó RDF et al. Subnotificação de exposição ocupacional ao HIV: análise na era da profilaxia pós-exposição. Anais do III Congresso Pan-Americano e VII Congresso Brasileiro e Controle de Infecção e Epidemiologia Hospitalar; Belo Horizonte, MG, Brasil. 10 a 14 de novembro de 2000.

Catalan-Soares B, Carneiro-Proietti AB, Proietti FA. Heterogeneous geographic distribution of human T-cell lymphotropic viruses I and II (HTLV-I e II): serological screening prevalence rates in blood donors from large urban areas in Brazil. Cad Saude Publica 2005; 21:926-31.

Chen LBY, Bailey E, Kogan G et al. Prevention of needlestick injuries in healthcare workers: 27 months experience with resheathable "safety" winged steel needle using CDC NASH database. 4th Decennial International Conference on Nosocomial and Healthcare-Associated Infections. Atlanta, GA: March 5-9, 2000.

Center for Disease Control (CDC). Updated US Public Health Service Guidelines for the Management of Occupational Exposures to HBV, HCV, and HIV and Recommendations for Postexposure Prophylaxis. MMWR Recomm Rep 2001; 50 (RR-11):1-52.

Colin C, Lanoir D, Touzet S. Sensitivity and specificity of third-generation hepatitis C virus antibody detection assays: an analysis of the literature. J Viral Hepat 2001; 8:87-95.

Coutinho AP, El-Far F, Orrico GS et al. Anais do III Congresso Pan-Americano e VII Congresso Brasileiro e Controle de Infecção e Epidemiologia Hospitalar. Belo Horizonte, MG, Brasil: 10 a 14 de novembro de 2000.

CRT – DST/AIDS/CVE. Programa SINABIO – dos acidentes com material biológico: prevenir é preciso. Boletim Epidemiológico 2004; ano II, n° 1.

Department of Health Guidance for Clinical Helathcare workers: protection against inection with blood-borne viruses, recomendations for the Expert Advisoryu Group on Aids and the Advisory Group on Hepatitis, 1998.

Forns X, Costa J. HCV virological assessment. J Hepatol 2006; 44:S35-9.

Gartner K. Impacto a needleless intravenous system in a university hospital. Am J Infect Control 1992; 20:75-9.

Gerlach JT, Diepolder HM, Zachoval R et al. Acute hepatitis C: high rate of both spontaneous and treatment-induced viral clearance. Gastroenterology 2003; 125:80-8.

Haiduven DJ, DeMaio TM, Stevens DA. A ive-year study of needlestick injuries associated with communication, education and convenient placement of sharps containers. Infect Control Hosp Epidemiol 1992; 13: 265-71.

Hanrahan A, Reutter L. A critical review of the literature on sharps injuries: epidemiology, management of exposures and prevention. J Adv Nurs 1997; 25:144-54.

Henderson DK. How're we doin'? Preventing occupational ingections with blood-borne pathogens in healthcare. Infect Control Hosp Epidemiol 2004; 25:532-5.

Herwaldt BL. Clinical microbiology. Reviews 2001; 14:659-88.

Hsieh WB, Chiu NC, Lee CM, Huang FY. Occupational blood and infectious body fluid exposures in a teaching hospital: a three-year review. J Microbiol Immunol Infect 2006; 39:321-7.

Jaeckel E, Cornberg M, Wedemeyer H et al. Treatment of acute hepatitis C with Interferon-alfa-2b. N Engl J Med 2001; 345:1452-7.

Kamal SM, Fouly AE, Kamel RR et al. Peginterferon alfa-2b therapy in acute hepatitis C: impact of onset of therapy on sustained virologic response. Gastroenterology 2006; 130:632-8.

Ministério da Saúde – Brasil (MS). Recomendações para atendimento e acompanhamento de exposição ocupacional a material biológico: HIV e hepatites B e C. Manual Técnico. 2004.

Ministério do Trabalho e Emprego. NR 32 – segurança e saúde no trabalho em serviços de saúde. Portaria MTE nº 485, de 11 de novembro de 2005.

Menna-Barreto M. HTLV-II transmission to a health care worker. Am J Infect Control 2006; 34:158-60.

O'Boyle Williams C, Campbell S, Henry K, Collier P. Variables influencing worker compliance with universal precautions in the emergency department. Am J Infect Control 1994; 22:421-8.

Occupational Safety and Health Administration. Occupational exposure to bloodborne pathogens; Needlesticks and other sharp injuries; Final Rule (29 CFR Part 1910.1030). Federal Register 2001; 66:5318-25.

Orland JR, Wright TL, Cooper S. Acute hepatitis C. Hepatology 2001; 33:321-7.

Polland GA, Jacobson RM. Prevention of hepatitis B with the hepatitis B vaccine. N Engl J Med 2004; 351:2832-8.

Puro V, De Carli G, Cicalini S et al. European Recommendations for the Management of Healthcare Workers Occupationally Exposed to Hepatitis B Virus and Hepatitis C Virus. Euro Surveill 2005; 10:260-4.

Rapparini CS, Saraceni V, Durovni B et al. Implementation of a surveillance and prevention program for occupational exposure to bloodborne pathogens in Rio de Janeiro city (Brazil) – follow-up of 3,5 years program with 5.830 exposures reported (resumo 150AP). In: Anais do 3º Congresso Panamericano e 7º Congresso Brasileiro de Controle de Infecção e Epidemiologia Hospitalar; 2000 nov; Belo Horizonte (MG): ABIH; 2000. p 112.

Rodrigues AC, Moraes MM, Souza PR et al. A adesão às precauções-padrão entre os profissionais de saúde. Anais do III Congresso Pan-Americano e VII Congresso Brasileiro e Controle de Infecção e Epidemiologia Hospitalar. Belo Horizonte, MG, Brasil: 10 a 14 de novembro de 2000.

Rogues AM, Verdun-Esquer C, Buisson-Valles I et al. Impact of safety devices for preventing percutaneous injuries related to phlebotomy procedures in health care workers. Am J Infect Control 2004; 32:441-4.

Silva CC, Vieira PP, Fonseca MO et al. Reencape de agulhas: taxas ainda elevadas. Anais do III Congresso Pan-Americano e VII Congresso Brasileiro e Controle de Infecção e Epidemiologia Hospitalar. Belo Horizonte, MG, Brasil: 10 a 14 de novembro de 2000.

Sassi SJG, Destra AS, Medeiros EAS. Subnotificação de acidentes com material biológico em alunos e residentes de medicina e de enfermagem. Anais do IX Congresso Brasileiro de Controle de Infecção e Epidemiologia Hospitalar. Salvador, BA: 30 de agosto a 3 de setembro de 2004.

Tarantola A, Rachline A, Konto C et al. The geres. Occupational Plsamodum falciparum malaria following accidental blood exposure: a case, published reports and considerations for post-exposure prophylaxis. Scand J infect Dis 2005; 37:131-40.

Vaughn TE, McCoy KD, Beekmann SE et al. Factors promoting consistent adherence to safe needle precautions among hospital workers. Infect Control Hosp Epidemiol 2004; 25:548-55.

Yasdanpanah Y, De Carli G, Migueres B et al. Risk factors for hepatitis C virus transmission to health care workers after occupational exposure: a European case-control study. Clin Infect Dis 2005; 41:1423-30.

ÍNDICE REMISSIVO

A

Abacavir, 93, 123, 140

Aciclovir, 11
- na infecção pelo vírus herpes simples, 111
- resistência, 111

Acidente vascular cerebral (AVC), 63
- idosos, 63

Ácido folínico, 73
- na toxoplasmose, 73

Acidose láctica, 85, 141, 142, 145, 146, 166
- diagnóstico laboratorial, 145
- indicações terapêuticas, 166
- sintomas, 145

Adefovir, 187, 188, 278
- na co-infecção por HBV/HIV, 187, 188
- na cirrose descompensada, 279
- na hepatite B crônica, 279
- na resistência à lamivudina, 279
- posologia, 187

Adenomegalia, 58

Adenovírus, 103
- diagnóstico, 103,104
- enterite por, 103

Adesão ao tratamento, 251, 256
- definição, 251
- estratégias para melhorar, 254-256
- fatores relacionados, 252
- métodos de avaliação, 253

Adolescentes, com infecção pelo HIV, 55, 56
- distúrbios comportamentais, 56
- doenças sexualmente transmissíveis, 56
- exames laboratoriais, 56
- - carga viral, 58
- - contagem de linfócitos T-CD$_4$ e T-CD$_8$, 58
- - sorologias, 56

- terapia anti-retroviral, 56
- transmissão vertical, 55
- - desenvolvimento cognitivo, 56
- uso de drogas ilícitas, 55
- vacinas, 60
- - hepatite B, 60
- - influenza, 60
- - pneumocócica, 60

Adrenais, infecções oportunistas nas, 126
- agentes oportunistas, 126
- crises addisonianas, 127
- - tratamento das, 127
- diagnóstico, 127
- insuficiência adrenal, 126
- tratamento substitutivo, 127

Afecções pulmonares, 107
- esquemas empíricos, 107, 108
- procedimentos diagnósticos, 107, 108
- - biópsia pulmonar a céu aberto, 107, 108
- - broncoscopia, 107, 108
- - - biópsia transbrônquica, 107
- - - lavado broncoalveolar, 107
- - técnicas imunoistoquímicas e biomoleculares, 107

Aftas, 180
- tratamento, 180

Agitação psicomotora grave, 175
- diagnóstico diferencial, 175
- *delirium tremens*, 175
- quadro clínico, 175
- tomografia computadorizada de crânio, 175
- tratamento, 175

Aids, 3, 14, 37, 67, 68, 80, 82, 110
- auxílio-doença, 28
- definição, 110
- fase de latência clínica, 81
- sintomas, 6

361

- terapia anti-retroviral altamente potente (HAART), 8, 48, 67, 68, 74, 80, 81, 104, 109, 115, 141
  - - adesão ao tratamento, 40
  - - efeitos colaterais, 18, 22, 134
  - - reconstituição imune, 78, 141

Albendazol, 101
- na estrongiloidíase, 103
- na giardíase, 101
- na microsporidíase, 102, 217

Amebíase intestinal, 100, 101
- diagnóstico, 100
- *Entamoeba histolytica*, 100
- proctite, 104
- tratamento, 100

Amitriptilina, 176
- na depressão, 176

Amprenavir, 140

Anemia, 151
- causas, 152
- tratamento, 152
  - - eritropoetina humana recombinante, 152
  - - transfusão de concentrados de hemácias, 152

Anfotericina B deoxicolato, 70, 114
- na candidíase, 98
- na co-infecção por paracoccidioridomicose/HIV, 209
- na criptococose, 70, 114
- na esporotricose, 114
- na histoplasmose, 114
- na profilaxia da coccidioidomicose em gestantes, 224

Angiomatose bacilar (bartolenose), 57, 113
- agente etiológico, 113
- diagnóstico, 113
- profilaxia primária, 229
- recidivas, 113
- tratamento, 113

Antagonistas dos receptores CCR5/CXCR4, 140

Antimonial pentavalente, 206
- na co-infecção por HIV/leishmaniose, 206

Antropometria, 22
- circunferência muscular do braço, 22
- índice de massa corpórea, 22
- peso ideal (PI), 22
- prega cutânea tricipital (PCT), 24

Artemisina, 207
- na malária mista, 207

Aspergilose, 114
- *Aspergillus* sp., agente etiológico, 114

Atazanavir, 140, 147

Atovaquone, 214
- na profilaxia da pneumonia por *P. jiroveci*, 218, 219
- na profilaxia da toxoplasmose, 214

Avaliação nutricional, 21
- na hipertensão arterial, 21
- nas hepatopatias, 21
- nas nefropatias, 21

Avaliação psicológica, 32
- acompanhamento psicoterápico breve/focal, 32

Azitromicina, 59, 99
- na criptosporidiose, 102
- na infecção pelo *M. avium complex*, 103
- na infecção por *Campylobacter jejuni*, 100
- na infecção por *Shigella*, 99
- na profilaxia das micobacterioses, 59, 226

B

Baclofeno, 268
- na TSP/HAM, 268

Bacteriúria assintomática, 169, 171
- definição, 169
- tratamento, 173

Benzonidazol, 205
- na co-infecção por doença de Chagas/HIV, 205
- na forma aguda e indeterminada da doença de Chagas, 292

Bexiga neurogênica, TSP/HAM, 268
- tratamento, 268
  - - cateterização vesical intermitente, 268
  - - profilaxia de infecções urinárias, 268

Biópsia hepática, 182
- classificação Metavir, 182
- contra-indicações, 182
- exames pré-biópsia hepática, 287
- indicações, 285
- marcadores teciduais, 286

Blastocystis hominis, 103
- diagnóstico, 103
- tratamento, 103

ÍNDICE REMISSIVO

Bleomicina, 110
- no sarcoma de Kaposi, 110
Broncopneumonias, 107
- tratamento empírico, 108
Bronquiolite obliterante com pneumonia
em organização, 108
Bronquites agudas, 107

C

Cabeça e pescoço, tumores malignos, 110
Campylobacter jejuni, 100
- diagnóstico, 100
- prevenção, 100
- tratamento, 100
Candidíase, 21, 97, 113, 178
- *Candida* spp., agente etiológico, 97, 113
- coroidite, 161
- esofagite, 97, 114
- manifestações cutaneomucosas, 114
- orofaríngea, 97, 109, 114, 178
- prevenção da doença, 221
- - profilaxia primária, 221
- prevenção da recorrência, 221
- - profilaxia secundária, 221
- - terapia crônica supressiva, 221
- tratamento, 97, 178
Capsulite adesiva, 134, 138
- diagnóstico, 138
- - radiografia simples, 138
- - ressonância magnética, 138
- localizações, 138
- sintomas característicos, 138
- tratamento, 138
Carcinoma hepatocelular, 281
- rastreamento, 280, 281
- - alfafetoproteína, 281
Carcinoma invasivo da cérvix uterina, 110
Carcinomas basocelulares, 110
Carcinomas espinocelulares, 110
- causas de, 165
Ceftriaxona, 100
- na infecção por *Salmonella*, 100
Celulite orbitária, 162
- agentes etiológicos, 162
- diagnóstico, 162
- diagnóstico diferencial, 162
- tratamento, 162
- - antibioticoterapia, 162

Cetoconazol, 98
- na candidíase, 98
- na co-infecção por paracoccidioidomi-
cose/HIV, 209
Ciclosporíase, 102
- diagnóstico, 102
- tratamento, 102
Cidofovir, 230
- na terapia de manutenção do citomegalovírus, 230
Ciprofloxacina, 99
- na infecção por *Salmonella*, 100
- na infecção por *Shigella*, 99
Cistite aguda, 169
- quadro clínico, 169
- tratamento, 173
Citomegalovirose, 21, 59, 88, 97, 99, 103,
111, 130
- citomegalovírus (CMV), infecção por,
97, 111, 126, 127
- diagnóstico, 111
- - endoscopia digestiva alta, 97
- - imunoistoquímica, 111
- doença gastrintestinal, 97, 103, 111
- infecção da retina, 111, 159
- infecção dos pulmões, 111
- manifestações orais, 179
- prevenção da doença, 230
- prevenção da recorrência, 230
- - terapia de manutenção, 230
- - - descontinuação da profilaxia
secundária, 231
- proctite, 104
- tratamento, 97
- úlceras anogenitais persistentes, 111
Citomegalovírus, infecção congênita, 303
- avaliação audiológica, 305
- diagnóstico de infecção fetal, 304
- - líquido amniótico, 304
- - ultra-sonográfico, 304
- diagnóstico materno, 304
- - avidez de IgG, 304
- - perfis sorológicos, 304
- diagnóstico no período neonatal, 305
- - DNA viral por PCR, 305
- - isolamento viral, 305
- - ressonância magnética de crânio, 305
- - tomografia computadorizada, 305
- profilaxia, 306
- quadro clínico, 303, 304
- seqüelas, 306

363

- transmissão vertical, 303
- - amamentação, 303
- - intra-útero, 303
- - perinatal, 303
- - transplacentária, 303
- vias de transmissão, 303

Claritromicina, 103
- na infecção pelo *M. avium complex*, 103
- na infecção por *Bartonella*, 229

Clearance de creatinina, 168
- equação de Cockroft-Gault, 168

Clindamicina, 73
- na toxoplasmose, 73

Clofazimina, 211
- na co-infecção por hanseníase/HIV, 211

Clonazepam, 176
- na insônia, 176

Cloroquina, 207
- contra-indicações, 207
- na co-infecção por *P. vivax*/HIV, 207

Clorpromazina, 175
- na agitação psicomotora grave, 175

Clostridium difficile, 100, 103
- diagnóstico, 100
- enterite por, 100
- prevenção, 100
- tratamento, 100

Clotrimazol, 114
- na candidíase, 114

Coccidioidomicose, 223
- *Coccidioides immitis*, agente etiológico, 223
- prevenção da doença, 223
- - profilaxia primária, 223
- prevenção da recorrência, 223
- - profilaxia secundária, 223

Co-infecção por doença de Chagas/HIV, 204
- diagnóstico, 205
- - ecocardiograma, 205
- - eletrocardiograma, 205
- - enema opaco, 205
- - esofagograma baritado, 205
- - teste sorológico, 205
- - tomografia computadorizada de crânio, 205
- manifestações clínicas, 204
- - forma digestiva, 205
- - meningoencefalite grave, 204
- - miocardite aguda, 204

- profilaxia, 205
- reativação na co-infecção por HIV/aids, 204
- tratamento, 205
- *Trypanosoma cruzi*, agente etiológico, 204

Co-infecção por HCV/HIV, 181
- diagnóstico, 181
- - biópsia hepática, 182
- - genotipagem, 181
- - PCR qualitativo, 181
- - PCR quantitativo, 181
- - sorologia HCV, 181
- epidemiologia, 181
- tratamento, 182
- - contra-indicações, 182
- - indicações, 182
- - monitorização laboratorial, 183
- - tipos de resposta ao tratamento, 183

Co-infecção por HIV/HBV, 185
- epidemiologia, 185

Complexo cognitivo-motor ligado ao HIV-1 (CCMHIV), 88
- exame cognitivo, 89, 90
- exame do líquor, 90, 92
- exame neurológico, 89
- exames de neuroimagem, 91
- fatores de risco, 88
- patogenia do CCMHIV, 92, 93
- prevalência, 88
- quadro clínico, 89
- tratamento, 88, 93
- - HAART, 88, 93
- - terapia adjuvante, 93

Complicações neurológicas, 67, 80
- leucoencefalopatia multifocal progressiva (LEMP), 68, 75
- linfoma primário do SNC, 68
- meningite criptocócica, 68, 69
- neurossífilis, 68, 71
- síndrome de lesão focal cerebral, 68
- - lesões focais com efeito expansivo, 68
- - lesões focais sem efeito expansivo, 68
- síndrome meníngea, 68
- toxoplasmose cerebral, 68
- tuberculose do SNC, 68, 71, 74

Condiloma, 316
- acuminado, 104, 324, 325
- - epidemiologia, 324
- - diagnóstico diferencial, 325
- - infecções genitais, 325

ÍNDICE REMISSIVO

- - lesão de condiloma acuminado genital, 325
- - manifestações clínicas, 324
- - orientações, 327
- - quadro clínico, 324
- - região intra-anal, 324
- - região perineal, 324
- - tratamento, 325
- gigante, 326
- gigante de Buschke-Lowenstein, 324
- plano da sífilis, 325
- ácido tricloacético, 326
- gênese do câncer cervical, 324
- gênese do carcinoma peniano e do reto, 324
- infecções genitais, 325
- papilomavírus, 104
- plano, 316
- podofilina, 325

Conduta nutricional, 25
- na diarréia, 2
- na obesidade, 26
- na perda de peso, 26
- vômitos, 25

Conjuntivites, 163
- bacterianas, 164
- diagnóstico, 163
- por clamídia, 164
- tipos de conjuntivites, 163
- tratamentos específicos, 164
- virais, 164

Co-receptores, 47
- CCR5, 47

Coroidites, 161
- tipos mais comuns, 161
- tratamentos específicos, 161, 162

Corticóides, 73, 127
- na insuficiência adrenal, 127
- na plaquetopenia imunológica, 154
- na toxoplasmose cerebral, 73

Criptococose, 60
- *Cryptococcus neoformans var neoformans*, agente etiológico, 114
- coroidite, 161
- diagnóstico, 114
- formas cutâneas, 109
- prevenção da doença, 220
- prevenção da recorrência, 220
- - profilaxia secundária, 60, 220
- - - descontinuação da profilaxia secundária, 220
- profilaxia primária, 220
- tratamento, 114

Criptosporidiose, 101
- *Cryptosporidium parvum*, agente etilógico, 101, 104
- diagnóstico, 102
- prevenção da doença, 216
- prevenção da recorrência, 216
- - profilaxia secundária, 216
- - profilaxia primária, 216
- proctite, 104
- tratamento, 102

Critérios diagnósticos de Harrison e McArthur, 89
- definição

Cryptosporidium parvum, 101, 104

Cultura, 331
- hemocultura, 331
- meio de Diamond
- meio de Thayer Martin, 331

D

Dapsona, 73
- na co-infecção por hanseníase/HIV, 211
- na profilaxia da pneumonia por *P. jiroveci*, 218, 219
- na toxoplasmose, 73

Deficiências nutricionais, 20, 21
- anemia por, 20
- desnutrição, 20, 22, 25

Delavirdina, 140

Dependência química, 176
- tratamento, 176

Depressão, 176
- efeitos colaterais, 176
- em crianças, 177
- paraefeito do interferon peguilado, 185
- tipos de depressão, 176
- tratamento, 176

Dermatite atópica, 109, 115

Dermatite seborréica, 109, 113, 115

Dermatofitoses, 113
- agente etiológico, 113
- granuloma tricofítico, 113
- micose subcutânea, 113
- onicomicose, 113
- unhas, 113

Dermatoses pruriginosas, 109
- devida a *diabetes insipidus*, 165

Diabetes insipidus, 128, 165
- tratamento, 128

Diabetes mellitus, 20-22, 120, 124, 144
- diagnóstico laboratorial, 64, 131
- - glicemia de jejum, 64, 131
- - hemoglobina glicosilada, 131
- efeitos adversos, 131
- hipoglicemiantes orais, 64, 131, 147
- - glinidinas, 132
- - - contra-indicações, 132
- - metformina, 124, 147
- - sulfoniluréias, 131
- - - contra-indicações, 131
- - tiazolidinedionas, 123, 147
- idoso, 63
- insulinoterapia, 132
- microangiopatia diabética, 64

Diarréias na aids, 99-104
- agudas, 99-101
- crônicas, 101-104
- - do HIV, 104
- - - tratamento, 104

Diazepam, 176, 268
- na ansiedade, 176
- na TSP/HAM, 267

Didanosina (ddI), 130, 140
- contra-indicações, 182
- pancreatite, 130

Dietoterapia, 20
- nas doenças bacterianas 21
- nas doenças fúngicas, 21
- nas doenças parasitárias, 21
- nas doenças virais, 21

Dislipidemia, 20, 22, 119, 122, 141, 143, 145, 146
- hipercolesterolemia, 21, 119
- hipertrigliceridemia, 21, 119

Doença cardiovascular aterosclerótica, 65
- medidas preventivas, 65
- - abstenção do fumo, 65
- - atividade física, 65
- - dieta, 65

Doença de Chagas, 289
- diagnóstico, 290, 291
- - na fase aguda, 291
- - - exames parasitológicos diretos e indiretos, 290, 291
- - - sorologia, 291
- - na fase crônica, 291

- - - exames parasitológicos diretos e indiretos, 291
- - - sorologia, 291
- exames complementares, 291, 292
- - na forma cardíaca, 292
- - na forma digestiva, 291
- formas da doença, 290
- - aguda, 290
- - cardíaca, 290
- - digestiva, 290
- - indeterminada, 290
- - neurológica, 290
- tratamento, 292
- - forma cardíaca, 293
- - forma digestiva, 293
- - indicações, 292
- *Trypanosoma cruzi*, agente etiológico, 289
- vias de transmissão, 289

Doenças cardiovasculares em HIV/aids, 118
- acidente vascular cerebral, 118
- cardiomiopatia, 142
- lipodistrofia, 118, 124

Donovanose, 319
- acometimento dos anexos uterinos, 320
- corpúsculo de Donovan, 320
- diagnósticio, 320
- diagnóstico diferencial, 320
- manifestações clínicas, 319
- orientações, 321
- período de incubação, 320
- tratamento, 320

Dores neuropáticas, TSP/HAM, 268
- tratamento, 268

Doxiciclina, 113
- na conjuntivite por clamídia, 164
- na infecção por *Bartonella*, 113

E

Efavirenz, 65, 93, 140
- - sonolência, 65
- - tontura, 65

Emtricitabina, 140, 188
- indicação na co-infecção por HBV/HIV, 187

Encefalites, 77
- diagnóstico, 77
- por herpesvírus, 77
- tratamento, 77

ÍNDICE REMISSIVO

Entecavir, 187, 188, 278
- na cirrose descompensada, 279
- na hepatite B crônica, 279
- na resistência à lamivudina, 279
- posologia na co-infecção por HBV/HIV, 187

Epstein-Barr (EBV), infecção pelo vírus, 111
- linfomas associados ao EBV, 155

Eritromicina, 100
- na infecção por *Bartonella*, 113
- na infecção por *Campylobacter jejuni*, 100

Eritropoetina humana recombinante, 152, 155
- na anemia pelo HIV, 152
- no linfoma linfoblástico, 155

Escabiose ou sarna humana, 114
- sarna norueguesa, 114
- sinais e sintomas, 114
- tratamento, 114

Escala de Tanner, 56
- comprometimentos, 56
- - cognitivo, 56
- - comportamental, 56
- - motor, 56
- - sensitivo, 56
- desenvolvimento neurológico, 56

Esporotricose, 114
- *Sporothryx schenkii*, agente etiológico, 114
- tratamento, 114

Esquistossomose, 21, 209
- co-infecção por esquistossomose/HIV, 209
- diagnóstico, 209
- - métodos diretos, 209
- - método indireto, 209
- manifestações clínicas, 209
- *Schistosoma mansoni*, agente etiológico, 209
- tratamento, 210

Estatinas, 65, 146
- atorvastatina, 129, 146
- efeitos colaterais, 130
- fluvastatina, 129, 146
- lovastatina, 129
- pravastatina, 129, 146
- rosuvastatina, 129, 146
- sinvastatina, 129

Estavudina, 65, 93, 119, 123, 130, 140, 146
- lipoatrofia, 119, 123, 124
- - preenchimento facial, 148
- - - poliacrilamida, 148
- - - polimetilmetacrilato, 148
- lipodistrofia, 118, 124
- pancreatite, 130

Esteatose hepática, 142, 145

Estreptomicina, 195, 198
- na tuberculose, 198
- - em esquema alternativo, 199

Estrongiloidíase, 103
- diagnóstico, 103
- *Strongiloides stercoralis*, agente etiológico, 103
- tratamento, 103

Etambutol, 103, 197, 198
- efeitos adversos, 198, 199
- na infecção pelo *M. avium complex*, 103

Eventos cardiovasculares, 145
- eventos coronarianos, 145

Exantema da soroconversão pelo HIV, 109

F

Falha virológica, 59
- genotipagem para HIV-1, 59

Fanciclovir, 98, 111
- na infecção pelo vírus herpes simples, 98
- no herpes zóster, 111

Farmacodermias, 109

Fatores de mau prognóstico, 63
- neutropenia, 63
- neoplasias, 63

Fibratos, 65, 146
- bezafibrato, 129
- ciprofibrato, 129, 146
- genfibrozil, 129, 146

Filgrastima (G-CSF), 153
- na neutropenia, 153
- no linfoma linfoblástico, 156

Fisioterapia, 268
- na TSP/HAM, 268

Fluconazol, 71, 114
- na candidíase, 97, 221
- na co-infecção por paracoccidioidomicose/HIV-resistência, 222

367

- na criptococose, 114, 220
5-fluocitosina, 70
- na co-infecção por HIV/leishmaniose, 206
- na criptococose, 70
Foliculite eosinofílica, 109
Foliculite pustular eosinofílica, 115
- tratamento, 115
- - raios ultravioleta B, 115
Fosamprenavir, 140
Foscarnet, 77, 97, 98, 103, 111
- na infecção pelo vírus herpes simples, 98
- na infecção por citomegalovírus, 97
- - retinite por citomegalovírus, 160
- na necrose progressiva da retina externa, 161
- nas encefalites por herpesvírus, 77
Fumagilina, 102
- na microsporidíase, 102
Função ovariana em mulheres HIV/aids, 127
- amenorréia, 127
Fundo de olho, 57
- infecções oportunistas, 57

G
Gamaglobulina antivaricela zóster (VZIG), 6
- pacientes não-imunes, 6
Ganciclovir, 59, 77, 103, 111
- na infecção pelo vírus herpes simples, 98
- na infecção por citomegalovírus, 97, 111
- - retinite por citomegalovírus, 160
- nas encefalites por herpesvírus, 77
Gengivite 178
- ulcerativa necrotizante aguda, 179
- - tratamento, 179
Gestação e aids, 51, 53
- amamentação no puerpério, 51
- análise laboratorial, 52
- cesariana eletiva, 51, 53
- profilaxia com sulfametoxazol + trimetoprima (SMX/TMP), 53
- tratamento, 53
- - zidovudina por via intravenosa, 53
- - zidovudina xarope, 53

Giardíase, 101
- diagnóstico, 101
- *Giardia lamblia*, 101
- tratamento, 101
Gonorréia, 330
- ceratoconjuntivite no adulto, 331
- - diagnóstico precoce, 331
- - infecções faríngeas, 331
- - opacificação, 331
- - perfuração da córnea, 331
- endocardite, 331
- gonorréia anal, 330
- - gênero masculino, 330
- - corrimento mucopurulento, 331
- - prurido, 331
- - queimação leve, 331
- - tenesmo, 331
- - homossexuais masculinos, 330
- - infecções retais, 330
- - fezes sanguinolentas, 331
- gonorréia cutânea, 329
- infecção gonocócica disseminada, 331
- meningite, 331
- *Neisseria gonorrhoeae*, 330, 333
- recém-nascidos, 331
- síndrome dermatite-artrite, 331
- uretrites gonocócicas e não-gonocócicas, 328, 329
- - corrimento uretral, 330
- - diagnóstico diferencial, 331
- - disúria, 330
- - dor nos testículos, 330
- - edema e sinais flogísticos no escroto, 330
- - epidemiologia, 330
- - epididimite, 330
- - gonococo, 321
- - hospedeiro natural, 330
- - manifestações clínicas, 330
- - orientação, 332
- - período de incubação, 330
- - polaciúria, 330
- - reexposição, 330
- - risco de contágio, 330
- - tratamento, 331
- infecções oculares, 331

H
HAART, 88, 93
Haloperidol, 175
- na agitação psicomotora grave, 175

ÍNDICE REMISSIVO

Hanseníase, 210
- co-infecção por mal de Hansen/HIV, 210
- *M. leprae*, agente etiológico, 210
- métodos diagnósticos, 210
- terapia anti-retroviral em pacientes co-infectados, 210
  - - reconstituição imune, 210
- profilaxia secundária, 211
- tratamento das neurites, 211
- tratamento de supressão, 211

Harrison e McArthur, critérios diagnósticos, 89

HBV-DNA quantitativo, 186, 276
- definição de cronicidade, 186
- indicação de terapia, 276
- seguimento terapêutico, 186

HCV-RNA qualitativo, 181, 183
- controle de cura, 183
- indicação, 181

Hemodiálise em pacientes HIV/aids, 168

Hepatite, 22
- drogas hepatotóxicas, 22

Hepatite auto-imune, 183

Hepatite B, 274
- co-morbidades, 278
- investigação inicial, 274
- marcadores virais, 274
- situações clínicas, 275
  - - HBV crônica mutante pré-*core*, 275
  - - HBV recidivante, 275
  - - hepatite B crônica, 275
  - - hepatite resolvida, 275
  - - infecção oculta pelo HBV, 276
  - - portador inativo do HBsAg, 275
  - - resistência à lamivudina, 275
- tratamento, 277
  - - critérios de exclusão, 277
  - - critérios de inclusão, 277
    - - - definição de resposta terapêutica, 276, 277
  - - monitorização e acompanhamento, 281

Hepatite C aguda, 283
- indicação de tratamento, 283

Hepatite C crônica, 16, 18
- critérios diagnósticos, 281
  - - vacinação para hepatites A e B, 235, 236
- medidas preventivas, 234

- presença de co-morbidades, 283
- transmissão perinatal, 236
- tratamento, 16,18, 282
  - - efeitos hematológicos adversos, 285
  - - interferon peguilado, 16, 18, 282
  - - interferon-alfa recombinante convencional, 282
  - - monitorização laboratorial, 286
  - - ribavirina, 284
  - - segundo genótipos do HCV, 284

Hepatites virais, 20-22
- hepatites B e C, 21, 42, 43

Herpes simples, vírus, 98, 111, 327
- congênito, 329
- crônico persistente, 109
- esofagite, 98
  - - endoscopia digestiva, 98
- genital, 104, 327-329
  - - diagnóstico diferencial, 329
  - - diagnóstico, 329
  - - epidemiologia, 327
  - - imunocomprometidos, 328
  - - manifestações clínicas, 328
  - - modo de transmissão, 327, 328
  - - mortalidade, 328
  - - período de incubação, 328
  - - prevalência da infecção, 328
- herpes congênito, 329
- HSV1, HSV2, 111, 327
- manifestações orais, 179
- proctite, 104
- tratamento, 98, 111, 329
  - - resistência às drogas, 109
  - - tratamento supressivo, 232
    - - - aciclovir, 329
    - - - fanciclovir, 329
    - - - foscarnet, 329
    - - - penciclovir, 329
    - - - valaciclovir, 329

Herpes zóster, 21, 58, 109, 111
- manifestações clínicas, 111
- oftálmico, 163
- prevenção da doença, 233
  - - imunoglobulina para varicela-zóster (VZIG), 233
- tratamento específico, 111

Herpesviridae, vírus da família, 111
- citomegalovírus, 111
- *Herpesvirus hominis*, 6-8, 327
- varicela-zóster, 111
- vírus do herpes simples, 111

Hipercalcemia, 166
- causas de, 166
- tratamento, 166

Hipercolesterolemia, 129
- dieta, 129
- tratamento com estatinas, 129
- - interação com drogas que interferem no citocromo P450, 130

Hipernatremia, 165

Hiperpotassemia, 165
- causas de, 165
- tratamento, 166

Hipersensibilidade, 109

Hipertensão intracraniana, 69-71
- tomografia computadorizada (TC), 69
- - efeito expansivo, 69
- - pseudocistos mucinosos, 69, 70

Hipertireoidismo, 126
- quadros auto-imunes, 126
- tratamento medicamentoso, 126

Hipertrigliceridemias e hipercolesterolemias associadas, 130
- terapia combinada de fibratos e estatinas, 130
- monitorização enzimática, 130

Hipertrigliceridemias, 129
- medidas dietéticas, 129
- terapia medicamentosa com fibratos, 129
- - efeitos colaterais, 129

Hipófise anterior, na infecção pelo HIV, 127
- análise funcional, 128

Hipófise posterior, 128
- diagnóstico, 128
- tratamento, 128

Hipofosfatemia, 166
- causada por tenofovir, 166
- reposição, 166

Hipogonadismo, 127
- infecções oportunistas, 127
- tratamento, 127

Hipomagnesemia, 166
- causas de, 166
- tratamento, 166

Hiponatremia, 165

Hipopotassemia, 165
- causas de, 165
- tratamento, 165

Hipotireoidismo, 126
- quadros auto-imunes, 126
- tratamento medicamentoso, 126

Histoplasmose, 109, 114, 126
- *Histoplasma capsulatum*, agente etiológico, 114
- prevenção da doença, 222
- - profilaxia primária, 222
- prevenção da recorrência, 223
- - profilaxia secundária, 223
- - - descontinuação da profilaxia secundária, 223
- sinais e sintomas, 114

HIV, 37-43, 45, 80, 81, 86, 101, 104, 128
- central sorológica alternativa (CSA), 39, 40, 42
- comportamento de risco, 37
- infecção aguda pelo, 45, 46
- - soroconversão, 8
- - - antigenemia p24, 45, 48
- janela imunológica, 39, 48
- retrovírus, 37
- testagem sorológica do, 38, 39
- - ELISA, 42
- - imunofluorescência indireta, 42
- - *Western blot*, 42
- vulnerabilidade ao, 38-43

HIV/aids, 3, 14, 16, 20, 22, 26, 38, 39, 41
- aconselhamento, 4
- - redução de danos, 4
- diagnóstico, 8
- - reação de cadeia de polimerase (PCR), 8
- - sorológico, 14
- - teste rápido, 9

HPV (ver Papilomavírus humano)

HTLV-I e II, 261
- aconselhamento, 269, 270
- co-infecção com HIV e HCV, 269
- definição, 261
- diagnóstico, 262

HTLV-I, 262-270
- doenças associadas, 263-270
- exames laboratoriais periódicos, 262
- manifestações dermatológicas, 268, 269
- - xerose, 269
- - xerostomia, 269
- uso de preservativos, 270
- vias de transmissão, 262
- xeroftalmia, 269

ÍNDICE REMISSIVO

I

Idosos com HIV, 62
- formas de transmissão, 62
- medidas preventivas, 63
- - preservativos, 63

Imiquimod, 112
- no tratamento do HPV, 112

Imunoglobulinas humanas, 241
- indicações, 168

Indinavir, 64, 93, 135, 140
- alterações renais, 64
- osteopenia, 135

Infecção aguda pelo HIV, 45-48, 110
- diagnóstico diferencial, 48
- - doenças virais agudas, 48
- diagnóstico laboratorial, 45, 46
- - quantificação do RNA do HIV-1, 47, 48
- - antigenemia p-24, 48
- manifestações clínicas, 45, 47
- - síndrome mono-*like*, 110
- - sintomas neurológicos, 47
- período de incubação, 47
- terapia anti-retroviral na, 45, 46, 48
- - genotipagem, 49
- - resistência primária, 48
- transmissão do HIV, 45

Infecção do trato urinário, 169
- complicada, 170
- definições, 169
- diagnóstico laboratorial, 172
- em idosos, 171
- etiologia, 171
- patogênese, 172
- prevenção, 173, 174
- tratamento da ITU complicada, 173

Infecção oculta pelo HBV, 280
- co-infecção com o HCV, 281
- co-infecção com o HIV, 281
- politransfundidos, 281

Infecção por *Streptococcus pneumoniae*, 227
- vacina antipneumocócica (PPV), 227

Infecções cervicais, 330
- abscessos das glândulas de Skene e Bartholin, 330
- cistite, 331
- moléstia inflamatória pélvica aguda, 330, 333
- - corrimento vaginal, 330, 333-336

- - disúria, 330, 333, 336
- - dor pélvica crônica, 332
- - endometrite, 330
- - mulheres, 330
- - salpingite, 330
- - sangramento vaginal anormal, 330

Infecções das vias aéreas superiores, 107

Infecções oportunistas, 59
- carga viral, 59
- redução de linfócitos T-CD4, 59
- vírus do herpes simples, 111
- vírus Epstein-Barr, 111

Inibidor da integrase, 140
- raltegravir, 140

Inibidor de fusão, 140
- enfuvirtida, 140

Inibidores da protease (IP), 58, 64, 65, 140, 141, 146, 147

Inibidores da transcriptase reversa
- análogos de nucleosídeo (ITRN), 58, 65, 140, 141
- análogos de nucleotídeos, 140
- não-análogo de nucleosídeo (ITRNN), 58, 140

Insuficiência cardíaca congestiva (ICC), 63
- idosos, 63

Insuficiência renal, 63
- aguda, 167
- - causas isquêmicas, 167
- - drogas nefrotóxicas, 167
- idosos, 63

Insulina, resistência à, 22, 130, 141, 143, 147
- hiperglicemia, 22, 64, 141
- hiperinsulinemia, 148
- patogênese, 130
- teste de tolerância oral à glicose, 146

Interferon convencional, 187, 282
- na co-infecção por HBV/HIV, 187
- no tratamento da hepatite C, 282
- - critérios de inclusão, 282
- posologia, 187

Interferon peguilado, 182, 183
- critérios de exclusão no tratamento do HCV, 282, 283
- critérios de inclusão no tratamento do HCV, 282
- efeitos colaterais, 184
- na co-infecção por HCV/HIV, 182
- posologia, 183

Interferon-alfa-2a, 278
- dose e duração, 280
- na hepatite B crônica, 279

Interferon-alfa-2b, 278
- dose e duração, 280
- na hepatite B crônica, 279
- Peg-Intron, 278

Isoniazida, 71, 197, 198
- efeitos adversos, 198, 199
- na quimioprofilaxia, 202

Isosporíase, 102
- diagnóstico, 102
- *Isospora belli*, agente etiológico, 102

Itraconazol, 98
- na candidíase, 98, 221
- na co-infecção por paracoccidioidomicose/HIV, 209
- na criptococose, 114, 220
- na histoplasmose, 114, 223
- na profilaxia da coccidioidomicose, 223
- prevenção da doença, 217
- - profilaxia primária, 217
- - - descontinuação da profilaxia primária, 218
- prevenção da recorrência, 218
- - profilaxia secundária, 218
- - - descontinuação da profilaxia secundária, 218
- tratamento, 102

Ivermectina, 114
- na escabiose, 114

L

Lamivudina, 130, 140, 187, 278
- duração do tratamento, 280
- na cirrose hepática compensada, 279
- na hepatite B, 279
- posologia na co-infecção por HBV/HIV, 187
- resistência viral, 187

Leishmaniose, 21, 205, 206
- co-infecção HIV/leishmaniose, 205, 206
- diagnóstico, 206
- - biópsias de lesão, 206
- - - exame parasitológico direto, 206
- - - imunoistoquímica, 206
- - parasitológico de aspirado de medula óssea, 206
- - sorologia, 206
- - teste de Montenegro, 206

- manifestações clínicas, 205, 206
- - forma tegumentar, 205
- - forma visceral, 205, 206
- profilaxia para leishmaniose visceral, 206
- - primária, 206
- - secundária, 206
- tratamento, 206
- - recidiva, 206

Leucemia/linfoma de célula T do adulto (ATLL), 263
- classificação, 264
- diagnóstico diferencial, 265
- diagnóstico laboratorial, 264, 265
- - biópsia de medula óssea, 265
- - bioquímica, 264
- - histologia de pele/linfonodos, 265
- - imunofenotipagem de células T, 265
- - presença de *flower cells*, 264
- - sorologia, 264
- patogênese, 264
- transmissão vertical, 263
- tratamento, 265
- - interferon, 265
- - quimioterapia, 265
- - transplante de medula óssea, 265
- - zidovudina, 265

Leucoencefalopatia multifocal progressiva (LEMP), 75, 87
- apresentação clínica, 75
- sinais e sintomas neurológicos, 75
- vírus JC, 77

Leucoplasia oral pilosa, 109, 111, 180
- lesões orais, 180

Linfoma de "cavidades" (efusão), 155

Linfoma de Burkitt, 154, 155
- atípico, 155
- clássico, 155

Linfoma de Hodgkin, 110

Linfoma difuso de grandes células B, 154

Linfoma não-Hodgkin, 99, 154, 156
- acometimento digestivo, 99
- casos de recidiva, 156
- linfoma não-Hodgkin de células B, 110, 154
- opções terapêuticas, 156
- sintomas, 99
- taxas de remissão, 156
- transplante autólogo, 156

Linfoma plasmoblástico, 155
- diagnóstico, 155

ÍNDICE REMISSIVO

- exames de estadiamento, 155
- HAART, 156
- sintomas sistêmicos, 155
- tratamento, 155
  - - quimioterapia, 155
  - - radioterapia, 155
- vírus Epstein-Barr, 155

Linfoma primário de sistema nervoso central, 74, 75
- diagnóstico, 75
- sinais e sintomas, 74
- técnicas neurorradiológicas funcionais, 75
- tratamento, 75
  - - quimioterapia, 75
  - - radioterapia, 75

Linfomas, 21, 99, 101, 104, 126
- nas adrenais, 126
- ocular, 160

Lipodistrofia, 20, 21, 56, 65, 118, 124, 128, 140, 142, 143, 146, 147
- anormalidades da distribuição da gordura corpórea, 20, 21, 65, 128, 141, 142
- anormalidades metabólicas, 128, 134, 141
- gordura localizada, 21, 65
  - - lipoatrofia periférica, 119, 123, 141-143, 147
  - - obesidade abdominal, 22, 141, 143, 147
- terapia anti-retroviral, efeito adverso, 22
- tratamento, 147
  - - atividade física, 147
  - - dieta, 147
  - - lipoaspiração, 148

Líquido cefalorraquidiano, 319, 323, 343
- exame, 319

Lopinavir/ritonavir, 140

M

Malária, 21, 207
- co-infecção por HIV/malária, 207
- diagnóstico laboratorial, 207
  - - pesquisa de hematozoário, 207
- manifestações clínicas, 207
  - - malária cerebral grave, 207
  - - profilaxia secundária, 207

- tratamento, 207
  - - para malária mista, 207
  - - para *P. falciparum*, 207
  - - para *P. vivax*, 207

Manifestações dermatológicas, 109-116
- dermatoses
  - - de caráter neoplásico, 109, 110
  - - infecciosas, 109, 111-114
  - - não-infecciosas, 109, 115, 116
- fase sintomática precoce, 109
- medidas terapêuticas, 165

Mefloquina, 207
- na malária mista, 207

Megestrol, acetato de, 126, 128
- paraefeitos, 127

Melanomas, 110

Meningite criptococócica, 21, 68, 69
- *C. neoformans*, agente etiológico, 69
- diagnóstico laboratorial, 69
  - - antígeno criptocócico, 69
  - - tinta-da-China, 69
- sinais e sintomas, 69
- tomografia computadorizada (TC), 69
  - - criptococomas, 69, 70
- tratamento, 70, 71

Meningite tuberculosa, 71, 74, 191, 193, 194, 197
- diagnóstico, 193, 194
  - - líquido cefalorraquidiano, 193
  - - tomografia computadorizada, 194
- hidrocefalia, 71, 191
- hipertensão intracraniana, 191
- *M. tuberculosis*, agente etiológico, 71, 189
- sinais e sintomas, 71, 191
- tratamento, 197

Meningites linfomonocitárias, 87
- diagnóstico diferencial, 87
  - - infecção aguda pelo HIV, 87
- exame liquórico, 87
- sinais e sintomas, 87

Metformina, 124, 131
- contra-indicações, 131
- efeitos adversos, 131

Metronidazol, 100
- na infecção por *Blastocystis hominis*, 103
- na infecção por *Clostridium difficile*, 100
- na giardíase, 101

373

Micobacterioses atípicas, 113
- *M. avium intracellulare*, 113
- - manifestações orais, 179
- *M. marinum*, 113
- terapia anti-retroviral (HAART), 113
- - reação paradoxal, 113
- tratamento específico, 179
Micobacterioses, 58, 59, 108
- pesquisa de bacilos ácido-álcool resistentes, 58
- PPD, 58
Microsporidíase, 102, 217
- diagnóstico, 102
- prevenção da doença, 217
- - profilaxia primária, 217
- prevenção da recorrência, 217
- - profilaxia secundária, 217
- - - descontinuação da profilaxia
secundária, 217
- tratamento, 102
- - reconstituição imunológica
(HAART), 217
Microvasculopatia retiniana, 159
- definição, 159
- fisiopatologia, 159
Mielossupressão, medicações associadas,
152
- tratamento, 153
Miopatia secundária ao AZT, 82
- histopatologia, 83
- quadro clínico, 83
- tratamento clínico, 83
- - corticosteróides, 83
- - L-carnitina, 83
- - zidovudina, suspensão da, 83
Miopatias relacionadas ao HIV-1, 82
- miopatia a corpos nemalínicos, 82
- polimiosite, 82
- - tratamento, 82
Molusco contagioso, 21, 112
- diagnóstico clínico, 112
- poxvírus, agente etiológico, 112
- tratamento, 112
- - crioterapia, 112
- - curetagem, 112
Mononeurites e mononeurites múltiplas,
85
- formas clínicas, 85
Mycobacterium avium complex (MAC),
103, 113, 126, 127
- diagnóstico, 103

- gastrintestinal, 103
- prevenção da doença, 226
- prevenção da recorrência, 226
- - profilaxia primária, 226
- - - descontinuação da profilaxia
primária, 226
- - profilaxia secundária, 226
- - - descontinuação da profilaxia
secundária, 226
- tratamento, 102
Mycobacterium tuberculosis, 103, 189

N

Necrose aguda da retina, 161
- complicações oftalmológicas, 161
- diagnóstico diferencial, 161
- tratamento, 161
- vírus varicela-zóster, agente etiológico,
161
Necrose avascular, 145
- diagnóstico, 145
- - DEXA, 146
- - tomografia computadorizada, 146
- fatores de risco, 145
- mecanismos, 145
Necrose progressiva da retina externa,
161
- exame oftálmico, 161
- tratamento, 161
- vírus varicela-zóster, agente etiológico,
161
Nefrite, 22
- drogas nefrotóxicas, 22
Nefropatia associada ao HIV, 167
- lesão histológica, 167
- quadro clínico, 167
- tratamento, 167
Nelfinavir, 140
Neoplasias, 63, 106
- idosos, 63
- intra-epitelial da cérvix uterina, 110
Neuropatias, 63
- idosos, 63
- periféricas, 81, 142
- tóxicas, 84
- - associadas a anti-retrovirais, 81, 142
- - dapsona, 84
- - didanosina (ddI), 84
- - dideoxicitidina (ddC), 84

ÍNDICE REMISSIVO

- - estavudina, 84
- - isoniazida, 84
- - metronidazol, 84
- - vincristina, 84
Neurossífilis, 71, 112, 312, 318
- diagnóstico, 72
- sinais e sintomas, 71
- tratamento, 72
Neutropenia, 151
- causas de, 152
- tratamento, 153
Nevirapina, 53, 93, 140
- na gestação, 53
- - alterações tegumentares, 53
- - atividade hepática, 53
Nifurtimox, 292
- na doença de Chagas, 292
Nistatina, 114
- na candidíase, 114

O

Obstrução tubular, 167
- por indinavir, 167
- por sulfadiazadina, 167
Octreotídio, 102
- na criptosporidiose, 102
Ofloxacino, 199
- em esquema alternativo para tuberculose, 199
Osteomalacia, 135
Osteonecrose, 65, 134, 141
- classificação de Ficat e Arlet, 136
- diagnóstico, 136
- - cintilografia óssea, 136
- - ressonância magnética, 136
- - tomografia computadorizada, 136
- fatores de risco, 136
- incidência, 135
- tratamento, 137
Osteopenia, 65, 134, 141, 145
- etiologia, 135
- terapia anti-retroviral, 135
Osteoporose, 65, 134, 135, 141
- prevenção, 135
- tratamento, 135
Oxamniquina, 210
- na co-infecção por esquistossomose/ HIV, 210

P

Paraparesia espástica tropical (TSP)/ mielopatia associada ao HTLV-1 (HAM), 265, 266
- critérios diagnósticos, 266
- diagnóstico diferencial, 266
- exames complementares, 266
- quadro clínico, 266
- - síndrome autonômica, 266
- - síndrome medular, 266
- - síndrome muscular, 266
- - síndrome neuropática periférica, 266
- tratamento das manifestações neurológicas, 267
- - efeitos adversos, 267
- - pulsoterapia com corticóides, 267
Pancreatite, 130, 142
- enzimas pancreáticas, 147
- por toxicidade dos anti-retrovirais, 130, 140, 142
Papilomavírus humano (HPV), 104, 110, 112
- câncer genital de células epiteliais, 234
- fatores de risco, 112
- lesões intra-orais, 112, 179
- medidas preventivas, 234
- tratamento, 112
- tumores anais, 104, 110
- verrugas anogenitais, 110, 112
Papulose prurítica, 115
- tratamento, 115
Paracoccidioidomicose, 21, 208
- aspectos imunológicos, 208
- co-infecção por paracoccidioidomicose/ HIV, 208
- diagnóstico laboratorial, 208
- - pesquisa micológica direta ou cultura, 208
- - testes sorológicos, 208
- diagnóstico por imagem, 208
- - radiografia de tórax, 208
- - tomografia computadorizada, 208
- manifestações clínicas, 208
- *Paracoccidioides brasiliensis*, agente etiológico, 208
- profilaxia secundária, 209
- tratamento, 208
Paromomicina, 101
- na criptosporidiose, 102
- na giardíase, 101

375

Pentamidina, 130
- na co-infecção por HIV/leishmaniose, 206
- na pneumonia por *P. jiroveci*
- pancreatite, 130
Perfil lipídico, 65
- colesterol total, 65, 123, 143, 147
- HDL-colesterol, 119, 121-123, 143, 148
- LDL-colesterol, 65, 119, 122, 123, 143, 146
- triglicérides, 65, 119, 143, 148
- VLDL-colesterol, 65,119, 143
Periodontite, 179
- tratamento, 179
Pielonefrite aguda, 169, 171
- bacterioscopia de urina, 169
- quadro clínico, 169
- tratamento, 173
Piodermites estafilocócicas e estreptocócicas, 112
- manifestações clínicas, 113
Piomiosites, 83
- agentes infecciosos, 83
- - *Staphylococcus aureus*, 83
- - *Toxoplasma gondii*, 83
- manifestações clínicas, 83
Pirazinamida, 71, 197, 198
- efeitos adversos, 198, 199
Pirimetamina, 73
- na isosporíase, 102
- na toxoplasmose, 73
Pitirosporíase, 113
- *Malazzesia furfur*, agente etiológico, 113
- tratamento, 113
Plaquetopenia, 151
- causas, 153
- imunológica, 153
- - esplenectomia, 153
- - tratamento sistêmico, 153, 154
Pneumonia, 21
- diagnóstico, 106-108
- - identificação do agente etiológico, 106
- idosos, 63
- *P. jiroveci*, agente etiológico, 59, 106-108, 126
- prevenção da doença, 218
- - descontinuação da profilaxia primária, 219
- - profilaxia primária, 218

- prevenção da recorrência, 219
- - profilaxia secundária, 219
- - - descontinuação da profilaxia secundária, 219
Pneumonite linfocítica, 108
Pneumopatias, 106
- diagnóstico, 106
- - biópsias, 107
- - exames laboratoriais, 106
- - identificação do agente etiológico, 106
- - pleura, 106
- - tomografia computadorizada, 106
- em pacientes infectados pelo HIV, 106
- - inflamatórias inespecíficas, 106
Polineuropatia sensitivomotora distal simétrica, 84
- apresentação clínica, 84
- fatores de risco, 84
- tratamento, 84
Polineuropatias desmielinizantes inflamatórias, 84
- aguda (síndrome de Guillain-Barré), 84
- crônica, 83
Polirradiculopatias progressivas, 85
- síndrome assimétrica da cauda eqüina, 85
- - diagnóstico, 85
- - - exame eletroneuromiográfico, 85
- - - líquor, 85
- - exame neurológico, 85
- tratamento, 85
Praziquantel, 210
- na co-infecção por esquistossomose/HIV, 210
Prednisona, 71
- na insuficiência adrenal, 127
- na meningite tuberculosa, 71
- nas aftas crônicas recorrentes, 180
Primaquina, 207
- contra-indicações, 207
- na co-infecção por *P. vivax*/HIV, 207
Proctites ou proctocolites, 104
- agentes etiológicos, 104
- manifestações clínicas, 104
Prostatite, 169
- aguda, 170
- crônica, 170
- tratamento, 170

ÍNDICE REMISSIVO

Prurigo nodular, 116
- tratamento, 116
Psoríase, 109, 115
- tratamento, 115
- - etretinato, 115

R

Rabdomiólise, 82, 146
Reações sorológicas, 323, 332
- ensaio imunoenzimático, 323
- - ELISA, 319, 332
- exame de fixação de complemento, 323, 332
- FTA-Abs, 319
- imunofluorescência direta, 322, 329
- - anticorpos monoclonais, 322
- - antígenos, 322
- - microimunofluorescência, 322
- sorologia, 329
- TPHA, 319
- VDRl, 323
Reconstituição imune, 58
Retinite herpética, 160
Retinite por citomegalovírus, 159, 160
- complicações, 160
- - tratamento, 160
- diagnóstico, 160
- fator de risco, 159
- sintomas, 159
Ribavirina, 182, 183
- efeitos colaterais, 185
- na co-infecção por HCV/HIV, 182
- posologia, 183
Rifampicina, 71, 195, 197, 198
- efeitos adversos, 198, 199
- na co-infecção por hanseníase/HIV, 211
Ritonavir, 119, 135, 140
- dislipidemia, 119
- osteopenia, 135
Rubéola congênita, 300
- caso suspeito, 302
- diagnóstico, 300
- - na gestante, 300
- - - perfil sorológico da gestante, 300
- - no feto, 300
- manifestações clínicas, 300
- medidas de controle, 301
- profilaxia, 302
- - vacinação, 302

S

Salmonelose, 100
- diagnóstico, 100
- prevenção, 100
- profilaxia secundária, 228
- *S. typhimurim*, 100
- *Salmonella* spp., 100
- tratamento, 100
Saquinavir, 140
Sarcoma de Kaposi, 21, 57, 99, 101, 104, 110, 126, 127
- acometimento ocular, 162
- HHV-8, agente etiológico, 110
- lesões orais, 180
- trato digestório, 99, 101
- - endoscopia digestiva alta, 99
- prevenção da doença, 234
- - terapia anti-retroviral altamente potente, 234
- tratamento local, 110
- - terapia intralesional, 110
- tratamento sistêmico, 110
Serotonina, 176
- na depressão, 176
Shigella spp., 99
- diagnóstico, 99
- enterite por, 99
- prevenção, 99
- tratamento, 99
Sífilis, 14, 42, 112, 323
- cardiovascular, 317
- co-infecção por sífilis/HIV, 112
- coroidite por, 161
- manifestações clínicas, 312
- - goma sifílica, 312
- - neurossífilis, 317
- - sífilis maligna precoce, 112
- - sífilis secundária, 112
- reações sorológicas treponêmicas e não-treponêmicas, 316, 319
- secundária, 316
- - diagnóstico, 316
- - latência recente, 316
- - latência tardia, 317
- - maligna precoce, 316
- - sinais e sintomas, 316
- - tratamento, 316
- tabe juvenil, 318
- tardia adquirida, 317
- - diagnóstico diferencial, 317
- - tratamento, 317

Sífilis congênita, 307
- acompanhamento do RN, 309
- - para gestantes, 310
- classificação, 307
- - precoce, 307
- - tardia, 307, 319, 319
- diagnóstico, 308, 319
- - testes não-treponêmicos, 308
- - testes treponêmicos, 308
- quadro clínico, 307
- tratamento, 309, 319
- - neurossífilis congênita, 309
- - sífilis congênita confirmada ou
provável, 309
- *Treponema pallidum*, agente etiológico,
307
Síndrome consumptiva da aids (*Wasting
syndrome*), 82, 83
- biópsia muscular, 83
- definição, 83
- tratamento, 83
- - fatores nutricionais, 83
- - oxandrolona, 83
Síndrome da imunodeficiência adquirida
(ver Aids)
Síndrome da linfocitose infiltrativa difusa,
85
- apresentação clínica, 85
- - aspectos histológicos, 86
- - tratamento, 86
- síndrome de Sjögren, 85
Síndrome de Guillain-Barré, 84
- apresentação clínica, 84
- diagnóstico, 84
- - exame eletroneuromiográfico, 84
- - líquor, 84
- soroconversão, 83
- tratamento, 84
Síndrome de Reiter, 115, 332
Sindrome de Sjögren, 85
Síndrome do eutireoidiano doente, 126
Síndrome do túnel do carpo, 134
- diagnóstico, 137
- incidência, 137
- tratamento, 138
Síndrome hemolítico-urêmica, 166
- quadro clínico, 166
- tratamento, 166
Síndrome metabólica, 128, 144
- definição, 128

Síndrome retroviral aguda (ver Infecção
aguda pelo HIV)
Síndromes miastênicas, 82, 83
- miastenia, 83
Sistema nervoso central, afecções do, 80,
87
- complicações do SNC diretamente
ligadas ao HIV, 88
- - complexo cognitivo-motor ligado ao
HIV-1, 88
- encefalites, 77
- meningites linfomonocitárias, 87
Sistema nervoso periférico, afecções do,
80, 81
- miopatias, 82, 142
- neuropatias periféricas, 81
Soporothyx schenkii, 114
Sulfadiazina, 73
- na toxoplasmose, 73
Sulfametoxazol-trimetoprima, 73, 99
- na ciclosporíase, 102
- na co-infecção por paracoccidioidomi-
cose/HIV, 209
- na infecção por *Salmonella*, 100
- na infecção por *Shigella*, 99
- na isosporíase, 102, 218
- na pneumonia por *P. jiroveci*, 218, 219
- na toxoplasmose, 73
Sulfato de quinino, 207
- na co-infecção por *P. falciparum*/HIV,
207

T

Talidomida, 180
- nas aftas crônicas recorrentes, 180
Tenofovir, 64, 135, 140, 188
- efeitos colaterais, 65
- indicação na co-infecção por HBV/HIV,
188
- - síndrome de Fanconi, 135
Testosterona, 127
- no hipogonadismo, 127
Tiabendazol, 103
- na estrongiloidíase, 103
Tiazolidinedionas (glitazonas), 131
- efeitos adversos, 131
Timo, 63
- recuperação imunológica, 63
Tipranavir, 140

ÍNDICE REMISSIVO

Tireoidite subaguda, 126
- na aids, 126
Tizanidina, 268
- na TSP/HAM, 268
Tomografia computadorizada, 57, 58
- distúrbio comportamental, 57
- distúrbio neurológico, 57
TORCH, infecções do feto e do RN, 29
- citomegalovírus, 295
- herpes simples, 295
- parvovírus B19, 295
- rubéola, 295
- sífilis, 295
- toxoplasmose, 295
- varicela-zóster, 295
Toxicidade mitocondrial, 142
- acidose láctica, 147
- anormalidades mitocondriais, 145
Toxina botulínica, 268
- na TSP/HAM, 268
Toxoplasma gondii, 60
Toxoplasmose, 60
- nas adrenais, 127
Toxoplasmose cerebral, 21, 68, 72-75
- diagnóstico laboratorial, 72
- - sorologia, 72
- líquor, 73
- manifestações clínicas, 72
- - síndrome cerebelar, 72
- - síndrome de hipertensão intracraniana, 72
- - síndrome demencial, 72
- prevenção da doença, 214, 215
- - profilaxia primária, 214
- - - descontinuação da profilaxia primária, 215
- prevenção da recorrência, 21
- - profilaxia secundária, 215
- - - descontinuação da profilaxia secundária, 215
- ressonância magnética na, 72
- sinais e sintomas, 72
- tratamento, 73
- - com anticonvulsivantes, 74
- - com antiparasitários, 73
- - uso de corticosteróides, 73
Toxoplasmose congênita, 296
- diagnóstico laboratorial, 296
- formas clínicas, 296
- manifestações clínicas, 296
- - calcificação intracraniana, 296

- - coriorretinite, 296
- - hidrocefalia, 296
- profilaxia, 299, 300
- - primária, 299
- - secundária, 300
- tratamento, 298
- - materno, 298
- - neonatal, 298
Toxoplasmose ocular, 160
- diagnóstico, 160
- tratamento, 160
Transmissão materno-fetal, 51
- forma transplacentária, 51
- via canal de parto, 51
Transmissão perinatal do HIV, 8, 46
- amamentação, 4
- definição de doença crônica pelo HBV, 185
- - categorias conforme HBeAg, 186
- diagnóstico, 185
- - HBV-DNA qualitativo, 185
- - sorologia, 185
- indicação de terapia anti-retroviral para o HIV, 187
- - com indicação, 187,188
- - sem indicação, 187
- taxa de transmissão, 8
- terapia anti-retroviral, 8
- transmissão sexual, 236
- - vacinação para HBV em indivíduos suscetíveis, 236
- tratamento, 186
- - tipos de resposta, 186, 187
- - - bioquímica, 187
- - - imunológica, 186
- - - virológica, 187
- viremia, 45
Tratamento anti-retroviral (HAART), 8, 20, 25, 45, 58, 115, 196
- adesão ao tratamento, 40, 66
- efeitos colaterais, 18, 22, 130, 145
- interações alimentares e medicamentosas, 58
- na co-infecção por tuberculose/HIV, 196
Tratamento sintomático da espasticidade, 268
Trichomonas vaginalis, 334
- assintomática, 334
- diagnóstico, 334
- diagnóstico diferencial, 334
- epidemiologia, 334

- fatores de risco, 334
- manifestações clínica, 334
- período de incubação, 333, 334
- tratamento, 334

Trichomonas tenax, 334

Tricomoníase, 331, 333, 334, 336

Trypanosoma cruzi, 289

Tuberculoma intracerebral, 191
- diagnóstico, 194
  - - líquido cefalorraquidiano, 194
  - - tomografia computadorizada, 194
- sinais e sintomas, 191

Tuberculose, 16, 21, 74, 103, 106, 126, 127, 189-193
- bacilo de Koch, 16
- definição, 189
- diagnóstico diferencial 191, 192
  - - da tuberculose extrapulmonar, 192
  - - da tuberculose pulmonar, 191
- diagnóstico laboratorial, 74, 106
  - - adenosina deaminase (ADA), 193
  - - baciloscopia, 106, 193
  - - cultura para micobactérias, 193
  - - exame de urina, 171
  - - exame histopatológico, 193
  - - líquido cefalorraquidiano, 193
  - - teste tuberculínico (PPD), 74, 192
- diagnóstico por imagem, 194
  - - radiografia de tórax, 194
  - - tomografia computadorizada, 194
  - - urografia excretora, 171
- extrapulmonar, 171, 190
  - - coroidite, 161
  - - entérica, 103
  - - ganglionar, 190, 191
  - - genital, 172
  - - geniturinária, 171
  - - miliar, 191
  - - óssea, 190
  - - pleural, 190
  - - tuberculose do SNC, 191
- *Mycobacterium tuberculosis*, agente etiológico, 103, 189
- profilaxia, 201, 202
  - - na co-infecção por tuberculose/HIV, 201
  - - drogas tuberculostáticas indicadas, 202, 225
  - - indicações, 224
- pulmonar, 190

- tratamento, 103, 195-198
  - - efeitos adversos, 198, 199
  - - interações medicamentosas dos tuberculostáticos, 200
  - - na co-infecção por tuberculose/HIV, 196-198

Tumores malignos de cabeça e pescoço, 110

U

Úlceras, 328
- lesões do genitais, 328
- lesões ulceradas, 329
- úlceras do herpes genital em imunocomprometidos, 328

Uretrite, 332
- assintomática, 332
- gonocócica, 331
- não-gonocócicas, 332
  - - agentes etiológicos, 332
  - - diagnóstico diferencial, 333
  - - epidemiologia, 332
  - - manifestações clínicas, 332
    - - - síndrome de Reiter, 332
    - - - síndrome uretral, 332
    - - - sintomas usuais, 332
  - - morbidade, 332
  - - tratamento, 333

Uretrites, 115
- manifestações clínicas, 115

Urossepse, 171
- definição, 171

V

Vacinas em adolescentes e adultos HIV/aids, 246-248
- BCG, 247
- dupla adulto (dT), 246
- febre tifóide, 247
- *Haemophilus influenzae* tipo b (Hib), 246
- hepatite B, 247
- parâmetros imunológicos, 248
- poliomielite (inativada), 247
- raiva, 247

Vacinas em crianças HIV/aids, 239-246
- BCG, 241
- febre amarela, 246
- hepatite A, 245
- hepatite B, 242

- influenza, 244
- meningococo C, 244
- pneumococo conjugada 7 valente, 243
- pneumococo polissacarídica 23 valente (Pn23), 245
- poliomielite, 242
- rotavírus humano, 242
- TETRA, ou DTP/Hib, 242
- tríplice viral (SCR), 245
- varicela (VZ), 245

Valaciclovir, 98, 111
- na infecção pelo vírus herpes simples, 98
- no herpes zóster, 111

Valganciclovir, 97
- na infecção por citomegalovírus, 97

Vancomicina, 100
- na infecção por *Clostridium difficile*, 110

Vimblastina, 110
- no sarcoma de Kaposi, 110

Vincristina, 110
- no sarcoma de Kaposi, 110

Vírus entéricos, 101
- tratamento, 101

Voriconazol, 98
- na candidíase, 98

W

Wasting syndrome (síndrome consumptiva), 63
- encefalopatia pelo HIV, 63
- esofagite por *Candida*, 63
- idosos, 63

X

Xerodermia ictiosiforme, 115

Z

Zalcitabina, 140

Zidovudina (AZT), 82, 93, 140
- anemia, 185